U0566932

家　庭　系　统　治　疗　经　典　译　丛

鲍文家庭系统治疗

Family Therapy in Clinical Practice

[美]
默里·鲍文（Murray Bowen）
著
/
蔺秀云
译

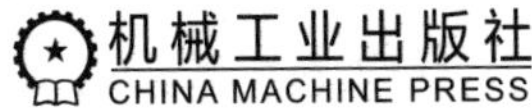

图书在版编目（CIP）数据

鲍文家庭系统治疗 /（美）默里・鲍文 (Murray Bowen) 著；蔺秀云译. -- 北京：机械工业出版社，2024. 11. -- ISBN 978-7-111-77102-9

Ⅰ. R749.055

中国国家版本馆 CIP 数据核字第 2024JA0209 号

机械工业出版社（北京市百万庄大街 22 号　邮政编码 100037）

策划编辑：胡晓阳　　责任编辑：胡晓阳　曹　颖

责任校对：孙明慧　王小童　景　飞　　责任印制：任维东

北京科信印刷有限公司印刷

2025 年 7 月第 1 版第 1 次印刷

170mm×230mm・31.25 印张・2 插页・490 千字

标准书号：ISBN 978-7-111-77102-9

定价：139.00 元

电话服务

客服电话：010-88361066

010-88379833

010-68326294

网络服务

机　工　官　网：www.cmpbook.com

机　工　官　博：weibo.com/cmp1952

金　书　网：www.golden-book.com

机工教育服务网：www.cmpedu.com

封底无防伪标均为盗版

Family Therapy in Clinical Practice 译者序

人们常说“家是幸福的港湾”。但有些时候，无休止的争吵与冷战、过度的控制与失控，却让家变成了一个个“痛苦的牢笼”。例如，一对原本亲密无间的爱人，被困在生活的细枝末节里，怒目相对、剑拔弩张，陷入痛苦的循环中，目睹着彼此间的爱意被失望和委屈一点点侵蚀殆尽，然后缓缓退后，各自缩进“父亲”与“母亲”的壳子里，在“为人父母”的牢笼里，安守本分；躲在一旁看着父母婚姻不幸与充满裂痕的孩子，默默在心里埋下对亲密关系恐惧的种子，害怕自己将来会重复父母婚姻的错误，抗拒在情感世界做过多的自由探索，而给自己的心造了一个坚实的“牢笼”；另一个被父母投入较多关注的孩子，可能即便长大成人，仍难以冲破父母全方位的“庇护”而感到迷茫与无助，既渴望摆脱束缚，追求自我成长与幸福，又不愿彻底割裂与家庭的情感联结而被困在现实的家庭“牢笼”中，且这样的“牢笼”在家庭中一代一代地传下去。

一个人要如何在不放弃家庭的情况下突破这些“牢笼”呢？默里·鲍文，也就是本书的作者，也即家庭系统理论的提出者和践行者，提出了家庭系统、自我分化、三角关系、去三角化、缠结、融合、家庭投射过程等术语来解答这个问题。他在研究精神分裂症患者的母子共生关系时，发现了缠结、融合现象，引入第三方家庭成员后，在核心家庭中又发现了三角关系。他指出，三角关系在情绪系统中如同一个隐形的调节器，即在两个个体间的情绪张力达到临界点时，三角关系便会巧妙地引入第三个个体来形成一种新的平衡。例如，常见的夫妻关系紧张会因夫妻双方将注意力投入到孩子身上得到缓解，这个时候孩子会被三角化，成为吸收父母情绪的“稳定器”，父－母－子形成稳定的三角关系。在三角化的过程中，父母将自己的焦虑转移到孩子身上的过程就是家庭投射过程，这一投射过程具备代际传递的特点，即同一种模式可以在同一个家族的不同后代身上不断循环。在三角关系中，每一个个体都是情绪的载体，每一个回路都是情绪流动的渠道。但形成了三角关系并不意味着夫妻间的矛盾冲突得到了解决，这些矛盾冲突以及伴随的焦虑等情绪只是被分散和转移了，直到作为稳定器的第三方（一般为孩子）不再稳定，如孩子上大学要离开家，开始探索自己的生活，在有意识地建立自己的边界，不再像过去那样对父母表达顺从，或是孩子由于过度承受父母的情绪而出现情绪性问题（如焦虑、抑郁障碍等）或行为问题（如攻击性行为或自伤行为等）等。基于在三人系统中，若其中一人能够保持情绪分离，原有的两人张力系统将自动得到解决这一临床事实，鲍文又相继提出了“去三角化”和“自我分化”等理论设想，不断丰富和完善了自己的家庭系统理论。总而言之，他认为在家庭治疗师的引导下，家庭中的每一个成员都能够在关系中保持情绪疏离，逐步建立起与重要他人的边界，实现自我与他人的分化，从而激发内在成长的动力，使关系重新恢复动力和弹性，在不放弃家庭的情况下，人们仍然可以突破关系中的

“牢笼”。

本书汇聚了默里·鲍文1957～1977年所发表的最重要的论文，这部著作不仅是对一位医学探索者不懈追求的忠实记录，而且是对其心灵深处对精神分裂症这一复杂病症持续探索的生动写照，更是对其突破固有思维范式、发展家庭系统理论历程的深刻洞见。在这跨越20余年的学术旅程中，鲍文从最初对精神分裂症这一神秘疾病的无尽好奇起步，如同众多前辈学者一样，倾向于将精神分裂症视为一种深藏于个体精神内部、难以捉摸的实体，认为它是某种独立存在、自我演化的病理现象。然而，随着时间的推移和研究的深入，他逐渐意识到，这种视角或许过于狭隘，未能全面捕捉到疾病背后更为复杂的社会与心理动因。正是这一认识上的转折，让他踏上了一条全新的探索之路——他开始将研究的目光投向家庭系统，一个长期以来被忽视却至关重要的领域。在鲍文的笔下，我们看到他如何一步步揭开家庭成员间微妙而复杂的互动关系，这些互动往往隐藏在日常生活的琐碎之下，却对个体的精神世界产生了深远的影响；我们看到他如何一点点修正概念的使用，丰富和完善自己的家庭系统理论，以使语言能突破固有的个体取向治疗范式，一如他对精神分裂症成因的颠覆性论断，更精确地描述他所发现的家庭临床现象，来揭示家庭系统的深刻内涵。

本书的翻译初稿由在北京师范大学心理学部工作、学习的研究者们完成，蔺秀云教授负责翻译的整体统筹与审校工作，沈玉婷（前言、第1～7章）、张姗姗（第8～10章）、郝健羽（第11～15章）、高梦嘉（第16～18章）、朱瑞珩（第19～22章）完成各章节的翻译。作为译者，我们在尽可能还原鲍文家庭系统理论不同阶段的探索特点的前提下，最大程度地向读者传达他的理论内涵，以使无论是否从事心理治疗相关工作的读者都能体悟到家庭系统的深刻内涵而对自己的家庭、生活有所思考，领略鲍文对家庭系统理论形成的不懈坚持而对个人成长有所追求。但是，由于译者的实践经验有限，加上时间仓促，不足之处在所难免，恳请各位读者批评指正。最后，感谢出版社的各位编辑老师在本书出版过程中提供的支持。

蔺秀云及团队

2024 年 10 月 10 日

评　论

家庭治疗领域一直在等待默里·鲍文的书。在此之前，他的文章出现在零散的期刊和书籍中。现在，鲍文思想首次被汇总到一本书中。

每个心理健康领域的专家都知道，在过去的几十年，家庭理论和家庭治疗领域发展之迅速是非常令人惊讶的。在各种家庭系统功能的理论中，鲍文的理论可能是最有影响力的。他的许多概念，如分化（differentiation）、三角化（triangulation）和融合（fusion），已经成为家庭治疗师语言的一部分，家庭治疗师们习惯性地、自然而然地使用这些概念，以至于快要忘记概念的起源了。

在临床上，鲍文处理的基本问题是：一个人如何在不放弃家庭的情况下，应对家庭中的冲突。鲍文在理解和处理亲密关系方面的巨大突破已经超越了家庭。他的理论对人类和社会发展都有着卓越的贡献和深远的影响。本书中的大部分论文都已成为经典。

默里·鲍文论文集的出版是精神病学思想历史和演变过程中非同寻常的事件。论文集记录了一个探索者从最初对精神分裂症之谜的好奇，到后来开始研究家庭系统这一路坚持不懈的努力。这本书详细记录了鲍文思想发展变化的过程，即从一开始将精神分裂症视为一种精神内部的实体，到后来认为精神分裂症的根源在于未被意识到的家庭成员之间令人困扰的互动。

对鲍文理论的成功应用在《同一家庭起源的不同自我分化》(Toward the Differentiation of Self in One's Family of Origin）这篇论文中得到了精彩的呈现。这篇论文体现了苏格拉底的自然概念轨迹，他的“了解你自己”可以很容易地被转化为“了解你的家庭以及它的根系是如何渗入你和你的后代中的”。鲍文将注意力放在行为现象的缺失上，有力地支持了“没有什么是客观的”这一观点。个体的经验使其形成先入之见，而这些经验多得无法进行计算和归类，且其中大部分经验都难以回忆起来。

鲍文的论文就像一座灯塔，引领了心理和生理疾病领域富有成效的研究。他丰富而深邃的思想将成为人类理解自己和自己行为的跳板。鲍文可以说是与达尔文和弗洛伊德等并驾齐驱的传奇人物。

詹姆斯·弗拉莫，哲学博士

(James L. Framo, Ph.D.)

前　言

这本书是我在1957～1977年间发表的最重要的论文的合集。这些论文刻画了家庭系统理论的演变：我最早在1957年的论文中描述了家庭系统理论；1966年，我第一次系统地介绍该理论；后来的十年中，我在论文里对该理论进行了扩展，并改进了基于该理论而实施的治疗方法。这一理论的发展与大多数事物的演变过程类似。当几个关键的想法开始凝聚成一种理解人类现象的不同方式时，理论就在慢慢发展了。这些想法很快就发展出许多新的领域，要同时跟上所有的想法是很难的，但如果只停留在一个概念上，不对整体概念进行重塑，那就难以准确理解和把握概念。20年来[1]，我之所以还没有写过一本书，在很大程度上是因为家庭系统理论正在快速演变。

在过去几个世纪的人类经验中都可以找到家庭系统理论的观点来源。

[1] 此书英文版最早于1978年由美国JASON ARONSON出版社出版，作者在文中提及的“20年”是指1978年英文版出版前的20年。——译者注

理论家的任务就是从人类知识总库中找到最小数量的碎片，然后将这些相互协调一致的碎片组合在一起，讲述一个关于人类本质的简单的故事，或其他任何想要描述的现象。理论家需要一个公式或蓝图来指导他选择这些碎片。如果没有这样的公式或蓝图，他就很容易采用有吸引力但并不协调一致的知识碎片，这可能会阻碍他建构理论。在我的论文中，我努力选择了一些协调一致的理论概念，这些概念可能会在某一天帮助我们将情绪疾病概念化为“人类与低等生物共有的产物之一”。1957 年后，我一直朝着系统理论的方向努力，希望超越我长期以来认为是“真理”的传统概念。我试图科学准确地使用假设（hypothesis）、概念（concept）和理论（theory）等术语。这些术语常被误用，例如人们经常说“我有一个理论”，而准确的说法应该是“我有一个想法”或“一个大胆的猜测”。

家庭系统理论发展的第一个重要节点是 1954～1959 年，在美国国家精神卫生研究所进行的一项研究。在这项研究中，精神分裂症患者与其所有的家庭成员一起住在病房里。这项研究的基础是 1946～1954 年于门宁格（Menninger）诊所进行的精神分裂症临床工作。这项住院研究提供了大量关于精神分裂症的实证材料。1955 年，该研究带来了一种新的家庭治疗方法的发展。到 1956 年，该研究催生了新的关于精神分裂症的理论观点。我们在精神分裂症患者的家庭中可能看到的关系模式，在症状较轻的情绪疾病患者群体和正常人群中都可能会看到，只不过没有那么强烈。正是这种精神分裂症患者家庭内部强烈的互动模式，与其他家庭内部温和的互动模式的差异，形成了该理论的基础。1956 年，已经出现了针对症状较轻的情绪疾病患者群体开展的非正式门诊研究。另一项平行的项目是将研究结果应用于我自己的核心家庭和扩展家庭。在 20 世纪 40 年代，我曾试图用传统的精神分析理论来理解我自己的家庭。这不可避免地导致了情绪僵局，直到 1955 年，家庭研究有了新的进展，我才因此化解了僵局。我的写作没有办法完全跟上临床研究的步伐。在 1955 年和 1956 年期间，我给小的专业团体做了一些非正式的报告，直到 1957 年春天，我才第一次在国家会议上做正式报告。这些论文大多数是基于传统的精神病学理论进行的简单的临床描述，其内容被纳入后来的论文中，因此这些论文从未发表过。为了呈现我过去关于家庭系统理论的思考，本书收录了这些早期论文中的一篇。

《精神分裂症的家庭概念》这一论文的写作过程可以解释我的想法、临床应用、撰写论文和发表论文之间的滞后性。该论文的撰写始于 1957 年，于 1958 年完成，最后于 1960 年作为《精神分裂症的病因学》（*The Etiology of Schizophrenia*）的一章发表，但这篇论文忽略了家庭治疗。之后，与《精神分裂症的家庭概念》论文相配套的《家庭心理治疗》最终在 1961 年 1 月发表了。我最初的家庭研究主要聚焦在精神分裂症方向，我曾承诺在开展新的项目之前要写出相关的文章，所以在 1957～1961 年发表的论文几乎没有描述我所进行的平行研究。住院项目于 1959 年终止，我搬到了乔治敦大学医学中心，我在那里的主要工作是研究不太严重的情绪问题。1959 年，我签署了一份撰写与住院研究有关的图书的合同。当时我正专心研究理论。1960 年，我完成了关于住院研究一书的初稿，一个编辑认为这本书的内容已经足够构建一个新的理论，他建议我再花几年时间深入研究这些内容。这正合我意，于是这本关于住院研究的书最终没能写成。

在 1960～1965 年这段时间，我把工作重心都放在理论研究上。我放弃了在写作中使用专业人士更加喜欢的临床描述，转向使用理论概念。这样做是为了获得处理不太严重的情绪问题的经验，并将家庭治疗作为一种理论层面的治疗方法加以改进。这一时期的几篇论文既反映了治疗精神分裂症的细节，也描述了一些与精神分裂症的问题相同但症状不太严重的疾病的治疗方法。其中值得注意的一篇论文是《精神分裂症的家庭心理治疗在医院和私人诊所的应用》，这篇论文写于 1963～1964 年，是应他人让我写一篇与精神分裂症相关的文章请求而写的。这篇论文的大部分内容都借鉴了我早先对精神分裂症的治疗经验。另外，在

1959～1962 年，我对一些家庭进行了详细的多代研究，包括一个可以追溯到 300 多年前的相当详细的案例。这项工作非常耗时——人们只能用一生的时间来研究几个家庭。到了 1960 年，我发现所有的家庭都是差不多的。于是我决定研究我自己的家庭，因为这样可以提供与其他家庭一样多的，并且更容易获得的细节。这就是我对自己的家庭展开多代研究的起因。在那之前，我对自己家庭的了解和大多数人对自己家庭的了解差不多：对祖父母的了解尚可，对曾祖父母的了解则很少。在 6 代人中，一个人是 64 个原生家庭的产物。这个数字随着代数迅速增加。在 10 代中是 1024 个，15 代中是 32 768 个。自 20 世纪 60 年代初以来，我对 64 个原生家庭中的 20 个家庭有了初步的了解，时间范围从 100 到 300 年不等。在 1965 年之前的五年里，我进一步发展了家庭系统理论中的六个相互关联的概念。然后，我着手将这些概念界定为一个统一的理论的一部分，并以书面形式呈现出来。这个书面写作的过程是在 1965～1966 年完成的，这是我一生中最困难、最沮丧，但也是最令人满意的经历之一。这篇论文最终在 1966 年 8 月完成，并在同年 10 月发表。这个时候，我觉得时机到了，我终于可以写一本兼具理论和家庭治疗的书了。

同年 8 月下旬，我的原生家庭发生了一件事，这最终成为我整个职业生涯中最重要的转折点。这件事始于家庭中一个小的情绪危机。当时，我自然而然地运用了在撰写理论论文时，积累的关于三角关系和多代家庭研究的新知识，我将这些知识与我自己的家庭联系起来，而这引发了我在理论和临床实践上的突破。1967 年 3 月，在一次美国全国性的家庭（治疗）会议上，我讲述了自己的家庭经历，并将其作为非正式的论文发表。这促使全美的治疗师对原生家庭进行重点关注。当月晚些时候，我开始使用新的知识来教导年轻的家庭治疗师。他们中的一些人会在自己家中，对他们的原生家庭进行去三角化（detriangling），然后在会议上报告他们成功的或失败的治疗结果和治疗经验或教训。几年来，我一直鼓励年轻的心理健康专业人员接受家庭治疗，与配偶一起解决自己的个人问题，而不是通过个体心理治疗或精神分析的方法，我也一直对这些人进行家庭治疗。在一年之内，我发现，参与培训会议的成员都没有接受过任何形式的心理治疗，他们每个月在会议上讨论自己核心家庭的时间都不超过 30 分钟，但是他们在处理配偶和孩子的问题上取得的进展，与每周和配偶接受正式家庭治疗的同类专业人员一样多，甚至更多。在接下来的几个月和几年里，我们对这一偶然发现进行了仔细的研究。到 1970 年，这种与原生家庭而非核心家庭一起工作的方法已经发展成为一种相当成熟的治疗方法。到 1971 年，这种方法已经成为研究生培训项目中最重要的部分之一。在近 25 年的家庭研究和家庭治疗中，没有任何一种方法像它一样改变了我和我对家庭的态度。

1966 年 1 月，一种特殊的多家庭治疗方法兴起，该方法将重点放在家庭内部的情绪过程，防止家庭之间的群体过程。这种方法已经成为一种相当出色的治疗方法，后来与我关于原生家庭的治疗工作并行。在过去十年内，最大的进展始于 1972 年，美国环境保护局邀请我写一篇关于人类对危机情况的可预测反应的论文。长期以来，我一直对家庭中的情绪过程与社会中的情绪过程相互联系的具体方式感兴趣，我曾试图用一般的术语来谈论这些问题。我希望在写这篇论文的几个月中，能够很好地定义这个过程，以满足我自己的理论好奇心。在 1974 年，我将此作为一个新的概念添加到总体理论中。我对社会问题仍然抱有兴趣，在不远的将来的某个时候，我将系统、详细地阐述这一问题，以便让大家更容易理解。

自 1966 年，我开始使用“家庭系统理论”这个术语。在 20 世纪 60 年代末和 70 年代初，“系统”概念得到广泛使用，使得“家庭系统理论”和“家庭系统治疗”这两个词涵盖了诸多不同的理论和治疗方法。我试图寻找限定的术语和形容词，以更具体地定义这种理论和治疗方法。我一直不喜欢在这种情况下使用专有名词，因此我在 1974 年将这一理论改为“鲍文家庭系统理论”，或者更简洁地称为“鲍文理论”。

在本书中，我试图简要总结自1957年至本书成稿以来的这20年间，这一理论和这一家庭治疗方法的演变。我希望这本书能够帮助大家形成这样一个整体的观念：诸多相互联系的理论概念都对家庭系统理论的形成和发展有所影响，尽管在初次阅读时也许难以把握这一点。

默里·鲍文，医学博士

（Murray Bowen, M.D.）

Family Therapy in Clinical Practice

目　录

第一部分

精神分裂症与家庭

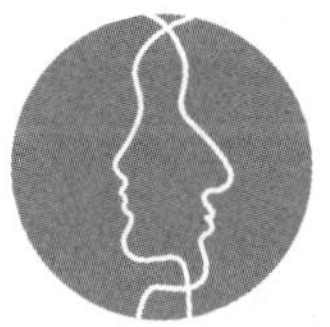

Family Therapy
in Clinical Practice

第 1 章

精神分裂症患者的家庭小组治疗（1957）

本次报告中的内容是我与医学博士罗伯特·戴辛格（Robert H. Dysinger）、医学博士沃伦·布罗迪（Warren M. Brodey）和社会工作学硕士贝蒂·巴萨马尼亚（Betty Basamania）共同完成的。

在两年半以前，我们开展了一项关于精神分裂症患者及其与母亲关系的小型研究项目。我们将精神分裂症患者与他们健康的母亲安置在同一个病房里，并同时为他们提供个体心理治疗。在一年之后，患者的父亲也加入到上述家庭小组中，治疗方案由分别对个体进行治疗改为将家庭作为一个单位进行治疗。第二年，有两个家庭小组参与了研究，这两个家庭小组包括患者、父母以及其他健康的兄弟姐妹。

以往学者们认为精神分裂症是患者内在的一种变化过程，如今看来，该症涉及整个家庭的动态过程。这种观念的转变是一个重要的进展，同时也带来了治疗方法上的改变，即从最初的个体治疗到以家庭为单位进行的系统治疗。

本次报告将会简单说明我们项目最初的研究假设，介绍一些颠覆我们原有观念的惊人发现和临床经验，并分享自改变观念 14 个月以来，自我们在临床经验中获取的一些心得。我们不会深入探讨冗长的项目数据，除非它和本次报告的主题相关。

我们最初的假设基于以下前提：后期与临床精神分裂症并发的性格问题，本质上是由于患者无法解决与母亲的**共生**（symbiosis）依恋关系。这个假设认为心理共生和生理共生是相一致的。同时，该假设认为母亲虽然于分娩过程中在身体层面“放弃”了她的孩子，但她在心理上无法“放弃”孩子。**这就会导致母亲虽然身体成熟，但伴随着明显的心理不成熟**。这一假设指出，母亲无法在心理上“放弃”孩子，是因为情绪上不成熟的母亲试图利用孩子去填补自己的情绪需求。母亲对利用孩子的这种行为感到内疚，她在暗自阻碍孩子发展的同时，又试图迫使孩子取得成就。一旦孩子陷入这种情绪纠缠，就会试图维持这种共生关系，同时抑制自我成长；父亲则默许自己从这种激烈的双人关系中脱离出来，专注于自己的事业或者其他兴趣爱好。共生关系曾一度被认为是母子关系中的正常状态，但实际上，这是一种发育停滞的表现。

该假设还认为，共生性依恋的范围很广，从母子合二为一的这种相对强烈的依恋，到最温和的非临床依恋。如果孩子摆脱了对母亲的依恋，并将这种对母亲的依恋复制到婚姻或其他关系中，那么这也属于共生性依恋。希尔（Hill, 1955）就讨论过精神分裂症患者的父母之间的共生婚姻，但该项目旨在处理一小部分比较特殊的共生关系。

与其说是研究精神分裂症，本研究更加偏向于研究精神分裂症中的共生关系，以及聚焦于共生关系的治疗方案。研究首先选取了三个长期患有精神分裂症的年轻女性和她们的母亲。研究的首要目标是找到这样严重的临床案例：精神分裂症患者和他们的母亲之间存在较为明显的共生依恋关系。找到这些临床案例后，观察患者和母亲之间夸大式的共生关系就相对容易一些。此处共生性依恋的程度比精神分裂症症状的严重程度或性质更为重要。高强度的共生意味着最大程度的人格损害，而人格损害会减慢精神分裂症患者的治疗反应。患者的母亲可以选择居住在病房，或在外居住并在白天陪伴患者。共生关系程度最高的母亲选择了和女儿一同居住，而另两个母亲则选择在外居住。该研究选择女性患者是因为比起男性患者或混合性别的亲子小组，病房更适合安置全是女性的小组。

治疗项目是基于共生关系的假设设计的。举例来说，共生关系是一种由于母亲的心理缺陷而引发的心理发育停滞。该假设是，如果处理母亲的这种心理缺陷，使其不再影响患者，那么患者的心理就可以自发地朝更成熟的水平发展。该治疗项目的核心是给母亲提供支持性的治疗关系。我们认为与社工建立的特殊关系是最接近假设的治疗关系。同时，研究者也为患者提供了心理治疗。基于上述假设，我们确定的治疗方案如下：①安排处于共生关系中的母亲和患者住进医院；②为母亲提供支持性治疗；③改变病房环境的设置，最小化环境对母亲和患者之间心理活动自然表现过程的影响，尽可能不去影响母亲和患者之间的关系，同时提供最大化的中立情感支持。

观察及临床经验

第一年，我们在研究这三组仅由母亲和患者组成的家庭时，得到了一些令人震惊的临床观察结果。

（1）**共生关系模式**（symbiotic relationship patterns）。相比于其他临床环境，共生关系模式在病房里体现得更为明显。有人认为这主要是因为非结构化的病房环境，而且病房工作人员的支持似乎也很重要。我们把最具有代表性的关系模式称为“**亲密－疏远循环**”（closeness-distance cycles）。当我们选择不去干涉母亲和女儿的相处模式时，她们时而过分亲密，时而吵架，时而分开，时而又和好，她们不停地重复这种循环。这种循环发生的频率变异性很大，在情况最严重的时候，有的家庭可能在一天之内会经历多达两个完整的周期。周期的平均持续时间从几天到几个月不等。在亲密阶段，母亲和患者似乎只对彼此感兴趣，而与其他人较为疏远；随着亲密程度的上升，两人共处时的焦虑程度也逐渐变得强烈；然后她们会不停地争吵，分开，直到受不了分离焦虑而复合，一个新的循环也随之开始。在疏远阶段，她们彼此敌对，并试图和其他人复制母女之间的共生关系。对于这些外界的人来说，这种向外寻求的共生关系是困难的、苛刻的和令人焦虑的。患者及其母亲似乎缺乏控制这种循环强度的内在力量，她们试图依靠外部的规则、建议，或固定的安排来维持循环的周期性变化。当工作人员在无意中为她们提供了其他的安排时，这种亲密－疏远循环的周期性就不太明显了。

（2）**焦虑的转移**（transfer of anxiety）。原先的假设中没有考虑患者与母亲之间关系的高度变动性。该假设一度认为共生是一种不变的、僵化的状态，且患者与母亲的人格会高度融合。一个患者曾这样描述和母亲之间的关系："医生，你不了解我和我母亲之间的关系。除非我把她杀了，然后自杀，不然我不可能和她分开。"与这种"**固定的融合**"（fixed fusion）假设相一致的观察其实挺常见的，例如：如果患者在餐桌旁打了一个嗝，坐在他旁边的父母会紧跟着说一声"对不起"。

令人惊讶的是，我们发现这种共生关系模式其实是非常灵活、易变且很普遍的。有人认为，理论假设之所以会和我们的观察发现不一样，是因为理论假设是根据个人的临床经验发展而来的，而我们观察的是家庭整体的日常生活状态。

1）**焦虑转移的描述**。最常见的例子是，母亲将自己的焦虑转移到患者身上。当母亲焦虑不安时，她满脑子想的都是患者的疾病。至于焦虑转移什么时候会发生，似乎和患者功能性的实际情况没什么关系，而与母亲自身的功能性有关。母亲会在口头上反复强调患者的疾病，这样可以很快减轻她自己的焦虑，但患者的精神病症状会加重。这种转移机制非常普遍，以至于一旦母亲开始焦虑，工作人员都会警觉起来，担心患者的精神病症状会变得更严重。我们知道最能衡量母亲功能性的一个指标是看婴儿的情绪是平静的还是紧张的，与此类似，与其直接观察母亲本人，不如观察与母亲朝夕相处的精神病患者，这更能反映出母亲的功能性。这一特点说明这种焦虑转移是可以量化的。但患者自身的焦虑转移到母亲身上的例子相对较少，其中最值得关注的一个案例是一个新入院的患者，她当时正努力地想要摆脱长期的慢性退行。她往前的每一步都积极而坚定，也不在意她母亲对她说"你很虚弱，慢慢来"，或者是"别忘了上次你着急去做一件事的时候，你可是搞砸了"。这个患者每次有一些积极的进步时，不出几个小时，她母亲就会由于一些身体上的疾病卧床好几天。患者在几个月内控制了这种局面，不过最终还是放弃了。我们用这种焦虑转移模式来描述观察到的母女之间的互动模式，在这样的模式中，母女都扮演着推动者的角色。

2）**焦虑转移的模式**。在一个模式内，焦虑转移的方式存在不同的变化，而这些变化似乎发生在同一个尺度的不同节点上。在这个尺度的一端，我们看到一个母亲试图将她的焦虑或病态强加到一个不停反抗、时刻准备斗争，同时也是被迫害的、顽抗的患者身上。这个母亲会不停地对患者说或当着患者的面和其他人说，或者偷偷和别人说，患者多么病态、愚蠢、虚弱、无能、不称职、糊涂，或者干脆说她精神分裂，这个母亲甚至还会寻求医疗机构和其他权威的意见来支持自己的这些说辞，特别是当她学到“精神分裂症”这个词后，更会经常说。患者也会试图否认或者反击，比如，患者会说“你才有病”，甚至会对控诉者（母亲）产生精神病化的敌意。但这些情况似乎只有当患者自知力尚完整时才会出现，如果家庭功能受损非常严重，我们就几乎看不到患者反抗的现象了。对于处在尺度中间位置的家庭，我们会看到父母强加一套说辞给患者，而患者会欣然接受。这意味着互动双方都积极推动了焦虑的转移。在尺度的另一端，我们会看到患者本人想方设法地去让别人指出自己是有病的或虚弱的，而患者的父母不愿意听之任之。这种情况非常罕见，我们只在一个家庭小组里发现了这种情况。这通常发生在母亲的功能比女儿受损程度更严重的情况下，母亲会试图要求女儿承担起照顾自己的责任。一旦母亲这么做，女儿就会努力表现得比母亲更加不负责任和无助，并且任由自己被贴上愚蠢的标签。这种情况还会偶尔发生在功能相对好一些的母女中，其中女儿的功能比她的母亲更好一些。在这样的家庭中，女儿似乎被迫要对自己的母亲负责，同时母亲也被迫容许自己依赖女儿。这样的互动模式主要是为了维持情感现状。如果现状遭到威胁，母亲或者患者就可能会声称另一方伤害了自己。瑟尔斯（Searles, 1956）在他最近的论文《努力使他人疯狂》(The Effort to Drive the Other Person Crazy）里描述了在精神分裂症患者的心理治疗中类似的观察结果。

3）**焦虑转移的动态性**。我们对于关系变化的动态性已经有了一些初步思考。最初参与研究的三个母亲和后加入的两个母亲都属于缺乏安全感的女性，她们行为中的否认、反向形成和投射十分明显。她们有强烈的消极愿望（希望被照料），但也很明显无法接受帮助。她们试图用这样的想法来否认自己的愿望：“希望被照顾是软弱的想法。我不软弱。我很坚强。我只想照顾我的孩子。”其中三个母亲有躯体化症状，而这允许她们获得些许关注。另外两个则始终坚持自己的控制地位，并表现得非常教条。情绪平静的时候，五个母亲都能较好地运用否认和反向形成这些方式。当处于压力之下时，她们便开始使用投射了，主要投射的是母亲自己的无助、虚弱和无能。以上五组家庭中，没有一个家庭能够区分什么是感觉，什么是现实。对他们而言，感到无助和在现实层面中无助是一样的。基于观察，我们暂时提出一个关于动态化形成的机制：母亲将虚弱的自我投射到孩子身上，导致她错以为自己很坚强，而孩子很虚弱。母亲会用她功能充足的自我哺育那部分投射到孩子身上的虚弱的自我，比如这类母亲会在自己感到饥饿的时候喂养孩子，这种给予并不是基于患者的实际需求，而是基于自身的需求。当母亲有强烈的给予孩子母爱的需求时，不管孩子是否愿意，她都会强迫孩子接受她的关心。她可以引用权威人士的话，主张“应当无限制地给予孩子”。当母亲对给予母爱的需求并不强烈时，她就会忽视孩子，不顾孩子作为一个人的任何现实需求，并用另一个权威人士建议的“父母要对孩子严格”来为自己辩解。许多观察证据都表明，母亲的关心并非取决于现实的情境，而是取决于自己的内心。

（3）**家庭成员与工作人员的关系**。当家庭成员之间的关系处于亲密 – 疏远循环过程中的亲密阶段时，他们之间的凝聚力很强，但处于关系疏远阶段时，就会出现较大程度的破坏性。也就是说，在关系亲密时家庭成员们会像磁铁一样紧紧相吸，而在疏远时，他们的关系却变得四分五裂、惨不忍睹。当具有凝聚力的重要的亲密关系突然破裂时，家庭成员会试图和外界的其他人建立类似的共生关系，包括和其他亲戚、工作人员、社会机构人员，或其他能接受这种关系的人。家庭成员和这些外部人士似乎是无意识“结合”的。工作人员认为这个过程是最难解决的操作性问题。在过往的假设，以及大量的教学中都会提及这类现象，我们也进行了许多技术性的讨论，希望帮助工作人员在这样的情况下仍然能保持中立，让他们在与家庭建立联系时，能做到不偏袒任何一方，也不被卷入家庭过程中去。尽管工作人员可以很好地理解这种现象，但这种卷入的过程是无意识的，当一个工作人员被卷入家庭中，随后全体工作人员都会因为内部员工关系链而受到影响，这种混乱的现象经常出现。这样一来，家庭内部的焦虑程度倒是降低了，但工作人员失去了客观性，治疗也无法达到预期的效果。焦虑情绪也可能会感染整个医院，甚至外部团体。在这期间，亲密 – 疏远循环的模式消失了。工作人员与家庭成员的互动细节并不是本文的主题，我们想说的是，焦虑会在共生关系组之间进行激烈的转移，尤其是在疏远阶段，焦虑感、病态或者是问题本身可能会转移到家庭内外的各种人身上。

（4）**与其他家庭成员的关系**。其他家庭成员也极易卷入母亲–患者的共生关系中。一个母亲与住院的女儿疏远的数小时之内，自身的焦虑感会减轻，但小儿子的神经质症状会恶化。然而这种转移动态的临床观察并不是本文的主题。

（5）**其他观察**。对于工作人员而言，亲眼看到和亲身感受母亲这种强烈的卷入程度，一直是一种新奇的体验。虽然他们在很久之前就已经在理智层面上理解了这种现象，但是每每观察时都会引起新的反应，就像是第一次经历似的。这是一种情感体验，在不压抑它的情况下，工作人员只能在短时间内忍受。

观察小结

上文描述的是与原始假设不同，但值得深入探讨的观察结果。最值得注意的是母亲和患者依恋关系的变动性和转移性。这不像是两个人以特定方式进行互动和回应，而更像是两个人的行动都是为了对方，是为了彼此才活着，为了彼此而生存的。共生的母女极其缺乏问题的边界感及自我的边界感。这种共生关系可能涉及两个以上的人，但主要是这两人之间的问题，而这更像是家庭内部彼此依赖的缩影。共生会出现“焦虑转移”，其中焦虑、疾病或精神病可以从一方转移到另一方，或转移到其他家庭成员身上，或在较小程度上转移到工作人员身上。心理治疗的结果还表明，共生二人组是一个大群体中虚弱、未分化的一小部分，其自身缺乏各自独立的能力。

假设的延伸及治疗计划的改变

在临床上经常会看到与我们上述现象类似的案例，正是这些案例延伸了我们的假设，使得我们开始将患者的精神分裂症症状放入整个家庭的动态变化过程中加以考虑。之前关于共生的想法依然存在，但是现在我们将共生看作隶属于一个更大的、活跃且不断变化的系统的一部分。我们决定在之后新招募的家庭中，将父亲也一并纳入治疗中。在招募的家庭中，父母需要与自己的直系亲属分开居住，并最多拥有两个孩子，其中只能有一个是功能严重受损的孩子。这样一来，这些家庭中激烈的互动过程就只发生在四个人之间，而不会涉及姻亲或多个兄弟姐妹。并且，父母需要尽可能年轻和健康，以尽可能保证他们可以接受重大改变而让自己获益。

第二年我们招募了两组完整的家庭单位。第一组是在 14 个月之前招募的，父亲 51 岁，母亲 45 岁，患有精神分裂症的女儿 23 岁，健康的女儿 15 岁。患者在过去的四年中一直处于攻击退行带来的恐慌中，大量的电击和药物治疗也没能缓解她的病情。第二个家庭是在七个月之前招募的，父母都 40 多岁，患有紧张型精神分裂症的儿子 20 岁，健康的儿子 13 岁。在过去四年持续的治疗中，患者的病情不断恶化。我们要求父母双方都必须住在病房里，健康的、在校的弟弟和妹妹周末会来病房住。

在第一组完整的家庭招募进来后，我们尝试了另一种治疗手段，想看看是否可能将家庭视为一个单位，并让家庭作为一个单位来接受治疗。我们会每周和家庭成员开一次周会，数月之后，在处理家庭成员和工作人员间的矛盾这一问题上，周会还是比较成功的，而这一点仅凭工作人员例会是不可能实现的。临床经验解释了这是如何实现的：其中一个母亲在和工作人员交谈后的数分钟内，就曲解了工作人员对女儿的评论，并将曲解后的版本转述给女儿，女儿只能对这个曲解的版本做出反应。这样的曲解一次又一次地发生，并且涉及多个工作人员，情况变得愈加复杂。后来我们制定了一个规则，只允许病房的精神病医生就重要问题与母亲或患者交谈，可惜这样的安排也不合适。于是我们规定，任何人都不可以和母亲或患者讨论这些问题，除非母亲、患者和值班的工作人员都在场。这个办法非常管用。

工作人员和家庭成员之间的冲突大多集中在病房政策和护理程序上。于是我们召开了包括所有工作人员和家庭成员在内的公开会议，专门讨论双方没能达成一致的问题。项目负责人主持了会议，工作人员和家庭成员对会议充满热情，讨论完了现实问题之后，我们又开始探讨个人问题。我们对与会的整个小组进行观察，这让我们首次清晰地观察到了小组互动的画面，让我们了解到，家庭内部的紧张关系可以在工作人员和家庭成员之间，或在整个工作人员群体中重现。并且这也是第一次，工作人员与家庭成员之间的紧张关系达到了一个可以做治疗工作的程度。

适用于家庭单位治疗的会议是这样的：会议在病房休息室举行，每天一小时。每次会议平均有 18 人参加，其中工作人员和家庭成员的比例大致相等。我们将这个会议作为一个试验期。我们要求新加入的家庭放弃个体心理治疗，并利用会议来讨论个人问题。精神病学家和社会工作者承担了治疗责任，他们要在合适的时机，指出并澄清家庭成员之间、家庭与工作人员之间，以及工作人员彼此之间的关系模式。我们对所有的会议内容进行录音，另外有三份同步的书面记录，包括一份心理治疗过程的笔记、一份社会关系图和一份内容摘要。会议是非结构化的，任何成员可以随时提出想要探讨的话题。

另一项改变和工作人员有关。我们停止了原本用来讨论家庭问题的工作人员例会，包括研讨会和查房。工作人员将利用上面介绍的公开会议来进行此类讨论。当然我们不可能停止所有的会议，但我们要求工作人员向小组报告会议的情况。我们采用了一个类似于琼斯（Jones）在《治疗团体》（The Therapeutic Community）中使用的规则，即私下进行的交流都可以在小组中提出来。想象一下，有这样一个忧心如焚的家庭，家庭中的每个成员都怀揣着愤怒和焦虑，藏掖着关于对方的秘密，还不敢向当事人提及这些事情，只能向护士或外部人员分享；而每个工作人员都希望自己能够有所帮助，他们愿意倾听，并承诺保守秘密。于是，每个工作人员和家庭成员都藏着许多秘密。由此，焦虑和紧张情绪会弥漫在整个小组中。关于公开在小组中发言这件事，家庭成员没什么怨言，最重要的是，他们愿意当着其他家庭成员的面发言了。工作人员最初对在家庭成员面前发言比较焦虑，不过焦虑情绪在短时间内就逐渐缓解了。

会议旨在鼓励家庭成员参与到解决彼此问题的过程中，避免一些可能导致家庭分裂的做法，并鼓励工作人员和家庭成员建立自由的关系。当关系中的双方对彼此有所隐瞒，关系就会变得疏远和敌对。实行会议制度后，工作人员第一次找到了一种令人满意的结构化方式来处理家庭成员遇到的问题，工作人员可以引导家庭成员“到小组中讨论”，并拒绝与家庭成员在私下里讨论个人问题，如果家庭成员在私下里交流了个人问题，工作人员也可以在小组内报告。工作人员可以鼓励大家在中性话题上建立关系。大部分的会议气氛都非常活跃，家庭成员们争分夺秒，竞相提出难题，几乎每次会议大家都热情高涨。

本报告只能简单提及治疗工作。如果用一种概念化方式去陈述上述问题，那便是：家庭成员关于自我边界的定义都很模糊。我们付出了相当大的努力，来帮助个人定义其“自我”，并将自我与他人区分开来。在我们的观察中，会经常看到一种**家庭投射过程**（family projection process），在这个过程中，家庭的弱点被投射到患者身上，患者抵抗无效，最后只能接受。在小组中我们会不时指出这种投射。我们在界定家庭内部关系模式上花费了许多时间，如果某个工作人员在工作人员群体中引发了类似的家庭模式，我们会花时间去界定该工作人员所扮演的角色。我们也在小组中发现了许多自我支持的行为，例如有些家庭成员努力将自我从“**家庭自我混乱**”（family ego mass）中分化出来时，会感到焦虑，此时他们会有自我支持的表现。

在两个完整的家庭中，有一些关系模式是一致的。母亲是一个积极的、有决策权的、占主导地位的家庭成员，她们扮演着强大且有能力的角色。两个患者都表现得像是无助的、不负责任的婴儿。两个父亲在与母亲的关系中属于软弱、顺从而又忠诚的那一方。两个健康的兄弟姐妹都显得比他们的实际年龄更成熟。在日常的临床过程中，特别是在早期的几个月里，我们大都用各执己见、情绪高涨、充满防御、互相责备，以及矛盾频发等词来形容这些家庭。几个月以来，这些家庭表现出了一些不同的模式。在入院时，两个母亲都对患者表现了以下的行为模式，如过度保护，母亲把患者当作婴儿来照顾，不停地要求、指责和争吵。我们在三例母亲－患者家庭组中都观察到了这些模式，这些模式会一直持续，直到母亲与患者筋疲力尽或被外界打断。父亲无助得像是个局外人，他们似乎没有自己的身份认同，却体验着究竟是站在母亲一边还是患者一边的挣扎。当父亲真的进入这种关系时，他似乎成了母亲的代理人，说着母亲说的话，使得患者与他的关系就像与母亲的关系一样。患者的精神疾病似乎专门针对母亲，而且几乎是点对点，针对他们之间的老问题。当患者的焦虑情绪达到很高的程度时，精神病的火苗似乎就会“燃烧”到除了母亲之外的所有人身上，而母亲可以随心所欲地留在患者身边。两个家庭中最先改变的成员是父亲，他们最先发现自己的问题，以及他们在家庭困境中的模糊角色。他们都在努力寻找自己的身份认同。他们第一次尝试确立关于自我的信念（而不是借用别人的信念）时是无力的，而在告诉别人该做什么、该说什么、该信什么的时候却表现出权威性。即使父亲的作用有限，他仍然会给家庭带来一段平静期。在这一时期，母亲继续全情关注患者，否认自己有问题，坚持认为自己的一生就应该为患者的福祉尽心尽力，母亲尤其会攻击父亲——但凡父亲表现出任何一点力量。第二个父亲仍处在这个阶段。第一个父亲逐渐走到了向护士长递交“独立宣言”的地步，但他似乎是为了母亲才这么做的。这件事发生在入院的五个月后，也是父亲第一次展示出了比母亲的攻击力更强大的力量。在这事儿发生后的十日之内，母亲第一次与父亲单独外出。在这之前，母亲一直都坚持让患有精神病的女儿陪在他们左右。父母经历了两个月的“蜜月期”。在这段时间里，女儿的精神病没来由地如同疾风骤雨一般，目的是要把母亲争取回来。母亲则表现得和蔼、坚定，充满母性而且客观，与此同时，女儿也有了一些进步。在第七个月时，小女儿退行到了一个非常叛逆、好似婴儿期时的高需求状态。有一阵子，她把头趴在母亲的腿上，威胁说要离开家庭，要去结婚。母亲立刻和这个小女儿建立了类似于和患精神病女儿的关系。小女儿短暂的强烈恐慌让家人担心她也会变成精神病患者。父亲立即退回到软弱的但又有权威性的角色。这个新的循环持续了五个月，直到父亲再次进了一步，母亲旋即发生了第二次变化。值得注意的是，这两个母亲和患者似乎都处于类似共生的束缚中无可奈何，直到父亲能够坚定地在家庭中确立自己的地位。只有这样，母亲才有可能真正理解或接受心理治疗的解释。

工作人员认为以家庭为单位进行治疗的确为项目解决了不少问题，他们对整个项目的焦虑情绪明显减少。在项目的第一年，大家曾怀疑过项目是否能继续进行下去。现在，参与项目的家庭更适应了，焦虑的情绪也逐渐被理解和控制。研究观察也更加完整和准确。通过观察和倾听家庭成员与其家人间的关系所得到的结果，与从其他来源收集到的综合观察结果是不同的。因为家庭成员与家人共生依恋的关系，和他们与其他人物的关系是不同的。会议也更清晰地展现出了工作人员与整个家庭的互动情况。治疗师们感到自己能更加客观地看待精神分裂症，而这是自己在进行或督导个体心理治疗时无法获得的。

小组作为一种心理治疗的媒介，是很难进行评估的。起初，小组被看成是一种初步的治疗方法，之后，人们认为还是应该进行个体心理治疗。现在，工作人员认为，小组反倒可以作为家庭整体治疗的方式。也有人会对小组的规模，以及参与者大都无心理治疗训练背景这两方面提出疑问。在工作人员看来，这样的小组对整个方案的落实是必要的。

总而言之，这个由五个家庭组成、包含大量数据的项目要进入第三个年头了。由于临床受试者和家庭的总数太少，这些观察结果究竟如何应用到更广泛的临床群体还是未知的。现在只能说，这是对五个有慢性精神病家庭成员的家庭所做的观察，而且这些观察是根据文中提出的具体理论取向进行的。当把家庭看成一个单位时，工作人员对精神分裂症的看法发生了显著变化。在治疗反应方面，父亲、母亲和工作人员都发生了重大改变。患者也变得安静、平静多了，但是仍伴有退行和类婴般幼稚行为。将家庭作为一个单位进行治疗而发生的变化，这其中的优势值得更详细的探讨。

Family Therapy
in Clinical Practice

第 2 章

父亲在精神分裂症患者家庭中的角色（1959）

本次报告中的内容是我与医学博士罗伯特·戴辛格和社会工作学硕士贝蒂·巴萨马尼亚共同完成的。

当一个精神病患者的家庭发生激烈冲突的时候，父亲往往处在边缘位置。母亲和患者之间的冲突会模糊父亲在家庭问题中的重要性。本文将重点探讨目前参与临床研究的十个家庭中父亲的功能。利兹（Lidz et al., 1957）是最早专门研究父亲在这些家庭中作用的成员之一。

四个家庭，成员包括父亲、母亲和重度精神分裂症患者，共同生活在研究中心的精神病院，他们参加了长达两年半的家庭心理治疗。另有六个家庭，家庭成员包括父亲、母亲及表现出中度精神分裂症症状的患者，接受了长达两年的门诊家庭治疗。我们已经在其他论文中介绍过此项研究的理论和心理治疗取向（Benedek, 1949; Bowen, 1957a）。在理论层面，我们认为患者的精神病表现涉及整个家庭过程。在心理治疗层面，我们将家庭当作一个整体来看待。本报告包含了这十个家庭的资料。我们对住院家庭中每个成员的日常都进行了 24 小时的详细观察。也就是说，这是一项纵向研究，我们对家庭的日常适应情况进行了相当长时间的追踪。

本文描述了父亲在家庭日常生活中的功能——“功能”一词可能比本文

标题中使用的“角色”一词更准确。这一点，我们可以用我们熟悉的事物（比如一支橄榄球队）进行类比。我们可以从生理和心理的角度来描述一个四分卫球员，也可以从他个人是否能适应四分卫位置要求的角度来形容他，或者可以从整个赛季中他在球队中的作用来描述他。后者跟我们试图将家庭成员作为一个家庭功能单位来观察类似。这好比，尽管一个橄榄球教练知道每一个球员的个体情况，但当他观察球队的表现时，他首先关注的是球队作为一个整体的功能性，其次才是个别队员的功能性。我们相信，将家庭视为一个单位，并长期追踪家庭在不同情况下的功能，对于理论和治疗都会有较大的作用。根据我们的经验，每个家庭成员以各种不同的方式发挥作用，这既取决于其他家庭成员的相互作用，也取决于其自身的力量。例如，我们经常听到“父亲嫉妒母亲对家庭中患者的关注”。在这十个家庭中，这句话对于单一情况的描述可能是准确的，但如果应用到父女关系中，则会产生误导。总结起来，父亲作为家庭单位的一部分，其功能性存在着长期的作用。

此项家庭研究参与的家庭成员主要是父亲、母亲和患者三个人。健康的兄弟姐妹也有参与，但激烈的冲突几乎仍局限于父亲－母亲－患者之间。其他兄弟姐妹很快把自己从父亲、母亲与患者之间的“循环冲突”中独立出来。一个最值得关注的问题是，家庭成员在家庭内外的人际关系上表现得完全不同。患者父母可能都有着良好的事业和社会关系，并且能有效地维持和运作这些关系；在家庭内部，父母却发现自己既犹豫不决又不成熟，效率也低，失去了自己在家庭中的功能性。

从功能上看，这十个家庭的父母之间都存在明显的情绪距离。父母保持距离的方式存在很大差异。其中一对父母的关系是积极的，但同时也是正式和克制的。他们几乎没有公开的分歧，而且认为自身的婚姻是理想的。他们称自己的性关系良好且令人满意，他们彼此之间使用常规的爱称，但在他们的思考和讨论中，缺少个人的体验。有对父母则处在另一个极端，如果他们彼此的物理距离太过接近，过不了多久，一定会发生争吵、喊叫和分歧，但他们在社交场合倒是能保持融洽。剩下的八组父母处在中间位置，他们的关系中既有克制的积极互动，也存在明显的分歧，程度各不相同。他们都能够意识到彼此的差异，但会刻意避开敏感的话题；他们保持了足够的物理距离，以便将分歧控制在最低程度。然而分歧的公开暴露程度最高的家庭，在家庭心理治疗中的表现是最好的。

父亲和母亲看上去一样不成熟。表面上两个人很疏远，但实际上两人深深依赖着对方。一个人拒绝承认自己的不成熟，表面上看起来功能过强；另一个人则强调自己的不成熟，让自己看起来很没有用。两个人都无法让自己处于功能过强和功能不足之间的正常范围内。在他们的日常生活中，一方的功能过强和另一方的功能不足是相互作用的。在一个需要双方合作的情境中，一方展示出过强的能力，而另一方则显得很没用。阿克曼（Ackerman, 1956）和米特尔曼（Mittelman, 1956）曾描述婚姻中的**相互功能性**（reciprocal functioning）。该问题的一个临床表现是“**支配–服从**”（domination-submission），功能过强的一方属于“支配者”，而功能不足的一方则是“被迫服从者”，双方都会抱怨自己的处境，拒绝承担“支配”的责任，或拒绝面对“服从”的焦虑。另一个临床表现涉及决定，对其他家庭来说很平常的决定，这些家庭是无法做出的。一个父亲用以下这个例子清晰地呈现了这个问题，他说：“在任何事情上我们都没法儿一起做决定。比如我提议星期六下午去购物，她就会反对，然后我们就开始争吵，谁都不愿意退让。最终什么都没能解决。”不论是小的决定还是大的决定，这个例子都能作为一个典型的代表，哪怕是重要的决定，他们也都会晾在一边，要么交给时间去解决，要么等合适的时机，要么听专家的建议。对于其他家庭来说是“亟待解决的问题”，到这些家庭就变成了“需要承受的负担”。这种犹豫不决的僵化状态，给人留下了“家庭柔弱无能”的印象。如果父母任意一方开始“支配”家庭，这种僵化状态就会有所好转。

在这十个家庭中，关于患者究竟采取哪种治疗方式合适，父母持有情绪化的、激烈的、对立的观点。如果父母之间没有其他冲突，面对这个问题时就会发生冲突。一个父亲说：“我们唯一从未达成一致的问题是，如何抚养孩子和如何照料鹦鹉。谁都不曾改变立场，也不曾让步。”通常情况下，不论父亲用积极的还是消极的方式反对，母亲都会按照自己的办法来处理。当母亲的办法失败后，父亲便开始实施他的计划，而母亲会指责他并且预计他一定会失败。这个循环会不停重复。

每个家庭都有一个固定的家庭关系模式。父母在情感上常常有一定的距离。他们之间无法建立亲密的关系，不过如果父母中任意一方允许，另外一方就能够和患者建立亲密的关系。母亲通常与患者更亲近，而父亲是被排除在外的，或者说，父亲允许自己被排除在母亲和患者二人激烈的关系之外。

“激烈”一词描述的是一种亲密却充满矛盾的关系，在这种关系中，双方会把积极或消极的想法都投射到对方身上。母亲最会频繁地改变这种模式，她会从与患者的冲突中撤退，留下患者和父亲两个人。在这种情况下，父亲替代了母亲的作用。父亲也许会用自己的方式改变这种模式，但他依然没法把患者争取过来，除非他能够以某种方式应付母亲的反对。在这些情况下，父亲会变得既残酷又霸道，母亲变得无可奈何而且抱怨不停。患者的精神病表现能够有效地重建家庭关系模式。根据我们的经验，母亲把患者从父亲那里争取过来，比父亲把患者从母亲那里争取过来要更容易。

父母会像离了婚的双亲一样，分配自己和孩子相处的时间。这个现象在五个有精神分裂症儿子的家庭中表现得较为突出。父母长期以来一直担心儿子对母亲的依恋。母亲把儿子对自己的依恋归咎于父亲缺乏对儿子的关注。父母双方都认为儿子需要和父亲建立亲密关系。因此，五个父亲都在努力争取和儿子建立这种亲密关系。其中一个父亲将自己装扮为童子军团的领袖，想要以此增进与儿子的亲密关系；一个父亲保持着和儿子固定的活动时间；另外一个则尝试与儿子“称兄道弟”；还有一个采取“男人对男人”的方法。几个母亲虽然认可父亲的努力，但她们并没有放弃自己与儿子之前那种情感激烈的依恋模式，这导致父亲的这些努力全都失败了。总而言之，父母彼此在情感上离异，不过如果父母中任意一方允许，另外一方就能够和患者建立亲密的关系。

在家庭心理治疗中，家庭结构会清晰地浮现出来。三个家庭成员会一起度过治疗时光，我们会在治疗中努力分析现存的家庭内部关系。有时，三人中的某一个会缺席治疗。当家庭中的三个成员都出席治疗时，他们想按照自己的计划去解决他们的问题，而治疗师如果没有安排治疗内容，这个家庭小组就会不可避免地陷入激烈的家庭冲突和分歧中。这会导致家庭成员在治疗中出现高度的焦虑，不过这也会起到推进治疗的作用。如果家庭中任何两个成员成功地避免了焦虑，治疗就会变得更有效、更纯粹、更顺利。

在家庭治疗过程中发生的急剧变化会清楚揭示父亲的相对功能。通常情况下，在治疗开始时，我们看到的是一个顺从的、不参与的父亲，一个封锁在情绪旋涡中的母亲，以及一个充满敌意的、幼稚的患者。最初的治疗会处理母亲和患者之间的冲突。随着父亲的加入，冲突就会转移到父亲与母亲的关系上。一旦父亲开始宣称自己是有能力的，母亲就会变得更有攻击性，更喜欢质疑别人的观点，焦虑情绪也会变得更明显。她的焦虑和眼泪会让父亲退缩。当父亲对母亲的眼泪免疫，不管母亲的焦虑，使自己立于一家之主的地位时，母亲会有好几天陷入强烈的焦虑中。一个原本咄咄逼人的、充满敌意的、霸道的母亲，几天后变成了一个宽容的、客观的、有母爱的母亲。她说："我的丈夫终于成熟了，有男人味了，这感觉真好。"另外一个母亲说："看到他挺身而出，我很高兴。以前我总忍不住和他争吵，那都是无意识的行为。一直以来，我都希望，他不要太在意我的焦虑情绪和我说的那些话。"还有一个母亲说："如果他能继续做一个男人，那么我就可以做一个女人。"这些变化会一直持续，直到父母遭遇焦虑问题，他们会随即恢复到以前的互动模式，不过这种循环的频率越高，父母之间的混乱程度就会越低。这种模式表明，一个正常的家庭是灵活的，在这个家庭中，父母可以根据当时的实际情况转变自己的做法，而不会威胁到任何一方。在这些家庭中，无论是父亲还是母亲，首先要改变的都是父母功能不足的状况。

当父母改变了自己的功能性时，患者的精神状况会更加紊乱。这时，母亲们如果能坚定自己的立场，拒绝患者幼稚的依附，患者将发生第一次真正的变化。工作人员把父母某一次变化中的亲密关系称为"蜜月期"。当父母能保持一种亲密关系，此刻他们在对方身上的投入比各自对患者的投入要大时，患者便进步神速。当父母任何一方对患者的投入超过对彼此的投入时，患者的精神病症状便会加剧。

有一个家庭的变化与上述情况不同。儿子以他的精神病性的要求控制着这个家庭。他的父母，特别是父亲，不敢与儿子的意见相悖，他害怕儿子会反抗和攻击。当患者的焦虑情绪处于顶点时，一旦父亲态度强硬一点，患者就会攻击他。父亲则会用身体制服儿子，使家庭恢复平静。一周之内，患者的精神病症状缓解，他又回到了学校。就这样，父亲在家里维持了一个月的治安。他和儿子的关系发生了变化，儿子和母亲的关系也发生了变化，但父亲和母亲之间的关系没有变化。父亲说："我受不了了。"于是，他放弃了强硬的立场，母亲又恢复了对患者的指指点点，患者的精神病行为随即出现。在这个家庭中，父母各自改变了与儿子的关系，却没有改变彼此的关系。

小结。一小部分父亲、母亲和精神分裂症患者参与了小组研究，并且进行了长达两年半的家庭心理治疗。我们发现，相比于近距离观察单个家庭成员，把家庭看作是一个整体的视角更为广阔和深远。我们努力避免使用那些更为人熟知的、个体视角的术语和描述。

我们应当站在一个更广阔的家庭视角去描述父亲的功能性。当站在这一更广阔的视角看待家庭时，我们会发现家庭中几种突出的互动。家庭成员，特别是父亲和母亲，是在相互的关系中发挥作用的。他们之间被一种情绪障碍隔开，这种障碍在某些方面使得父母之间“情绪离异”。如果父母中任意一方允许，另外一方就能够和患者建立亲密的情绪关系；患者就像失败的调解人，他们难以调解父母之间的情绪问题。最常见的家庭模式是母亲和患者之间那种类似双胞胎的亲密关系，这种关系是将父亲排除在外的，而且父亲默许自己被排除在外。在日常生活中，家庭模式随着个人和家庭情况的变化而变化。

第 3 章

精神分裂症患者的家庭关系（1959a）

200 年以前，劳伦斯·斯特恩（Laurence Sterne, 1762）在他的小说《项狄传》（*The Life and Opinions of Tristram Shandy*）中，对家庭关系进行了一些描写，这些描写时至今日都显得十分恰当。主人公项狄说："尽管从某种意义上来说，我们的家庭只是一台由几个轮子构成的简单机器，但它又有许多值得一提的地方，因为这些轮子是由许多不同的弹簧组合起来共同运作的，它们通过各种奇怪的规则和推动力相互作用着。所以说，虽然家庭是一台简单的机器，但它具有一部高级机器的全部信誉和优点。除此之外，在它的内部还进行着一些神奇的运作，就像在荷兰的某家丝绸厂里看到的那样。"

本文将描述我们在有精神分裂症子女的家庭中观察到的一些关系模式。这些家庭参与了一个临床研究项目，在项目中，父亲、母亲、精神分裂症患者和健康的兄弟姐妹一起住在研究中心的精神病病房里。其中的四个住院家庭正在参与研究性质的家庭心理治疗，时间最久的长达两年半，平均时长为一年半。另有六个由父亲、母亲和中度精神病患者组成的家庭接受了门诊家庭心理治疗，治疗时间最长的家庭持续了两年。

这是一项深入的纵向研究，我们对十个家庭小组的临床进程进行了相当长时间的追踪调查。研究中，我们主要关注的是四个住院家庭。在这四个家庭中，父母承担了照顾患精神分裂症子女的主要责任。父母中的一个可以去工作，健康的兄弟姐妹也可以上学，但研究要求所有家庭成员都出席每日的家庭心理治疗。研究对每个家庭成员进行 24 小时的详细观察，包括他们在经历成功、失败、危机以及身体疾病时，是如何一起生活、就餐、娱乐和工作的，这种对家庭的纵向观察为我们提供了最好的主客观研究数据来源。

这个研究的理论方向和心理治疗方法是基于项目第一年的经验发展出来的。在这一年中，三个精神分裂症患者和他们的母亲一起住在病房里，每个患者和母亲都有单独的心理治疗。这部分研究的具体情况已在其他论文中报告过（Bowen et al., 1957; Bowen, 1957a, 1960）。总结一下，简单来说，越来越多的经验表明，母亲与患者的关系问题是更大的家庭问题的一个从属部分，而父亲在其中起着重要作用。我们将原本的研究假设扩展为，将患者的精神病视为涉及整个家庭问题的症状表现。据此，我们改变了研究计划，允许整个家庭小组一起住在病房里；我们也调整了心理治疗计划，即让家庭成员一起参加所有的心理治疗，使之更符合研究假设。我们[1]把这种方式称为家庭心理治疗。这个理论取向有两个重要的概念。第一个是"家庭单位"的概念，我们试图以将家庭视为一个独立的单位或单一的有机体的视角来思考家庭并与家庭建立联系。第二个是"家庭心理治疗"的概念，我们试图针对家庭单位而不是个人实施心理治疗。

这里存在一个重要问题：我们自身的思维要向着以家庭为单位而转变。过去我们的受训都是从个体角度出发去思考情绪问题的，精神分析和心理学理论的全部内容都是以个体为导向的，我们所有的诊断和描述性术语也都适用于个体。对我们而言，要改变这种自动的思维方式是很难的。我们发现，即使工作人员可以在一定程度上将家庭视为一个单位，但使用熟悉的精神病学术语可能会立即使我们产生联想，转变回"第二天性"般的个体取向。为了促进我们的思维向以家庭为单位的方向转变，我们尽量避免使用与个体相关的术语，并强迫自己使用简单的描述性词语。向着以家庭为单位转变的另一个困难和情绪因素有关。在日常生活中，我们经常投入许多情绪。我们与受害者感同身受，我们为英雄欢呼喝彩，我们对坏人咬牙切齿。在需要和患有精神病的成员相处的家庭中，成员们往往非常焦虑而且情绪高涨。这类家庭经常会出现情绪危机，把一个成员形容成受害者，把另一个刻画为英雄，把剩下的一个描述成坏人。旁观者很容易陷入情绪旋涡而失去客观性。一旦家庭成员努力为自己情绪化的观点寻找一个工作人员做盟友时，情绪化的状况会变得更加复杂。工作人员需要将自己的情绪抽离，以防过度卷入家庭冲突情绪的强烈起伏中，以便与家庭一起工作。

我们认为，在更熟悉的个体取向之上，以家庭为单位的取向存在一些明显的优势。当我们关注的焦点不再是个体，而是将家庭视为一个整体，并继续进行长时间的观察，那么就有可能对整体的模式有更清晰的认知。这种视角的转变好比把显微镜的镜头从油浸物镜换成低倍镜，也好比站在体育场的顶部而不是体育场内去观看一场橄榄球比赛。从体育场的顶部俯瞰时，视角更为开阔，能看到整体的运动模式以及队员之间的相互配合；近距离的视角则会遮蔽视野。而且，俯瞰时更容易将球队看成是一个单位。这种视角的转变并不会减少个体取向的价值。事实上，截然不同的高广视角会增强特写视角的效果。举个例子，当使用低倍镜看到更大的区域后，油浸物镜的高倍率就显得更有意义。保持更开阔的视野，有助于解释我们在临床上观察到的支离破碎的部分。比如，我们经常听到这样的说法："这个父亲对女儿循循善诱。"根据我们与这些家庭相处的经验，上面这句话如果用来描述父女关系中那些偶尔或短暂出现的阶段可能是准确的，但如果应用于他们家庭的整体关系，就不准确而且有误导性。有些人希望在个体诊断之外，附加一个家庭诊断，我们认可这个想法。阿克曼（1956）致力于定义家庭关系中缠结的病理。米特尔曼（1956）描述了家庭成员之间的相互性关系。我们在这个问题上研究了三年多之后，将重心从诊断相对静态的情境，转向个体在涉及他人时的功能性的表现。施皮格尔（Spiegel, 1957）在其关于角色理论的著作中描述了"功能"的概念（尽管没有特别强调）。

在本文中我想讨论的重点是个体在涉及他人时的功能性，以及当站在"体育场顶端"时更容易看到的整体的行为模式。我将尽可能地不去聚焦其他论文中已经报告过的更为具体的关系特征。我们对具体特征的观察与利兹（Lidz, 1957; Lidz, 1958）、杰克逊和贝特森（Jackson & Bateson, 1956）以及温内等人（Wynne et al., 1958）的工作有许多共同之处。本文将致力于以单一家庭为主体的临床进程。不过在讨论单一的家庭之前，这里先回顾一些在我们看来是最重要的家庭功能的整体模式。虽然这些功能模式已在其他论文中做了更详细的介绍（Bowen, 1960; Bowen et al., 1959），但它们对于理解本报告非常重要，因此在此予以回顾。

参与研究的家庭中存在着高度的情绪冲突。这种冲突在短期内可能在几个家庭成员身上同时存在。冲突往往聚焦在最弱小、最无能的家庭成员身上。这种聚焦性发生在所有家庭成员都参与的相互性过程中。冲突往往汇聚到那个患有精神分裂症的家庭成员身上。通过诊断，或者通过指定“患者”的方式，这种冲突“固着”在最弱小的成员身上，此时，家庭问题就在患者身上更加清晰地呈现出来，而家庭中的焦虑感也大大增加。当父母和患者一起生活在医院的病房里时，我们刻意模糊化处理患者的精神病性问题，家庭中的冲突开始发生变化，且更加变幻莫测。父母随即产生强烈的焦虑和冲突。这样的家庭可以称为紊乱的家庭（disturbed family）。

家庭成员对外的事业和社会关系，与其和家庭内成员的关系大不相同，尤其是对父母来说。父母可能拥有良好的事业和社会关系，并能在其中有效运作，然而，在家庭内部，父母却显得不成熟、犹豫不决、功能不足。家庭冲突主要涉及的家庭成员是父亲、母亲和患者。其他家庭成员的参与程度要小得多。在健康的兄弟姐妹也一起住院并持续了一年的家庭中，这种现象最为明显。有的时候，健康的兄弟姐妹会被卷入激烈的冲突，但他们总能把自己从冲突中分离出来，让父亲、母亲和患者继续处于周期性的冲突中。我们把父亲、母亲和患者称为**“相互依存的三人组”**（interdependent triad）。

在所有的家庭中，父母在情绪上都有很明显的距离感。我们把这种情况称为**情绪离异**（emotional divorce）。在我看来，这种情况在婚姻早期就开始了。起初父母是在间断性的过分亲密和过分疏远中来回切换，随后逐渐稳定，形成了较为固定的、较少焦虑的情绪距离。有的父母以非常拘谨、积极、克制的关系来维持这种距离。在这些表面上看起来亲密的婚姻关系中，其实感受和情绪都被掩埋了。还有一些父母的婚姻关系硝烟四起，所以他们保持一定的物理距离来维持“疏远”状态。大多数父母则会采用克制的积极互动和物理距离相结合的方式，来维持彼此之间的情绪距离。

在所有这些家庭中，父母之间都有一个固定的运作模式。我们称之为**功能过强－功能不足的相互性**（overadequate-inadequate reciprocity）。父母双方都一样不成熟。在需要父母合作的事件中，为他们两个做决定的一方成为功能过强的一方，而另一方则成为无能或无助的一方，两人都无法在两个极端之间找到平衡。功能过强的一方被视为支配性的、权威性的、固执的，而功能不足的一方则被看成是无助的、顺从的、被迫屈服的。无论是母亲还是父亲，都可以在任何一个位置上发挥作用，尽管他们最终会找到一个平衡点，即其中一个在大多数领域上功能过强，另一个在较少的领域功能过强。他们倾向于以较一致的方式解决功能过强－功能不足的相互性的焦虑。例如，他们可以减少共同活动，增加各自的活动。我们经常看到父亲几乎全身心地扑到事业中，母亲则投身于家庭和照顾孩子的事务中。当父母必须要共同做决定时，他们要么回避问题，推迟决定；要么一方当机立断，承担起功能过强的角色。此时，他们将面临焦虑和冲突。举个例子，父亲在处理工作上的重要决定时游刃有余，当他和母亲试图决定要看哪部电影时却陷入了情绪化的、动弹不得的僵局。

关于如何与精神病患者相处，这些父母的观点是高度冲突的。在父母的共同活动中，关于这件事的冲突一直是最激烈的。在他们讨论健康子女的时候，冲突就不会如此激烈。可能直到心理治疗正式开始后，父母才意识到他们对待患者的分歧。一个常见的模式是，母亲一意孤行，而父亲退避三舍，对自己激烈的反对观点只字不提。母亲可能多年来一直相信父亲与她的观点一致，而在了解了父亲其实长期持有反对意见后会大吃一惊。如果父母公开驳斥对方，他们可能会轮流为患者制订计划，目的是“让对方用自己的方式证明自己是错误的”。

在相互依存的三角关系中有一些固定的关系模式。父母因情绪离异而彼此疏离。他们之间无法建立亲密的关系，但如果他们中的任意一方允许，另外一方就可以与患者保持亲密的关系。从功能上讲，这与离异父母“分享”子女的方式是类似的。母亲通常与患者建立亲密的关系，或持有患者的“监护权”，而父亲则被排除在外，或者说，父亲允许自己被排除在紧张的母患关系之外。这种模式会出现在不同情境中。母亲会做各种事让患者依恋自己。口头上，她会指责父亲对患者缺乏关注。事实上，这个父亲一直在试图把患者从母亲那边争取到自己这边。他觉得与患者的关系之所以不好，是因为自己不是一个好父亲。当母亲指责他忽视患者时，他就试着与患者走近一些；然而如果患者对父亲表现出过多的依恋，母亲就会采取行动，来加强患者对自己的依恋。这种模式有几种变化。母亲会安排父亲和患者定期在一起，但在这种情境下，父亲更像一个保姆，而不是父亲。患者可能会充满敌意和攻击性，以至于母亲排斥患者或干脆自己离开，随即父亲就会与患者进入一种看似亲密的关系。然而根据我们的经验，父亲仍然发挥着替代母亲的功能，而且哪怕在离开了很长一段时间以后，母亲仍然能够重新争取到患者。依我目前看来，父亲必须在某种程度上直接与母亲交流沟通，改变彼此的关系，这样才能与患者建立起真正的父子或父女关系。

现在我们来讨论一下家庭心理治疗，以及在家庭心理治疗过程中家庭功能发生的一些急剧而明显的变化。这些变化对这项研究至关重要。在第一个家庭入院后六个月左右，第一个变化突然发生了。父亲从一个消极的、顺从的角色慢慢变成了一个更有力量和信念的角色。当父亲的主见比母亲的攻击性和支配性更强烈时，母亲旋即经历了一系列戏剧性的变化。长期以来，母亲一直是家里足智多谋、功能过强的那一个。这几天，她变得坐立不安、哭哭啼啼，一看就知道她非常焦虑。她感到恐惧和无助。父亲对她的焦虑不予理会，仍然坚持自己的立场。又不出两周，母亲就变成一个冷静的、客观的、坚定的、慈母般的角色。她说："如果他能继续做一个男人，那么我就可以做一个女人。"情绪离异的情况解决后，父亲和母亲就像一对初入爱河的青少年情侣一样，彼此倾心。他们对彼此都很投入，所以对患者都没有过度投入，于是两人第一次能够客观地对待患者。这时，患精神分裂症的女儿发生了一些重大的变化，她的功能朝着更正常的水平发展了。新的功能水平持续了一个月后，这个家庭突然又恢复到原先的功能水平。但此后，父亲能较为容易地恢复到更有能力的功能水平，母亲也不再害怕放弃她自己功能过强的地位。正是这种变化，以及其他家庭的类似变化，凸显了过去我们没有特别留意的问题。家庭在家庭心理治疗过程中发生了变化，由此，我们才提出个体在涉及他人时的功能性这一概念。在这段经历之前，我们是从"父亲是一种人，母亲是另一种人，而患者则变成了另一种人"的角度来思考的。我们曾一度认为各个家庭成员的特征是固定不变的，而在这项研究中，我们首次试图去定义各个家庭成员的特征。我们观察到在一个家庭成员发生变化后，其他家庭成员也立即发生了互补性的变化。当我们看到以往被认为是固定不变的特征发生变化后，我们开始致力于研究个体涉及他人时的功能性概念。

家庭心理治疗的技术是在研究性学习的临床观察中发展起来的。我们在观察到反复的临床模式后，便会进一步思考理论的延伸性，接着对工作假设进行扩展，从而改变了心理治疗的方法，使之尽可能与研究假设相一致。这样一来，理论思考和心理治疗就相辅相成了。我们曾试图区分家庭心理治疗、个体心理治疗和团体心理治疗。个体心理治疗侧重于从心理学的角度去理解与个体相关的概念，重点在于分析患者和治疗师之间的移情。在家庭心理治疗中，我们的目标之一是将家庭中已经存在的紧张关系留在家庭内部，并在家庭内部分析这些关系，而不允许它们转移到与治疗师的关系上。我们努力界定并避免将个人关系移情至治疗师身上。我们认为，在技术上，治疗师是可能以这种方式与家庭有机体保持相当客观的关系的。当然，治疗师希望与精神病患者建立的个人关系也是客观的，但患者有可能制造危机，并迫使治疗师去处理而不是分析它。在家庭心理治疗中，父母在场处理患者的烦恼与不安，治疗师可以自主选择保持观察者的身份，分析家庭有机体的一方对抗另一方的现象。治疗师是不被允许参与家庭激烈的**情绪过程**（emotional process）的，这一点应该很明显。即使治疗师偏袒一方并保持沉默，其他家庭成员也会意识到这一点，并对这种反向移情做出消极反应。当治疗师能够避免与个人建立关系时，通常就可以和要分析的家庭单位形成一种依赖关系。

家庭心理治疗与团体心理治疗也有明显的区别。心理治疗团体是指为了治疗目标而聚集在一起的一群人。与家庭成员之间激烈的相互依存关系相比，团体成员相对而言彼此是陌生的。团体治疗的目标之一是基于个体在团体中与其他个体的关系去理解个体。

我们将用一例家庭的门诊心理治疗的临床过程，来说明心理治疗过程中家庭功能的变化，并阐明研究项目中家庭心理治疗的原则。一个治疗师对一个家庭展开工作，这是我们心理治疗过程中最为简单常见的例子。住院家庭会卷入与员工、其他家庭小组和医院环境的复杂关系中。门诊家庭作为一个整体，在家庭治疗中会取得更快的进展。

接下来本文要描述的家庭是进展最快的，它的关系功能性发生了显著的变化。这个家庭的家族史与研究中的其他几个家庭非常相似，父母都是50多岁，20多岁的女儿是精神病患者，已经有六年的精神病史。父亲是一个沉默寡言的商人，把大部分的精力都投入到了生意上，经常在晚上和周末还在工作。他是家里的供养者，负责修补和维持家庭，一生都在为家庭的经济保障操劳。母亲是一个性格开朗、富有进取心、足智多谋的女性，是那种即便是自己不喜欢的事，也会坚持做下去的人。在他们30年的婚姻中，母亲将自己奉献给了孩子和家庭，而父亲则献身于事业。在家庭中，母亲是功能过强的决策方，而父亲仍处于家庭圈子的边缘。女儿自从在大学期间第一次急性精神病发作后，就成了一个无助的、无能的人。她是姐姐，妹妹比她小 3 岁，对家庭的动荡相对比较淡定。小女儿在大学毕业后就离开家独自生活，并且适应得不错。

这个家庭在他们生活的小镇上地位显赫，而且受人尊敬。父亲当初搬来小镇发展事业的时候还是个单身汉。通过生意上的熟人，他在母亲来镇子上参观时结识了她。他们短暂交往了一阵子。在婚礼那几天，父亲暂停了生意上的事。他的生意做得很好，几年后，他们在镇上一个较好的地段盖了一座新房子，也就是他们现在的家。这个家庭里有父亲、母亲和两个女儿。母亲当初生育孩子是为了实现“作为一个女人的圆满”，父亲本来是想等到他们的经济更有保障的时候再生育的。母亲在知道自己怀孕的时候，就对这个孩子过度投入，这种过度投入表现为恐惧、担忧，她还担心生出有缺陷的孩子或者死婴。当她在情感上与父亲疏远时，对孩子的担心就更加强烈；当她与父亲比较亲密时，忧虑就会减少。当她第一次看到孩子时，感到非常欣慰，因为她亲眼看到孩子是活着的，还活得挺好。她对婴儿的那种“无助感”印象深刻，一种保护和照顾孩子的母性本能从她心底油然而生，但小女儿在母亲心中从没有占据过这么重要的地位。

母亲对第一个女儿的过度投入一直持续了好多年。当第二个孩子出生时，大女儿的反应让她意识到并确定“这孩子比刚出生的孩子更需要我”。多年来，她一直担心着大女儿的成长，包括她的外表、衣着、头发、肤色、社交生活等诸多事情。对小女儿的关心就少了很多，母亲觉得小女儿“不知怎么的，自己就能过得很好”。大女儿在还是个孩子的时候比较害羞，不怎么成熟，很听话。她很聪明，学东西也很快，但她对母亲非常依恋，也“从来没有学会如何与其他孩子相处”。父亲和母亲的关系越来越疏远，父亲全身心扑在生意上，而母亲则一心一意照顾孩子，她觉得只要是为了孩子，根本不存在“牺牲太多”这种说法，尤其是对大女儿，这个孩子似乎希望从母亲那儿索取更多。在社交场合父母是意气相投、相处融洽的。他们的社会关系重合不多，但他们共同参与了一些社交和市民俱乐部，并在他们的镇子上很活跃。然而在家中；他们分歧很大，经常争吵，只是他们会避开敏感点，把分歧控制在最低程度。

女儿进入青春期后的两年中，家庭发生了几次变化。女儿曾对母亲有很深的依恋。进入青春期后，她假装成大人的模样，并开始否认对母亲的需要。在校园中，她曾经是害羞而且拘谨的，如今她变得外向，相当活跃，急切地想要交到朋友。

母亲在得到了一份工作邀约后便开始工作。父亲在生意上出了点儿问题，但他承担了更多责任，并开始长时间地加班。父母开始分居。家庭节奏日益加快，这样的生活持续了好长时间。女儿隐约意识到自己对母亲的依赖，但她期盼着大学生活，并想从家中搬离，以便从家庭中解脱。

女儿在外上大学期间第一次急性精神病发作。这是她为期六年精神疾病和家庭困境的开始。精神失常的女儿住进了医院，在接下来的几年里，她要么是因急性精神病住院，要么是处在诊断的临界点而在家休整。母亲开始表现得功能过强。她承担起了照顾女儿的责任，同时不顾女儿的抗议，替她做了住院的决定。父亲的生意接连失败，在女儿精神失常后的一年内，他的生意彻底失败了。母亲既成了这个家庭的决策者，又成了家庭的经济支柱。她的心思几乎全在女儿身上。父亲做了很多不同的工作，但这些都没能帮到什么忙。他虽反对母亲对女儿的安排，但表面上，他还是顺着母亲的意思。这期间唯一改变的是小女儿，她大学毕业后，在一个离家遥远的州当老师。

在住院期间，这个女儿是一个特别活跃的攻击性患者，我们花了很长时间来控制住她。她接受了强化的个体心理治疗、电击治疗和镇静药物治疗。在家期间，她通常与世隔绝，对妄想思维有过激反应。为了继续在私立医院进行治疗，他们抵押了家里的房子，最后几乎破产，女儿后来被转到了州立医院。父亲大约在这个时候又开始做起了自己的生意。女儿在州立医院住了半年左右就回家了。家庭的动荡，加上患者的精神病性行为，使得这个家庭在风雨中摇摇欲坠。

在女儿精神病发六年后，父亲、母亲和女儿开始了家庭心理治疗。母亲咨询了女儿个体心理治疗的情况。在首次会晤时，治疗师和父母讨论了有关家庭心理治疗的内容。母亲对家庭治疗的计划很感兴趣，她想和父女商量一下这个计划，但住院的研究项目没有多余的空位，如果这个家庭希望继续参与这个计划，我们同意做门诊家庭治疗，或者把他们转介到其他地方进行个体心理治疗。由于住院病房没有位置，如果女儿需要住院，他们必须再次回到州立医院。父亲对此不置可否。女儿说她需要的是自由，而不是治疗。家里再度发生争吵。母亲从家中搬离，说只有在父女俩预约一次家庭治疗后，她才会回来。大约十天后，父亲打来电话，要求预约。

这一系列事件是参与研究的家庭的共同模式。有充分决策权的父母通常是要求治疗的人，其他家庭成员或积极或消极的反对是很常见的。做决策的家长通常会要求治疗师说服反对的成员支持心理治疗，当治疗师的方法不奏效时，那个有能力的家长——家庭的功能性领导者，会有办法克服阻力。我们有一项基本的原则，就是尊重这个作为家庭领导者和协商者的有能力的家长。例如，治疗师可能会说，他想让一个家庭成员做每次会面的发言人和协商者，比如预约改期之类的，但家庭可以随时指定另一个成员作为发言人。家庭的内部阻抗、情绪和分歧暴露最多的家庭，在心理治疗中表现最好。

现在我们来总结一下这个家庭在 15 个月内进行的 84 个小时的家庭心理治疗。母亲决定从每周两小时治疗开始。我们的第一个基本规则是，家庭将在这个时段解决自己的问题，而治疗师会在一旁观察，并试图去了解和分析家庭成员之间的情绪互动过程。这个时段的目标是让家庭共同解决问题。当家庭试图按照这种治疗结构进行治疗时，会产生强烈的焦虑。家庭会通过几种方式来规避焦虑。最常见的是让家庭成员的决策者与治疗师沟通。这种方式除了能规避家庭问题，还能激励个体与治疗师建立个人关系，而且家庭中的决策者会更加依赖治疗师。有的家庭会在数周内都与治疗师保持这样的关系，但是当治疗师可以使自己从家庭的“共同努力”中跳脱出来（最好是通过分析家庭为规避这种治疗结构所做的努力）时，家庭内就会显现出另一种形式的焦虑规避机制。还有一种最常见的规避焦虑的方式是父母与精神病患者讨论精神病本身。父母之间是情绪离异的，他们很难谈论自己的个人问题，但父母中的任何一方直接与患者交谈则相对容易，不过讨论经常会迅速转变为对患者的批评。闲谈或保持沉默也是父母规避焦虑的方式。

在这个家庭开始治疗时，母亲对女儿的精神病行为进行了评论，女儿否认了，而这种对母亲评论的否认很快演变成了高度情绪化的否认和反驳。母亲说：“你的无理取闹和尖叫折磨着我的灵魂。”女儿说：“是你做的事情让我想要尖叫。”母亲继续称女儿为“有病的”，并以过去的资料证明自己的说法。面对“有病的”这个说法时，女儿会情绪激动、焦虑增加，当她对母亲的愤怒增加到一定程度时，她会突然转变为偏执妄想，并随着情绪的高涨一直叫嚣着要杀死那个冤枉她的男性朋友——他在母女之间的一次争执中站在了母亲一边。母亲会大喊："闭嘴，你会打扰到别人的。"女儿便哭了起来。母亲接着会哭着说"没救了"。父亲则试图让女儿别说话，并且对母亲说："别哭了。这并没有那么糟糕。"很少有什么事情会像患者那充满敌意的精神病性表达那样让父母不安。家庭成员因泪水而备感苦恼，尤其是那个功能过强的母亲的泪水。

母女之间发生了总计约20个小时的激烈争吵，每周平均两三个小时。差不多有连着两次的治疗都发生了如下事件：母亲会首先讲一个故事，表达她是一个好母亲，指出女儿是可怕的、不孝的。女儿则先用一些故事来回应母亲的指责，然后用更多的故事来证明自己是个好女儿，再用一系列故事证明母亲是个可怜的母亲。母亲会讲一些相关事件来否认指责，讲更多的事件来证明她一直是一个好母亲，说明女儿的自私和忘恩负义。女儿随后会否认这一指责，提出证据证明她是个好女儿，用更多的证据证明母亲是个糟糕的母亲。在这几次治疗中，这个循环一遍又一遍地重复着。

根据我们的经验，如果治疗师让自己卷入这些戏剧性的往事中，就会迷失方向。在那些治疗时段中，治疗师要控制自己，只指出这种"证明我很不错－证明你很糟糕"的家庭互动模式。女儿与母亲对峙的劲头似乎是一个好的预兆。这期间，父亲的不作为最为突出。在家庭问题上，父亲更多的是一个旁观者，而不是参与者。母亲和女儿都试图让他站边，但他成功地让自己处在边缘位置。随后，治疗师开始关注父亲身上的消极性。

与消极的父亲进行家庭治疗临床工作持续了很长时间。在参与研究的家庭中，母亲的攻击性和父亲消极的边缘化是最突出的模式。在项目开展后一年左右的时间，我们曾这样描述以上的现象："家庭中的问题既和父亲的不作为有关，也与母亲的大包大揽有关。"曾有两个家庭发生了与本文前面叙述的家庭类似的剧变。在这些家庭中，最先改变的是父亲。当父亲成为家庭问题中积极的、自信的参与者时，整个家庭便发生了惊人的变化。这些变化通常会持续几个星期，之后家庭就会恢复到以前的功能状态。当两个父亲身体微恙，家庭便恢复到之前功能不足的状态。然而，在第一次改变之后，父亲们越来越容易将自己提升至功能更充分的位置，而母亲们因放弃功能过强的角色产生的威胁感也越来越小。根据这些经验，我们推测，一个相对正常的家庭是这样的：父母可以根据情况，在不威胁任何一方的情况下，在强势或弱势地位中灵活切换并发挥功能。

当消极的父亲开始参与解决家庭问题时，整个家庭会发生令工作人员印象深刻的变化。我们分析，如果是那个消极的父亲最先可能发生变化，那么聚焦父亲的消极性，可能会对心理治疗有促进作用。最终，我们放弃了这种做法。因为有一个家庭帮我们指出了这样治疗的问题。治疗师会针对父亲的退缩和道歉发表评论。渐渐地，当母亲在家的时候，父亲表现得更加积极和自信。母亲则像所有其他母亲一样，质疑他的能力，问他的想法从何而来。他说："医生告诉我应该这样做。"这提醒治疗师们应当坚持对家庭中发生的事情做分析，而不是试图在特定方向上影响家庭。

在治疗师关注父亲消极性的时候，这个门诊家庭进入了上述治疗阶段。治疗师对父亲说："你从来不对家庭问题发表意见。你不可能没有意见。"父亲轻声说："嗯，我是觉得母亲有时对女儿太挑剔了。"母亲猛地回应道："你说什么？你刚才说的什么？"父亲说："嗯，我觉得是你挑起了一些争吵。"母亲说："那你说一个！就说一个。来吧，说具体点儿。来给我举一个例子。"父亲转身对治疗师说："你看，我被压制了。"治疗师说："我看到的是，是你自己让自己被压制的。"

在接下来的一次治疗中，父亲处在一个比之前更无能的位置。第一次有人提出父亲的新生意可能会失败。在接下来的几个小时里，女儿的精神越来越错乱，母亲越来越强势，父亲越发边缘化和无能。在我们研究的家庭中，精神分裂症患者一直像海绵一样吸收着家人的焦虑。女儿去支持焦虑的父亲，只不过她的帮助以精神病性的方式体现，就像她在镇上发作时那样。父母开始暗示女儿需要住院治疗，她则极力反对他们。这是家庭治疗的关键时期。父母希望自己的观点得到支持，即女儿应该住院；女儿则希望她的观点得到支持，即她的功能一直在改善。如果治疗师认同父母的观点，就等于支持家庭强行"解决"女儿身上的问题；如果认同女儿的观点，可能会耽误父母为保护社区免受女儿的偏执困扰而采取的措施。于是，治疗师试图保持中立，并做了如下陈述："父母有责任决定你何时不能继续在家里生活。当家庭或社会要求时，有些人会去精神病院。也有许多情绪不佳的人继续和家人生活在一起。至于一家人什么时候不能再一起待在家里了，这是一个家庭的决定。精神病院确实会给患者造成一些困难，但当不得不去适应困难的情境时，人是有能力获得成长的。”治疗师说，如果父母真的决定让女儿住院，这个决定应当由他们来做。

在进行了十周共计 26 小时的家庭治疗之后，母亲做出了让女儿住院的决定和安排，并在女儿住院之前又进行了多次电话沟通。

这就引出了我们家庭治疗的其他一些基本规则。一个是关于家庭成员的个人沟通的规则。个人会试图通过电话、信件和短信来影响治疗师偏向某个人的观点。而这个规则就规定，治疗师会在下一次家庭小组会议上讨论这些个人沟通的内容。经常有家庭成员会通过电话交流个人信息来试探这个规则。另一个规则是，家庭心理治疗在只有两个家庭成员在场的情况下可以继续进行，如果只有一个成员能参加，会议将暂停，直到至少有两个成员可以再次出席。如果只有一个成员出席，则会被视为个体治疗。我们的经验是，当父亲、母亲和患者一起出席治疗时，如果治疗师能够维持治疗结构，家庭很快就会遇到冲突和分歧。这就会引发治疗中的高度焦虑，促使家庭成员采取行动，从而取得一些治疗进展。只要父亲 - 母亲 - 患者三人中的任何两人成功避免焦虑问题，治疗就会更加有效、纯粹和顺利。女儿住院那天，父母间有一种异乎寻常的平静。母亲把治疗预约减少到一周一次。父母谈论了去医院探望的事、医院医生的评论，以及父亲的生意状况。

女儿在医院住了三个月。她有一半的时间是在一个令人不安的病房里度过的。她在那里打架，反抗工作人员，还在禁闭室里待了一段时间。她对称她为“患者”的医生特别反感。她对母亲“强迫她进医院”以及“控制医生把她关在医院里”怒不可遏。母亲来探望时，现场几乎失控。“为了女儿好”，母亲决定不去探望了，但她鼓励父亲定期去。在女儿的急性心烦意乱好转后，母亲又去探望了。女儿同意不提令母亲不安的妄想症状，并信守承诺，但她提起了另一个同样敏感的话题，两人大吵了一架。女儿给治疗师写了一封信，在信中，她想知道治疗师是如何能忍受这对父母的，并要求他帮助她出院。治疗师在下一次治疗时和父母一起读了这封信，说因为这是家庭治疗，所以会和能够参加治疗的人讨论家庭事务。如果出席的人愿意，可以向缺席的家人转告，他已经收到了女儿的信，而且女儿比自己更熟悉出院的要求。她的急性心烦意乱在服用镇静药物后有所缓解。

女儿要求回归治疗。父母为了让她参加一次家庭治疗会议，给她弄了一张医院的通行证。她在缺席了十个小时的治疗后，于治疗的第 37 个小时返回。接下来的一周，她参加了两个小时的治疗。她表现出了惊人的洞察力，但在情感上很克制。在接下来的两个月里，事态迅速变化。女儿在离院期间一直待在家中。治疗师去度假了，母亲也去度假三周，而她自己则开始工作。相较于个体治疗，家庭治疗中治疗师的缺席造成的问题会小很多。在母亲离开前女儿有一段焦虑期。她向母亲展示了一张"没有你，我就过不下去"的图片，母亲便想要取消前段时间计划好的旅行。治疗师问母亲是不是把女儿当成一个十分无助的人来对待。母亲走后的第二天，女儿找到了一份档案员的工作。她边工作，边为父亲打理家务、做饭。她非常焦虑，担心会被炒鱿鱼，但父亲镇定的、不插手的态度似乎对她很有帮助。如果母亲在场，她无疑会在电话里和女儿斗智斗勇。母亲不在的时候，治疗很平静且无事发生。治疗师发表了诸如以下的评论："如果她被解雇，会发生什么？她会崩溃或不知如何应对，还是会从这次经历中学到点儿什么？"女孩在母亲回来的那周失业了，但她立刻主动找到了另一份工作。

母亲回来后，治疗仍然很顺利，不过出现了一些变化。女儿在工作，但还是很焦虑。母亲现在比较冷静，不太受女儿焦虑情绪的影响，不像以前那样过度帮忙或者给建议，而是会说："你自己决定你想做什么，然后去做。"女儿抱怨自己缺乏动力，她说："我的精神、我的想象力、我的斗志都消失了。除非我能找回我的斗志，否则我就沉沦了。这都是因为镇静剂。在任何人都会焦虑的情况下，不焦虑让我觉得很糟糕。"她恳求医生停药，母亲则坚持不能停，"有病的"这个话题再次出现了。

在这些家庭中，关于是否"有病"的讨论和诊断标签的使用非常重要。这十个家庭都存在一种模式，即患者变成了家庭问题的替罪羊。在这个过程中，形容患者为"受害者"是不准确的，根据我们的经验，父母和患者都参与到了这个过程中，是他们共同把家庭问题定位在了患者一人身上，这是一个长期的家庭转变过程。

当转变的过程被最终赋予一个诊断标签，并正式定位在患者身上的那一天，家庭发生了巨大的变化。原先的变化固着在了患者身上，并越发牢固。

这也是为什么我们把精神分裂症的概念看成是一个涉及整个家庭的过程，并因此尽力把家庭作为一个单位来治疗。一般来说，我们避免使用诊断性的标签，特别是要避免认同家庭将问题固着在患者身上的做法。在我看来，做出一个基于家庭的诊断而不是针对个人的诊断，对于治疗是有益的。当这个家庭又出现了关于“有病的”话题时，他们询问治疗师的意见，治疗师回答说，对他而言，他们用什么标签没有区别。如果他们想用“精神分裂的”这个词，他会与此一致，称这个家庭是精神分裂的。如果父母坚持用“正常的”，那么他也会称女儿是正常的。这个议题再也没有被提起过。

母亲回来后，治疗的僵局持续了大约六周。没有人同意，也没有人不同意。每个人都等待着对方在治疗中先开口，但没有人提问。他们试图与治疗师进行一些社交性质的对话。治疗师几次试图打破僵局，但都没有成功。女儿是最活跃的，也是将更多问题引入治疗的人。治疗师想，如果他把时间投入到女儿的问题上，她的功能是否会得到改善。他决定在下次女儿直接和他对话时，直接回应她。这是治疗师和某个家庭成员建立的个人关系。所以，下一次当她直接和他对话时，他便像在个体心理治疗中那样回应了她。女儿喜欢这样。她重新焕发了生机。父母成了兴致勃勃的观众。有一次，当母亲准备说点儿什么，父亲说：“嘘，让我们看看治疗师怎么做。”在治疗时段结束后的一周内，女儿给治疗师打了两次电话，其中一条留言是：“我心里有某种声音告诉我要辞去坐办公室的工作，去找一份服务员或洗碗工的工作。我担心如果我不这么做，‘真正的我’可能会被封锁。我知道我母亲会反对。我该怎么办呢？你能帮我想想办法吗？”治疗师在一次治疗后放弃了建立个人关系的试验。

在接下来一次的家庭治疗中，治疗师又做了一次努力。他说：“整个家庭表现得就好像你们在等我，或者在等时间、等命运给你们的问题提供一个答案。也许我有什么地方使得你们相信我知道一些答案。实际上，在精神病学中也从来没有找到过精神分裂症的解决方法。不过家庭治疗的前提是，只要家庭去努力，就能找到自己的答案。”治疗师说他要往后退一点儿，做一个不参与的、记笔记的观察者。一个小时的治疗时段结束时，母亲说：“你说我们要自己去解决问题，这是不是意味着你不会再见我们了？”治疗师询问其他人对他先前评论的看法。母亲很惊讶，因为只有她一个人是这样理解的。这引发了家庭中的讨论，他们发现每个人都在以各自的方式理解别人的话。

治疗陷入僵局的原因变得更加清晰。母亲自休假以来，没有恢复她作为家庭领袖的功能。母亲放弃领导地位后，一家人只是坐在一起，指望着治疗师。针对这一现象，我们有另一条基本原则，即支持推动事态发展的家庭成员。如果治疗师们对完成任务的家庭成员持批评态度，他们会发现自己面对的将是一群被动的、抱怨连连的家庭，等待着治疗师提供答案。这个问题在住院家庭中更明显。父母很容易在工作人员对其行为提出批评后，丧失积极性。现在，我们想说的是，要对推动家庭前进的那个人的努力给予肯定，即使他的行为看起来是创伤性的或“致精神分裂症的”。我们也确实观察到，患者对父母的这种行动的反应是良好的。

在这个家庭中，母亲在度假前显然是功能过强的那一个。她仍然是那个养家糊口的人。一旦治疗师认识到她的地位，她立即变身为家庭领头羊，在两个月的僵局之后，家庭治疗又开始了。她对父亲的无能进行了猛烈的抨击。她颇有感触地说：“我没有力气再支持你了。我都不知道自己是怎么陷入这种境地的。你的家人都在挨饿，而你依然是一个失业的高管。”这是父母之间第一次出现真正的对立情绪，之前的冲突都是发生在母亲和患者之间的。父亲为自己的无能进行了辩解，他说：“你一直都是这样的。我现在处于低谷，我需要你的帮助，得到的却只有你的挖苦和责骂。”母亲依然坚守她的立场，说：“你居然说需要我的帮助！这么多年，我一直在支持你。我这一生所做的一切都是在支持你。难道你要我支持你一辈子吗？”这个阶段持续了三周。父亲做出了一些改变。在一次出差中，他得了急性肠胃病，住进了医院，择日手术。他回家为手术做准备，然后住院两周，因此缺席了三次家庭治疗。当功能不足的父母试图上升到更适当的功能性水平时，患上身体疾病是很常见的。

父亲不在的时候，母亲取得了有史以来最大的进步。这是治疗开始后的第九个月也是第 60 个小时。她强烈地意识到自己是如此惦记着女儿，并想知道为什么会这样，为什么她总是和女儿有一样的感觉和情绪。母亲回忆起一件事，当女儿还是个孩子时，她的头受伤了，几乎是在同一时刻，母亲自己的头也开始疼了，而且恰恰是女儿的头受伤的位置。她思考着其中的原因，并得出结论：自己的生命与女儿有某种非常复杂的联系。于是，她决定“在我们之间设置一堵无形的墙，这样我就可以拥有我的生活，她也可以拥有她的生活”。女儿证实了这种感情的融合。她一直不知道自己的感受，没有自己的想法，而是依赖母亲来告诉她。有时，当她自己感受到的和想到的与母亲说的不同时，她就忽视自己的感受和想法，而按照母亲说的那样去做。她曾依赖母亲告诉她自己的长相如何，搭配的颜色是否合适，以及其他类似的事情。在家之外，比如在学校时，她能有一些自己的感觉和想法，除非老师或一些人建议她必须以某种方式感受和思考，否则当她回到家时，便又会失去自己的感受能力和思考能力。然后，女儿描述了关于她能够感受到母亲所感的能力。母亲得出的结论是，父母应该让孩子过自己的生活。虽然女儿一定已经听了几百次了，但她的反应就像自己刚刚发现了一个新的真理似的。

当父亲不在时，母亲开始与女儿保持情感上的疏离。女儿无助地恳求母亲，而母亲坚定地说："这是你的生活。你决定。"与此同时，女儿在工作上非常成功。她与霸道的女老板相处融洽，因而赢得了同事们的敬佩。她在三个月后辞职，在与她大学专业相关的领域内找了一份更好的工作。她的老雇主还提出，如果她愿意留下来，就答应支付与新工作一样的薪水。同事们给她开了一个饯行会，她在会上哭了。

母亲放弃了她的主导地位，有两周的治疗里，她变得不怎么活跃。女儿接过领头羊的位置，开始往前进。她突然在社会上变得很受欢迎。她与男人的关系变得十分亲密。她每周有好几个晚上都在约会，并且在外面待到很晚。她开始去男人的公寓参加聚会。性的问题出现了。母亲说，这件事情她必须自己做决定。父亲很着急。他反对的理由是女儿回家的时间太晚，邻居有意见，而且女儿会因睡眠不足而影响工作。大约六周后，女儿打电话给治疗师，要求在下一次治疗结束时与他单独沟通十分钟。她说她的问题太私密了，不能和父母讨论。治疗师拒绝了，说这是家庭治疗，他不会改变规则，如果她一定需要一对一的谈话，就需要找别的治疗师了。在接下来的一次治疗中，女儿早早地谈起了她的问题。她说有个男朋友提出和她建立性关系。母亲说这是需要女儿自己解决的问题。父亲很着急，但他只说了些不痛不痒的话。这些言论似乎更多是针对父母的反应，而不是现实价值。在同一周，女儿在没有告诉父母的情况下，安排了一次约会，想和男友分手。她很晚才回家。母亲早早就睡了，但父亲一直没睡。这是发生在父母身上的又一个惊人的变化。在此之前，一直是母亲为女儿着急，而父亲则保持冷静与客观。现在，父亲是那个担心女儿的人。他把母亲叫醒，告诉她，女儿还没回家。她对父亲大发雷霆，怪他打扰了她的休息。当女儿和她的约会对象回来时，父亲藏在“幕后”大声说话，让女儿和约会对象能听到他的声音。在接下来的治疗时间里，女儿告诉父亲，她对于父亲的发火感到不开心，但如果他一定要发火，至少他应该像个男人那样，直接和男友说，而不是像个愤怒的小孩一样大喊大叫。

这一系列事件使父女的关系达到了新的平衡。接下来的一次治疗（也就是第 53 周、第 77 个小时）又是一次比较中性的治疗。女儿做了一个新的发型，像一个年轻的女士一样迷人、自信又独立。父母的脸上洋溢着作为父母的骄傲和满足。关于性和约会的话题已经消失了。女儿见到了大学时的老朋友。自从她第一次精神病发作后，她就一直躲着他们，觉得朋友们不会再接受自己，自己不能冒着被怜悯的风险去联系朋友。这段时间，她遇到了其中一个男孩，一个成功的年轻商人，他邀请她和“老伙计”一起参加一个聚会。他们知道她长期与精神病做斗争，但他们还是像以前一样接受了她，没有怜悯和焦虑。她说，她改变了之前认为的人们对曾经患有精神病的人的态度和看法，以前她以为他们有那样消极的反应是因为她这个人，但其实是因为他们对精神病的恐惧。她也开始见新的朋友，这些人会问她怎么会单身这么久。

在接下来的五个小时的治疗中，母亲从原先功能过强的位置转变到了软弱的、抱怨的、无助的位置。每当一个家庭成员发生重大变化时，其他家庭成员几乎立马就会出现互补性变化。当精神病患者有所好转时，母亲通常会出现症状。之前女儿在面对母亲的症状时会变得非常无助，这次，女儿掌握了家庭的主导权，她对母亲说：“别想把你的烦恼甩给我。我要操心我自己的生活。”母亲说：“你可以自己搬出去住。”女儿说：“有时我打算结婚后就离开，但我现在会自己选择什么时候离开，在那之前我是不会走的。”在接下来的一次治疗中，母亲建议女儿继续进行个体治疗。她说，女儿现在已经可以自由自在地生活了。父女俩对此表示反对。治疗师说，他认为在他们没有将家庭治疗的优势发挥穷尽之前，他不会改用个体治疗。在第 84 个小时的治疗中，女儿仍处于功能过强的状态。父亲已经工作了几个星期，他现在正朝着在夫妻关系中更适当的功能状态发展。这就是一个持续进行家庭心理治疗的家庭的现状。

小结。我们在某研究中心的病房里，开展了一个关于精神分裂症患者及其家庭的临床研究项目。父亲、母亲、患者和健康的兄弟姐妹在病房里共同生活，其中持续时间最长的达到了两年半之久。我们的理论假设认为，患者的精神分裂症症状是一个涉及整个家庭的动态过程，我们制定了一种与之相一致的心理治疗方法，让家庭成员一起参加了所有的心理治疗时段。四个住院家庭和六个门诊家庭参与了研究，并接受了家庭心理治疗。

我们尝试使用针对家庭单位而不是家庭成员个人的方法来治疗。从这一观点出发，某些关系模式逐渐凸显，而这些模式曾掩盖于治疗师更熟悉的关注个体之下。我们在这十个研究家庭中观察到了一些共同的关系运作模式，并描写了出来。父母之间有一种情绪上的距离，我们称之为情绪离异。大部分家庭冲突似乎仍停留在父亲－母亲－患者的三角关系中，涉及健康的兄弟姐妹的部分比预期的要少。父母因情绪离异而彼此分离，但如果父母中任意一方允许，另外一方就能够和患者建立亲密的关系。最常见的家庭结构是，功能过强的母亲与无助的患者相依为命，父亲仍然处于母患二人组激烈关系的边缘。

在家庭心理治疗过程中，家庭模式出现了一些意想不到的变化。在一个家庭成员发生变化后，父亲－母亲－患者三人中的另外两人也会发生互补性的变化。当处在功能不足或弱势地位的一个家庭成员在家庭中变得更加自信和积极时，处于功能过强或强势地位的另一个家庭成员就会转向功能不足。我们把这种情况称为父母之间的功能过强－功能不足的相互性。在那些父母能够解决情绪离异的家庭中，精神病患者会向更成熟的功能性转变。

本文介绍了一个家庭做门诊家庭心理治疗的过程。这是一个变化最为显著的家庭，尽管父亲和母亲之间的变化不那么明显，但母亲和患者之间的变化比其他家庭要大得多。我们认为，“以家庭为单位”的理论观点可以为我们通常使用的个体概念和理论提供有价值的补充，并且为家庭心理治疗开辟全新的可能性。

注释

1. “我们”是指研究项目的工作人员，包括作者医学博士罗伯特·戴辛格、医学博士沃伦·布罗迪和社会工作学硕士贝蒂·巴萨马尼亚。在本文中，“我们”或“我们的”将用于指代工作人员普遍接受并包含在项目计划中的想法。“我”和“我的”指的是我的想法中不属于项目计划的部分。

Family Therapy
in Clinical Practice

第 4 章

精神分裂症的家庭概念（1960）

在我看来，患者精神分裂症的表现涉及整个家庭的动态过程。这一理论取向是在一个三年半的临床研究项目中逐渐形成的。在这个项目中，精神分裂症患者和他们的父母一起生活在研究中心的精神病病房里。我们将家庭看作一个单一的有机体，将患者看作家庭单位的一部分，而明显的精神疾病症状则是通过这个有机体来表达的。

本书（指《精神分裂症的病因学》一书，下同）致力于讨论精神分裂症的病因。将精神分裂症看作是一个家庭问题时，我们这些有医学背景的人就不能用以往常规看待疾病的方式来对待它，也不能基于之前的受训知识去思考它的病因。不过，基于家庭取向，我们可以讨论精神分裂症的起源和发展。当把家庭作为一个单位来看待时，我们会发现一些临床模式，而这些模式是难以在我们更熟知的关注个体的治疗中看到的。在本文中，我将描述家庭研究中一些重要的临床观察发现，并分享一些关于家庭小组中精神分裂症发展方式的想法。

我将分四个方面进行报告。第一，综合概述一些重要内容；第二，介绍家庭研究的相关背景资料；第三，也是最重要的方面，阐述研究项目的临床材料及有关家庭概念的理论因素；第四，总结家庭概念并分享一些家庭概念如何关系到精神分裂症整体问题的思考。

精神分裂症的概述

正如本书所展示的那样，精神分裂症是非常基础且不容忽视的问题，已有许多研究者基于不同角度和不同学科对此展开探讨。每一门学科——无论是心理学、内分泌学、社会学、遗传学、临床医学，还是其他任何一门学科——都会以某种特定的方式去看待数据，也习惯了忽略那些与手头研究无关的数据。如果不这样的话，科研工作很难开展。但是，由于这些学科都倾向于忽略或最小化对另一个学科来说可能非常重要的数据，精神分裂症的研究有时似乎和患者一样混乱也就不足为奇了。实际上，大量的理论源于某些特定的证据，但又忽略其他学科采用的证据，而这些学科的理论背景和思维方向往往截然不同。

说到这儿，我们不妨回顾一下一首诗的节选：

从前有六个印度人
对新事物充满了好奇
他们相约一起去看大象
（虽然他们都是盲人）
每个人都想通过自己的观察
满足自己的好奇心（Saxe，1949）

把大象想象成一堵墙的盲人，是否比摸到“一棵树”或摸到“一把扇子”的盲人更接近正确答案？也许他们没有时间去触摸整头大象，但如果他们能汇总各自收集到的信息，而不是为局部的概念争吵的话，他们一定可以得到最准确的答案。

在精神分裂症的研究中，我们也受到了同样的“盲目性”的阻碍。我们所需要的不仅仅是一个统一的有关人的概念，还需要一个参考体系，使我们能够理解细胞与心灵之间的必要联系。我们现在还远没有能力进行这样的思考，但认识到局部的盲目性和每一门学科的局限性，应该会在很大程度上避免以偏概全式的局限性思维方式。

本文提出这些初步想法有几个原因。其中之一是重申一个信念，即对精神分裂症的了解就摆在我们的“眼前”，而且我们对它的认识已经存在了很长时间。相比于探究为什么精神分裂症患者会有那样的想法，倒不如思考为什么人们会那样看待精神分裂症，这样或许可以取得更大的进展。另一个原因是要提醒读者，本文提出的家庭概念是基于心理学的思维。尽管我们努力寻找一个更开阔的视角，并从这个视角去“看大象”，但我们必须牢记，心理学的取向有它自己的概念边界，从长远来看，或许家庭概念不过是另一个“盲人”的认知罢了。

家庭研究的背景数据

这项研究始于 1954 年。多年以前，研究者与精神分裂症患者及其母亲进行单独的临床工作，并形成了最初的工作假设，即认为精神分裂症是患者体内的一种精神病理实体，并且它在很大程度上受到母亲的影响。这个假设认为，患者的基本性格问题是对母亲未解决的、共生的依恋，这种依恋成了后来精神分裂症的基础[1]。本研究最初关注的重点是母亲与患者的关系。三个母亲和她们患有精神分裂症的女儿住在病房里，一起参加了住院治疗项目。每个患者和母亲都接受了单独的心理治疗。当母亲和患者生活在一起时，她们之间的关系模式逐渐清晰起来，而这些是对她们单独治疗或与两人共同面谈的治疗师没有预料到的。本文将在后面讨论母患关系的细节。简单总结一下：越来越多的证据表明，母亲与患者的问题密不可分，母患关系是一个更大的家庭问题的从属部分，而父亲在其中扮演着重要的角色。

在第一年末，为了与临床观察结果更加一致，该假设扩展为：患者的精神病是整个家庭问题的表现。我们修改了研究计划，纳入了新的家庭，让父亲和母亲都和患者一起住在病房里。我们对心理治疗计划也进行了相应的调整，以求更加符合新的工作假设。我们称这个新的心理治疗计划为“家庭心理治疗”，是一种让所有家庭成员一起参加治疗的计划[2]。

现在，四个由父亲、母亲和患者组成的家庭已经住在病房里，并参加了长达两年半的家庭治疗。其中两个家庭里健康的兄弟姐妹也与他们一起在病房里生活了长达一年的时间。病房可同时容纳三个家庭。因此，目前共有三个母亲 – 患者家庭和四个父亲 – 母亲 – 患者家庭参加了住院研究。在这七个家庭中，参与时间最长的为三年，最短的为六个月，平均参与时间为 18 个月。另外有七个家庭由父亲、母亲和患有中度精神病的患者组成，他们在接受门诊家庭治疗，时间最长的为两年。这就是研究中共计 14 个家庭的简单描述。另外有12个家庭参与了入院前的详细评估研究。这些家庭并没有被纳入研究项目，但他们的评估数据可以补充说明14个研究家庭的某些观察发现。

工作人员的主要精力都用在了营造病房环境上，使家庭能够在病房环境中与患者待在一起。这些患者长期受到疾病的困扰，所有患者在加入项目之前都已经连续或定期住院数年。工作人员也调整了病房的行政管理方式，尽可能使患者和家庭成员感觉像在家里一样。有20人全职从事临床和研究相结合的工作；三个精神病学家和一个社会工作者组成临床研究团队，并且有12个护士和陪护人员在病房轮班，每周七天，每天八小时。其余工作人员包括一个职业治疗师及多个文职和技术助理。顾问和其他领域的专业人员则是兼职。

父母承担了照顾患者的主要职责，但医生和护理人员仍努力按照家属的要求提供服务。很快，家长便要求工作人员“进入家庭问题中”并为他们解决问题，这样就不会出现工作人员“闯入”家庭却对家庭状况“一无所知”的情形了。工作人员与家庭成员密切的“帮扶”关系促使他们更好地了解家庭，但这给治疗带来了新的技术问题。我们曾讨论过在病房环境中的观察与在家中的观察有何不同。这是没法儿给出答案的。我们观察中的一个基本要素相当于心理咨询师对咨访关系中来访者的看法。

病房生活环境为我们提供了一个主客观条件兼备的研究及观察机会，这与我们其他的经验都有所不同。在这样的环境下，我们能够看到家庭作为一个整体在行动，这是其他方法不能做到的。简单地解释一下，每个家庭成员对家庭的看法都与其他家庭成员的看法不同。每个家庭成员在外界关系中的表现，也不同于他在其他家庭成员面前的表现。心理治疗师在“谈话”时段里与家庭小组见面，他对家庭的看法与任何个体对家庭的看法都不同，或者可能他们所有的看法都不同。这种“家庭－单位”的家庭观对我们的理论定位至关重要。这个观点将在之后讨论。病房的生活情境为家庭戏剧提供了额外的“说话和行动”的观察视角，这在更结构化的家庭治疗时间里是不可能实现的。在病房里我们能看到家庭成员一起吃饭、分享、工作和游戏；也能看到家庭与家庭之间、与病房的工作人员之间，以及与外部环境之间的关系；还能纵向看到家庭如何适应成功、失败、危机和重大疾病。

我们所有的工作假设和治疗方法的改变都基于对住院家属的临床观察。每个轮班的护士都会把对每个家庭成员、家庭单位以及家庭与环境之间关系的观察记录下来。我们会将每次的家庭治疗进行录音，同时也会有三份额外的书面记录，包括一份心理治疗过程的笔记、一份口头内容的摘要和一份会议的社会关系图。然后工作人员将每日材料汇总成周总结和月总结。门诊家庭的数据则几乎完全是对住院家庭更详细数据的补充。

“家庭单位”或“家庭作为一个有机体”的概念对我们看待精神分裂症是至关重要的。除了我将在之后介绍的理论层面的原因，“家庭 – 单位”方法的建立还有其现实的考量。一个与精神病患者长期相处的家庭，会处于一种激烈的冲突和情绪动荡的状态中。每个家庭成员都会为自己的情绪观点寻求外界的支持。即使治疗师和工作人员受过相关训练，懂得如何处理反向移情问题，也很难保持客观。也许这个旁观的观察者坚持遵循科学的客观性，但是，当被家庭的紧张情绪所包围时，他便会在情绪上卷入这些家庭戏剧中，就像他在剧院里为英雄的角色欢呼、对恶棍感到厌恶一样。临床工作人员通过把情绪从家庭中抽离，来获得观察的客观性。当人们可以做到抽离时，就能够把注意力从个体转移到整个家庭。虽然家庭 – 单位取向似乎在理论上有其优势，但正是病房中这些家庭小组的存在，以及临床上处理相关情况的必要性，迫使工作人员朝该理论取向努力。将家庭作为一个单位来看待，就好似把显微镜的镜头从油浸物镜换成低倍镜，或者好比站在体育场的顶部而不是体育场内去观看一场橄榄球比赛。在更为开阔的视角，能更清晰地看到整体的运动模式以及队员之间的相互配合。一旦远景视角得以实现，近景就会变得更有意义。

有些因素阻碍了我们以家庭 – 单位取向开展研究和临床工作。过去我们的受训都是从个人角度出发，去思考情绪问题，整个心理学和精神分析理论体系都是通过患者的眼睛来观察家庭而发展起来的，所有的诊断和描述性术语也都是适用于个体的。对我们来说，要改变这种自动的思维方式比较困难。为了向家庭 – 单位取向转变，我们尝试尽可能地丢弃“第二天性”般的精神病术语，并强迫自己使用简单的描述性词汇。我不喜欢本文后面所使用的“成熟”和“不成熟”这两个术语，但我是想借用它们描述性的功能，并力图避免使用自带个人取向意义的词汇。家庭概念化一直是从事该领域的研究者面临的一个问题。我们认可那些在个人诊断的基础上想再进行家庭诊断的研究者。例如，阿克曼（1956）和他的小组试图定义个人防御机制的缠结。米特尔曼（1956）与同一家庭的不同成员一起工作，描述了家庭成员之间的相互性关系。在与该问题努力抗争了三年多之后，我们向某种处理“功能”的系统转移，而不再停留在诊断标签的静态性上。一些研究者也探讨过这种功能性导向。如施皮格尔（1957）在他的角色理论中强调过“功能”。杰克逊（Jackson, 1958）在他的稳定－满意、不稳定－满意、稳定－不满意、不稳定－不满意的分类中提出了“功能系统”。雷根斯博格（Regensburg, 1954）从她的社会个案工作经验出发，提出了“婚姻关系的功能分类”。这些都是从静态概念到动态概念转变的例子。

精神分裂症在家庭中的发展：一个理论概念

自我们的家庭研究伊始，我就意识到精神分裂症的发展过程涉及三代人甚至更多代人[3]。我们将临床和研究资料按照时间顺序呈现，从祖辈开始，逐步到患者的急性精神病发作的发展历程。我们已经可以获得相当数量的历史数据，这些数据与我们的“三代人理念”相一致，但这一领域仍然是推测最多而数据支持最少的。

我们将以其中一个家庭的简要经历为例，来阐述目前在三代人的过程中最为重要的几点内容。这个家庭中的爷爷奶奶（第一代）是相对成熟的，在他们所生活的农村中备受尊重。他们的八个子女也比较成熟，除了其中一个儿子（第二代）。他是患者的父亲，其成熟度远不如其他兄弟姐妹。小时候，他非常依赖母亲。其他兄弟姐妹都把他视为母亲的最爱。但母亲要么否认这一点，说明她对所有孩子的爱都是平等的，要么含蓄地表示同意，并说如果其他孩子和这个儿子一样，需要同样多的关注，那么她也会为他们做同样多的事情。在青春期阶段，这个儿子需要在外面的世界发挥功能，他突然与母亲疏远，并开始在家庭之外发挥更充分的功能。他先是全身心投入学习，后来全身心投入事业。他比其他兄弟姐妹和同事在事业上更为成功，但他性格孤僻又害羞，在亲密的伴侣关系中也表现得很不自在。他从不反抗父母，但与他们保持着一种疏远的、顺从的关系。

患者母亲那边的家庭也有类似的模式。外祖父（第一代）是一个在小镇上颇受尊重的专业人员。大女儿（第二代）是患者的母亲。她是兄弟姐妹中对母亲感情最深的一个。在青春期，她对父母依恋的反应与患者父亲的反应不同。父亲在家庭外找到了他所能胜任的领域，而母亲在家庭内发现了她的胜任领域。她突然从一个害羞的、依赖性强的、没有母亲就什么都做不了的女孩，变成了一个有社会风度、足智多谋的年轻女性，她可以在没有帮助的情况下经营整个家庭。这里呈现了两个极其不成熟，却成功地否认了自己的不成熟，并在某些方面能够充分发挥功能的人。这两人都属于那种孤独的且在人际交往上有些冷漠的人。他俩相识于女方居住的城市，当时男方在那里工作。在相识之前，两人都没有认真思考过婚姻的问题。从某种层面上说，他们"非彼此莫属"，但他们的关系看上去很随意，甚至有点儿冷漠。这种非正式的关系持续了一年，直到男方被调到另一个州工作的前几天，他们突然结婚。这段关系也自两人同居后变得矛盾重重。

按照"三代人理念"推测，这两个人至少会有一个非常不成熟的孩子，而这个孩子为了适应成长的需求，可能会出现精神分裂症的临床症状。需要强调的是，这并不是要给精神分裂症的起源下一个定论，但类似的模式的确在几个家庭中都存在。我们对这种模式的本质进行了推测。我们发现每个兄弟姐妹组中都有一个孩子比其他兄弟姐妹表现得更不成熟，而这种不成熟主要体现在对母亲的早期依恋最强烈的那个孩子身上，而且这种不成熟大致相当于父母不成熟的总和。这与临床经验是一致的。针对夫妻一起开展治疗工作的人发现：人们会选择那些不成熟程度相同但防御机制相反的配偶。总结一下这个"三代人理念"，即祖父母相对成熟，但那个与母亲依恋最深的孩子将表现出他们的综合不成熟度。当这个孩子与一个具有同等不成熟程度的配偶结婚后，同样的过程在第三代重演，他们的孩子（患者）将表现出极高的不成熟度，而其他兄弟姐妹则成熟得多。但我们还没有与有复杂家庭史的家庭合作，包括父母一方死亡、离婚、再婚，或存在多种神经质和精神病的兄弟姐妹组。

父母早期的婚姻生活中有一些特点在我们的理论思考中是很重要的。在所有 11 个父亲 - 母亲 - 患者家庭中都有一个一致的发现，即父母之间存在着明显的情绪距离。我们称之为"情绪离异"。父母保持这种距离的方式有相当大的差异。在一个比较极端的家庭中，父母保持着非常正式和克制的关系。他们几乎没有公开的分歧。他们认为自己的婚姻是理想的。他们称自己的性关系是积极和令人满意的。他们彼此之间会用常规的爱称，但他们很难分享个人的感受、想法和经验。在另一个极端的家庭中，父母只要待在一起超过一段时间，就会互相争吵和威胁。在社交场合中，他们却能相处融洽。他们保持一定的物理距离来避免彼此的冲突。他们把自己的婚姻称为“可怕的 25 年”。在尺度中间的九个家庭中，父母维持情绪离异的方式包括正式的克制和公开的分歧两者的各种组合。他们能意识到彼此的差异，不过他们会避开敏感点，从而把争论控制在最低程度。他们认为他们的婚姻让人难以忍受。

在所有的家庭中，父母情绪离异的互动模式十分清晰。父母双方都同样不成熟。其中一方否认自己的不成熟，表现为功能过强的假象。另一个则强调自己的不成熟，表现为功能不足的假象。其中一人的功能过强与另一个人的功能不足是相互作用的。两者都不能在功能过强和功能不足的中间地带发挥作用。功能过强和功能不足指的是一种运作状态，而不是固定状态。功能过强指的是超出现实能力的功能假象。功能不足指的是一种无助的功能假象，与功能过强的假象方向相反，但同样不现实。如果母亲是功能过强的一方，她将是主导的、攻击性的，而父亲是无助的、顺从的。当父亲是功能过强的一方时，他是残酷且专制的，而母亲是无助又哀怨的。

伴随着功能过强 – 功能不足的相互性模式，家庭内会反复出现一些问题。其中之一是“支配 – 服从问题”。在个人问题上，尤其是对父母双方都会产生影响的问题，做决定的一方自然成为功能过强的一方，而另一方则是功能不足的一方。功能过强的一方会认为自己是被迫承担责任的，而另一方是一个“甩手掌柜”。功能不足的一方则认为自己是“被迫服从者”，而对方是“支配者”。“支配 – 服从”这个词是由抱怨最多的功能不足者提出来的。这就带来了有关“决策”的问题。家庭内一个突出的临床特征就是父母在决策方面的无能。他们通过回避决策来逃避责任，逃避“服从”的焦虑。他们各个层面的决定都拖着不做，靠时间、靠情境或靠专家的建议来做决定。对其他家庭而言例行“要解决的问题”，却成了这些家庭“要承受的负担”。决策无能会给人留下家庭弱小的印象。一个父亲清楚地阐明了决策的问题。他说：“在任何事情上我们都没法儿一起做决定。比如我提议星期六下午去购物，她就会反对，然后我们就开始争吵，谁都不愿意退让。最终什么都没能解决。”当决策瘫痪的情况变得严重时，母亲们往往承担起决策的职能，对抗父亲的消极抵制。

在父母有意识地选择对方为伴侣这件事上，存在一个相当固定的模式。这些都是他们很少同对方说的私事。在他们觉得能够于家庭心理治疗中表现自如之前，这些内容都是支离破碎和扭曲的。父亲们说他们很钦佩母亲们的力量、社会信心和坦率。一个母亲说："我在社会群体中会感到非常害怕，然后就开始喋喋不休，根本控制不住。现在，过了 25 年了，我才知道我丈夫以为我是一个健谈的人。"母亲们说，她们很佩服父亲们的善良、聪明和可靠。一个父亲说："我当时吓得什么都不敢做，只能同意，她却认为这是善良。"他们有意识地欣赏对方的品质，实际上却是一种明显的功能过强的假象。

在多数家庭中，父母之间的冲突在婚后几天或几周内就开始了。冲突与那些在共同生活中日常问题的决定相关。一个典型的例子发生在一个实习生和护士之间，他们于医院培训完成的两年前秘密结婚。在他们开始共同生活之前，婚姻关系是和谐而令人满意的。按照我们现在的观点，一旦婚姻伴侣处在一个团队合作的生活环境中，就会遭遇功能过强－功能不足相互性的焦虑。父母们曾描述过在诸如打高尔夫、打牌，或者只有他们两个人参与的工作中一些"无事生非"的争吵。他们找到了避免这类焦虑的方法，即各自独立工作，避免共同活动。当有第三个或第四个人在场时，他们之间的冲突就会减少。有几对夫妻花了很多时间去拜访别人或在家里招待朋友。当夫妻中其中一人去看望自己的父母时，婚姻关系中的紧张和冲突则会减少。一个父亲很清楚地回顾了这段不太成熟的窘境。他说："我们的生活是一个循环，有时太过亲近，有时太过疏远，还有不断的争吵。当我们过于亲密时就会争吵。随后我们会各自气到发疯，只有在必要的时候才会说话。接着有一个人会试图与对方和好。然后我们会好个几小时或几天，直到出现另一个过于亲密然后吵架的循环，然后再一个循环。"当被问及过于亲密是什么意思时，他说："当我们变得亲密时，我表现得像个小男孩，而她会像一个专横的母亲那般提要求。如果我继续表现得像个无助的孩子，她就会发出类似小猫一样的呜咽声。问题是，我在无助的时候放弃了一部分的自我。我是有选择的。我可以向她让步，也可以不让步。如果我让步，她就会保持冷静。如果我拒绝让步，她会变得非常不友善，我也一样，然后我们就会吵架。"关于保持距离的阶段，他是这么描述的："在我们疏远的时候，我的工作做得最好，但那绝不是理想的状态。那时候我会很郁闷，会骂自己，但那时我能莫名其妙地更好地完成工作。”关于亲密阶段，他说：“这发生在我们任何一个人试图和好的时候。我曾下定决心和她撇清关系，但当她试图和好的时候，就像一块诱饵，我无法拒绝。我想是因为我们都渴望亲近，所以反应如此之快。”

对这些家庭而言，生育孩子是最困难的决定。这个问题从最早他们考虑生育孩子的时候就存在了。我们以家中最大的孩子成了精神分裂症患者的故事为例，来说明一些关键问题。妻子为了实现“作为一个女人的圆满”，非常渴望生育孩子。丈夫反对的方式很消极，他提出了有关钱和合适的时间这样的理由。他的反对掩盖了她对自己可能无法生育正常宝宝的恐惧。妻子怀孕的时候，是她最渴望孩子的时候。但对怀孕一事，她立刻陷入了很深的矛盾之中。自从怀孕后，她想的全是胎儿发育的问题。她担心孩子是不是正常的，是不是健康的。当她和丈夫在情感上较为亲密时，她的思绪能更多地围绕丈夫，对孩子的关注则较少。在与丈夫情感距离最远时，她希望自己能去堕胎来缓解这种矛盾。这个妻子后来怀上那个精神健全的孩子时，并没有产生类似的矛盾。虽然会有同样的幻想，但它们的强度要小得多。这种矛盾状态一直持续着，直到母亲看到孩子是鲜活和健康的。妻子说，在孩子出生之前，她一直都不允许自己意识到这个孩子对自己有多重要。对她来说，自己怀孕期间一直在“实现圆满”和“可能永远无法实现的威胁”之间挣扎。她非常担心孩子会畸形，或者生下来就死了，或者是不健全的，以后会死掉，以至于她对自己说：“如果孩子因异常而死亡，我宁愿现在就去流产。”“我知道我永远不可能生出一个正常的孩子。我希望我就这样怀着孕，直到流产。”

当妻子第一次知道自己怀孕时，夫妻关系发生了重大变化[4]。此时，她对未出生的孩子的感情投入比对丈夫的感情投入更多。期盼孩子的矛盾一直持续到孩子出生。她看到孩子鲜活生命的那一刻，家庭关系发生了另一个重要转变。她的心思立刻转为要照顾这个孩子。当她第一次看到这个孩子时，她想：“这个小小的、无助的人儿。我是她的母亲，我是那个要保护、照顾她的人。”她描述了一种类似母性本能的涌动，让她想要为婴儿做一些事情。这种母性的本能，在那个后来成长为正常孩子的二孩身上，强度小了很多。当她第一次看到第二个孩子时，她想：“新生的胎儿真小啊。这么小的东西能长大成人，真是个奇迹。”在她的经历中，第一个孩子比任何重要他人（important other）都更接近于满足她作为一个母亲的“圆满”。

在我目前观察到的母子平衡状态中，母亲对孩子而言，处于一个稳定的功能过强的地位，且孩子是属于她的，这个状态看上去真的让人非常无助。她现在可以通过照顾孩子的不成熟来控制自己的不成熟。随着母亲在与孩子关系中的情绪功能更加稳定，她对父亲来说成了一个更加可靠的人物。当母亲的功能没有快速变化时，父亲可以更好地控制自己与她的关系。父亲倾向于与孩子和母亲保持一种较为固定的疏远的距离，类似于他与自己母亲的关系。这种新的情绪平衡成为父亲、母亲和孩子的固定运作方式。我把这称为“相互依存的三人组”。孩子是关键的基石。通过与孩子的关系，母亲能够稳定自己的焦虑，并在较低的焦虑水平上发挥功能。随着母亲的焦虑情绪更加稳定，父亲能够与母亲建立一种不那么焦虑的关系。

另外两个母亲也发现，当她们第一次见到后来成为精神分裂症患者的孩子时，母性的感受也同样强烈。这种感受性经历的记忆一直伴随着她们，就像人们记得一生中印象最深刻的情绪经历一样。对于其他婴儿，母亲也会有类似的感受，但不那么强烈，这些感受就不会被特别记住。婴儿对这些母亲的意义，让人想起一个精神病女孩的话，她曾多次说：“我希望能有一个自己的孩子。我不知道我会不会怀孕，但如果我能有一个自己的孩子，我就再也不会觉得孤单了。”弗洛伊德（Freud, 1914）在写到自恋的母亲时说：“她们生下孩子，身体的一部分变成了自身以外的客体，而她们可以对这个客体挥霍自己的自恋，以实现客体爱。”

在本报告中[5]，从孩子出生到患急性精神病的发展时期将被视为精神分裂症在家庭中发展的一个单一阶段。我们将从母亲与子女的关系、子女与母亲的关系，以及父亲的关系三个方面总结研究数据。这些关系模式在家庭压力期表现得最为明显。

我将按时间顺序简要介绍其中一个家庭的经历，这样可以更清楚地讨论上述关系的一般特点。这个家庭有一个患精神病的大女儿和一个健康的小女儿。父亲和母亲在婚姻中表现出情绪离异。在外人看来，这段婚姻称得上是幸福的。在经历了几年困难时期后，父亲的生意做得很不错。母亲把自己的精力都放在了孩子和家庭上。父亲则把心思都放在了生意上。大女儿很聪明，但她非常害羞。她的问题与研究家庭中大多数患者的问题相似。父母说：“她几乎没有什么亲密的朋友。她更喜欢和成年人在一起。她似乎从来不知道在其他孩子面前该做什么，该说什么。”进入青春期后，她在学校里变得更加活跃，性格也更加外向。她的精神崩溃发生在她离家上大学的第一年。女儿患精神病后的那一年，父亲的生意失败了。小女儿比患者小 4 岁，她异常地外向，而且能通过最小的努力获得成功。

母子关系是家庭中最为活跃和激烈的。**激烈**（intense）一词描述的是一种矛盾的关系，在这种关系中，双方的思想和感受，无论是积极的还是消极的，都会主要倾注到对方身上。母亲对患者提出了两个主要的要求。最强烈的是**情感需求**（emotional demand），她要求患者保持无助的状态。这会通过一种潜意识的、微妙的、强势的方式传达。另一种是公开的、口头的、“一锤定音”的要求，她要求患者成为一个有天赋的、成熟的人。这里将以一个住院家庭为例子，来说明两个各自独立但同时发生的过程。一个患精神病的儿子在独自吃晚午餐。母亲停下来帮助他。她给他的面包涂上黄油，给他切肉，还给他添牛奶。同时，她在催促他，在智力成熟的水平上，要变得更成熟，要学会为自己做更多的事。可想而知，患者停止了就餐。如果能把行动故事和言语故事分开，我们可以发现两个独立的主题。行动故事更适合在母亲和小孩子之间发生，而言语故事更适合在母亲和十几岁的青少年之间发生。戴辛格（Dysinger, 1957）在其中一个研究家庭中尝试分离行动故事。综上所述，我们认为母亲和患者之间的互动过程有两个层面。让患者保持儿童身份的情感需求是在行动层面上传递的，而且在母亲或患者的意识之外。言语层面通常与行动层面的要求是相互矛盾的。

所有母患关系都表现出一个共同的突出的特点，就是母亲对患者的担忧、疑惑和顾虑。这是母亲从孩子出生就开始的过度投入的延续。在研究家庭中，母亲的担忧有一些明确的模式。一般来说，担忧集中在患者的发育、成长、行为、穿着等个人事务上。每个母亲都有一系列特殊的担忧，这些担忧与自己的功能不足有关。例如，一个母亲总是担心自己内脏的功能不够好或有毛病。那么她对于儿子的担忧就集中在儿子的肠胃、皮肤、鼻窦，以及其他无穷无尽的关于器官受损的问题上。儿子的身体则会表现出多处不适的症状。其他几个母亲觉得自己的外表不够吸引人。她们的担心则集中在患者的牙齿、头发、肤色、姿势、体形、衣着、男性或女性特征等相关议题上。这些患者往往是母亲们之前“抗争”的夸张体现。有的母亲怀疑自己的智力。她们的担心更多地倾向于孩子的智力测试、在学校的成绩和智力功能。这两个家庭的患者表现出智力迟钝的特征。综上所述，母亲对患者过度关注和“挑刺”的焦点，与母亲自己的功能不足是一致的。这一点在临床上表现得非常明显，母亲对患者的所有抱怨都可以看作母亲自身功能不足的外化。如果治疗师或其他外部人士提出这一点，母亲，甚至父亲和患者都会开始攻击或退缩，或者两者兼有。但是，如果患者或父亲以此与母亲对质，就会产生一种明显有益的情绪反应。

患者的消极反应程度似乎与改变患者“功能不足”这一行为的强度有直接关系。母亲们改变患者的努力是与自己的焦虑情绪同步的，而不是与患者的实际情况同步的。

我们用“投射”[6]一词来描述母子关系中最普遍的运作机制。每个母亲在她与患者关系的每一个方面都不断地使用该机制。按照我们的观点，如果母亲把自己某些方面的问题归结于孩子，而孩子也接受，则她自己能更充分地发挥功能。这对母亲的不成熟度具有至关重要的意义。母亲否认了自己的无助感，以及希望被当成婴儿的愿望。她把被否认的感觉投射到孩子身上。然后，她会认为孩子是无助的，是希望被母亲照顾的。孩子甚至整个家庭都会把母亲对孩子的认知当成事实。然后，母亲会用她功能充足的自我哺育那部分投射到孩子身上的虚弱的自我。于是，母亲自己的感觉对孩子而言变成了现实。在家庭中，这种机制的例子很多。有一个母亲在她自己饿的时候，就给孩子喂食。当她最焦虑的时候，她会强行把注意力放在孩子身上，并引用一个赞成无限关爱孩子的权威人士的话为自己的行为辩护。当她不那么焦虑的时候，她会相对忽视孩子，并引用要坚定地对待孩子的权威话语来为自己辩护。从某种意义上说，母亲把孩子作为自己的延伸，这样她就不必依赖他人，也能照顾到自己的功能不足。另一个“投射”的例子发生在这样一个母亲身上，她不切实际地认为自己的女儿拥有能唱歌剧的嗓子。女儿很快就从家庭以外的经验中意识到，这不是事实。在家里，她会为母亲的朋友唱歌，表现得好像有好嗓子的传言是真的一样。在家外，她会根据现实情况讲述自己的经历。她说，她会为了让母亲感觉更好而在家里扮演“不真实的自己”。这个女儿有神经症的问题。在一个有精神病的家庭中，女儿和母亲都意识不到现实和虚幻的界限，两人都会在所有的关系中继续维持好嗓子的“神话”。

“投射”也发生在躯体疾病上。这是一个人的身体与另一个人的心理相互作用的机制。一个人的焦虑在另一个人身上体现为躯体疾病，这样的例子数不胜数。在病房的内科医生还没有完全意识到这一点之前，有一个非常焦虑的母亲经常向医生描述患者的症状。患者也会认同这些症状。医生便做出诊断、开出药物。在几个小时内，母亲的焦虑转变为患者的疼痛，并得到治疗。儿科医生告诉我们，这是他们在临床中遇到的一个挺麻烦的问题。比起处理潜在的问题，治疗顺从的患者要容易得多。躯体上的相互作用常常包括明确的躯体病理症状。一个母亲对退行病情快速改善的患者的反应充分体现了这一相互作用的过程。每次患者发生了重大变化后，几小时内，这个母亲就表现出躯体相关的疾病，并持续几天。躯体反应包括发热性呼吸道感染、喉炎伴声带严重水肿、肠胃炎和严重荨麻疹。这些相互作用机制在母患关系中最为常见，但并不仅限于母患关系。我认为这种机制主要源于极度不现实的功能过强与极度不现实的功能不足的相互作用。

一对母女之间的故事说明了另一种复杂的母女关系，她们花了很长时间摆脱彼此的缠结。这个母亲开始注意到她花了相当多时间想女儿的事。她以前从未意识到这一点。她说她一直都拥有和女儿一样的感觉和情绪。她曾好奇自己是否有感受另一个人所感的直觉。她回忆起女儿小时候的一件事。女儿有次摔了一跤，磕伤了脑袋。结果母亲自己的头也开始疼，位置就是女儿的头受伤的地方。她思考着这其中的原因，并得出结论：自己的生活与女儿的生活有着某种复杂的联系。她决定“在我们之间设置一堵无形的墙，这样我就可以拥有自己的生活，她也可以拥有她的生活”。女儿证实了这种感觉的融合。她从来不知道自己的感觉是什么。她一直依赖母亲来告诉她自己的感觉。当她偶尔拥有与母亲所说的不同的感觉时，她就会忽视自己的感觉，按照母亲说的去感受。她在其他许多事情上都依赖母亲。她不知道自己的外貌如何，衣服是否得体或者颜色是否搭配。在这些方面，她都依赖母亲。如果长期在学校，远离母亲，她便开始拥有了自己的感觉。当她回家后，她又会失去感知自己感觉的能力。然后，女儿描述了与母亲同样的能够感知母亲感觉的直觉。

现在来讨论孩子在与母亲关系中的功能。如果说母亲将她的功能不足“投射”给孩子，而孩子则自动将母亲的功能不足“内化”了，这种说法未免过于简单了。细究起来，孩子与母亲参与了两个同样的过程，只不过母亲主动发起了她的情绪和言语上的需求，而孩子更多的是回应母亲的需求，而不是发起自己的需求。从这个意义上说，孩子一生都在尽力做妈妈的宝贝，又要成长为一个成熟的成年人。我相信这与贝特森等人（Bateson et al., 1956）所描述过的“双重束缚”是相同的。

在参与研究的家庭中，患者对母亲要求的反应随患者的功能性无助程度和母亲的功能性强弱而变化。一个非常无助和退行的患者会立即顺从母亲的情绪需求，却很少关注言语需求。退行程度较低的患者会象征性地抵抗情绪需求，但会强烈反对言语需求。对患者而言，说出“我是不会让你使我沮丧的”这样的评论，来主动反击情绪需求，需要极高的功能水平。对于患者这样的态度，母亲可能会明显感到焦虑或身体不适。功能不足的患者会瞬间屈从于母亲的情绪需求。非常焦虑的母亲一旦与患者接触，就会变得不那么焦虑，而患者会变得更加精神错乱和退行。母亲的功能越完善，孩子的功能就越不足。看来，母亲的焦虑似乎是一个自动信号，让患者成为母亲的婴儿，从而“帮助母亲”。在这一过程中，患者非常积极地参与，以至于我看不出患者是一个“受害者”。从某种意义上说，患者从哲学上接受了这一立场，认为这是他们生来就有的使命。对此，一个患者说：“我的母亲需要这么一个人，于是我出生了。如果我的兄弟姐妹在那个时候出生，那么可能就是他们来扮演我的角色。”这个患者活得好像如果没有他的“帮助”，母亲就会死，而如果母亲死了，他也会死去一样。

孩子利用自己无助、可怜的地位向母亲提出自己的情绪和言语需求。患者善于引起别人对自己的同情和过度帮助。所有参与研究的家庭最终都发现，他们的家庭在不断调整以适应患者的需求。父母是无力反对患者的，就像患者无力反对父母一样。

现在来思考一下父亲在相互依存的三人组中的地位。他与母亲保持着稳定的情绪离异，但只要母亲允许，他随时可以与孩子建立亲密关系。这与离婚的夫妻各自都拥有对孩子的抚养权一样。相对于功能不足的孩子，母亲是功能过强的一方，也是控制孩子的一方。孩子在选择父亲还是母亲时没有直接的发言权，但孩子会不断攻击母亲，直到母亲离开，把孩子留给父亲。这时，父亲就作为母亲的替代品来发挥功能。即便他能长期在这个位置上发挥功能，他仍然是母亲的替代品。根据我们的经验，除非父亲能够改变自己与母亲的情绪离异状态，否则他不可能与患者建立亲密关系。

所有 11 个研究家庭都表现出母亲功能过强、患者无助而父亲徘徊在关系边缘的模式。所有的母亲都因为孩子过分依恋自己而感到担忧。母亲们认为这种依恋是由于父亲对孩子的不关心。父亲们也同意这一点。在六个儿子患有精神病的家庭中，这种情况尤其突出。所有的父母都认为，儿子需要与父亲保持亲密的关系，以获得正确的男性身份认同。六个父亲都试图与儿子亲近，但每一次的努力都以失败告终。最成功的一对父子每周花一个下午在一起，这样的频率持续了好几年。父亲就像是母亲为儿子雇来的服务员。有一个父亲为了争取儿子，主动出击。他扮演成童子军团的领袖，希望儿子能对童子军产生兴趣。然而结果是，母亲并没有放弃对儿子的依恋，儿子也从未参加过童子军活动。

我们对健康兄弟姐妹在家庭中的经历一直很感兴趣。在研究之初，我认为所有的兄弟姐妹都严重卷入了家庭问题。随着经验的增加，我现在强烈地相信，主要的过程仅限于父亲－母亲－患者这个三人组中。从以前和现在的观察来看，每个家庭成员都有或多或少的参与。有个案例可以说明这一点。一个母亲对患精神病的大女儿有着一贯的依恋。在对这个家庭前六个月的观察中，父亲和小女儿就好像母亲和大女儿那样相互依恋。在接下来的两年里，小女儿虽然站在三个家庭成员一边，但她一直可以选择退出和离开家庭。一次又一次，健康的兄弟姐妹和姻亲一度卷入家庭冲突，但他们总是能退出，所以家庭中的三人组仍然存在，他们在三人组中相互联结在一起。

在基于家庭模式分析精神分裂症之前，我将回到母子关系的开始，并回顾一些对精神病至关重要的内容。按照我们现在的想法，孩子成了母亲的“重要他人”。通过孩子，母亲能够获得一种比其他情况下更稳定的情绪平衡。婴儿的“弱小无助感”使她能够在功能过强的位置上安全地发挥作用。母亲的情绪稳定使父亲在与母亲相处时不那么焦虑。因此，婴儿的功能性无助使父母双方都有可能不那么焦虑。即使父母双方都有意识地希望孩子正常生长发育，但他们都会自然而然地做一些事情，让孩子处于无助的境地。我已经描述了母亲试图让孩子处于无助状态的机制。父亲也会这样做。如果母亲“让孩子乖乖听话”的努力没有立即奏效，那么，父亲会给母亲助力。我相信焦虑是关键问题。参与研究的家庭对焦虑的容忍度都很低。他们奉行“为求和平不惜一切代价”的原则。他们会为了缓解当下的焦虑，迅速违背重要的生活原则。当然，这种“为求和平不惜一切代价”的原则会引起未来更大的焦虑，但是他们此时仍然选择妥协。

母亲或孩子能够感受到对方的感觉（或者叫“为对方而存在”）的机制是难以概念化的。文献中提出了一些可能的解释。为什么孩子会先进入这种状态？我相信孩子会自然而然地保护自己的利益，从而去做一些事情以保证母亲不那么焦虑，让母亲的行为更可预测。然而，一旦孩子进入这种“为母亲（而无助）”的状态，母亲则进入相反的“为孩子（而坚强）”的状态，他们都陷入“为对方而存在”的功能束缚。当孩子的自我致力于“为母亲而存在”时，他就失去了“为自己而存在”的能力。我强调的是功能性“无助”，而不是固定的“是无助的”。换句话说，我将精神分裂症视为一种功能性无助，而非体质性无助。在这个问题上，两种观点都有数据支持。[7]

孩子“为母亲而存在”的这个过程，会导致他的心理发育停滞，而他的身体发育仍然正常。随着时间的流逝，心理成长和生理成长之间的差距会越来越大。这种关系要求孩子把自己完全奉献给母亲，母亲把自己奉献给孩子。这种共生状态充其量是不稳定的平衡。随着年龄的增长，孩子不再是婴儿的体型，双方难以保持共生关系的情绪平衡，因为彼此都受到对方变化的威胁。孩子会面对成长、疾病、焦虑、虚弱，或因母亲态度的变化而受到威胁，这些变化可能会妨碍母亲永远保持坚强、功能充足的状态。母亲会受到诸多威胁，妨碍孩子永远是她的宝贝，这些威胁可以是成长、疾病或任何其他的情况。然而，双方的变化是不可避免的，同样不可避免的是，总有一天他们的关系会遭到破坏。每一次失去对方的感觉就好比死亡。

母亲以多种方式威胁孩子。最大的威胁是，她可能会再生一个孩子并抛弃先前的孩子。我相信，母亲选择一个特殊的孩子来维持这种激烈的关系，是由她在当前现实情境中的无意识功能决定的。相当一部分母亲会与第一个孩子保持最亲密的关系。一个母亲说，当第二个孩子出生时，老大非常可怜，所以老大更需要她。还有的母亲对每一个新出生的孩子都会产生依恋，最终把最小的孩子看作“我的宝贝”。还有的则选择中间出生的孩子。一个有五个孩子的母亲与前两个孩子有着连续的依恋关系，并与第三个孩子（女儿）保持着最亲密的关系，这个孩子长得很像母亲。另一个母亲与前两个孩子关系正常，但对第三个孩子有强烈的依恋，因为第三个孩子是在自己母亲去世后不久出生的。一个身体畸形的孩子可能比一个健全的孩子更能够“满足”母亲的情绪需求。

最能威胁到母子共生关系延续的是孩子自身的成长。这种关系可能会保持相当一段时间的平衡，只有在孩子快速成长时才爆发出分离焦虑症状。孩子的成长可能会导致两者的相互威胁、拒绝、要求和报复。这种共生关系试图将两个生命静止在一段特殊的令人愉悦的阶段。母婴共生原本是一个生命从出生到死亡过程中的正常阶段，但当它长期存在时，就成了一种异物，会受到生命过程中生物发展的威胁，而它之前是这一生命过程的一部分。

现在来讨论一下急性精神病的诱发因素。在青春期阶段，孩子快速成长，这打乱了相互依存的三人组的功能平衡。三个成员的焦虑感都在增加。母亲和父亲都自动地迫使孩子回到一个更无助的位置，而孩子则会自动地顺从。青春期是孩子自身的成长过程会反复打乱平衡，而情绪过程则试图恢复平衡的时期。有意识的语言表达要求孩子继续成长。

孩子从青春期到急性精神病发作的过程，是其从一个无助的孩子，到一个功能不良的青少年，再变成一个无助的患者的过程。我将重点介绍孩子的变化，而不具体描述父母身上持续的往复式机制。青春期激活了共生关系中的强烈焦虑。青春期之前，只要孩子还处于婴儿期，母亲就会一直保持平静。孩子怀揣着对未来伟大的幻想而成长。生长期会引起孩子的焦虑，也会引起母亲的焦虑，直到共生关系本身变为一种严重的威胁。当孩子更加成熟的时候，母亲就会婴儿化。当他幼稚的时候，母亲要求他长大。这么多年以来，他都是一个无助的孩子，几乎没有“自我”，没有母亲的陪伴，他什么都做不好。他陷入了困境，他需要在对立的力量中寻找一个方向，而这个困境比健康青少年的要大得多，健康的青少年在成长过程中可以得到父母的帮助，他们基本上有能力在家庭外开始自己的生活。处于这种困境中的孩子，首先要面对母亲对他的牵制，接着要面对自己想回到母亲身边的冲动，其次才能去解决健康青少年要面临的问题。一旦摆脱了母亲的束缚，他就需要在没有自我的状态下，处理与外界的关系。对于这种困境，一个男性患者说：“既要牵着母亲的手，又要打棒球，要处理好这个问题，我需要付出很多。”一个年轻的女患者说，这种情况就像是以母亲为中心的“磁场”。当她离母亲太近时，她会突然被“拉进母亲怀里”，失去自我；当她离母亲太远时，就完全没有“自我”了。

我们的患者在家里生活时，用拒绝和隔离来逃避母亲的“磁场”。我们有一个患者在 15 岁的时候，试图脱离母亲来发挥自己的功能，不过他失败了，陷入了精神病性的无助状态。我们的大多数患者在第一次试图脱离母亲来独自发挥功能时，都是可以成功的。一份简短的家族史中描述的女儿就是这样。她变得更加外向，能够与家庭以外的人相处融洽。家人确信她已经解决了青春期的“适应问题”。她期待着上大学后能完全摆脱家庭的束缚。通过否认和安慰，她熬过了大学的第一个学期，但在第一次考试期间，她的功能受到了损害。她在这期间出现了精神崩溃的症状，但她仍然在不断地否认，并加倍努力“自己来”。我们的理论观点认为，精神病代表了一种不成功的尝试，即让严重的心理障碍适应成人的功能性需求。患者以扭曲的语言表达了对自己无能的否认和对力量的坚定声明，而她的无助则通过精神病的方式体现。

精神病代表着对母亲共生依恋的破坏，也代表着长期相互依存的父亲 - 母亲 - 患者三人组的破裂。家庭中的焦虑情绪高涨。母亲在处理自己的焦虑时，假装得更加坚强，尤其是面对父亲和精神病院的工作人员时。她承担了在住院期间照顾患者的责任。女儿第一次对母亲产生了敌意并公然反抗。对于女儿的拒绝，母亲表示“是因为她生病了”，暗示女儿如果身体好，就不会这样做。相对于功能过强的母亲，父亲无意识地自动退回到功能不足的状态。他的生意失败了。在一年内，他破产了，但他没有意识到他的破产可能与家庭核心三人组的功能性相互依存有关系。

我认为，对母亲未解决的共生性依恋有非常轻微的，也有非常强烈的，轻微的共生性依恋几乎不会造成损害，而未解决的强烈的共生性依恋则会引发精神分裂症。对于有强烈共生性依恋的个体，有很多方法可以帮助他们走出困境。例如，某些人能够用母亲的替代品来代替原来的母亲。功能性无助可能通过躯体疾病体现。性格神经症患者会用一种逃避机制来处理无助感。我们家庭中的患者则试图寻找远距离关系。而精神崩溃实际上是一种试图解决困境但失败了的努力。

我曾用情绪需求和情绪过程这两个词描述家庭成员对其他成员情绪状态的自动反应，双方都没有意识到这个反应过程。也许这可以理解为非言语沟通，但我选择用这些术语来描述。这个过程是无意识的，因为双方都没有意识到这个过程，但它并不是我们通常所说的无意识。这种“情绪过程”是深层次的，似乎某种程度上与一个人的存在有关。它默默地在关系非常密切的人之间运作。它在冲突时期和平静、和谐时期都会运作。在我们大多数家庭中，家庭成员之间有许多冲突和公开的分歧，也有许多不公正的故事和不端的行为。观察者很容易被冲突和动荡所困扰。但在一些精神分裂症患者的家庭中，很少或没有冲突发生，也没有明显的诱发精神分裂症的因素。我相信这种情绪过程可能与精神分裂症密切相关，“沉默”的家庭可能会提供更多有关情绪过程的信息。

“拒绝型母亲”的问题出现了。在我们为数不多的研究家庭中，还没有出现过拒绝型母亲。但我们研究组里的每一个母亲都被患者称为“拒绝型母亲”。母亲对患者的关注程度取决于母亲的焦虑程度。当母亲焦虑时，她们就会徘徊在患者身边，像个婴儿一样。当母亲不那么焦虑时，她们给予患者的关注要少得多。患者将这种关注减少的体验称为“拒绝”。在我的印象中，真正的拒绝型母亲是：孩子永远不可能成为自己情绪需求防御系统的一部分，所以她不得不抛弃孩子，在其他地方寻找自己的满足感。

在家庭治疗中取得一定进展的家庭里，我们可以看到固化的家庭模式发生了变化。比如，一个成员改变了，其他两个成员也会跟着改变。正是观察到了这些变化，才有了“功能过强－功能不足相互作用”的描述。

在治疗过程中，还有一些其他的变化是具有理论研究价值的。下面简单介绍一例父亲－母亲－女儿家庭的一些变化。在家庭治疗的最初几个月，母亲和患精神病的女儿之间频繁发生激烈的冲突。父亲仍然处于功能不足的边缘地带。渐渐地，父亲开始参与到家庭问题中来。矛盾和冲突转移到了母亲与父亲的关系上。当父亲开始反对功能过强的母亲时，母亲变得更加焦虑，更具挑战性，对父亲也更具攻击性。最终，父亲不顾母亲明显的焦虑、愤怒和抗议，成了一家之主。没过几天，母亲变成了一个善良的、慈母般的、客观的人。她说：“如果他能继续做一个男人，那么我就可以做一个女人。”情绪离异消失了，两个月以来，他们像两个年轻的恋人一样完全投入到彼此身上。患者试图挽回其失去的共生伴侣，但母亲依然坚定不移，患者也由此取得了一些实质性的进展。在家庭面临压力时，他们各自又回到了以前的运作方式，但此后，父亲更容易恰当地发挥功能，母亲也不再轻易因失去功能过强的位置而感到受到威胁。

值得注意的观察结果是，当父母感情亲密，对彼此的投入比任何一方对患者的投入更大时，患者的情况就会改善。当父母任何一方对患者的情绪投入超过对彼此的投入时，患者则会立刻自动退行。当父母感情亲密时，他们对患者的“管理”就会取得一定的效果。患者对坚定、宽容、惩罚、“直言不讳”或任何其他管理方法都反应良好。当父母“情绪离异”时，所有的“管理方法”都会失效。

总结

本研究项目基于这样一种理论假设提出了具体的研究假设，即患者的精神病是一个更大的家庭问题的表现。这一假设与通常的理论立场不同，通常的理论认为这是患者的一种疾病或病理现象。我们不可能完全按照我们的理论来开展临床和研究业务。我们自身的局限性和“认为其是个体疾病”的普遍性观点，使我们有必要保留一部分个体取向。换句话说，我们可以把精神病视为一个家庭问题，但在很多基本问题方面，我们必须把它视为个人的疾病。然而，我们的研究具有不同寻常的实验灵活性，使理论假设与研究操作之间尽可能保持一致。我们越是能够把精神病看成是一种家庭问题，就越是能够看到精神分裂症的不同表象。因此，我们的研究假设是建立在理论假设的基础上的。基于假设的研究操作，我们的研究发现了不同于其他理论观点的观察结果。基于研究假设和观察结果，我们提出了家庭概念。我们的研究项目已经运作了四年。假设和操作方法每年都有一定程度的修改。从这个意义上说，这里提出的家庭概念可以说是我们目前对精神分裂症作为一个家庭问题的工作概念。

在本文的开头，我说过我们对精神分裂症的理论看法有点儿类似于盲人摸象。这个比喻对于从事家庭工作的人来说可能更贴切，但我惊奇地发现，与将其作为个体问题来看相比，从家庭角度出发看到的精神分裂症有很大的不同。精神分裂症并没有改变，唯一改变的是观察它的角度。从这个意义上说，家庭概念为我们看待人类最古老的难题之一提供了另一个角度。

注释

1. 一些作者已经就这种类型的共生关系进行了讨论。贝内德克（Benedek, 1949）讨论了母子共生关系的理论。马勒（Mahler, 1952）在研究自闭症儿童和共生儿童时讨论了共生的临床意义。希尔（1955）、利兹（1952），以及赖夏德和蒂尔曼（Reichard & Thillman, 1950）曾探讨了共生关系对成年精神分裂症患者的影响。我们目前对共生的看法与利门塔尼（Limentani, 1956）的看法有很多共同之处。

2. 关于这些家庭早期临床观察的细节，以及早期家庭心理治疗做出的努力，已在另一篇论文（1957）中介绍。

3. 对三代人理念的调查始于 1955 年，我们的顾问刘易斯·希尔（Lewis Hill）博士说，精神分裂症的发展涉及三代人。这是他的《精神分裂症的心理治疗干预》（*Psychotherapeutic Intervention in Schizophrenia*, 1955）一书思想的延伸。希尔博士在 1958 年 2 月逝世了，当时本文还在撰写中。但我相信这里所表达的三代人理念是对他的思想比较准确的表述。

4. 卡普兰（Caplan, 1960）指出了怀孕期间父母关系的转变。他还提出，从母亲怀孕期间的幻想可以预测其与孩子的关系。

5. 我们的临床发现与利兹等人（1957）、贝特森等人（1956）、温内等人（1958）以及其他从事精神分裂症患者及其家庭工作者的发现非常一致。主要的区别在于使用不同的术语来描述同一现象。例如，我使用了相互功能性这一术语，温内使用了假性互助（pseudomutuality），而杰克逊（1958）使用了互补性（complementarity）来描述同一关系现象。

6. 母亲对患者的“投射”在文献中已有描述。赖夏德和蒂尔曼在 1950 年对此进行了详细描述。“投射”准确地描述了个人的机制，但对于两个人的关系，它并没有描述对方的相互性“内投射”。综合术语“投射 - 内投射”也没有说明这一复杂机制的所有内涵。

7. 贝利（Bayley）、贝尔（Bell）和谢弗（Schaefer）是研究早期母婴关系的学者。他们正试图了解这种关系的特点是由婴儿的内在素质决定的，还是由母亲的因素决定的。

第 5 章

家庭心理治疗（1961）

本研究项目的家庭心理治疗是用“**以家庭为疾病单位**”（family as the unit of illness）这一理论为前提的。掌握理论前提，对清晰理解该理论方法至关重要。我将首先论述“以家庭为疾病单位”这一理论前提，然后论述“**以家庭为治疗单位**”（family as the unit of treatment）的心理治疗方法。

该理论前提的发展过程，在其他论文（Bowen, 1957a, 1960; Bowen et al., 1957）中有详细介绍，现对其进行简要总结。基于以往对精神分裂症患者及其父母进行精神分析心理治疗的经验，该项目提出了第一个研究假设：如果父母也参与心理治疗，亲子改善的情况将更为一致。研究者认为精神分裂症是患者体内的一种精神病理实体，主要受到儿童与母亲早期关系的影响。母子的共生性依恋如果没有解决，会影响到孩子的基本的性格，进而诱发精神病症状。共生性依恋是指母子之间正常心理成长过程的停滞状态，这种停滞是由婴儿对母亲情绪的不成熟反应所引起的。双方都想摆脱这种情绪上的不成熟，并且多年以来一直在与之斗争，但都没有成功，这一点很重要。当研究假设提出应当避免“指责”母亲时，新的理论和临床灵活性就成为可能。我相信，任何将一个人视为另一个人问题的“因果”的理论中，“指责”都是内部存在的，无论它如何被淡化或否认。该假设进一步推测，母亲和患者可以通过对双方的个体心理治疗，各自分化发展。

第一年的研究计划规定，母亲和患者要一起生活在病房里，工作人员尽可能少地干预两人之间的关系问题，并对两人单独进行心理治疗。这个研究假设是基于针对母亲和患者各自治疗的经验提出的，该假设曾准确预测每个人作为个体与对方的关系。然而它没有预测到，甚至没有考虑过，大量来自母子共同生活的观察结果。母亲和患者之间的**“情绪合一性”**（emotional oneness）比预期的更强烈。这种合一性是如此一致，以至于每个人都能够准确地知道对方的感觉、思想和梦想。从某种意义上说，他们可以“彼此感同身受”，甚至“为对方而存在”。这种“合一性”与父亲或其他外界人物的关系有着明确的区别。这种情绪合一性与母亲和正常子女之间的情绪分离性是截然不同的。有重复的观察结果表明，母患合一性超越了母亲和患者，延伸到了父亲和其他家庭成员身上。使用个体心理治疗，针对母亲和患者进行工作，主要是为了恢复母患之间和谐的合一性，而不是为了区分彼此。

随着家庭－单位假设的转变，我们的工作重点从个人转移到“家庭合一性”。我们本可以保持我们熟悉的个体取向，关注个体关系的特征，但我们的研究设置允许我们使用不同的思维方式进行探索，而且有观察结果支持“家庭－单位”假设，提示这是解决问题的一种有利方法。由此，我们将原本的研究假设改为：精神病是涉及整个家庭活动过程的症状表现。就像一般的身体疾病可能是由某个器官引起的，精神分裂症可能是由于一个家庭的问题，使家庭有机体的一个成员丧失了功能。我们也改变了研究计划，研究开始接纳新的家庭，父亲、母亲、患者和健康的兄弟姐妹都可以一起住在病房里。研究设计从开始的关注个人调整为关注家庭单位。例如，我们将病房环境调整为适应家庭活动而非个人活动，工作人员尝试站在家庭而非个人的角度考虑问题。心理治疗方式也改为“以家庭为治疗单位”。

“以家庭为疾病单位”的理论概念是研究和临床操作等各个方面的基础，也是家庭心理治疗系统化、有序化的理论基础。以家庭为单位、家庭单位等术语是“以家庭为疾病单位”的简称。在某些层面上，这一概念显得如此简单和明显，以至于不值一提。但在另一些层面上，这个概念是微妙而复杂的，其影响深远，关系到人对自身和疾病的思考方式，以及医学理论和实践的重大转变。为了尽可能清晰地描述这一概念，我将介绍工作人员从个人向家庭单位转变过程中的一些经验。

工作人员对家庭－单位概念的认识主要经历了三个层面。首先是**理智认**

识（intellectual awareness）层面。从理智层面理解这一概念相对容易。

其次是**临床认识**（clinical awareness）层面。将这一概念运用到临床实践中比从理智层面理解这一概念复杂得多。首先，有必要进一步澄清和界定我们自己的思路。现有的所有理论、术语、文献、教学，处理患者的社会规则、原则，以及处理医学实践的规则、原则，都是建立在我们熟悉的个体取向上的。工作人员很难放弃这种“第二天性”般的思维方式。于是，在一个视“个体为疾病单位”的医疗中心里，就出现了运作上的问题。医学中的个体取向是严格的。它要求将个体称为“患者”，用检查来给个体病理下定义，并予以“诊断”的标签。在医学上不关注个体是不负责任的表现。我们的问题是，如何在一个以个体为导向的机构中，找到一种方法来运作“家庭－单位”项目。我们的研究中心允许某些在严格的临床环境中不可能实现的灵活性。例如，中心允许使用“仅供研究使用”的诊断标签。总的来说，该中心既满足了最低限度的个人要求，也允许我们在研究病房内，避免使用“诊断”和“患者”这些词语。在我们的写作过程中也存在同样的问题。避免使用“患者”和“精神分裂症”等术语太困难了，我们只好暂时避免使用熟悉的术语来解决这个难题。在将家庭单位概念应用到临床操作的过程中，我们用一种与理智认识截然不同的方式来“认识”这个概念。

最后是**情绪认识**（emotional awareness）层面。从对个体的情绪认同到对家庭单位的情绪认识，有一个明确的转变过程。新工作人员的第一种情绪反应通常是对某个家庭成员（通常是患者）的过度认同，以及对与患者关系最密切的家庭成员（通常是母亲）的愤怒。家庭成员一直在努力让工作人员支持他们的个人观点。工作人员的第二种情绪反应通常是交替地过度参与，先是与一个家庭成员，然后是与另一个家庭成员。渐渐地，工作人员能够在情绪上从紧张的过度参与中解脱，开始意识到整个家庭的问题。

在我看来，从理论层面关注家庭单位，再加上每天都与生活在一起的家庭接触，为自动脱离个人角度、不断增强对家庭的情绪意识创造了条件。那些最能控制反向移情和过度卷入的工作人员，脱离得最为迅速。而有些工作人员始终没有摆脱对某一家庭成员的过度卷入和对其他家庭成员的愤怒。重要的是，家庭心理治疗师必须把自己与家庭联系起来，避免对个人的过度卷入。家庭内部和他自身都不断有力量迫使他回到熟悉的个体取向。当焦虑情绪高涨时，家庭成员会对个体关系施加压力。这个时候，如果治疗师感到焦虑，他更倾向于用“感觉正确”的第二天性的个体取向来回应。我发现，使用与个体取向相关的术语，就足以刺激我回归个体思维。但我研究的是家庭心理治疗，为了保持家庭单位取向，我避免使用许多熟悉的与个体相关的精神病学术语，强迫自己使用简单的描述性术语。其他工作人员可以更自由地使用熟悉的术语。

在研究早期，我们使用了一个术语，由于它在某些方面不太准确，最终被废弃了，但它确实传达了一个相当清晰的关于家庭心理统一性的假设概念。**“未分化家庭的自我混乱”**（undifferentiated family ego mass）一词暗示了核心家庭的合一性。有些兄弟姐妹能够与家庭完全分化，而有些兄弟姐妹则与家庭的分化性较低。精神病患者就是分化性较低的例子。在某个层面上，每个家庭成员都是个体，但在更深层次上，核心家庭是一个整体。我们的研究针对的是个体之下的“未分化家庭的自我混乱”。在文学作品中，理查森（Richardson）在《患者有家属》（*Patients Have Families*, 1948）一书中曾提出与我们“家庭单位”最接近的概念。他的书中有一节是以“家庭作为疾病的单位”为标题，另一节的标题是“家庭作为治疗的单位”，但他没有像我们这样具体地发展他的概念。随着家庭研究不断深入，诸如家庭单位和家庭作为一个单位的术语已经十分普遍。大多数研究者都采用了以个体理论为基础的理论思维，或者以非特定的方式，用家庭单位这个术语指代一组个体家庭成员。根据我们的假设，这应该属于“家庭小组”而不是我们所说的“家庭单位”。家庭心理治疗这个术语也经常被使用。我们用这个词来指代对应于假设的家庭内部情绪合一性的心理治疗。根据我们的假设，以个体理论为基础，针对同一家庭中的一组个体的心理治疗应当是“家庭团体心理治疗”，这与本文提出的“家庭心理治疗”方法有很大的不同。

为了使心理治疗摆脱现阶段的经验试错法，我们也将心理治疗纳入研究假设中，这样一来，假设可以决定心理治疗的进程，而且心理治疗观察的结果可以用来调整假设。将假设适应于临床操作主要有三步。每一步都有其特殊的阻力。第一步是从以家庭为单位而非个人的角度来思考。我们将这一点纳入了假设。对这一点的阻抗来自工作人员内部。对他们而言，很难放弃“第二天性”般的个体取向思维。第二步是与家庭单位而不是与个人建立联系。我们将这一步纳入了研究设计。对这一点，工作人员和家庭方面都存在阻力。在高度焦虑的时期，家庭和工作人员都可能回归到个人取向。第三步是在对家庭进行心理治疗的过程中，将其作为一个有机体来对待。我们将"家庭心理治疗"这个名称纳入研究。显然，首先要把家庭当作一个单位，并与家庭单位建立联系，才有可能把家庭当作一个单位来对待。

现在来说说，我们当时将家庭心理治疗纳入整个研究计划的考量。第一步，非常详细地提出假设（见 Bowen, 1957a, 1960; Bowen et al., 1957）。我们预测并解释了每一种基于假设可能发生的临床情况，并将其作为一种预测记录下来，以便与临床观察结果进行核对。因此，研究假设是一个理论蓝图，它假定了家庭问题的起源、发展和临床特征，是在临床问题发生之前进行临床管理的基础，基于研究假设，我们能够预测家庭心理治疗中的临床反应。这与上述的思考步骤相对应。第二步是发展研究设计，通过这个研究设计，可以将研究假设付诸临床操作。我们调整了病房的环境，以尽可能地符合假设。例如，我们针对家庭单位而不是个人设计职业治疗计划。这个步骤与上述的相关步骤相对应。第三步是制定与假设相一致的心理治疗方案。

因此，整个研究操作都是在研究假设的指导下进行的。临床预测有很大的作用。我们会不断地在预测和实际观察间来回检验。有些领域的预测准确得惊人，而另一些领域的预测则极其不一致。预测与实际不一致的地方成了我们专门研究的领域。最后，当有足够的临床观察结果支持对假设进行改变时，我们将提出新的研究假设，修改研究设计和心理治疗方案，使之符合重新提出的假设，并据此做出新的预测。这样一来，心理治疗与假设一点一点地联系在一起，心理治疗中反复出现的观察结果最终可以成为改变假设的基础。心理治疗随时都有可能发生变化，但必须在重新提出假设或改变理论建构之后，而不是在临床突发事件中凭"临床判断"或"感觉"做出改变。我们已经在另一篇论文中对研究假设，同时也是我们目前对于精神分裂症提出的理论概念，进行了详细的阐述(Bowen, 1961a)。

在这样的项目中，有大量值得关注的临床观察结果。主要问题是如何选择和分类数据。我把重点放在广泛的行为模式而不是细节上，特别是关注所有家庭共有的广泛模式。其中有一些已被纳入研究假设，后来作为修正心理治疗方案的基础。我们已经在其他论文中描述过这些关系模式（Bowen, 1959, 1960; Bowen et al., 1959），但它们在心理治疗的发展中起到了非常重要的作用，所以有必要在这里进行一些总结。

家庭成员在外部事务和社会关系中的表现与在家庭内部的表现大不相同。令人震惊的是，父亲在外十分果敢，事业成功，但在与母亲的关系中，他却犹豫不决、时常妥协，会因为优柔寡断而不知所措。在所有的家庭中，父亲与母亲之间都有情绪距离，我们称之为“情绪离异”的父母。其中一类极端的家庭是，父母间保持着冷静的、可控的情绪距离。他们很少有公开的分歧，他们认为自己的婚姻是理想的。这样的婚姻关系具有亲密的形式和内容，他们会有亲密的行为，会使用亲密的爱称，但他们的情绪被掩埋了。丈夫和妻子都无法向彼此表达内心有关对方的想法、期待或感受，尽管双方都能向他人表达想法和感受。另一类极端是父母在短暂的亲密关系中争吵不休，他们大部分时间都处于“冷战”状态，彼此疏远。大多数父母通过冷静控制和公开分歧的不同组合来保持情绪距离。

父母双方都同样不成熟。在外界关系中，双方都可以用成熟的外表来掩饰内心的不成熟。但在他们与彼此的关系中，特别是当他们试图作为一个团队共同发挥作用时，其中一个会立即成为功能充足或过于强势的一方，而另一个则变成了功能不足或无助的一方。两者都不能在这两个极端的中间地带发挥功能。根据实际情况，他们可以在任何位置发挥作用。功能过强的父亲是残酷的、权威的，而功能不足的母亲是无助的、抱怨的。功能过强的母亲是支配性的、专横的，而功能不足的父亲则是被动的、顺从的。我们称之为“功能过强－功能不足的相互性”。其中为他们两个人做决定的一方，马上会变成功能过强的一方，“支配”那个“被迫屈服”的人。当两个人都不肯立即“让步”时，他们就会争吵。两人都不想承担“支配”的责任，不想承受“让步”的焦虑，也不想承受争吵的不适。保持情绪离异是一种让关系更舒适的机制。他们保持距离，避免做团队决策，独自活动，与亲戚、朋友、孩子或家庭以外的人物分享内心的想法和感受。随着岁月的流逝，父母往往会形成固定的模式，通常一个是功能过强的，另一个是功能不足的。功能过强－功能不足的相互性和决策瘫痪，造成了家庭中极度功能性无助的状态。

父母和患者之间有一种强烈的相互依存，我们称之为“相互依存的三人组”。通常情况下，健康的兄弟姐妹也会卷入家庭问题，但不至于深陷其中无法分离，这就导致父亲、母亲、患者三者在家庭合一体中相互牵制。三人组内部有恒定的运作模式。如果父母中的任意一方允许，另外一方就能够和患者建立亲密的关系。因情绪离异而彼此分离的父母会共享患者，就像离异的父母共享他们的子女一样。母亲相较于无助的患者处于功能过强的地位，拥有对患者的“监护权”，而父亲则是疏远和被动的。以上这种模式十分常见。在有些情况下，母患关系被破坏，此时，父亲会像母亲那样，在与患者的亲密关系中发挥类似的功能。

父母在他们共同生活中的许多层面上都持有强烈对立的观点。分歧最大的一个问题是关于对患者的管理。一对存在明显分歧的父母说：“除了政治，我们在其他方面的意见都一致。这不是很奇怪吗？”其他分歧较小的父母说：“我们在所有事情上都持有相同的观点，除了如何养育孩子和鹦鹉。”对心理治疗师而言，了解父母对患者持有相反的观点是很重要的，哪怕父母没有公开表达这种分歧。之所以有分歧，似乎更多的是因为要反对对方，而不是因为自己的信念有多坚定。父母之间也会交流彼此的观点，双方会争论对方曾经使用的观点。这种观点的对立似乎是为了维持身份认同。比如，“让步”的人曾称自己“失去了身份认同”“失去了自己的一部分”“无法知道自己的想法和信念”。“公开表态”似乎是维持身份认同的一种方式。这些“差异”对父母来说是一个亟须解决的日常问题。对他们来说，答案要么达成一致，要么“某事是不可能的”。事实上，他们努力讨论差异反而会导致更大的差异！一方将观点陈述得越清楚，另一方提出反对意见的力度就越大。

家庭心理治疗已经发展出了一些明确的原则、规则和技术。这些原则直接来自研究假设。这些规则建立了使原则适应心理治疗实操的框架，而这些技术则好比治疗师用来执行原则的方法。例如，其中一个原则认为家庭是一个心理单位。那么规则就要求家庭作为一个单位参与家庭心理治疗。技术则是治疗师用来执行规则的方法。在这篇论文中，我将侧重于一个治疗师的家庭心理治疗，这样的治疗结构较为简单，避免了多个治疗师和非典型家庭小组的复杂情况。

我们最初的目标是让家庭单位与治疗师建立一种持续的关系。在这种关系中，家庭成员在一小时内“协同工作”，讨论和定义他们自己的问题。治疗师努力达到一种不偏不倚的立场，从而分析家庭内部的力量。如果我们把家庭看作是一个单一的有机体，那么这种情况与精神分析的结构有一定的相似之处。家庭的“协同工作”类似于正在进行自由联想的患者。治疗的关键点在于对现有的家庭内部关系进行分析，而不是去分析患者和治疗师之间的移情。当治疗师成功地与家庭单位建立关系，并成功地回避了个体关系时，家庭单位就会对治疗师产生一种类似于神经性移情的依赖，这与精神病患者对治疗师产生的强烈原始依恋不太一样。

我们会在心理治疗开始的时候，简单解释一下项目的理论前提和治疗中“协同工作”的结构框架。协同工作可能表面上看起来简单，但它针对的是问题的核心。“情绪离异”“功能过强－功能不足的相互性”“相互依存的三人组”都是阻碍。这样的框架要求其中一个成员发挥领导作用，并在治疗中率先开始工作。当家庭能够开始工作时，就会引发深深的焦虑。家庭会采取一些明确的机制（相当于个体心理治疗中的阻力），回避协同工作的焦虑。当焦虑加剧时，家庭的努力就会受阻。在这一点上，我认为，我的一个主要功能是作为一个“推动者”，帮助他们开展合作，当他们可以合作时，我就跟着一起合作，当出现阻碍时，我就帮助他们重新开始。

一个有精神病成员的家庭，是一个功能无助的有机体。这个有机体没有领导者，而且公开的焦虑程度极高。它无助且无效地应对生活，依赖外部专家的建议和指导，它做出的最积极的决定也只是为了缓解当下的焦虑，而不管这可能会带来多么复杂的问题。治疗师是如何帮助这类家庭建立起合作关系的呢？我们最重要的一些原则和规则就是针对这个领域的。概括地说，我们的目标是在无领导的家庭中找到一个领导者，在有一个能发挥功能的领导者时，尊重这个领导者。同时，设法避免与家庭中的个人建立关系，并且防止家庭试图将治疗师置于万能的地位。我们对这些研究家庭的回顾可以说明一些家庭领导者的问题。

在 15 个有父亲参与的家庭中，八个家庭的母亲在照顾无助的患者和家庭决策方面处于功能过强的地位。父亲冷漠、被动，抵制、批评母亲的活动。尽管父亲没有公开表达，但他们一直在思考母亲做错了什么，母亲应该怎么做才能改正错误，而不是思考自己可以主动采取什么行动。这些母亲可以激励家庭去努力，克服父亲和患者对于治疗的抵触情绪，主动提出“协同工作”。这些家庭在家庭心理治疗中表现得最好。

有四个家庭的父亲充当了母亲的发言人，而母亲则在幕后工作。举个有趣的例子：母亲告诉父亲，他必须决定该做什么。父亲回答说他不知道该怎么做。母亲告诉父亲，他必须做出决定，然后给他一个主意帮助他做出决定。父亲说他会这样做的。这样的父亲就像是他自己的母亲告诉他该做什么、该穿什么衣服、该去哪里理发一样无助。这个家庭处于无序的协同合作状态，父亲的无助清晰可见。他会在治疗中首先发言，然后转向母亲。在这种情况下，母亲会保持沉默，尽管她可能会在治疗结束后教训他。然后他转向治疗师，用他所有巧妙的机制让治疗师告诉他该怎么做。这些家庭在家庭心理治疗中表现最差。有一个家庭经过一年多的时间，父母才开始合作。父亲们善于从治疗师的面部表情或不经意的话语中读出“指令”。

有三个家庭的父亲似乎是领导者和决策者，但他们的功能相对较弱，更像是“代理领导者”。母亲与患者在一起时很积极和活跃，但与父亲在一起时则较为沉默。她们似乎是幕后的重要人物。其中一个母亲最终做出了解释。她说：“如果我直接提出建议，他就会反对。所以，我会努力让这个想法最终从他嘴巴里说出来，好像那就是他的想法。唯一的问题是，他经常会说不到重点，改来改去的，然后我就得从头开始。”这些家庭在家庭心理治疗中进展缓慢。

对于功能过强且又是决策者的母亲而言，发起协同合作是比较容易的。有两个母亲能够在第一次治疗中就推进协同合作。与父亲因情绪离异而分居的母亲，张口第一句话就是针对患者的。如果她焦虑程度高，则会批评患者。如果焦虑程度较低，她可能会表现出一种善解人意的态度，比如她会说：“告诉我们你是怎么想的。说说你不喜欢我们的地方。”最终，母亲和患者会吵起来。那个被动的父亲，会对母亲发起无声的抗议，期待治疗师“纠正她”。之后他可能会要求治疗师表达专业意见。当父母之间有意见分歧时，通常会要求得到专业的意见。表达意见的治疗师不仅会偏袒其中一方，还会忽略问题的“原因”。对于母亲和患者之间的冲突，父亲通常会认同患者的观点，但当患者向他寻求支持时，父亲仍然比较被动。如果患者对母亲表现出攻击性，父亲就会回应母亲的要求，让患者乖乖就范。作为决策者的母亲在试图处理家庭问题时，会非常激进，甚至有些残酷。

一开始，我们倾向于指出母亲的攻击性和她评论中不合逻辑的地方，我们也会提出父亲的被动性。这样会使母亲停止攻击性行为，放弃家庭领导者的地位。这时，治疗师会发现自己面对的是一个无助的家庭，这个家庭似乎在说“我们现在该怎么办”。被动的父亲通常会半推半就地尝试更积极一些，但他表现出的是“医生让我这么做”的顺从态度。现在，我们避免发表可能降低家庭领导者主动性的评论。我们会做出“支持”家庭领导者的评论，比如：“你想让你的家人团结在一起，不过现在遇到了困难。”这些人已经在一起生活了多年，他们完全有能力处理好与彼此的关系。当治疗师能够处理好自己的顾虑时，那么家庭成员就更能够利用自己内部的资源。最终，被动的父亲会主动去反对咄咄逼人的母亲，主要矛盾从母患关系转向母亲和父亲的关系。当母亲生气、焦虑或流泪时，父亲通常会退缩，但最终他能保持一个立场，即“不再屈服于母亲的眼泪”。这对于父亲来说，是一个重要的里程碑，他能够在家庭中保持他主导的地位。接下来的几天里，母亲会有十分强烈的焦虑感，然后逐渐安稳下来，保持一段时间的平静、善良和坚定的客观性。一个母亲说：“我真为他高兴。如果他能继续做一个男人，那么我就可以做一个女人。”这种新的状态会持续几天或几周，然后他们又会陷入熟悉的母亲主导–父亲被动的状态，但第一次这样的转变发生之后，新的转变就更容易发生。

这段经历改变了我对“支配性”母亲的看法。一旦她感受到家庭问题的重压，她就会产生强烈的改变动机。如果治疗师能让她保持这种状态，她就能引起家庭的改变。但是，她一有机会就会放弃努力，把问题交给治疗师。例如，她会要求治疗师说服父亲接受家庭心理治疗。她对付父亲很有一套，但治疗师会失败。如果治疗师试图帮助她处理家庭问题，他会突然发现母亲变成了一个无助的抱怨者，等待他去激励无助的家庭。母亲“忍无可忍”、愤怒爆发时，会发生一些重大的家庭变化。一个母亲说：“我希望自己能经常发火。假装生气是没用的，我必须要真的生气。”我们没能确定家庭领导者时，治疗往往会陷入僵局。治疗师告诉家庭，他希望有一个成员成为心理治疗安排的发言人。家庭可以根据自己的意愿更换发言人，前提是有一个可以代表家庭发言的人。选择发言人这件事迫使家庭开始解决领导者问题。这也为治疗师创造了一个可行的结构框架。

家庭中会有一些机制避免协同合作的焦虑。最主要的机制是让治疗师参与到个人关系中，本文中讨论了这种机制以及处理的技巧。关于协同合作，经常有一些玩笑似的评论，比如，“我们在家里都是这样做的。这怎么会有帮助呢”。一个之前接受过个体心理治疗的父亲说：“我们来这里说的这些话，在家里也可以说，我们是疯了才会来这里接受治疗吗？”治疗师回答说：“这比你一个人去找治疗师，然后把他当作你的父亲还疯狂吗？”另一个难以发现却十分困难的机制是，父母把精神病患者当成治疗师的患者，而把自己当作助理治疗师。他们会变得无助，而治疗师要对三个无助的人负责。父母可能会催促患者说话，从而造成一种现象，即患者在整个治疗时段中都在精神病似地喋喋不休，而父母试图让治疗师来解释其象征意义。其中有几个家庭，有长时间精神病治疗的经验，他们对精神分析理论十分了解。还有一种机制是“闲聊”。病情不太严重的家庭往往会沉默，但如果家庭是精神病性的，最焦虑的那个人就会开始喋喋不休。越是在功能上无助的家庭，越会巧妙地运用这些机制。那些父亲代替母亲发言的家庭，最善于运用回避机制。

在家庭心理治疗中，相较于家庭单位中的回避机制，治疗师卷入个人情绪问题的回避机制更为重要。如果治疗师对单个家庭成员产生了情绪卷入，家庭成员便无法成功地合作，治疗师也无法客观地看待家庭单位。但如果治疗师不偶尔与个人产生联系，也许就无法与家庭建立关系。我努力在发生个人卷入时意识到它，并找到更有效的方法来恢复和保持情绪疏离。治疗师过度卷入的一个重要原因来自他自己的无意识功能。例如，当我感觉到自己内心在为家庭剧中的英雄欢呼，或憎恨家庭剧中的反派，或推动家庭受害者坚持自己的立场时，我就认为是时候思考自己的功能性了。我们制定的一些最重要的心理治疗规则，都是为了营造一个有利于治疗师的环境。记笔记是一种有效的方法，它能够帮助我保持情绪疏离。在治疗开始时，我就向家人解释了保持情绪疏离的原因，以及我利用记笔记来实现这一目的的理由。

家庭成员善于利用家庭心理治疗之外的时间进行个人沟通。他们会在一小时的治疗结束后停下来，告诉治疗师一些“因为不太重要，所以在家庭治疗时间里没讲”的事情。他们会通过写私人纸条、在两次治疗之间打电话，或者找机会告诉治疗师一些其他家庭成员的“秘密”。这些秘密应该让治疗师知道，但如果在家庭治疗时间内提及，就会有点儿“伤人”。但并非所有这些沟通都是“信息量过大的”，治疗师在进行下一次家庭治疗时会讲解所有在治疗时间之外的沟通规则，这成功地防止了因某些个人信息导致的情绪卷入。

有的时候，出于疾病或工作等现实原因，家庭成员没办法参加治疗。一开始我们有一个严格的规定，除非至少有两个家庭成员在场，否则不能进行家庭治疗。这一规定是为了防止治疗师与单个家庭成员建立关系。最近，我们规定了一种不受两人规则限制的情况，即当家庭领导者没有克服家庭阻力的动机时，我们只关注领导者，但取向仍然是家庭单位，领导者是家庭的官方代表，我们可以避免讨论领导者的个人问题。例如，有一个家庭领导者在治疗时段开始时，谈到自身的恐惧。治疗师将讨论转移到家庭问题上。当其他家庭成员可以对个人议题做出情绪反应时，个人议题最终也会在家庭治疗中讨论。单独与家庭领导会面是有效的。当与父母中的另一方会面时，他会表示自己是有病的或无助的，或请求治疗师的帮助来处理家庭领导者的不公正。当与患者单独会面时，父母便放弃努力了，他们会把问题留给患者和治疗师去处理。

当家庭能够一起合作时，治疗师就可以不那么活跃。我们曾连续保持了长达 12 小时的沉默，除了在治疗一开始的问候，以及宣布治疗时间到了。在一次治疗中，父亲问治疗师在这段时间里应该做什么，治疗师回答说："我创造了这样的氛围。重要的是我的存在。"父亲开始称呼治疗师为"存在医生"。当合作顺利进行时，沟通障碍逐渐减少了。那些在受控制、被抑制的家庭中的成员发现，在家庭治疗中可以表达在家里无法表达的想法。一个母亲说："来到这里后，我了解了许多关于其他家庭成员的事，这些是我以前从来不知道的，这真是一种启示。"那些争执不断的家庭成员发现他们可以比在家里更平静地交谈。一个父亲说："我们已经不再在家里吵架了。我们达成了一致，把情绪问题和争吵留到这里谈论。我们在这里不会发那么大的火，也很难发着火离开。"当沟通再次引起焦虑时，自由沟通期就会终止。然后家庭会进入一段抵触期，并有这样的言论："我们毫无进展，家庭情况比我们开始时更糟糕了。"根据经验，我们发现，某些情绪交流会引起深深的焦虑，随后家庭成员会因为一些琐碎的问题而发生情绪化的争吵。如果治疗师能将"情绪爆发"与具体的情绪交流相联系，那么家庭成员将很容易恢复合作。

有人询问我们在家庭心理治疗中会做出什么样的评论和解释。任何一个心理治疗师都有无数感兴趣的议题。治疗师们总是会及时关注到合作、家庭领导结构和治疗师的情绪疏离。而对于家庭内部回避机制的问题，治疗师可以暂时不予回应，除非能确保评论不会妨碍家庭成员继续合作。如果评论导致家庭将注意力从自身问题转移到治疗师身上，那么这个评论可能是不合时宜的。处于最无助地位的家庭成员（通常是患者）会讲述创伤、拒绝、困难和不公正的戏剧性故事。其他家庭成员会否认这些故事的真实性。如果治疗师参与到这些戏剧性的故事中，他可能会在一片矛盾的细节中迷失方向。因此，我们避免对内容进行解释，而是注重过程。我们在单独的信息收集会议中，获得了研究中详细的内容材料。如“母亲对患者说话时用一种声音，对父亲说话时用另一种声音”“父亲对患者说话时看着患者，但对母亲说话时不看着她”等评论，这似乎在任何时候都是有用的。治疗师越是限制自己的评论，家庭成员就越是积极地相互解释。有一次，我们沿用了在治疗结束时“总结”的做法。家庭成员在结束前五分钟逐渐停下来，等待治疗师的“发言”。当要求家庭成员自己做总结时，他们都能做得相当好。

我们最重要的一个原则与治疗师对焦虑的态度有关。这些家庭对焦虑的容忍度很低。他们害怕焦虑，会退缩，认为焦虑是一件可怕的事，必须不惜一切代价去避免。他们“为求和平不惜一切代价”而违背重要的生活原则。这种焦虑抑制了家庭中的每一种关系。父母不敢自发地与对方建立关系，以免自己的言行“伤害”对方。父母特别害怕与患者建立关系。他们深信自己做了什么“错事”才导致了患者的问题，所以不敢接触患者，以免使问题变得更加严重。在家庭心理治疗中，家庭成员很快就会遭遇强烈的焦虑。治疗师必须要有一些方法来帮助他们缓解焦虑。在整个家庭心理治疗的过程中，治疗师要保持这样一种态度：“如果你想解决问题，焦虑是不可避免的。当焦虑感增加时，你必须决定是向焦虑屈服并退缩，还是不顾一切地继续下去。焦虑不会伤害人。它只会让你们不舒服。它可以让你发抖、失眠、迷茫，或出现躯体症状，但它不会要你的命，而且它终会消退。人们可以通过面对和处理焦虑而成长，变得更加成熟。你们一定要把彼此当作脆弱的、快要崩溃的人来对待吗？”

在我看来，这些家庭并非真的无助。它们只是在功能上无助。父母在家庭外面的关系中是功能充足的、机智的。他们是在与彼此的关系中，才成了功能上的无助者。当家庭能够成为一个整体单位，且有一个有动机的家庭领导者来定义问题，能够采取适当的行动来支持自己的信念时，家庭就可以从一个没有方向、焦虑、浮躁的单位，变成一个有问题需要解决的更足智多谋的有机体。父母都曾花了多年时间在自身之外寻求答案。他们大量阅读，参加讲座，从专家那里寻求自己哪里做“错”了的答案，以及如何做才是“正确的”。当父母最终能够从自己的内心信念出发时，他们可能会做一些别人认为是“伤害”的事情，但患者和其他家庭成员都会做出积极的反应。

在努力关注家庭的过程中，父母对患者“疾病”的关注分散了。例如，一个避免踩到人行道上裂缝的儿子，会要求父亲也不许踩到裂缝，否则他就会很不高兴。父亲为了避免伤害儿子，就顺应了他的非理性行为。[1]父亲专注于改变儿子的“疾病”。治疗师问父亲是如何让自己陷入跳过裂缝的境地的。在治疗开始时，所有的父母都对生病的、无能的患者献殷勤和装幼稚。当父母开始承担领导责任时，父母之间会因为患者的问题发生争执。一个家长基于“了解患者的感受”的观点，会说，这样的行为是“疾病”造成的，还会提倡对患者要理解、要爱护和充满善意地对待。另一个家长则会认为这并不全是因为“疾病”，并主张要管理患者的行为，而不需要关注他的情绪。这些争论似乎与患者当时的功能关系不大。在那些父母双方最终都能淡化疾病主题，在现实层面与患者建立联系的家庭中，患者会发生改变。一个家庭从他们的不现实中走出来后，患者说：“只要他们认为我是有病的，把我当患者对待，我好像就不得不装病。当他们不再把我当成患者对待时，不知为何，我可以自己选择表现得有病还是没病。”

家庭中的个体经历了一个与其他家庭成员“**自我分化**”（differentiation of self）的过程。其中一个重要部分是情绪分化。一个母亲说，她在自己和女儿之间设置了一堵无形的墙，“这样我就可以感受我自己的感受，她也可以感受到她自己的感受；这样我就可以拥有我的生活，她也可以拥有她的生活”。母亲的眼泪对其他家庭成员的“伤害”比对母亲自己的伤害更大，这还挺常见的。治疗师问了很多问题来界定家庭成员之间的情绪重叠。分化的另一部分是“身份认同的建立”，这类似于个体心理治疗中的自我发现。有这样一个例子，一个父亲说：“如果我们少花点儿时间在儿子身上，多花点儿时间去寻找我们自己的信仰和立场，他就会更容易找到他自己。”家庭领导者是第一个开始努力进行自我分化的人。另一个家长的变化比较缓慢，这通常与家庭领导者的变化有关。当家庭领导者改变时，新的领导者就是下一个发生改变的人。患者的变化通常远远落后，他们的改变通常发生在父母明确自己的身份认同之后。

有一个家庭可以说明父母对患者非理性行为的配合程度，当被动的父亲采取积极的立场时，家庭内会发生戏剧性的变化，当治疗师拒绝称患者是“有病的”后，家庭内会发生明显的变化。

17 岁的精神病儿子是独生子，父母都 40 多岁。儿子的精神病支配着这个家。指导中心建议住院治疗，但父母想把儿子留在家里。他们被转介到我们的家庭项目进行咨询。可惜住院病房没有额外空间，但我们同意，只要父母将儿子留在家中，就可以进行门诊家庭心理治疗。

儿子自己锁着房间门，待了很久。他坚持要关上百叶窗，以防外面的敌人进攻。他在窗户下面的地板上爬行，以免敌人透过百叶窗看到他。他要求母亲坐下来时，脚和手要固定在某个位置，否则他就会很生气。他会要求特别的食物，也会因为母亲没有做对自己要求的食物，就把它们扔进垃圾桶，并要求更多的食物。

在第一次治疗中，治疗师只是想要探清为何父母变成了小兵，而儿子则是家里的将军。儿子扭住父亲的胳膊，父亲勉强表明了自己的立场。在四个月（八小时）的家庭心理治疗后，家庭发生了显著的变化。儿子异常好斗，而父母异常地无助。父亲表示儿子可能会杀了他。治疗师建议如果是这种情况那就住院治疗。父亲说他要去度假，会缺席下次治疗，让母亲和患者自己解决分歧。三天后，父亲、母亲和儿子一起参与了治疗。这一次，一家人都很平静，很融洽，儿子没有出现精神病症状。在上一次治疗结束后，父亲曾宣布，他在黑暗的“太平间”里生活得很累，他要打开百叶窗让阳光照进来。儿子威胁说，如果父亲碰百叶窗，就杀了他。父亲打开了百叶窗。父子俩短暂地打了一架，父亲赢了。孩子的精神病症状消失了。父亲在家里保持了一个月的主导性地位。在这期间，儿子表现得很好。父子关系发生了变化，儿子和母亲的关系也发生了变化，但父亲和母亲的关系并没有改变。

一个月后，父亲告诉母亲，他不能再忍受了。他放弃了坚定的立场，母亲又开始批评儿子，儿子的精神病症状又出现了。这个家庭持续了长达几个月的慢性精神病适应阶段。有一种模式是，父母会“合伙”证明儿子“有病”，儿子会激烈地争辩，用偏执妄想来支持自己的论点。父母就会用妄想来证明儿子有病。为了给儿子更多的地位，治疗师把这个家庭称为辩论协会，辩论协会的规则是，如果辩论者愿意，他们可以按照自己的意愿来争论不合逻辑的观点。儿子一直在争论，但不到一周他就选择用事实来支持他的观点。16 个月（73 小时的家庭心理治疗）后，儿子说："多年来，我一直想找到应对父母给我'洗脑'的办法。现在我知道了。诀窍就是在他们给我'洗脑'之前，我先给他们'洗脑'。"

这个家庭取得了良好的治疗效果。他们将预约时间减少到每月一次，并持续了三年，共 94 小时。儿子习得了良好的社会适应能力。他完成了高中学业，并考上了大学。母亲也开始工作，这是她有生以来的第一份工作。

在这个家庭，父亲是"代理领导者"。相较于那些有"明确的家庭领导者"的家庭，这些家庭的父母在亲子关系上的变化没有那么显著。

在正式的调查研究之外，我们也在一些有人格障碍和神经症问题的家庭中使用了家庭心理治疗。最先在住院家庭中观察到的家庭关系模式，在其他所有家庭中也都存在。但是，这些模式也有显著的差异。在有神经症问题的家庭中，这种模式更加灵活和富有弹性。父母情绪离异的情况可能同样严重，但更容易发生变化。"功能过强 - 功能不足的相互性"在这些家庭中也较为明显，但没有那么多的焦虑、僵化和决策瘫痪。在有严重人格障碍患者的家庭中，家庭关系模式似乎与精神病患者家庭基本相同。有神经症问题的家庭更能够区分感觉与事实，并根据实际情况采取行动。有精神病问题的家庭更倾向于用感觉来评价情境，把感觉当作事实，并基于感觉采取行动。有神经质问题的家庭更能够客观地考虑问题，可以不用"演出来"，也不需要让治疗师参与，也不会因犹豫不决而决策瘫痪。根据我现在的想法，在精神分裂症中发现的模式在我们所有人身上都可以找到。精神分裂症是由人类经验多次提炼而成的精华组成的。在我们无法审视自己的情况下，可以通过研究最不成熟的个体来了解自己。

在考虑研究家庭的变化时，我们更多考虑的是父母关系的变化，而不是精神病症状的变化。父母之间的关系是可以改变的。当父母之间固定的僵化发生变化，患者也会随之发生变化，不论精神病症状在当下的程度如何。精神病性症状可以因父母一方而发生显著的变化。也有其他类似于上述家庭的、发生暂时性变化的例子。最有特点和最明显的变化发生在母亲有决策权的门诊家庭中。最剧烈的变化发生在父亲不顾母亲的抗议担任家庭领导的家庭中。这之后，父母通常会有一段平静的情绪离异解决期，他们会对患者的要求采取更加客观的立场。然后，患者就会发生变化。在观察到这些变化之前，我们一直认为“占主导地位的母亲”和“被动的父亲”是固定的人格特征。之后，父亲会陷入沉闷和安静的状态，被动地允许母亲恢复领导地位，家庭内开始新的循环。这些转变每年重复一到两次，之后的转变就会变得平静和容易。

有一个家庭相当好地解决了父母关系问题。患者也取得了很好的进展。另外两个家庭仍在进行家庭心理治疗，似乎也在朝着这个良好的方向发展。有两个家庭失去了家庭领导结构，最终在无助的不和谐中终止了心理治疗。包括本文所述家庭在内的两个父亲处于“代理领导者”地位的家庭，在父母关系变化不大的情况下，患者的症状逐渐得到改善。门诊家庭在家庭心理治疗中的表现要好得多，但这似乎与大多数住院患者的长期严重的精神病程度没有直接关系，因为住院患者的慢性损害程度与部分门诊患者的几乎一样大。七个有父亲参与的住院家庭始终无法处理他们的无助，一个住院家庭的父母之间发生了一些变化，另外两个家庭内患者的症状减轻了许多，且可以回到家里住。在住院家庭中，有四个家庭只参加了六个月的治疗，其中有两个家庭没有变化，另外两个家庭目前正在接受门诊家庭心理治疗。

总结

本文介绍了作为家庭研究项目的一部分而发展起来的家庭心理治疗方法。该研究将“以家庭为疾病单位”作为理论前提。“以家庭为治疗单位”的心理治疗方法是在这一理论前提下发展起来的，并作为研究项目的一个组成部分。本文旨在对心理治疗的理论和临床两个方面进行宏观的概述。为了达到这个目的，我们对“以家庭为疾病单位”这一理论前提进行了较为详细的描述。对家庭心理治疗的描述则更多侧重于大的原则和心理治疗的基本原理，对于临床细节的描述则较为概括。

注释

1. 利兹和弗莱克（Lidz & Fleck, 1960）曾将其称为“提供非理性训练”的家庭。

第 6 章

门诊家庭心理治疗（1961a）

用简短的篇幅来介绍一种比较新的心理治疗方法是挺困难的。为了尽量简明扼要，我将重点介绍理论方向和大致的临床原则。我们的理论取向基于“情绪合一性”的概念，涉及家庭中的某些关键人物。从描述上看，情绪合一性相当于“家庭内部心理”或“家庭自我”。心理治疗的对象是“家庭自我”而不是家庭中的个人。

该如何对家庭内部心理或家庭自我进行概念化呢？在 1956～1957 年，我曾使用过一个术语，但由于概念不准确而弃用了。后来又因其在描述“情绪合一性”方面较为准确而恢复使用。这个词就是“**未分化家庭的自我混乱**”。根据这个理论概念，儿童在成长过程中，会从未分化家庭的自我混乱中实现不同程度的“自我分化”。有些儿童几乎完全实现了自我分化，成为具有明确自我认同的自主个体。这就相当于我们熟悉的“成熟的人”。这些个体具有成熟的情绪功能。他们不会在情绪上卷入与他人新的“情绪合一性”。根据这个概念，人们会与“自我分化”水平相同的配偶结婚。当一个自我分化水平高的人与一个成熟度相同的配偶结婚时，他们可以在情绪上保持亲密，而且每个人都可以保持明确的个性和身份认同，而两个分化水平较低的个体在婚姻中则会出现“自我融合”。

如果把自我的分化程度放在一个百分制尺度上，那么后来患上临床神经症的人可以归为中间的某一个等级。而精神分裂症患者的父母，其自我分化程度很低，处于尺度较低的一端。后来发展成精神分裂症的人，其自我分化水平最低，属于尺度的最低极端。

我们以精神分裂症患者父母的特征为例来说明这一概念。这些父母的自我分化程度很低，但他们能很好地适应生活。在还是孩子的时候，他们不会像分化程度较高的兄弟姐妹那样，从家庭自我混乱中脱离出来，稳定成长。他们在情绪上仍然依附于父母。青春期后，为了在没有父母的情况下发挥自己的功能，他们“忍痛与父母分离”，以建立与家庭的自我混乱“伪分离”的“伪自我”。如果仍与父母生活在一起，他们会用否认和夸大独立的假象来实现这种功能。另一些人则是通过否认和物理距离来实现的。他们的功能适应水平取决于与人保持的情绪距离。只要不卷入亲密的情绪关系，他们便可以很好地追求自己的事业和学术目标。与自我分化程度同样较低的配偶结婚后，他们就会深陷情绪之中。新婚的配偶们会“融合”成一个新的“未分化家庭的自我混乱”，他们之间缺乏自我边界。那些自我分化程度较高的配偶之间也会存在同样的现象，但没有自我分化程度较低的配偶之间那样激烈和明显。

那些后来罹患精神病的孩子，自我分化程度最低。这些个体甚至没有达到“伪自我”的功能水平。他们继续作为家庭自我混乱的附属物发挥功能。有些人自我分化水平太低，以至于他们在第一次努力不依靠父母去发挥功能时，就精神崩溃了。另一些人则获得了短暂或脆弱的“伪自我”，但他们需要寻找能够给他们提供指导和建议的人，建立新的依恋关系，这样才能实现与父母的长期分离，他们也会从新的依恋关系中借来足够的自我以发挥功能。值得注意的是，他们的功能适应取决于对他人的依恋。在依恋关系被破坏或受到威胁的情况下，他们会崩溃。

在新婚夫妻“未分化家庭的自我混乱”中，有一些互动是很特别的。两人都强烈渴望亲密，但当他们亲近时，他们各自的“自我”就会融合在一起，成为情绪合一的“共同自我”。这将导致他们个体身份认同的丧失、情绪的动荡和冲突。为了保持自我并拥有尽可能多的自主权，他们彼此会退回到足够的疏远距离。这种情绪上的距离，我称之为情绪离异，这种情绪离异有助于防止彼此亲密而导致的身份认同丧失和冲突。他们对对方的情绪依赖性越强，婚姻内的动荡和冲突就越激烈。与自己的家庭内部或与新朋友保持重要但有距离的关系，可以降低这种动荡的强度。每个人似乎都能从外部关系中获得一些“自我”和支持。然而，他们之间的问题始终存在。两人都有“丧失自我”的经历，并且双方都认为是对方“支配”或夺走了自己的“自我”。在双方都积极努力维持身份认同的婚姻中，双方都不会向对方“让步”，且婚姻冲突不断。只要一方“让步”，就能避免冲突，但这样做的结果是，主导的一方“获得力量”，另一方“失去力量”。在十个“让步”的人中，有一个人描述了“失去了身份认同”“困惑”和“不知道我是谁”，其他人则以更大的信心和效力发挥功能。在一些婚姻中，一方会自愿成为依赖者，自动“让步”，另一方则成为主导者。这样的家庭可能会找到一个相当舒适的平衡点，每个人都在各自的角色中发挥功能，而且顺从或适应的一方不会过于无能。其他家庭则不容易找到平衡点。主导者以牺牲弱者为代价变得更强，这一过程可能会一直持续，直到弱者因身体疾病、情绪疾病，或社会和个人功能受损（如饮酒、不负责任和工作效率低下）而丧失能力。篇幅有限，我无法举足够多的临床例子来说明这个概念，但有一个家庭能够同时说明这个概念的两个方面。在第一段婚姻中，妻子是主导、机智的一方，而丈夫逐渐变得虚弱，以致酗酒、缺乏社会责任感，最终丧失行为能力。在第二段婚姻中，妻子决心避开第一次婚姻的陷阱，“变得更加依赖和女性化”。三年后，在越来越缺乏自信和“失去了身份认同”之后，她因急性精神病住院治疗。

在一些家庭中，夫妻之间的不和谐的、合一的情绪几乎包含在他们彼此的“合一性”中，或者表现在他们外部关系的圈子里。出于某些原因，他们的子女基本没有参与其中。而在另一些家庭中，夫妻之间的问题都转移到一个或多个子女身上。父母的问题几乎完全被子女“解决”了。在绝大多数的家庭中，父母的冲突和孩子的问题是结合在一起的，但在这么一小部分家庭中，父母之间冲突非常大，孩子的参与相对较少。也有一小部分在尺度的另一端，即这些父母的关系是平静和谐的，家庭问题主要表现为孩子的神经症或精神问题。我相信这一小部分家庭是至关重要的，因为它们生动地证明了父母内部的冲突本身并不能引起儿童的神经质或精神病问题，同时也证明了在没有发生过明显的父母冲突的家庭中也会出现重大的情绪问题。根据我对156个家庭的临床经验，49%的家庭是因配偶一方或婚姻出了问题而求助，

51% 的家庭是因孩子的问题而求助。在许多家庭中，他们很难判断是父母的问题还是孩子的问题最严重，但令人震惊的是，寻求帮助的主要抱怨或问题，将家庭分成了几乎相等的两个组别。

这种心理治疗的方法针对的是家庭的自我混乱，而不是一群家庭成员的个别问题。这种方法是从一个研究项目演变而来的，这个项目的对象是有功能极度受损的精神分裂症孩子的家庭。父母、精神病患者和健康的兄弟姐妹都一起参加了所有的心理治疗。这些“健康”的兄弟姐妹的“自我”并不强大，但在每一个案例中，健康的兄弟姐妹都能很快找到理由从家庭中分离出来，独留双亲和精神病患者在强烈的情绪依存中相互缠结，我称之为相互依存的三人组。这是一种高于和超越其他一切情绪纽带的情绪合一性。变成精神病的孩子在情绪上被“焊接”到与父母的自我一体性中，他长期以“无自我”的状态发挥功能，而父母则可以“有部分自我”，随着孩子的成长和岁月的流逝，这个三人组遭到破坏。这三个人可以在物理距离上相互分离，但其中任何一个人都极难从另外两个人那里区分出一个“自我”来。经过几个月的心理治疗，父母其中一方会建立出较为清晰的“自我”或“身份认同”，另一方则会建立更多的“自我”，而患者会“长大一点儿”。我曾希望这个过程能继续循环，直到三个人都能分化成独立的个体。但这并没有成功。一旦他们症状减轻，进一步分化的动机就降低了。

最近，我修改了心理治疗方法。现在，我与家庭三人组一起工作，直到每个人都能意识到各自在家庭问题中都负有责任。然后，我会与父母一起工作，旨在帮助他们把自己与患者分开，并帮助患者与他们分开。我会与患者单独工作，旨在帮助他发展自己的自主性，抵制他内在把“自己”交给父母来“拯救父母”的情绪冲动。这种方法取得了较好的临床效果。

我将以一类家庭为例，说明理论概念和家庭心理治疗。这类家庭的孩子在青春期前后出现神经症或行为问题。在这些家庭中，夫妻的“情绪离异”、涉及孩子的三人组这些基本模式与有精神病后代的家庭完全相同，只是这些家庭的父母自我分化水平要高得多。父母更容易“跳出情绪”，客观地看待问题，对治疗的反应也更快。我与家长和孩子一起工作，大约持续了三年。这种心理治疗遵循着一个明确的过程。父母一开始会假定自己对孩子做了一些“错事”，发现了“错误”并改正后，问题就会迎刃而解。父母们会花上几个月的时间，努力理解和解读孩子的问题，并设计出有利于孩子发展的方案。但父母会回避他们之间的问题。治疗师的努力可能会使父母的问题短暂地成为焦点，但无论是父母还是孩子都会迅速地将焦点转移到孩子身上。如果父母没有用老问题来批评孩子，孩子就会做一些事情或说一些话来激怒父母，把焦点拉回到自己身上。这种情况可能会持续几个月，也可能会持续一两年，随着孩子症状减轻，原先被动的父亲活跃起来，以及焦虑的母亲攻击性减少而终止，但基本的家庭互动模式并没有改变。

与20个这样的家庭工作的经验表明，父母的问题是通过给孩子制定计划而传递给孩子的，而心理上“正确”的“计划”和心理上“病态”的“计划”一样，都会造成孩子的问题，并使之长期存在。两年前，我开始了一种新的心理治疗方法，旨在让父母为自己制定计划。我们会首先询问家长，是否能接受这样的治疗前提：家庭的基本问题是他们之间的问题，以及能否把孩子排除在心理治疗之外，把精力放在寻找存在于彼此之间的问题上。在一些临床效果最好的家庭中，父母都能关注自己的情绪。在三个家庭中，我从来没有见过那些有临床症状的孩子，而孩子是这些家庭原先寻求帮助的原因。在其他家庭中，我接见“有病的”孩子不超过两次。在父母成功地把注意力放在自己身上后，孩子的症状在几周内就会显著减轻。心理治疗分几个不同的阶段进行。在最初的几周或几个月里，父母会互相讨论他们积压的不满情绪。这通常伴随着“受伤”的感觉、对彼此有意识或无意识的轻微报复(情绪失控)、情绪离异的突然增加或减少。然后，父母会进入一个比较平静的阶段，在这个阶段中，父母都比较有能力处理对方内在的情绪问题。这个阶段是父母交流内心想法、感受和期待的阶段。我经常把这个阶段称为“与内在的自己交流”。这种内省的聚焦方式使一些无意识的、幼稚的和与性相关的议题浮现出来，然后双方都开始解决与自己父母之间那些陈旧的问题。对每个家庭成员在处理对方深层情绪议题时的强烈情绪反应进行分析，将极大地促进治疗效果。治疗到达这一阶段后，情绪离异便得到了永久的解决，孩子也就摆脱了父母之间的情绪问题。

与能为自己做计划的父母一起工作并取得良好成果，是家庭心理治疗理论和实践的一个转折点。当父母认真投入到彼此身上时，孩子自身的问题几乎会完全消失。当父母在治疗过程中遇到强烈的焦虑时，孩子的症状会短暂地复发，但当父母投入到处理自己更深层次的情绪问题中时，就完全想不到或没有理由考虑对孩子进行个体心理治疗了。对那些试图“忍痛与父母分离”的年龄较大的十几岁孩子，如果他们有更多的个人内化问题，且不会因父母的改变而做出反应，那么我们会为其安排单独的心理治疗。对于一般的青少年，我们不会安排单独的心理治疗。在每一个父母能够继续关注自己的家庭中，青少年都会放弃“忍痛与父母分离”，而与家人建立新的亲密情感，然后有序“成长”，逐渐“远离家庭”。有一个 22 岁的“问题孩子”在外上大学，他没有接受个体心理治疗，只是在假期与父母有短暂联系。尽管如此，这个孩子对父母变化的反应，几乎和与父母生活在一起的青春期前的孩子一样剧烈。我们需要更多的经验来了解父母发生变化后家庭的变化程度。

现在来简单看一下另一类父母，他们可以通过自己的努力做计划，但没有能力达成计划。有些父母在情绪上对孩子的投入太多，他们的很多想法、担忧和心理能量都投向了孩子，以至于他们很难去思考或谈论其他事情。如果让他们把思想转向别处，他们可能会像一个焦虑的人在聚会上试图交谈一样紧张和做作。而在另一些家庭中，孩子在父母之间起到了“情绪分流器”的作用。失去了“分流器”，他们就会争吵。父母各自会被对方的言行和想法深深“伤害”，“情绪失控”地指责，报复性“伤害对方”，这样的情况会非常激烈，以至于治疗不得不中断。如果情绪不是特别激动，他们或许还能继续在一起。如果冲突是破坏性的，那我们会单独与父母中积极的一方开展工作（这一点将在后面讨论），直到两人能够一起合作，这样会更有成效。父母能否共同解决自己的问题，取决于父母自我分化的程度。

现在来谈谈夫妻家庭心理治疗。我处理夫妻问题的方法，与针对最初问题主要出在孩子身上家庭的父母的治疗方法非常相似。治疗开始时，夫妻双方都把注意力集中在对方身上，但治疗的难度会比最初关注孩子时更大。与那些把部分问题转移到孩子身上的夫妻相比，主要问题存在于彼此之间的夫妻，似乎对对方有更严格的防御机制。夫妻的问题一般涉及两方面，其一是婚姻矛盾，其二是夫妻一方是患病的，或有严重的功能损害，也可能是两类问题的结合。同一个家庭中会同时存在多个问题，问题的严重程度可以不同。如孩子的严重功能损害、涉及身体暴力的婚姻冲突，以及父母一方有边缘性精神病。

如果“冲突型配偶”的冲突处于缓和的“武装休战”或“冷战”状态，

他们或许可以继续一起参加治疗，他们的“发泄”和报复不太会干扰治疗。但当冲突很严重时，通常是夫妻中的一方希望接受心理治疗，而另一方抵触甚至强烈反对时，他们的意识和无意识都在进行攻击和防御的演习，以至于在彼此面前无法专注于自我。在这些家庭中，我会单独与其中一个人先开展工作，直到他们能够一起有效地合作。治疗目标包括几个方面。一个是帮助有积极性的一方走向更高层次的自我分化。另一个是帮助有动机的一方与其他家庭成员在情感层面保持一定的距离，了解攻击－反攻击机制，有一定的能力观察这种现象而不做出情绪上的反应，并认识到自己在冲突的发泄和延续中扮演的角色。治疗师要避免“站边”，避免认同其中一方的情绪，避免参与对另一方的指责，避免让幼稚的话题成为焦点。如果要讨论幼稚的话题，需要配偶的另一方也在场。我不允许这个阶段的治疗成为“个体”治疗，也不允许称之为“个体”治疗。如果有积极性的一方能够建设性地参与家庭问题，并有一定的信心和能力避免自身卷入情绪的反应，那么不久以后另一方就会表达出共同努力的愿望。此时，两人就可以开展平静、有序的家庭心理治疗了。

当配偶一方“生病了”、丧失了工作能力，或者被称为“患者”后，可能需要经过数月的单独治疗，才能将其视为家庭问题。这通常是家庭长期互动下的产物，在这种情况下，夫妻双方其中一个“需要成为强者”，作为主导者发挥功能，而另一个“需要成为依赖者”，作为弱者发挥功能。其动机是为了缓解症状，而不是为了改变症状背后熟悉和舒适的环境。两人都在积极努力维持自己熟悉的主导和依赖地位。对他们而言，共同努力去解决潜在的问题是困难的，直到有些事情发生变化。当主导者寻求帮助时，弱者通常会精神崩溃。主导者希望消除弱者的症状，并且往往在这一时刻中断治疗。但当弱者寻求帮助的时候，就会比较容易。我通常与这个弱者继续进行单独的工作，让“患者”（即弱者）自己决定什么时候，或者要不要让另外一半加入治疗。也会努力帮助“患者”定义他在家庭问题中的角色。当“患者”获得一些力量和信心时，他往往会说服另一半将“个体”心理治疗改为家庭心理治疗。

综上所述，我阐述了家庭心理治疗方法大概的特点。家庭心理治疗把基本问题看作是“自我的融合”或“未分化家庭的自我混乱”。心理治疗针对的是家庭的自我混乱，或那些家庭未分化的情绪合一性程度很高的家庭成员。治疗的一个总体目标是使参与的家庭成员向着更高层次的自我分化或建立自我身份认同发展。在某些情况下，让全体家庭成员参与家庭心理治疗是最有效的。但在其他情况下，与当时最有改变动机的单一家庭成员合作更有效。在介绍了总体的理论前提和广泛的临床原则后，我也分享了一些不同临床问题的经验。

第二部分

家庭系统理论

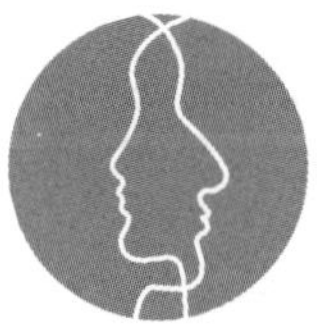

Family Therapy
in Clinical Practice

第 7 章

情绪疾病的家庭内部动力（1965）

在过去的十年里，人们对情绪问题的家庭治疗产生了越发浓厚的兴趣。在此，我将介绍情绪疾病的家庭理论的大致框架，以及在此基础上发展起来的家庭心理治疗方法。为了从更广的角度理解这一理论，我将简要回顾一下研究者对“家庭”产生兴趣的背景情况。

对家庭的理论兴趣可以追溯到精神分析刚开始的时候，当时弗洛伊德首次阐述了父母在“导致”情绪疾病方面所起的作用。此后 50 多年的时间里，理论只有微小的变化，而治疗的重点几乎完全放在“患者”身上。唯一的例外是在儿童精神病学以及一些社会个案工作和咨询工作中。在 20 世纪 50 年代初，人们开始努力让家庭参与治疗。这一阶段家庭研究突然增加，旨在进一步了解家庭动力。有些研究在修改现有理论的基础上形成了新的理论。在这之后，为了让多个家庭成员参与治疗过程，心理治疗技术发生了无数的变化。在过去的六～八年里，从事家庭工作的人数每年都在成倍增加，而家庭心理治疗和家庭治疗等术语已被普遍使用，用来指代各种各样的方法和技术。

对于家庭心理治疗中的“家庭”部分的构成内容，人们仍然没有达成一致意见，在家庭心理治疗中，“心理治疗”应该包括什么，更是缺乏统一性。我是支持以下观点的几个研究者之一，即个体取向理论的某些关键概念根本无法适用于家庭治疗。一些研究者正在努力寻找新的理论参考框架来解释家庭现象。越来越多的从事家庭治疗工作的治疗师大多采用团体治疗技术的变体，但对理论问题的关注较少。这里我想要表达的主要观点是，“家庭”研究是个新兴领域，最近几年蓬勃发展，但目前还处于无序的过渡状态。然而，不可否认的是，“家庭”研究非常有前景。

这里要介绍的家庭取向与我们熟悉的个体取向有所不同。我曾经一度很难把这个取向解释给别人听。首先，在我自己的思维中就很难把它厘清。然后，要把它呈现出来，使那些自动以个体理论思考的人理解，就更难了。之后，我找到了更好的方法来概念化这个取向，并且随着更多的人能够“听懂”家庭取向，这样的交流就变得更加容易了。在这次报告中，我选择性地回顾了我从个体取向转变为家庭取向的重要思维过程，希望能清楚地解释和传达家庭取向。

我从“个体”到“家庭”取向的转变始于 15 年前，当时我正在对精神分裂症患者及其家庭成员进行个体心理治疗。在这种情况下，不可能忽视家庭成员之间的关系系统。人们把注意力集中在母亲和患者之间共生关系的周期性上。在这种关系中，他们有时亲密无间，好似情绪上的连体双胞胎，有时疏远敌对以致互相排斥。有一个假说就描述了共生关系的特点，以解释精神分裂症的起源和发展。

1954 年，我开始了一项正式研究，这可以说是我向家庭取向过渡的又一重要时刻[1]。基于之前母患共生的假设，我们的研究让母亲和患者一起“住”在病房里。在研究的同时，还对门诊家庭进行了临床工作，这让我们有了新的、意想不到的发现。母亲与患者的共生关系比想象中的更为紧密，它不是一个仅局限于母亲与患者之间的关系实体。相反，它是一个更大的家庭情绪系统的一部分，在这个系统中，父亲与母亲一样都密切参与。这种系统是流动的、不断变化的，而且可以延伸到整个核心家庭单位，甚至延伸到非亲属之间。家庭关系在过度亲密和过度疏远之间循环。在亲密阶段，一个家庭成员可以知道另一个家庭成员的想法、感受、幻想和梦想。

这种“自我融合”可能涉及自我功能的每一个领域。一个自我可以对另一个自我起作用。一个家庭成员可能因另一个家庭成员的情绪压力而生病。两个家庭成员之间的情绪冲突会随着另外两个家庭成员之间同时发展的冲突而消失。在疏远阶段，“情绪融合”的家庭成员会分开，各自“拒绝”与其他家庭成员、医院工作人员或其他脆弱的非亲属相处。强势和软弱会在家庭成员之间不断转换。家庭仿佛是一个巨大的拼图，由强势和软弱构成，每个家庭成员都掌握着同一拼图的一部分，并不断交换拼图的碎片。

一年后，母亲和患者之间共生的“情绪合一性”概念延伸为“家庭情绪合一性”，我们也由此改变了研究计划，即允许父母和健康的兄弟姐妹与精神分裂症患者一起住在病房里。相应地，我们也改变了心理治疗方法，由原先的个体心理治疗变成所有家庭成员一起参加心理治疗。我们努力将家庭拼图中的重要部分纳入住院研究中，并设计出了一种针对“拼图”整体而非部分的心理治疗方法。这项针对有患精神分裂症孩子家庭的研究持续了五年。1959 年，该研究转移到一个新的环境中[2]。从那时起，人们努力将理论方向从“精神分裂症的家庭概念”扩展到“情绪疾病的家庭理论”，并使家庭心理治疗适用于整个情绪疾病范畴。

在“住院”研究的最初几个月里，我们首次观察到了一些母患关系中令人惊讶的地方。为什么理论假设和临床问题与先前的研究都相同，但这些观察结果在先前的研究中无法实现？共同生活的亲密程度可以解释共生关系强度的增加，但最重要的因素是研究者的“观察盲点”。人们无法看清眼前的事物，除非它符合自己的理论参照系。达尔文的进化论为我们提供了一些很好的例子。几个世纪以来，人类一直在观察史前动物的骨头，但并未真正“看到它们”，人们认为地球从创世初到现在一模一样。人们认为这些骨头并不属于那个时期的动物，它们是“人工制品”。直到达尔文提出进化论后，人们终于可以“看到”人类进化发展的证据了，而这些证据是一直存在的。

我最初的理论背景是坚定的精神分析个体取向。在这一取向的实践中，我对同一家庭的不同成员进行个体心理治疗，正是因为这样的实践，我才实现了向家庭取向的转变。我们起初的关注焦点是母亲和患者之间的共生关系。当时的临床证据表明，这种现象在更大的家庭单位里也存在。为什么要关注母患关系？是因为这种关系太过突出和明显，以至于遮蔽了更大的家庭层面的问题。我认为之所以关注母患关系，是因为固化的个体取向思维限制了更大的视角。因为文献中已经将共生关系描述为个体理论的延伸，所以人们更容易看到共生关系。而对共生现象的详细研究，已经成为解释精神分裂症假说的基础！

1954 年，我们开展了正式的住院研究，这是我向家庭取向迈出的下一步。该研究的理论思路和临床问题与前一研究相同，但创造住院情境代表了向家庭取向的转变。这种转变，加上母患一起生活时关系的紧张度，最终使我们有可能“看到”一些一直存在的东西。在第一次清楚地看到这种现象后，就有可能在有神经症问题的家庭，甚至在“健康”的家庭中看到它，只是不那么激烈。

“住院”家庭研究的第一年结束时，出现了从个体理论到家庭理论的重要转折点。我们发现了一些重要的问题，而这有助于区分这两种取向。在这之前，研究的重点是母患关系。理论思维也一直建立在个体理论的基础上，每个母亲和每个患者都在接受个体的心理治疗，研究的重点是个体心理病理的缠结。后来，我们的理论思维倾向于家庭取向，但在临床实践层面仍然偏向个体取向。那会儿的家庭理论定义不清，家庭心理治疗似乎也难以理解。实际操作涉及相当大的临床责任，而个体理论和个体心理治疗都是在已知的可接受的理论和实践方法之内。或许我们可以采取折中的办法，但任何可能的折中办法在理论上都是不一致的。有证据表明，家庭成员接受个体心理治疗时，家庭内部的紧张关系可以得到缓和，但在治疗结束后又会复发，这一点后来得到了证实。另一种办法是将家庭而不是个人作为患者来治疗。

我曾对“家庭心理治疗”这个理念有非常强烈的疑虑。当时我仍然认为，让患者获得情绪成熟的唯一途径是认真分析患者和治疗师之间的移情。但现在我相信，家庭心理治疗不应当仅为每个家庭成员最终进行个体心理治疗做准备。于是，不顾大家的反对，我们终止了个体心理治疗，试图“在回归个体之前，先好好地努力尝试一下家庭心理治疗”。正是这种全身心的投入，打开了临床观察和心理治疗新维度的大门，而这些新维度是以往被个体思维所掩盖的。后来的经验证实了我们早期的猜测，即“个体 – 家庭问题”是一个“非此即彼”的命题。在维持严格的家庭取向方面，如果有任何妥协，都会立即被家庭动力所利用，使之回归到个体取向，从而丧失家庭心理治疗固有的独特优势。

八年来，我一直在寻找概念化“家庭情绪合一性”的最佳方法。迄今为止我使用的最有效的概念是“未分化家庭的自我混乱”。这个词有一些不准确的地方，但它恰如其分地描述了总体的家庭动力，没有其他的词能如此有效地将这一概念传达给那些从个体理论角度思考的人。家庭个体成员的自我融合，具有共同的自我边界。有的自我会完全融合在家庭的自我混乱中，有的自我则融合度不太高。一些自我在情绪紧张期强烈地卷入到家庭的自我混乱中，而在其他时间则卷入较少。在情绪平静期，家庭的自我混乱可能只涉及少数卷入度高的家庭成员。在压力期，多个家庭成员可能都会自我融合，甚至涉及非亲属成员。与某些血亲相比，住家佣人可能在情绪上更多地融合到家庭的情绪系统中。最不成熟的家庭自我融合程度最高。而有精神分裂症患者的家庭的自我融合达到最大强度。从理论上讲，这种融合在所有家庭中都存在，除非家庭成员在情绪上都已经完全成熟。理论上，一个成熟的个体是独立的情绪单位，能够在压力下保持自我边界，而不卷入与他人的情绪融合。

在家庭心理治疗中，“未分化家庭的自我混乱”相当于一个单一的自我。家庭心理治疗针对的是家庭的自我混乱，而不重点考虑当时卷入家庭自我混乱的个别家庭成员。家庭心理治疗师把自己与家庭自我联系起来，就像心理治疗师在个体心理治疗中把自己与个体自我联系起来一样。家庭心理治疗师可以选择在治疗的时候，与所有参与治疗的成员、与任意家庭成员或者与单个家庭成员一起，去接近家庭自我。具体纳入哪些成员进入心理治疗，取决于家庭自我混乱中的动力、直接的治疗目标和家庭心理治疗的阶段。

很难向那些有不同理论取向的人解释单一家庭成员的家庭心理治疗。家庭心理治疗师会通过单个家庭成员与家庭的自我混乱建立联系，他们采用的心理治疗原则类似于个体治疗师将自己与个体自我中最完整的部分，或与个体自我中成熟的一面建立联系。夫妻双方或者有孩子的家庭中的父母双方都会均等地、最大程度地卷入家庭的自我混乱。当这两个卷入最多的家庭成员能够在家庭心理治疗中作为一个团队工作时，家庭心理治疗就会产生最快速、最有效的作用。如果能够做到这一点，就可以避免许多外部问题。成功的家庭心理治疗的最后阶段总是涉及夫妻双方一起解决个人和共同的问题。

家庭理论

根据家庭理论，儿童在成长过程中，从未分化家庭的自我混乱中实现了不同程度的自我分化。有的几乎实现了完全的自我分化，成为具有明确自我边界的个体。这相当于我们的“成熟的人”这一概念。这些个体是独立的情绪单位。一旦从父母家庭中分化出来，他们可以在情绪上亲近自己家庭的成员或任何其他人，而不会融合成新的情绪合一体。人们选择配偶时，会选择那些拥有相同基本分化水平自我的人。当分化良好的人与具有同样高度分化自我的配偶结婚时，夫妻双方能够保持明确的个性，同时彼此之间有一种舒适的、不受威胁的情绪亲密性。这些配偶不会出现“自我融合”，而在彼此自我分化水平都较低的婚姻中，则会出现“自我融合”。在使用这个术语时，我认为“自我分化”等同于“身份认同”或“个性”，但前提是不能把“身份认同”与精神分析学的“认同”概念混为一谈。如果能避免把个性理解成“不同于”的概念，我们就可以很好地使用“身份认同”和“个性”这两个术语。具有高度“自我分化”或者“身份认同”或“个性”的人，能够在情绪上与他人亲近，但不至于情绪融合或丧失自我、丧失身份认同，因为他已经达到了较高的自我分化水平。

在这个情绪疾病的家庭理论中，我把人类功能范围置于一个统一的尺度上，尺度最高的一端是最高程度的自我分化（理论上完全成熟），而适应不良和最严重的情绪疾病则在尺度的最低端。根据该理论，患有或后来发展为神经症的人位于该尺度的中间位置。身份认同水平较低的个体会出现人格障碍问题，他们属于尺度较低的一端，而精神分裂症孩子的父母则属于尺度的最低端。

精神分裂症孩子的父母说明了这一理论中的一个重要观点。这些人的自我分化程度很低，但他们能较好地适应生活。在儿童时期，他们并没有像分化程度较高的兄弟姐妹那样与父母“渐行渐远”、稳定成长。相反，他们仍然在情绪上依附于父母。青春期后，为了在没有父母的情况下发挥功能，他们会“忍痛与父母分离”，与父母“伪分离”，建立“伪自我”。如果他们仍然住在家里，他们可能会通过否认来建立“伪自我”，也可能通过增加物理距离来加强“伪自我”。相比于其他继续与父母生活在一起的兄弟姐妹，离开家庭后再也不见父母的青少年，可能对父母有更多的基本依恋。

这些人的致命弱点是亲密的情绪关系。只要保持随意和短暂的关系，他们就可以在业务和职业关系中发挥功能。但他们在亲密的情绪关系中是很脆弱的。在与自我分化程度同样较低的配偶结婚时，他们会卷入强烈的情绪中。新的配偶“融合在一起”，进入新的家庭自我混乱，他们之间脆弱的自我边界被抹去。这是他们以前和父母情绪融合的翻版。在自我分化程度较高的个体中会发生同样的过程，不过没有那么激烈。这种现象在自我分化程度较低的个体中最为突出。

后来患上精神分裂症的个体说明了这一理论的另一个重要方面。他们与上述群体的主要区别是，他们永远无法“忍痛与父母分离”，以达到可工作的“伪自我”水平。他们总是作为家庭自我混乱的附属物发挥功能。有些人几乎没有实现自我分化，以至于他们在第一次尝试独立于父母生活（即使是在家里生活）时就崩溃成精神病了。另一些人则获得了短暂或脆弱的“伪自我”，但是如果要与父母的自我混乱分离更长时间，他们就需要找到另一个自我混乱来依附。他们需要找到能够给他们提供指导和建议的人建立新的依恋关系，从新的依恋关系中借来足够的自我发挥功能。他们也许一生都在依恋关系中寻找平衡点，并在没有严重麻烦的情况下继续发挥功能，但任何失去重要他人的可能性都极易影响他们，任何可能威胁或破坏其依赖性依恋关系的生活事件都会导致他们崩溃成精神病。

夫妻自我混乱的动力涉及这一理论中一些最重要的概念。刚结婚时，或者说当他们建立起共同生活的相互依赖关系时，丈夫和妻子会融合成一个新的家庭的自我混乱。自我的分化程度越低，融合程度越高。两人都渴望情感亲密，但当他们亲近时，伪自我就会融合成一个共同自我，他们之间脆弱的自我边界被抹杀，双方的自我会融合成共同自我的一部分。为了避免融合的焦虑，他们之间会保持足够的情绪距离，让彼此都尽可能地通过伪自我发挥功能。一般来说，新形成的家庭自我混乱的模式和未来走向，其一由夫妻双方的动力决定，其二由新家庭自我混乱之外的外界关系决定，其三由自我融合的强度决定。

新婚夫妻争取或分享自我力量的方式，决定了他们之间的动力。他们刚进入婚姻时各自的“自我”水平相当，但后期会迅速融合成一个共同的自我（甚至在求爱时的情感交流期也是如此），在这之后，夫妻中某一方通常会发挥超过同等份额的自我功能。当夫妻双方都为自己的权利而斗争时，婚姻就会产生冲突。当任何一方“让步”时，冲突就会平息，但“让步”的一方会失去“自我”，而另一方则“获得自我”。

这种自我的“失去”与“获得”，是家庭自我混乱中强势与软弱相互流动变化的例子。在大部分婚姻中，夫妻在短暂的权利争夺后，会通过一方不情愿地做出“让步”来解决分歧。在另一部分婚姻中，夫妻一方努力依赖对方。这个配偶自愿“让步”，变得“没有自我”，以加强他所依赖的另一个人的自我。习惯性“让步”的配偶，无论是勉强的还是自愿的，都可能会因为身体疾病、情绪疾病或社会功能紊乱，如工作效率低下、酗酒和缺乏社会责任感等，而达到一种“无自我”的状态，从而丧失行为能力。一段婚姻可能会进入一个永久稳定的状态，夫妻中的一方因慢性疾病而长期丧失工作能力，夫妻双方的自我缺陷好像都体现在这个患病的配偶身上。只要丧失功能的配偶没有从身体疾病中恢复过来，这样的婚姻就可以一直保持情感上的和谐。

与新的家庭自我混乱之外的人之间的关系会影响配偶之间情感发展过程的强度。例如，如果一方或双方对父母的自我混乱保持足够的情感依恋，那么他们彼此之间的情感强度就会降低。有工作的妻子只要在工作中保持情感依恋，婚姻关系就能保持相对稳定。如果工作关系结束了，且没有一个满意的替代关系，就可能会导致婚姻关系紧张和冲突。稳定的外部关系也可能成为婚姻冲突和不和谐的根源。如果稳定的外部关系变得不稳定，就不仅会失去稳定的价值，还会增加婚姻中的情感压力。

有的配偶与上一代保持着最重要的外部关系，比如父母或叔叔阿姨；有的配偶与同辈人建立最重要的关系，如兄弟姐妹或同龄朋友；有的配偶则与下一代维系着最重要的关系，例如子女或学生。大多数人会把自己的重要关系分散到不止一代人身上，而一小部分配偶会把自己的情感问题局限在一个小范围内，比如几乎将情感只投入到彼此身上，这就造成了冲突型婚姻，或导致配偶长期失去功能。有些冲突型婚姻的冲突只限制在婚姻关系内，子女很少或根本没有情感上的参与。还有一些夫妻，把原本属于父母应当负责的问题全部转嫁到一个或多个孩子身上，导致他们的婚姻关系是平静和谐的，孩子却功能受损。一般家庭会在多个领域建立关系，家庭也会从多处获得支持，或将其情感问题传递到多个方面。

夫妻自我融合的强度是决定新家庭自我混乱模式的重要因素之一。一般来说，自我分化程度较低的配偶与自我分化程度较高的配偶相比，会有更强烈的自我融合倾向和更严重的问题，需要先得到稳定。然而，相较于问题的严重程度，临床过程更取决于稳定问题所使用机制的有效性。例如，有的配偶身份认同度很低，却能找到相当有效的、长期或永久稳定的机制。一个后来患有精神分裂症的孩子的父母，通过将父母间的大部分问题传递给孩子，来保持婚姻关系的平静，直到孩子发展为精神病，不能再发挥功能。只要夫妻当中无行为能力的一方还活着，这种永久性的物理无能就能有效地稳定身份身份认同度低的婚姻。身份认同度相对较高的配偶一般能够找到更广泛的有效的稳定机制，但当维持稳定的努力失败后，这些配偶会像身份认同度低的家庭一样，经历焦虑和压力。

当自身的稳定机制失效，家庭解决问题的努力导致“情况变得更糟”时，家庭会转向外部寻求帮助。身份认同度较高的家庭，较为容易接受心理治疗。他们更有动力坚持进行心理治疗，直到达成某种永久性的解决方案。身份认同度较低的家庭则是寻求立即的缓解，以及另一种比之前更好的适应机制。如果他们取得了轻微的缓解，就会对心理治疗赞不绝口。如果失败了，他们也可以接受这不可避免的事实，但对于未来的发展，他们变得听天由命。

家庭心理治疗

家庭心理治疗是作为家庭理论的一个组成部分发展起来的。我将介绍心理治疗的几个原则，以说明处理家庭自我混乱的临床方法。

从理论上讲，一个家庭的自我混乱可以包括核心家庭的成员，父亲、母亲和孩子，并延伸到大的家庭网络，包括家庭中那些仍然有未解决的情感依赖的成员。例如，一个对父母有未解决依赖的成年兄弟姐妹可能住得离原生家庭很远，与父母的联系也很少，但父母或兄弟姐妹的功能性仍然能够对改变对方生活过程的事件有所反应。这种情绪依赖虽然是静态的，但十分活跃。

从实际意义上讲，家庭的自我混乱包括那些在日常生活中有积极联系的家庭成员。对于某些家庭来说，家庭的所有成员都卷入了家庭的自我混乱。对于另一些家庭来说，家庭成员居住在不同地方，但每天联系，这样家庭的自我混乱则超越了居住地的边界。

从临床上讲，家庭的自我混乱包括那些与家庭情绪相互依存关系最紧密的家庭成员。这总是涉及父亲和母亲，他们均等地、最大程度地卷入家庭的自我混乱。在许多家庭中，最依赖父母的那个孩子与父母同样程度地卷入了父母的自我混乱里。其他孩子通常分化程度较高。一个流行的观点是，家庭心理治疗会让父母和所有的孩子一起参与，学习沟通和表达感受的方法。这其中有一些方法能够有效地缓解症状，并且在家庭中创造出一种暂时的、更舒适的感觉，但我发现对于旨在解决深层问题的持续性家庭心理治疗工作，这些方法没有什么帮助。

家庭心理治疗的方法是针对家庭的自我混乱的，这是家庭心理治疗的原则之一，但这一原则的目标是带来最迅速的改变。我把我的工作重心放在家庭的自我混乱中最能被改变的那部分。如果父母能够作为一个团队一起合作的话，那么父母双方都能改变，否则，我会关注父母中最积极的一方，直到另一方表示希望一起努力。我通常会避免与已经被家庭指定为“生病了”或者是“患者”的家庭成员建立关系。家庭自我中较强的一方在制造和维持较弱一方的“病态”方面起着重要作用。对于治疗师来说，如果直接与“生病”的家庭成员一起工作，就会遗漏其他家庭成员发挥的作用，并允许现有的家庭过程继续下去。我们的目标是帮助家庭中较强的一方为较弱的一方负责。

卷入家庭自我混乱的家庭成员陷入了相互依赖的情绪泥潭，每个人都过于依赖对方，不敢冒险建立一个清晰的自我。夫妻双方为了提高对方的功能性，全身心投入变成对方期望的样子，同时要求对方变得与众不同，从而提升自己的功能性，这样双方都可以不需要对自己负责。当夫妻任何一方能够定义这种无形的混乱感，并且维持比较明确的身份认同时，恢复过程的第一步便开始了。这包括在面对对方的情感压力时保持自我；在对他人没有太多情感需求的情况下，保持对自己的责任。家庭心理治疗的一个总体目标是帮助参与其中的家庭成员区分明确定义的“自我”与未分化的自我。有时，这种分化过程可以通过单独与家庭成员合作，或与家庭成员的各种组合合作来推进，随着分化过程的进行，家庭自我会从一个方面转移到另一个方面。在最后阶段，问题得到彻底的解决，夫妻双方会开始一起分析各自更深层次的心理问题。

如果问题存在于冲突型婚姻中，通常的方法是单独或分别与其中一方合作，直到他们双方可以冷静地合作。如果有症状的一方为自己寻求帮助，最有效的方法是单独与这一方合作，直到“生病”的一方能够保持“自我”，双方才能继续一起合作。

当患者是孩子时，最好的办法是，父母双方可以在不涉及孩子的情况下共同解决家庭问题。当父母可以遵循这一过程时，孩子将自动得到改善，无须参与家庭心理治疗。当孩子有很严重的问题时，如患有边缘性精神障碍、精神疾病或严重的人格缺陷，父母自我的大部分都会投入到孩子身上，以至于父母在没有孩子参与的情况下很难继续治疗。在这些情况下，我会灵活地利用任何可用的家庭力量，直到能够建立更加稳定的家庭结构。在许多类似的工作中，与父亲和母亲分别合作，帮助他们在与孩子的关系中保持一个更明确、清晰的位置，是有益的。其中有几个家庭已经开始对父母的问题进行有序的分析。

根据我的经验，家庭心理治疗是所有心理治疗方法中灵活性最大、效果最好的一种。当治疗师能够灵活利用家庭的力量，而不去管这种力量的来源时，对个体心理治疗产生抵触的一系列问题都会得到解决，治疗会变得流畅可行。在这些心理治疗的优势中，我认为“家庭”最大的好处之一，可能在于它为理解人类现象提供了新的见解。

注释

1. 1954～1959 年在马里兰州贝塞斯达美国国家心理健康研究所临床中心进行。

2. 华盛顿乔治敦大学医学中心精神病学系。

第 8 章

精神分裂症的家庭心理治疗在医院和私人诊所的应用（1965a）

本文将要介绍的是应用家庭心理治疗来治疗精神分裂症的具体方法，该方法是基于精神分裂症本质和起源的理论发展而来的。该内容后来延展为“精神分裂症的家庭概念”，最近又扩展为“情绪疾病的家庭理论”。我、戴辛格和巴萨马尼亚（Bowen et al., 1957; Bowen, 1959a; Bowen, Dysinger & Basamania, 1959）之前已经在文章中介绍过许多相关理论和背景材料，其后，我在 1960 年的论文中讨论了精神分裂症的家庭概念，在 1961 年的论文中阐述了精神分裂症的家庭心理治疗。

本文呈现的一系列内容是从临床角度出发描述家庭心理治疗的，先是宽泛的理论概念，然后是更具体的理论以及理论的临床应用。我的重点在于理论取向，心理治疗师建立并控制着心理治疗的环境，治疗师本人对所要解决问题的本质的理论思考决定了其处理问题的方法、治疗的步骤、治疗过程中的观察及其后续的回应和反应。因此，在对心理治疗方法的描述中，了解治疗师的具体理论取向是非常有益的。

本文内容的具体顺序如下：第一节简要回顾了家庭理论的重要进展，主要是为了区分家庭理论取向和个体理论取向，后者认为情绪疾病源于患者自身的病理，认为情绪疾病植根于他们的思维和认知，因此，很难将家庭治疗取向的观点传达给他们。本文各节会在不同位置反复阐述二者的区别。第二节是对情绪疾病家庭治疗的概述。精神分裂症被看作是人类整个适应过程的一部分，对不太严重的情绪疾病的认识将有助于了解该症。第三节描述了家庭投射过程，父母会经由该过程将自己的问题传递给孩子，这个过程对精神分裂症的形成尤为重要。第四节介绍了一个在医院和私人诊所调整家庭投射过程的临床程序。第五节论述了家庭心理治疗具体实施时的原则和技术。最后一节是对家庭心理治疗发展现状的评估。

背景资料

情绪疾病家庭理论的发展最初是基于精神分裂症个体心理治疗的早期经验。它始于一项为期五年的临床研究[1]。在该研究中，患者家庭的各个成员以及患者本人均接受了个体心理治疗。当研究重点向家庭成员转移时，其内部成员间的关系系统也随之凸显出来。当聚焦于母亲和患者之间的共生性依恋，尤其是共生关系的周期性时，我们发现，在该关系中，每对母亲和患者时而亲密得如同“情绪上的连体双胞胎”，时而彼此疏远、敌对以致相互排斥，共生关系的特征已纳入一个关于精神分裂症病因学的详细假设中。

在这项正式的家庭调查研究[2]中，家庭理论的发展迈出了最重要的一步。参与这项研究的精神分裂症患者及其家人共同住在精神病房里，研究初始，我们结合先前研究的假设，计划让母亲与患者共同生活在病房里，结果发现了在先前研究中并未清晰“看到”的母亲－患者关系的“新”特征，这些特征将在下一节描述。为什么假设是相同的，家庭也存在着相同类型的临床问题，但在过去的研究中我们并未观察到这些特征？这种变化似乎可以用两个因素来解释：一个因素是亲密的生活环境，这使得患者与家人间的互动更加激烈；但最重要的因素似乎是研究者的“观察盲点”。人类可能看不到眼前的东西，除非这个东西有其理论参照系。例如，几个世纪以来，人类一直在观察史前动物的骨头，但并未真正“看到它们”；人类相信地球从创世初到现在始终是一样的，直到进化论出现，人类才“看到”这些骨头。最初，对家庭的研究基于个体理论，但该理论过于关注患者自身，无法真正“看到”家庭。向共生关系假设的转变是家庭取向的一大进展，我相信这种转变更多源自先前理论思维的局限性，而非源于新概念在描述家庭现象上的准确性。文献已对“共生关系”做了描述，它是个体理论的兼容扩充，同时，共生关系还可以用来准确描述家庭现象的一个方面。由于其他现象均为“观察盲点”所掩盖，因此只有母患关系成了研究焦点。同住式住院治疗研究是家庭取向的又一进展。虽然其假设与非正式研究大致相同，但同住式住院治疗情境背后的设想为研究者更好地“观察”家庭奠定了基础。不断提升的“观察”家庭的能力和不断强化的关系特征，都足以让观察有新的突破。一旦我们突破了观察盲点，看到了这种新的关系现象，就会发现它表现得如此强烈，以至于充斥在整个观察活动中。随后，我们在一些门诊家庭中也清楚看到了这种现象，不过在这些家庭中，这种现象表现得没那么激烈。

基于这些在研究第一年后期得到的“新”观察，家庭理论取得了最重要的进展。我们扩大了假设范围，将整个家庭纳入其中，并调整研究设计，使父母和其他家庭成员与患者共同生活在病房里，心理治疗方式由个体治疗转为家庭治疗。在后四年的研究中，我们进一步明确了理论前提，我们将其延展为精神分裂症的家庭概念，同时将家庭心理治疗作为家庭概念的一个重要组成部分。在开展同住式住院治疗研究的同时，越来越多的门诊家庭也接受了门诊家庭心理治疗。自 1959 年以来，我一直在医院门诊和私人诊所开展家庭心理治疗工作。

基于对尚未达到精神分裂症程度的家庭进行家庭心理治疗的经验，家庭理论取得了新进展。我们招募了 250 个家庭，在这些家庭中，患者的问题轻至神经症，重至接近精神病性的程度。令人惊讶的是，在精神分裂症患者家庭中所有引人注目的家庭动力也存在于问题不严重的家庭中，甚至还存在于“健康”或无症状的家庭中。以上研究经验支持这样的观点，即精神分裂症和不太严重的心理病理之间只存在程度上的差异。家庭心理治疗过程中的变化对理解家庭现象也很重要，我们在有神经症问题的家庭中观察到一系列快速的变化，而精神分裂症患者家庭的变化是缓慢、不确定的。对问题不太严重家庭的治疗经验为我们将精神分裂症的家庭概念扩展为情绪疾病的家庭理论提供了一些观察资料。这一理论把人的整个适应范围设想在一个统一的尺度上，最高的成熟度在一端，而适应不良和情绪疾病在另一端。

理论背景。研究在第一年结束时，由于我们决定从个体取向转为家庭取向，两种理论取向间的重要差异就凸显出来了。第一年的理论取向建立在个体理论的基础上，我们让每个患者和母亲都单独接受个体心理治疗，研究的方向是聚焦个体病理性的缠结。第二年取向的转变基于新观察到的母患关系特点，实际中的母患共生关系要比假设的更为激烈和广泛。共生的“情绪合一性”本身不是一个实体，而是更大的家庭“情绪合一性”的一部分。对门诊家庭的同期观察表明，父亲同母亲一样会卷入情绪合一性，其他家庭成员也会卷入其中。家庭关系在过度亲密和过度疏远之间交替，在情绪亲密的阶段，卷入的家庭成员们，其心理内部系统是如此紧密地融合在一起以至于无法区分彼此，这种融合涉及自我功能的整个范围。在一个家庭中，某个成员的自我可以代替另一个成员的发挥功能，比如，某个成员可以准确知道另一个成员的想法、幻想、感受和梦境，某个成员也可以因另一个成员的情绪压力而自感身体不适。患者精神病的每一个细节都能在其母亲身上找到镜像，有例子表明，患者的精神病表现出了母亲的无意识。在愤怒疏远的阶段，家庭成员会与其他家庭成员或某些非亲属，如医院的工作人员“融合”，而对方也会“融合”到家庭问题中。家庭合一性的另一个表现是，在家庭成员之间会存在自发的、流畅的自我的强弱转换。某个家庭成员身上会出现“病理”的一部分，其他部分出现在剩余家庭成员身上，这体现了家庭强势与软弱的拼图，即每个家庭成员都持有同一拼图的碎片，彼此之间可以交换大量拼图碎片。通过以上观察结果，我们提出了“以家庭为疾病单位”的概念，并指出我们无法通过独立识别问题的各个部分来识别出总体的某一部分所存在的问题，尽管在一些家庭中，对单个家庭成员进行个体心理治疗能够在一定时间内缓和整个家庭的情绪过程。研究发现，更大的家庭情绪合一性与母患共生具有相同的基本特征，情绪融合、情绪联结、情绪粘连以及自我融合等术语都能准确描述这一现象。因此我们摒弃了“共生”假设，转而研究更大的家庭现象。

决定改用家庭取向时，我们面临着一些关键的实践问题和理论问题。基于实际考量，我们倾向于应用个体理论和个体心理治疗，因为它们已经是较为成熟的理论和实践方法，但观察结果表明，家庭现象比个体缠结的病理更复杂。基于严格的理论思考，我们倾向于彻底改为家庭取向，但最初的“家庭”假设并不完善，而且家庭心理治疗似乎也难以让人理解。我们考虑将个体取向和家庭取向结合起来，但任何组合都存在弊端，比如，已有经验表明任何个体心理治疗都可能会模糊对“家庭”的观察。经过深思熟虑，尽管对能否成功尚存疑虑，我们还是决定将全部精力投入到对家庭研究的观察、对家庭假设的扩展，以及对家庭心理治疗的发展中，我们希望在“回到个体取向之前”给家庭取向一个公平的机会。在临床上，我们的想法是将足够多的家庭成员纳入本研究中，使“家庭拼图”的基本组成部分同时聚集在一起，并在所有“拼图部分”都在的情况下尝试应用心理治疗。最大的疑虑在于家庭心理治疗本身，因为精神分析和个体心理治疗取向使我相信，唯有仔细分析患者和治疗师之间的移情关系才能使患者情绪成熟，而且“家庭心理治疗”也只是在为最终对每个家庭成员进行个体心理治疗做准备。尽管如此，我还是决定停止所有个体心理治疗，并设计了一种家庭心理治疗方法，用以适应理论前提所确定的临床问题。

工作方向向家庭取向的转变是一个转折点，如果没有对家庭的“全身心投入”，这个转折点恐怕就无法到达。家庭理论取向使人们有可能“看到”一个激动人心的新层面，而这个层面曾一度为个体理论所掩盖。在很短的时间内，人们就会发现家庭心理治疗的潜力。我们将在后文中讨论在“个体取向”环境下实施家庭心理治疗的一些困难。家庭心理治疗至今已经进行了八年，治疗了 300 多个家庭，其中 63 个家庭有患有精神分裂症的家庭成员，其治疗时间从七周到七年不等，这些家庭包括 51 个存在功能严重受损的精神分裂症成年子女的家庭，十个有精神病配偶的家庭，以及两个存在功能严重受损幼儿的家庭，这些幼儿曾被诊断为孤独症或儿童精神分裂症。

情绪疾病的家庭理论

对家庭情绪合一性的概念化是很难的，而将这一观点传达给那些只关注个体的人更是难上加难，因为他们很难真正“看到”家庭。我曾用“未分化家庭的自我混乱”一词来指代家庭情绪合一性，这个词虽然不够准确，但用来描述整个家庭的动力很贴切，而且将这种家庭概念传达给他人时，再没其他词能够像这个词这么有效了。我设想的是一个融合了各个家庭成员、共用一个自我的集合体，一些自我比其他自我与家庭自我混乱融合得更加彻底，某些自我在感受到情绪压力时会强烈地卷入进来，但在其他时候会相对疏离。父母总是以最大水平卷入其中。这种融合有时可能只包括一小部分卷入水平最高的家庭成员，而有时可能涉及扩展家庭网络里的成员，甚至是非亲属和宠物。相较于某些分化水平较高的血亲，住家佣人往往更容易“融合”

到家庭自我混乱中，索恩（Sonne）和斯佩克（Speck）于1961年将宠物也纳入了家庭心理治疗。越不成熟的家庭，其内部自我融合越激烈，在有精神分裂症患者的家庭里，父母和孩子之间的融合最为严重。理论上来讲，除了那些所有成员情绪都很成熟的家庭，几乎所有的家庭都存在着不同水平的融合。在成熟家庭里，所有家庭成员各为闭合的情绪单位，他们不会与其他人产生情绪融合。

我们在临床上将未分化家庭的自我混乱等同于一个单一的自我。家庭心理治疗只针对家庭自我混乱本身，一般不具体考虑卷入其中的个体。心理治疗师会在自己与家庭自我混乱之间建立联系，就如同在个体心理治疗中把自己与患者的自我联系起来一样。在任何时候，家庭成员中谁要参与治疗都只取决于家庭自我混乱的动力和即时的治疗目标，治疗师可以在所有卷入的家庭成员都在场、任意家庭成员组合在场或只有一个家庭成员在场的情况下处理家庭的自我混乱。治疗师很难向那些持有不同理论取向的人解释对单个家庭成员进行的家庭心理治疗，但家庭心理治疗师在通过单个家庭成员与该家庭自我混乱建立联系时所采用的心理治疗原则，和个体心理治疗师在与“患者自我的完整部分”或“自我的成熟面”建立联系时所使用的原则是类似的。夫妻（或父母）是卷入家庭自我混乱程度最高的家庭成员，因此只要他们能在家庭心理治疗中团结协作，治疗效果就最好。一次成功的家庭心理治疗，其最后阶段一定包括夫妻双方共同解决个体问题和共同问题。

根据情绪疾病的家庭理论，儿童成长是为了从未分化的家庭自我混乱中实现不同水平的“自我”分化，有的儿童几乎完全分化，成为具有明确自我边界的个体，即我们熟悉的“成熟的人”，这些个体都是闭合的情绪单位。一旦分化，他们便可以在情绪上亲近自己的家庭成员或任何其他人，而不会融合到新的情绪合一性里。人们倾向于与自我分化水平相同的配偶结婚，当分化水平高的人与身份认同感高的配偶结婚时，夫妻双方既能都保持明确的个性，又能在情绪上保持强烈、成熟且不具威胁的亲密，他们不会像分化水平低的配偶那样卷入“自我”融合中。

如果将自我分化的整个范围放在一个尺度上，将自我分化水平最高、理论上情绪完全成熟的人放在最上端，将适应不良、有重度情绪疾病的人放在最下端，那么，以下将是本文介绍的不同诊断类别在尺度上的相对位置，后来发展为神经症的人处于尺度的中间位置，有患精神分裂症孩子的父母处于尺度的相对下端，而精神分裂症患者以“无自我”状态处于最下端，因为他们的“自我”功能借用自他人。

精神分裂症患者的父母可以被用来说明本理论的一个重点。这类父母的自我分化水平很低，但在某种程度上能很好地适应自己的生活。他们在儿童时期的分化水平不及其兄弟姐妹，无法稳定地开始“远离父母”的成长过程，他们的情绪依然保持着未分化的状态。青春期后，为了在没有父母的情况下发挥自我的功能，他们“忍痛与父母分离”，通过与父母自我混乱的“伪分离”来建立“伪自我”，住在家里时他们可能会通过否认来实现这一点，又或者用拉远与父母的物理距离来强化这一点。离开家庭后再也不见父母的年轻人，可能比仍与父母生活在一起的兄弟姐妹对其父母有更多的基本依恋。亲密的情绪关系是这些人的致命弱点。只要他们能保持关系的随意性和短暂性，就可能在事业或职业上有所收获，但是，当其与一个自我分化水平同样很低的配偶建立婚姻时，就会情绪过度卷入。这对新配偶融合在一起，进入一个新的家庭自我混乱，他们脆弱的自我边界在这个新混乱中被抹去了，以上正是他们过去与父母情绪融合的翻版。同样的过程也会出现在自我分化水平较高的配偶中，程度相对没那么激烈，但在有精神分裂症子女的父母身上，这一过程最为突出。

我们用后来发展为精神分裂症的人来说明自我分化的最低水平。他们与上述群体的主要区别是，这些人永远无法“忍痛与父母分离”以达到足够的“伪自我”水平，他们继续依赖父母，以附属物的方式发挥功能。有些人几乎没有实现自我分化，以致其第一次努力独立于父母生活就陷入精神病中。有些成功分化了足够“伪自我”的人，可以在短时间内发挥功能，但只有在寻找到一个新的自我混乱家庭并将自己依附其中时，才能够实现与父母的长期分离。他们的生活适应能力取决于对一切重要他人的依恋，这些人将指导和引领他们，而他们可以从这些人处借到足够的自我来发挥功能。他们也许一生都在依恋关系中寻找平衡点，并在没有严重麻烦的情况下继续发挥功能，但任何失去重要他人的可能性都极易影响他们，任何可能威胁或破坏其依赖性依恋关系的生活事件，都会导致他们崩溃，陷入精神错乱的虚无状态。

融合是家庭治疗取向理论的一个重点，其常常在新婚夫妻间形成新的家庭自我混乱时发生，在自我分化水平低的配偶中，这种融合尤为激烈。夫妻双方都渴望亲近，但亲近的结果是两个“伪自我”融合成一个“共同自我”，他们之间的自我边界被抹去了，“共同自我”的个性也丧失了。为了避免融合带来的焦虑，他们保持足够的情绪距离，即“情绪离异”，而这使每个个体保持了尽可能多的“伪自我”。一般来讲，新的家庭自我混乱的形成是由自我混乱内部的动力模式和与自我混乱外的人的关系共同决定的。当夫妻双方争夺或分享自我力量的方式是自我混乱的内动力，其中一方通常以主导性的自我力量来发挥功能。在尺度的一端，当夫妻双方都“为自己的权利而战”时，就会出现冲突型婚姻，当其中一方“让步”时，冲突就会平息；在尺度的中间位置，夫妻其中一方勉强“让步”以解决婚姻中的分歧，让步的一方“失去力量”，而另一方“获得力量”；尺度的另一端是夫妻中一方积极努力地让步，成为依赖性的一方，成为一个“无自我”的人，以强化另一方的自我，一个习惯性“让步”的配偶会发展出足够多的“无自我”，无力抵抗身体疾病、情绪疾病或社会功能紊乱，如工作效率低下、酗酒或缺乏社会责任感。当“无自我”的配偶因慢性疾病失去行为能力时，他们的婚姻可能会因此而变得持久。

与外人的关系会决定家庭内自我混乱情绪的强度和广度。重要的外部关系通常是指扩展家庭网络的亲属，但非亲属也会起到同样的作用。当外部关系不太激烈时，自我混乱的情绪强度就会缓解；当外部关系变得激烈时，自我混乱的问题就会“传染”给外部的人，将外部的人卷入这个家庭的自我混乱中。夫妻可能会与上一代保持最重要的关系，即他们的父母；也可能与同辈保持最重要的关系，即他们的兄弟姐妹；或者与下一代保持最重要的关系，即他们的子女。一小部分夫妻将自己的问题几乎完全限制在一个小范围内，例如，在一些婚姻中，激烈的问题仅限于夫妻之间，子女基本不会被卷入其中。但在另一些婚姻中，父母将自己的问题全部转移到某个遭受最大程度损害的孩子身上，用以维持夫妻间的平静与和谐。一般情况下，在大部分家庭中，夫妻双方都会在多个领域保持着重要的外部关系，因此，他们内部的问题也会“蔓延”至家庭系统以外的更大领域。

精神分裂症是在父母自我分化水平较低的家庭中发展起来的，这种高水平的父母损害会传染给家里的一个或多个子女。这一过程的主要影响因素有：①父母自我混乱所致问题的严重程度；②父母损害传递给单个孩子或“蔓延”

至多个孩子，以及其扩展在家庭中的程度。例如，不太严重的父母问题传递给单个孩子的，会比非常严重的父母问题“扩散”到多个孩子的，引发更严重的精神分裂症。精神分裂症可以被视作一个家庭过程的产物，在这个过程中，每一代中都会有一个孩子比父母遭受更大程度的损害（较少卷入该过程的孩子可能会比其父母自我分化水平要更高）。这个过程会重复好几代，直到出现一个低自我分化水平的子女，他在婚姻中会遭受父母的自我混乱造成的极大损害，使他的孩子发展出精神分裂症。我（Bowen, 1960）假设精神分裂症的形成需要三代或更多代，这一假设基于精神分裂症的家庭概念，认为如果父母将问题的主要部分传递给后代中的某一个孩子，那么第一代中适应水平较高的父母经由三代会发展出患有精神分裂症的后代。在大多数情况下，传递过程中都存在不同水平的“蔓延”，这使得精神分裂症的发展需要三代以上的时间。在本文中，我们无法考虑有多个患有精神病子女家庭中的变量，也无法考虑离婚、死亡和其他严重的家庭变故中的变量。

精神分裂症的家庭投射过程

本节将专门讨论精神分裂症形成的主要机制，即父母问题传递给孩子的机制。这个家庭投射过程在母亲怀孕之前的很长时间里就开始了，那时母亲的思想、感受和幻想都开始为孩子在她的生活中的出现预留一个位置。我们可以想一想，母亲的思想和幻想的模式是不是来自她的母亲呢？这个过程在母亲怀孕期间就有了明确的模式，接着在母亲不同的人生阶段中，这个模式有着不同的表现，并一直持续到现在。孩子作为父母的稳定器，将不稳定的父亲 – 母亲自我混乱转化为比较稳定的三人组。父母的稳定程度取决于孩子作为“三人组中的一员”的功能[3]，同时孩子也需要父母尽可能地保持稳定。孩子的存在是“为父母而存在”，以至于他没有自己的“自我”。“长大了”或“搬走了”之类让孩子脱离其在三人组中维持稳定功能的位置的威胁事件，会让父母感到焦虑。三人组的情绪过程是适应性的，经历大多数威胁后，它可以自我重建。精神崩溃是最大威胁之一，它阻碍了孩子作为三人组中一员功能的正常发挥，但投射过程能从这个威胁中幸存下来，即使父母住在家里，孩子永远住在精神病院，投射过程也能持续存在。

“家庭投射过程”指的是父母和子女各司其职，在父母将问题传递给子女的过程中发挥促进作用的机制。要用个体理论来解释这个过程，就必须假设过程中存在父母的“投射”和孩子的“内投射”。父母可能不顾阻力强行投射，直到孩子最终接受投射，但最常见的是父母主动投射，孩子接受投射。或者孩子可能主动投射，胁迫父母认同他才是家庭产生问题的原因所在。“指责者”和“自责者”这两个词可以用来描述投射过程的一个方面。在一个功能轴上，人们把自己分为“指责者”和“自责者”，在紧急情况下，两者都在寻找原因以解释情况：指责者习惯于在自我之外寻找原因，他的知觉系统只允许他在他人或环境中寻找原因，而非自我内部；自责者能准确地知觉到自我的原因，但让其在自我之外寻找原因，就像让指责者在自我内部寻找原因一样困难。

引发任何情况的真正原因都可能是内因和外因共同作用的结果。理论上来讲，一个成熟的人能够客观地评价内外因素并对自我扮演的角色负责，一个人越不成熟就越容易指责他人或是自责。接下来，我们举例说明。A 和 B 对一个尴尬的情况负有同等责任。A 开始想“如果我不那么笨拙，这种事就不会发生”，与此同时，B 在想“看看 A 的笨拙所造成的混乱”，这个过程在无声无息中完成。两人都在指责 A 并对 B 本该承担的责任视而不见，两人都表现得好像自己的判断是准确的。在某些情况下，指责者会变成自责者，而自责者也会变成愤怒的指责者，他甚至会觉得洪水、风暴和地震都是他造成的，当这种自责超过负荷，他就会爆发指责。总之，在承担自我责任方面，自责者和指责者一样都是不负责任的。

父母问题最常由母亲投射到孩子身上，父亲则支持她的观点。这是一个不成熟的母亲，深感情感上的不足，她从自身之外寻找焦虑的原因，将其投射到对孩子是否健康、功能是否充足的恐惧和担心上，投射会找到孩子身上微小的不足、缺陷以及功能失效，将注意力集中于此并放大、夸大为孩子的重大缺陷。投射过程主要有三个步骤，这三个步骤在精神分裂症的后期治疗中很重要。第一步是感受－思考，母亲先形成感受，然后将其纳入对孩子缺陷的思考。第二步是诊断－贴标签，母亲寻找并诊断出孩子身上最符合她感受状态的缺陷，即“临床检查－诊断”。第三步是治疗，母亲开始对孩子采取行动进行治疗，就好像她的诊断是准确的。这个投射系统本身也会产生缺陷，例如，母亲将孩子当作婴儿来感受和思考（我们中最成熟的人也有一个婴儿的自我），她称呼孩子为宝贝，并将孩子当作婴儿对待，孩子接受了这种投射后就会变得更加幼稚。母亲的焦虑助长了这种投射，当使母亲焦虑的原因在她自己之外时，焦虑就会减轻。对孩子来说，他们希望母亲保持平静，接受母亲这种投射只是自己付出的一个小代价而已。久而久之，孩子也越发适应了，只是随着每一次接受新的投射，孩子的功能不足会越发严重。

投射系统也会利用现有的小缺陷。其中一些小缺陷需要经由专家检查、诊断来确认是否存在，父母会寻求一个又一个医生，直到他们所“担心的”缺陷最终得到确认。在身体检查、实验室测试以及心理测试中发现的任何缺陷都可以促进投射过程，家庭投射会涌入新发现的无伤大雅的先天性异常，并将其转化为一种缺陷。投射过程的重要功能就是，找到问题产生的“原因”，并确认这个“原因”在母亲之外。我们只需要听这样的母亲说上几分钟，就能发现她会引用各种外界的意见、诊断和测试来验证这个投射。

当三人组中的一员精神崩溃，不能再作为家庭投射的吸收器时，投射过程就到了关键期。家庭焦虑程度通常很高，但引起家庭焦虑的不是精神病本身，而是这个三人组中的一员无法继续发挥他的功能了。当精神疾病发展缓慢或患病的家庭成员很安静且乐于合作并继续吸收父母的投射时，家庭焦虑就不会那么强烈。父母甚至可能不会为安静的患病成员寻求帮助，除非受到他人或外界机构的敦促。病患突然崩溃时会爆发强烈的焦虑，这个患病的家庭成员不仅拒绝接受投射，还变成一个激烈的“指责者”，一边否认问题的存在，一边做出不负责任的行为。

当家庭因患者的精神崩溃寻求精神医疗帮助时，家庭投射过程的三个步骤就会凸显出来。父母的焦虑促使他们倾向于称三人组中的一员“患病”，他们希望用诊断来确认疾病，并开始实施治疗计划。当诊断得到证实时，这个家庭成员就会成为“患者”，另一个家庭投射就完成了，父母的焦虑也随之消退了。在一系列家庭投射危机中，确诊精神疾病这一步[㊀]大概是最关键的了。家庭理论中一个最重要的理论和心理治疗议题就是围绕这一点展开的。通常的精神诊断方法是检查患者，确认病理的存在并建议适当的治疗。精神科诊断与家庭投射过程一步步契合。于是，一个经过时间验证的良好医疗实践原则支持了父母在家庭中的投射过程，使患者的情绪疾病具体化、固定化，使

㊀ 指的是患者的症状表现在临床上得到了精神科医生的诊断，而非家庭投射过程中的第二步。后文的“这一步”是对确诊精神疾病这一步的省略。——译者注

疾病发展为慢性的、不可逆转的。本文下一节将介绍一种针对此困境的治疗方法，此方法基于情绪疾病的家庭理论。

父母多年来的成功投射是先于患者确诊为精神疾病这一步的。在一些家庭中，确诊精神疾病的基础工作是如此完整，家庭成员的功能位置是如此固定[4]，以至于“这一步”本身没什么影响，只不过是对已经发生的事情的正式说明。在这些家庭里，某个家庭成员很容易接受投射，认同新的“患者”称号，家庭与精神科医生之间也会达成契约，认为医生要承担长期家庭投射过程的最终结果。这让家庭投射过程发生改变的机会很渺茫。在另一些家庭中，“这一步”的影响更大，三人组中的患病成员会反对诊断和“患者”的标签，并且，如果医生能避免支持父母其中一方的投射，那么调整这个家庭过程的预后情况就会好很多。从功能上来讲，家庭问题可以通过“这一步”投射到三人组某个成员身上并经由诊断得到固定。医生一旦承担起治疗“患者”的责任，就会纵容父母将自己的问题向患者外化，使得对患者的责任（从家庭中分离出来的家庭问题）落在医生自己身上，同时默许了父母的投射行为，让他们得以继续向患者投射而不为自己所致后果负责。父母往往会成为情绪疾病的学习者，他们使用精神病学术语和概念来更好地促进对患者的投射。因此，在我们通常用于治疗精神疾病的精神病学方法中，家庭、患者、医生和社会都在“问题行为”和延续家庭投射中起作用，都在促使患者的问题转为慢性问题，都在患者被相关机构永久监护后，参与创建一个可以让家庭投射长期持续的环境。对一些门诊家庭，精神科医生能更有效地促进家庭投射过程，比如，给那些仍与父母共同生活的“患者”做个体心理治疗，可以充分支持患者来让他继续吸收父母的异常投射。

家庭投射过程最后一个重要的临床特征是，卷入投射过程的人缺乏对“自我”的责任，这也是本节的一个重点。“指责者”将自己的问题投射到别人身上，这是对自己的不负责。“自责者”同样不负责任，他们指责自己也只是为了缓解焦虑而非出于对自己负责。我们视“疾病”为一种无法被家庭控制的，不在家庭责任范围内的外力所导致的功能紊乱。

医院和私人诊所改变家庭投射过程的临床努力

病房环境计划和家庭心理治疗都被设计出来用以改变家庭投射过程。本节用来讨论家庭投射过程三个步骤的临床管理，这三步依次为：①把三人组中的一员看作患者；②诊断该成员并将其指定为“患者”；③将这个“患者”当作一个生了病的人来对待。本节还包括一个对责任的临床讨论。这种在临床上的努力是基于家庭取向来思考家庭并对家庭采取行动的，这意味着要避免使用“病”“疾病”和“患者”的概念，避免诊断，以及避免将三人组中的患病成员（或任何其他家庭成员）当作患者对待。虽然在接受同住式住院治疗的家庭中取得完全成功是不可能的，但这些努力的成果提供了许多关于精神分裂症的知识，而且这些经验对以后的家庭心理治疗也是非常宝贵的。对同住式住院治疗家庭临床工作的回顾，将为我们提供一个观察个体理论与家庭理论差异的新视角，也让我们得以窥见向家庭理论和家庭心理治疗转变的变化深度。

社会风俗、有关身体疾病和精神疾病的法律，以及我们最基本的、经过时间验证的医疗实践原则，都植根于疾病的个体理论。医疗实践和医院体系均严格遵守着“疾病 – 患者 – 诊断 – 治疗”的原则，任何一个微小的偏离标准的行为都会在医疗机构内部造成不良影响。本研究是在一家研究型医院进行的，在这里可以灵活地进行一些操作，而这些在严格的医疗服务机构中是不被允许的，我们会努力预测研究中可能出现的问题，尽可能多地安排“研究自由”，不强制使用个体治疗的原则和步骤。医院行政部门对促成本研究很感兴趣，但当问题得到更清晰的界定时，我们才发现一个医疗行政人员只能提供“解释”但不能改变医疗体系。除了任何研究都被允许的灵活性，以及医院行政部门提供的某些有利解释外，本研究是遵照常规医疗体系进行的。我作为项目负责人，有责任也有义务要对医院中个体程序的每一环节负责。我们在病房范围内建立了一个不同的环境。许多人说这项研究不该在医院进行，因为医院对精神疾病持有传统态度，但是即便在开展家庭心理治疗的私人诊所中，相同的问题也无法避免，因为社会上的合法机构以及医疗机构对精神疾病也都持有与医院类似的态度。举例来说，如果我们不在医院进行这项研究，家庭中患病成员的问题行为会威胁到治疗师的医疗 – 法律责任；治疗师可能会遭受指控，因为这个成员本该被诊断为患者并接受传统的住院治疗。

家庭取向研究开始前一年，我们发现了一些问题。三对母亲和患者参与进本研究，我们允许母亲与患者一起住在病房里，或是住在外面，但白天必须与患者一起生活。其中一个母亲选择与女儿共同生活在医院病房，另外两个选择住在外面。研究重点是母亲的“在场”，不要求她们发挥作为母亲的功能。我们要求这个参与同住式住院治疗的母亲遵守对“患者们”的行政要求，虽然她被诊断为“健康对照组”，她的患者身份也被淡化，但她仍是一个“患者”。另外两个母亲有在病房吃饭和参加医院活动的特权，我们期待她们可以承担一些照顾患者的责任，但她们从未负责任地参与进本研究。工作人员承担起照顾患者的责任，母亲们则是享有特权的“访客”。实际上，这种管理制度给母亲们提供了一个理想情境，她们可以无忧无虑地将自己的问题投射到患者身上；她们让患者不高兴也不用负责任，只需要告诉护士“你的患者不高兴了”，然后自己回家。按照一般的个体治疗标准，这种治疗效果相当好，但个体心理治疗会使家庭问题仍处于分裂状态。家庭中的母亲通过期待工作人员去处理关键问题来避免自己解决问题，没有一个家庭主动去改变消极的合作态度以打破这种等待。

随着向家庭取向的转变，我们要求所有家庭成员都住在一起。父母和健康的兄弟姐妹被诊断为“健康对照组”，而患病成员则被诊断为“精神分裂症”。家庭成员们都有“患者们”所需的所有档案，都需要遵循管理“患者们”的例行程序。72 小时的例行“患者”通行证允许父亲自由地正常工作，允许其他家庭成员自由地参与外界活动。离开超过 72 小时就需要办理出院并重新办理入院。在医院里维持这个项目，需要进行无数次的入院、出院、体检和常规的实验室研究，用以满足对患者良好医疗护理的要求。医院行政机构允许缩短但不允许取消行政步骤。

在处理家庭投射过程的临床项目中，一个重点是要求父母对患病家庭成员负起相应责任。医生和护理人员可以向父母提供帮助，但不直接对“患者们”负责。其中一个家长必须始终与“患者”待在一起，否则当父母双方同时离开病房时，他们会要求护士来负责“患者”。差不多两年后，我们才完成了一个临床项目的合理工作模板。在具体的实施中，我们主要面临三方面困难。

第一个困难与工作人员的个体医疗取向有关。工作人员从个体角度出发考虑问题，“对患者负责”，“感受”患者并对其父母发火，因为这是他们的第二天性。他们需要时间，需要与家庭的亲密接触来了解家庭取向。早期改变概念和术语的尝试不过是场“演习”。在工作人员开始避免使用“患者”一词后不久，护士长便抗议了这种改变用词的空洞性，三年后她写了篇论文：《家庭本身就是患者》(Kvarnes, 1959)。我们用“功能紊乱”“无能力”和“功能崩溃”来取代“患病”“疾病”和“精神分裂症”等术语，用“受损的人”“无能力的人”“崩溃的人”“三人组中的一员”来取代“患者”这个术语。在恰当的时候，家庭取向的术语用起来几乎和旧的术语一样顺手，尤其是当家庭治疗方法让一些家庭开始做出有效反应时。

第二个困难与第一个困难密切相关。医院行政部门要求采用个体取向，这与研究型病房的管理政策相冲突。工作人员遵循着医院对个体取向的最低要求，但在病房内仍试着以家庭取向思考并行动。医院为每个家庭成员指定一个“患者”并要求医生对其照顾的“患者”负责。在我们的研究型病房里，只有“家庭成员”，没有“患者”，我们会要求父母对所有家庭成员负责。这些家庭了解了这两种研究取向并开始学着识别两者间的细微差别。

第三个困难存在于家庭内部。家庭投射过程的力量太强了。它利用现有家庭结构将问题投射到患者身上，并进一步外化，它使环境对外化负责的能力简直出人意料。当工作人员不再过多承担对家庭情绪过程的责任时，家庭投射过程就会找到新方法让工作人员负起责任。由于医生必须要对他“患者”的身体健康负责，越来越多的家庭问题就演变成了患者的身体疾病，家庭还过度使用病房医生和医疗系统来让工作人员负起责任。最后，工作人员制定了一套类似私人诊所的制度，在病房里设立了有固定办公时间的“诊所”，家庭可以就日常问题进行就诊预约。家庭的生活区（病房的双人间）相当于私人住宅。家庭成员到“诊所”就诊，然后回到“家”，按照被建议的治疗方法接受治疗。医院提供给家庭大量药品，这些药品储存在“家”中。除了科研环境，这种安排在任何环境中都是不可能存在的。

一系列事件都会传达出很多关于“责任”问题的信息。家人有能力控制患者的精神病性行为时，他们就可以自由地将“患者们”带入社区。如果他们怀疑自己的情况管理能力，也可以请一个工作人员陪同。经常有来自商户、当地市民和医院其他部门对家庭紊乱行为的投诉，工作人员会就每次事故与家庭展开讨论，家庭会为这些事故“辩解”，声称它们只是些忙乱和分歧，责怪公众缺乏对情绪疾病的理解，断定投诉的人是心烦的、易怒的和有神经症的人，或者讨论投诉的合理性。但最终，家庭都会承诺尽量避免投诉再次发生。工作人员会经历一个帮倒忙的时期，即划定禁区、帮助家人理解和处理紊乱行为。事故发生的频率保持不变，只是事故发生在了不寻常的地点或是那些“你没有告诉我们”的情境里。我们最终意识到，工作人员的态度在其中起作用。在给家庭提供帮助和指导时，工作人员质疑家庭中父母解决问题的能力，家庭成员常因其所犯的错误受到批评，但不曾被准确告知需要做些什么。

当我们意识到这一点后，我们告知这些家庭，本项目需要父母承担起对有紊乱行为家庭成员的责任，只要他们能控制患者的紊乱行为，他们就可以相对自由地出入社区。我们提醒他们，我们所生活的社区里的人，和各地的人一样对精神疾病有着同样的恐惧和担忧，我们需要对这个社区负责，我们的目标是防止投诉，无论那些投诉是否合乎情理。我们还告知家人，他们有义务熟悉社区和医院的各种规则，病房外不能有任何关于紊乱行为的投诉。在此之后，医院和社区再也没有投诉了。先前不负责任的父母变得过度尽责，当精神紊乱的家庭成员不高兴时，父母就会启动自己的控制系统。当这种情绪过于严重时，家人可能会征求其他家庭的同意，将病房锁上几天，直到这种情绪消退。这一实践现已被后期的其他实践所证实，它表明精神分裂症患者的父母，虽然通常表现为无助和不负责任，但在需要的时候有能力尽责地发挥自己的功能。我作为项目负责人起着重要作用，我与医院行政部门共同担起制止事故发生的责任，我越尽责地发挥自己的功能，就越有可能让各个家庭负起相应责任。有趣的是，正是在父母负责地发挥他们自己功能的时期，家庭在每天的家庭心理治疗会谈中收获了最大的进展。

同住式住院家庭为我们提供了一个独特而有意义的研究经验，但这种同住式住院治疗的环境并不是最有利于家庭心理治疗中的改变发生的。家庭有可能很好地承担起对患病成员的责任，但父母过度依赖为他们提供的医疗资源，从而抑制了对内在资源的探索。家庭心理治疗的疗效在那些居家尽责照顾病患的家庭中相对更好。

门诊工作和私人诊所处理家庭投射过程的临床效果最好。投射过程以焦虑情绪为生，推动了“疾病－患者－诊断－治疗”的程序。在早期临床工作中，我也时常发现自己总在对抗投射过程。最有效的方法其实是将注意力转向滋养投射过程的父母焦虑上，而不是与投射过程纠缠不清。通常与父母一方或双方待上几个小时，就足够缓解其当下的焦虑，并将之转化为一次平静且富有成效的家庭心理治疗。当家庭焦虑程度很高，几乎不可能绕开投射过程的疾病－诊断议题时，我会尽可能清晰地陈述我的理论立场，平静地拒绝参与旨在将问题固定在患者身上的行动，或者拒绝与这个家庭继续工作，除非父母愿意承担他们在问题中的那部分责任。

从急性精神疾病患者第一次得到住院建议开始，家庭投射过程中的问题开始变得清晰可见，特别是在患者抗议说自己没病，而投射过程却坚持要其接受诊断并住院时。如果诊断和住院可以避免，在家人采取确认情绪疾病这一额外关键步骤之前可以调整投射过程，家庭就会有很大收获。如果必须住院，我更希望是出于“生病”以外的原因。接下来我将介绍我目前在门诊和私人诊所研究的情况。住院有三个主要原因：①家庭要求，因为家庭无法再容忍家中的紊乱行为；②社区要求，因为冒犯行为干扰到了社区；③患者自己要求。在本节，第一个原因最重要。当住院本身就是个有争议的问题时，家庭会期待精神科医生以疾病为由告知患者他有病且必须住院接受治疗。当医生负起了住院的责任时，家人就会告诉患者：“你生病了，必须去医院，我们对此很遗憾。在那里，你会得到很好的治疗。当你病好了，我们盼着你回家。”根据家庭治疗，这种入院过程包含着许多对现实的歪曲。首先是“生病”和“医院”的概念，是否住院并不取决于“生病”的程度，只要患者能管理好自己的行为，家庭就可能把重“病”留在家里。住院真正的原因是家庭想把紊乱行为从家里赶走，住院更多的是为了家人而不是患者。这个例子中还有一种对现实的歪曲：“当你病好了。”这其实是在说：“当你不再打扰家人的时候。”

一个受损的自我可以冷静面对自己行为不端这一铁的事实，但很难接受对其“病”因的现实歪曲。一个抗拒者，其自我无法用自己的知觉系统感知“病”，当他因自己内心无法察觉的原因而住院时，就会处于劣势。如果他坚持认为自己没有“病”，就不会配合，还会与周遭发生冲突，如果他接受了“生病”的原因，就认同了自己内心某个无法察觉的东西，并依赖环境教自己“生病”。当家庭承担起使患者住院的责任并以患者的“行为”为住院理由时，往往会有出人意料的效果。如果条件允许，我会在这一点上花上几天或几周的时间，直到确认这一办法无效，才会以“病”为由让患者住院。举个例子，一个患有精神病的儿子持续几周拒绝住院，我们工作的方向是帮助父母以“家庭”为由劝孩子住院，当母亲最终说道：“你愿意为了我们，给我们解脱而住院吗？”儿子平静地回道：“这是我第一次听到公正的提议。我愿意随时在住院协议上签下自己的名字。”家庭可以使用武力，但要用诸如“我们送你去医院，是因为我们受够了你的行为，受够了你在家里制造的麻烦”这类的话语，而不是以“病”为由使问题更复杂或者采取惩罚措施。在这些情况下，患者们入院的理由是不同的，但进展通常都很快且住院时间也都很短。我将在下一节用一个临床案例来具体说明。

那些适用于“疾病”概念的原则，也适用于许多与家庭投射过程不特别相干的领域。下面这个例子就不涉及家庭。一个康复中的住院患者第一次得到进城的许可，他刚要踏上返回医院的公交车就被吓得无法动弹，因为有声音威胁他说，如果他登上公交车就会带来可怕的后果，他在交通堵塞中造成公交车的延误，事后公交公司向医院抱怨道：“患者病得太重，不能进城”。他的医生以他的“行为”而不是“疾病”为由，将他限制在了医院。他被告知之所以被限制是因为在公交车站的“行为”，如果他有能力不引起他人注意或不再干扰他人时，就可以再试着外出一次。不到一周，他又获得了一次进城许可，不久后他就出院回归工作岗位了。后来在他的心理治疗中，他重新梳理这一系列事件。在被限制后，他花了大量时间在无视声音和保持行为正常的练习上，其效果很好，甚至可以让他在声音犹在的情况下回归工作岗位。限制行为给他提供了一些他可以理解、工作并改变的东西，如果他因“疾病”受到限制，疾病又是自己无法控制的，那么除了等待和期望疾病消失外，他可能别无选择。

我们在避免“病”“患者”和“诊断”概念的使用上做了很多努力，尽管这种努力看上去不太现实，尤其是当三人组中的一员无行为能力且功能受损极其严重时。努力的有效性如何？结果又如何？我还从未在任何一个有严重的精神分裂症患者的家庭中，看到家庭投射过程得到彻底的解决。家庭内部平静时，投射过程会在视野中消失，但如果焦虑再次出现，投射过程就也会随之出现。有时候，父母可以成功控制住自己这一方的投射，但是三人组中的患病成员开始表现出不适和疾病症状，从而迫使父母认同他的“病情”。精神分裂症患者并不以变得“健康”为目标，而是在延续现状上起作用。门德尔（1958）使用了一种不同的方法来解决只诊断患者的困境，他给所有核心家庭成员做心理测试，并以此为权威证据给所有家庭成员下诊断，然后让每个“病”人接受团体心理治疗，但每个家庭成员都分属不同团体。

对于问题严重程度尚未达到精神分裂症的家庭，避免“疾病 - 患者 - 诊断”的使用，直接有益于家庭自我混乱走向更高水平的自我分化。当该家庭达到更高的分化水平时，投射过程就会永久消失。无数例子可以证明这一点，下面就是其中一个。一个 35 岁左右的丈夫，对自己的强迫症和恐惧症束手无策，不得已放弃了工作，为此接受了四年的精神分析治疗并获得了相当好的治疗效果。在他接受精神分析治疗期间，他的妻子也进行了一段时间的心理治疗。丈夫回归了工作岗位，事业相当成功，但他是一个病情可控的“补偿性神经症患者”。妻子是功能充足的一方，保护他免于心烦意乱的情境。在之后的一段婚姻冲突期，妻子寻求进一步的精神病学帮助，丈夫拒绝参与，妻子开始独自接受家庭心理治疗。她的思维 - 情绪系统完全为丈夫的“神经症”所占据。在家庭心理治疗早期，她被问及能否不再把丈夫看作神经症患者，不再称他为神经症患者，不再把他当作患者来对待。她回答说：“好吧，但我还能用什么词呢？你有更好的词吗？”她被建议“装作”他没有生病、不虚弱，也没有神经症，但这个建议似乎并未奏效。大约两个月后，她说：“我一直在思考这件事，我不再称他为神经症患者，也不再把他当作神经症患者来对待，但在我的生活中，我无法停止把他想成神经症患者。”丈夫用一场运动回应她的变化，他表现得很无助，称自己有神经症，并恳求她像母亲一样缓解自己的无助，她拒绝屈从他的要求，他生气了并指责她不爱自己了，然后进入了为期一周的个体主义，“我不需要你”。之后，他们一起进行家庭心理治疗，问题得到了很好的解决。从他们婚姻的开始，丈夫要么是潜在的“患者”，要么是实际的“患者”，要么是得到补偿的“患者”，而妻子则是他不同程度无能力的“母亲”。现在，他们第一次摆脱了这个问题，他们能够在婚姻中成为两个成年人了。

家庭心理治疗的原则和技术

第一次结构化的家庭心理治疗是对研究中的同住式住院家庭开展的，父母、患精神分裂症的子女与其健康的兄弟姐妹一起参加心理治疗。这是一种非指导性的心理治疗，在这种治疗中，家庭成员“共同解决家庭问题”。治疗师的功能是作为催化剂来促进家庭所有成员共同工作，同时作为一个观察者，经由足够的疏离感，客观地观察和解释家庭投射过程。心理治疗遵循一定的过程。健康的兄弟姐妹很快就找到极力离开家庭的理由，留下父亲、母亲和患者在情绪上彼此强烈融合，我称之为“相互依存的三人组”，三人组似乎在逐渐分化为三个不同的自我，但其内部的变化是缓慢的。父母其中一方会发展出更自信的功能水平，并在更高水平的身份认同中发展出一个定义更加清晰的自我，另一方也会经历同样的过程，然后患者会“长大一点儿”，这个循环需要至少一年的时间。人们希望这种周期性的过程能够持续下去，直到三人组的每个成员均成为高度分化的个体。但这并未发生，有些家庭会继续经历几个这样的周期，在一个无症状期停止心理治疗，或者以一个家庭愤怒事件为由停止治疗，有些家庭会在几个月内进展非常迅速，在症状减轻时突然停止治疗。

一系列经验使我们调整了让三人组分别进行分化的治疗思路。以下是一个很好的例子，20 多岁的女儿，过去六年大部分时间都在机构中度过。父亲、母亲和女儿一起接受了心理治疗，进展很快。不出六个月，女儿就能工作了，不到一年，她就达到了我所见过的精神分裂症康复者所能达到的最自信、功能最充足的水平。她对患病经历没有内疚和防御，她父母激烈的关系模式（咄咄逼人、焦虑的母亲和顺从的父亲）也退居幕后，他们变得冷静且对治疗有效益。当女儿谈到要从父母家搬到自己的公寓时，他们也“同意”了这个想法。女儿问及自己的“个体”心理治疗，但这个计划意味着父母将停止参与治疗，治疗师并不鼓励个体治疗。于是，三人继续一起接受心理治疗。在女儿明确宣布搬家计划那天，原本平静的父母变得焦虑，开始哀求、攻击并表现出无助，旧有的家庭投射过程以最激烈的程度回归了。女儿决定暂时“放弃自己的人生目标”去“帮助父母”。慢慢地，女儿的功能开始受损、衰退，半年内她就失去了工作，功能严重退行。又过了十个月，她再次被送回机构。这个例子呈现了当三人组中的患病成员试图将自我与父母分离时家庭的强烈反应。面对父母的焦虑，患病家庭成员萌生的自我又返回家庭自我混乱中去“拯救父母”。近年来，为了帮助家庭度过这种分离危机，我们对心理治疗进行了调整。一旦父母和患者都能意识到各自在家庭过程中扮演的角色，父母就会一起接受治疗，明确他们的治疗目标是与患者分离，我们将患者单独分出，明确其治疗目标是在没有父母的情况下发挥功能、抵抗在父母焦虑时“拯救父母”的自动情绪“反射”（成为父母的投射对象）。这种方法效果较好，但它更多地涉及家庭内双方的“支持性”关系，且自我的基本分化水平并没有改变。

据我的经验，有严重精神分裂症患者的家庭自我混乱不是“未分化”的，而是“无法分化”的。在有重度精神分裂症患者的家庭中，我尚未看到基本问题得到合理解决的。精神分裂症的情绪合一性远远超越了其他的情绪关系。孩子在情绪上与父母的自我“融合”在一起，作为一个“无自我”的人来允许父母“有自我”。这三个人可以在物理空间上分开，但任何一个成员似乎都不可能将“自我”从另外两个中分化出来。当三人组中的一员离开家住，不再卷入父母间的依恋关系时，三人都会比较舒服。父母通过向自己以外的人“借自我”，并“将自己的不足之处投射”给他人来发挥功能。在这种情况下，父母认为自己没有心理问题，他们也没动力接受家庭心理治疗。如果三人重新聚在一起，旧有的三人组情绪融合就会立即再次运作。

在一些问题没有精神分裂症严重的家庭中，确实存在从家庭自我混乱中有序“分化自我”的现象。这种分化过程在有神经症患者的家庭中最快，父母可以持续将自我从其子女（子女有自发的变化）、其父母及对方中分化出来，他们可以获得高度的身份认同。但是，家庭的问题越严重，其在症状改善后终止心理治疗的可能性越大，就像精神分裂症患者的家庭中出现的那样。也有一些家庭，其成员出现短暂性或边缘性精神病性问题，他们在家庭心理治疗中一直注重从家庭自我混乱中“分化自我”。我的目标就是找到一种方法，彻底解决重度精神分裂症的根本问题。一些家庭持续接受五～七年家庭心理治疗，症状调整得还算不错，但根本问题并没有得到解决。近三年来，一些研究者努力让扩展家庭的某些关键成员加入家庭心理治疗，以增强家庭自我混乱的“力量”。这方面的研究太新了，在此不做陈述，但初步报告显示这似乎是有效的。

虽然家庭心理治疗在解决严重精神分裂症的根本问题上并不成功，但在不改变根本问题的前提下，家庭心理治疗能有效地帮助家庭实现无症状的适应。下面这个例子就说明了通过简短的家庭心理治疗实现良好的无症状适应。一个 45 岁的母亲，第二次急性精神病发作。第一次发作时，她住了一年院，接受了电休克治疗和心理治疗，然后接受了两年的门诊心理治疗。第二次发作发生在三年后，她的丈夫对她过于活跃和怪异的思维与行为感到焦虑及不耐烦，她以精神病性症状的增加作为回应。丈夫同意与妻子在家试一试家庭心理治疗，丈夫努力让治疗师对他妻子的疾病负责，他则继续将自己的焦虑投射到妻子身上。我的工作方向是聚焦于丈夫的焦虑，避免自己对其妻子疾病的直接负责，从而使丈夫对家庭问题负责。他在家里确实对妻子生病负有相当大责任，两周后，他提出让妻子住院，因为她“病得太重”，不能再留在家里。我坚持认为在家里接受治疗对妻子是最好的，但如果丈夫无法忍受家里的压力，就可以送妻子去住院。丈夫请一个亲戚帮他监督妻子的行为。当这个亲戚“受够了”这种情况时，这个丈夫问我能否给他妻子安排“休克治疗”，我拒绝了这个提议，并就此与他探讨了“休克”的意思。在他的提议下，他开启了一个非常严格的管理计划，妻子的“特权”取决于她控制自己行为的能力。不到十天，妻子的精神病性症状就消失了，这一经由管理计划带来的情况被家庭评价为“完美的结果”，其效果持续了五年。这个家庭在七周内共接受了 14 个小时的家庭心理治疗。

下面这个家庭属于自我可以完全分化的疾病范畴，我将以此为例，说明家庭心理治疗的几个重要原则和技术。在这个案例中，家庭投射过程与拒绝住院治疗相持不下。暂时只见一个家庭成员的家庭治疗技术可以说明另一个重要的原则。这个家庭有一个 17 岁的有边缘性精神病的儿子，从青春期开始，他的问题行为越来越严重。他在学校的适应能力一直很差，学校早已介入诊断并了解情况，为他安排特殊项目，并多次建议他接受心理治疗。父母试图用“纪律”来管理孩子的问题行为，其实这就是对不当行为的愤怒反应，儿子对此的回应是暴力、狂怒，这吓坏了父母。儿子以称父母“有病”来抵抗父母的投射。心理治疗工作只停留在咨询阶段，因为儿子坚称自己没“病”，父母也因儿子不合作束手无策。

在转诊前的几个星期，儿子的焦虑情绪日益加重，他逐渐疏远家人，下午和晚上都在社区里游荡。他蓬头垢面，行为、穿着都很怪异，他似乎出现了幻觉，而且他无法遵守学校的日常秩序。他吓到了一些老师和社区里的人。当学校建议他住院治疗时，父亲前来求助，希望安排儿子住院治疗。我不同意立即住院的计划，提出了家庭心理治疗评估面谈。儿子坚称，他唯一的问题就是他的父母，他不需要精神科医生。父母极度焦虑，但他们愿意给自己进行家庭心理治疗，也愿意在儿子没有表达出进行心理治疗的积极意愿前，不让他参与到治疗中来。儿子在学校和社区的表现似乎没有严重到非得接受家庭心理治疗了，学校同意“静观其变”，但误解了治疗师建议儿子不要住院的意思，以为他可以继续留在学校。

几天后，学校报告说，一些老师被这个男孩的行为吓坏了。学校长期以来一直遵循家庭投射过程中的常规步骤，即把男孩当作“患者”来思考、诊断和治疗。我们提醒学校，治疗师不建议这个男孩继续留在学校，并敦促学校根据孩子的行为而不是“疾病”来做决定，如果男孩的行为不符合学校规定，就把他送回家。有些老师担心让这个孩子面对现实会使他“受伤”，他们更愿以“生病”为由，为这个孩子的行为开脱。另一些教师对能处理这个孩子的问题行为而不用顾虑他是“患者”感到欣慰，他们采取了更坚定的现实立场，而这对情况大有益处。

在第一次家庭心理治疗中，父母几乎没什么进展，他们非常焦虑，一心想着儿子的不足。但儿子的焦虑情绪得到了一定程度的缓解，学校和社区在两周内没有投诉。儿子表示自己很高兴，他觉得他的父母终于开始解决他们夫妻间的问题了。在心理治疗中，父母在有关儿子的事情上分歧很大，以至于他们各自的“自我”被中和了，他们的努力以和家庭环境中一样的没有一致方向的“无私”告终。这对父母被建议自行商议，决定谁单独接受心理治疗。在接下来的半年里，母亲是唯一继续家庭心理治疗的人。这种情况下，工作的方向是帮助父母一方达到更高水平的自我认同，母亲被鼓励确定一个“自我”，明确自己的信仰和信念，并在重要的家庭问题上要特别保持自己的立场而不至于在家庭情绪场中失去“自我”。这个母亲在这一点上做得很好，一个相当明确的“自我”开始从家庭的“无私混乱”中建立起来。母亲第一次开始通过控制自己的“自我”来处理令人心烦的家庭状况，而不再试图改变别人的“自我”。

在几个月内，儿子在学校和社区的行为都“几乎正常”，但其问题在家庭内部表现出来。问题行为从社区转移至家庭内部通常而言是一个充满希望的信号。母亲更多地忙于自己的问题，较少介入家庭问题，父亲因而开始“感受”到儿子的问题。父子之间出现了短暂的亲密关系，随后又发生冲突。父亲成了一个严格的“管教者”，而儿子则做出了针对父亲的攻击性问题行为。

家庭心理治疗开始后约八个月，治疗进入了下一阶段，当时气急败坏的父亲要求为自己安排家庭心理治疗。他说，家里的状况比任何时候都糟，但几个小时后，他开始定义“自我”，明确自己的家庭地位。他比母亲进步得更快，过了一小段时间，他的思维、情绪和行为更多指向母亲而非儿子。大约三个月后，父母发生了一段时间的冲突，他们很快又联合起来，再次将家庭问题投射到儿子身上。之后，父母的冲突平息了，但儿子又进入了另一个退行期，开始在家里做出不负责任的行为。儿子仍称父母“有病”，也不努力解决家庭问题，这让父母很愤怒。这一次，儿子为自己争取心理治疗，这是他自一年前评估以来第一次接受治疗。

家庭心理治疗的下一阶段是，除了父母每周一起参加的家庭会谈外，儿子还要单独接受治疗。儿子取得了一些进展，但很快我们发现，他只是因父母坚持要他治疗而在“走过场”。父母在自己问题上的进展也不大。在这些情况下，父母的动机通常会减弱，他们会依靠患病方来解决整个问题，而这很正常。两个月后，儿子停止了定期的家庭会谈，说要在以后觉得需要心理治疗的时候再来。父母又开始对儿子进行投射，儿子开始在家庭内部发作。儿子的行为给父母带来了切实的问题，他们能够集中精力解决家庭问题并开始第一次共同解决双方各自的问题。

这个家庭在 18 个月的时间里，共接受了 72 小时的家庭心理治疗。多年来，儿子第一次在学校里取得了合格的成绩，他也积极地找了一份兼职工作，但他在学习上落后了太多，还有至少一年的高中课程要补回来。父母在家庭心理治疗中继续关注自己的问题，但比起受损较轻的家庭中的父母，他们在自查精神内部问题时，要谨慎和缓慢得多。而相较于有严重精神分裂症成员的家庭，这个家庭的自我分化水平较高，儿子抵抗家庭投射过程的能力、父母在急性情境中达到合理有效“自我”水平的能力也都更强。大多数损害达到这种程度的家庭，在症状得到一定程度的改善后，父母就会寻找理由终止心理治疗。从目前这对家长继续治疗的动机来看，他们可能会继续治疗，以合理的方式解决根本问题。

家庭心理治疗现状

令人惊讶的是，这种起源于对精神分裂症研究的家庭心理治疗方法，在精神分裂症的根本问题上被证明无效，反而在解决不太严重的情绪疾病的根本问题上被证明有效。这里面既有实践层面的意义，又有理论层面的意义。在实践层面，我不再期望通过现有的家庭心理治疗技术来改变精神分裂症的基本过程。一开始，父亲–母亲–患者的三人组被期望能构成一个自主的、闭合的单位，在这个单位内，不需要给每一个独立个体支持，问题就能得到解决。但事实证明，这个三人组并不是自主的。我现在对精神分裂症的期望是，治疗师给家庭自我混乱一些情绪“支持”是必要的，但至少要将部分“支持”引向三人组中的父母一方，而不仅仅是患者，这样做才具有理论和实践意义。

在理论层面，对家庭的治疗经验让我们越发坚信这样一个信念，即如果我们设想一个涉及多代人的情绪过程，精神分裂症最终可以被解释为一种情绪现象。精神分裂症在父亲–母亲–患者的三人组中和患者自身上是同样地固定且僵化，但有证据表明，如果父母的原生家庭的成员可以参与治疗，精神分裂症过程就可以在父母成长于的家庭自我混乱中被逆转。

我认为家庭投射过程是一种自然现象，当条件对它有利时，它就会像自然界的任何现象一样发展。同时，我认为，如果我们能更多地意识到这一过程的运作方式，那么“有利条件”是可以为我们所控制和调整的。家庭心理治疗中隐含着这样一个假设：家庭投射过程不是必然存在的，父母在必要时是能够自我负责的，但由于精神分裂症患者的父母年幼时就接受了自己家庭中类似的但强度较小的家庭投射过程，他们不可能对自我负责，对这样的父母来说，承担起比幼时更多的自我责任是很艰难的。此外，从实践层面看，医学界和社会对投射的家庭问题（精神病患者）负责，要比试图让父母承担责任更容易且方便。而且，一些家庭会使用“临床检查–诊断–治疗”的医疗体系来促进家庭投射过程，这个问题非常棘手，目前尚无简单有效的应对方案。即使没有医疗体系，家庭也可以寻找其他手段来让外部环境负责。如果治疗师可以避免对功能受损的家庭成员做出疾病诊断，同时还能处理家庭投射过程，将会占有相当大的治疗优势。

注释

1. 1949～1954 年在堪萨斯州托皮卡的门宁格诊所和肖尼指导中心进行。

2. 1954～1959 年在马里兰州贝塞斯达美国国家心理健康研究所临床中心进行。

3. 患有精神分裂症的人通常被称为“精神病患者”或“患者”，但我更喜欢用“三人组中的一员”的概念，因为它代表了家庭自我混乱的一个组成部分。

4. 施皮格尔（1957）定义的“角色”一词可能比“功能位置”更准确，但我无法保证“角色”这一概念一直适用于本研究。与其断续、不一致地使用角色理论，不如使用其他描述性术语。

Family Therapy
in Clinical Practice

第9章

家庭理论的临床应用（1966）

十多年间，家庭精神病学已经从相对不为人知发展到在精神病学舞台上占有一席之地。对家庭治疗有所了解的外行人，对家庭治疗这个概念或它的一些变体也并不陌生。“家庭运动”的起源和现状是什么？我认为这是一场“运动”，我会通过本文努力将这种观点传达出去。家庭运动的领导者在一些关键理论和治疗问题上存在分歧，因此任何对家庭运动的解释或描述，代表的都只是作者本人的观点或偏好。本文我会就如何促进家庭运动，以及家庭运动的现状和潜力谈一些自己的看法。本文的主体部分是我的理论取向的展示，这些理论为家庭心理治疗的临床应用提供了蓝图。

我认为，家庭运动始于20世纪50年代前、中期，发展于为较严重的情绪问题寻找更有效的治疗方法。从广义上讲，我认为它是精神分析的延伸，在20世纪30年代，精神分析作为一种治疗方法得到广泛认可。精神分析提供了大量有效的概念和方法以应对第二次世界大战（以下简称“二战”）的大量需求，至此，一个精神病学的“新”时代开始了。短短几年内，精神病学成为数千个年轻医生眼中最有希望、最有前途的专业，美国精神病学会的会员人数从1945年的3684人增加到1955年的8534人。精神分析理论对所有的情绪问题都做了解释，但标准的精神分析治疗技术对较严重的情绪问题并不起效。年轻而热血的精神病学家们开始试验治疗方法的各种变体。我相信对家庭的研究也是这些新的研究领域之一。

有人说，家庭运动并不是什么新鲜的东西，25 年前或更久以前就有了。有证据支持这样的观点，即现行对家庭的重视是随着早期精神分析关于家庭的论述逐渐应用到临床实践中演变而来的。1909 年，弗洛伊德报告的对“小汉斯”的治疗，就是与父亲而非孩子一起工作的。1921 年，弗卢格尔（Flugel）也出版了他的著作《家庭精神分析研究》（*The Psycho-Analytic Study of the Family*）。当社会工作者或第二治疗师对父母治疗，以补充早期对儿童的心理治疗，并将这种治疗模式作为标准程序时，儿童分析就得到了发展，儿童指导运动也开始了。后来，我们对儿童指导原则进行了调整以适应成人，无论住院还是门诊，其中社会工作者或第二治疗师都会与亲属一起工作以补充先前对患者的心理治疗。有了这些早期对家庭重要性的理论认识和临床认识，“家庭”不是新事物的说法有了准确性。但是，我认为现行家庭治疗理论的发展方向仍是非常重要、崭新且不同的，仍可视为一场运动。接下来，我将回顾家庭运动的整个发展历程，讨论其中一些关键的理论问题和临床问题。

精神分析理论是由对患者个体的详细研究形成的，关于家庭的概念更多源自患者的知觉，而非对家庭的直接观察。从这一理论立场出发，焦点在患者身上，家庭则不在理论和治疗当下的兴趣范围内。个体理论建立在一个医学模型之上，该模型包括病因学概念、对患者的病理诊断以及针对个体的疾病治疗，该模型还隐含着一个微妙假设，即患者是无助的受害者，正遭受疾病或不为其所控的恶性力量的折磨。当患者生命中最重要的人被认为是他疾病的根源，是致病因素时，就会出现一个概念上的困境。精神病学家们也意识到了这一点，他们努力削弱这一点的影响，但并不能将其从基本模型中清除。例如，无意识的概念假设父母在试图帮助孩子时可能会无意识伤害孩子，这与故意伤害或不负责任的不作为所造成的情况不同，但它仍然让父母成为“病原体”；有人努力调整诊断标签，甚至建议抛弃标签，但患者的疾病需要得到诊断，精神病学仍在以医学模式运作。

家庭运动中一个显著的进展是基本治疗过程的变化，这使它有别于既往的“家庭”工作。自精神分析开始，分析和解决移情一直被视为治疗情绪疾病的主力，虽然经过不同“学派”的调整，大多数精神科医生仍会将“治疗关系”作为基本治疗方法。这种关系有着保密性、个体性以及私密性，这些特性对好的治疗来说不可或缺。多年来，各种方法、规则甚至法律被发展出来以保护这种私密性。自儿童指导运动开始以来，人们就一直努力让家庭参与进“治疗”中，但仍会优先保护这种有“治疗性”的患者－治疗师关系不被侵犯，次要保护家庭。发起现行家庭运动的人中，有一些是精神病学家，除了患者的困境，他们更多地开始关注问题中家庭的部分了。

我认为现行的家庭运动是由多个研究者发起的，他们彼此独立工作，都被家庭很重要这一认识所驱动，并开始投身到家庭运动中，无论这种认识是理论上的还是临床上的。在研究焦点从个体转向家庭的过程中，他们都面临着描述和概念化家庭关系系统的困境。个体理论中没有关系系统的概念模型，研究者们只能“独自”将观察到的现象概念化。研究者们第一次概念化系统的方式和这些概念在过去十年被调整的方式，是家庭运动的有效进展。我们发展了一些术语来描述系统的歪曲和僵化及其相互的功能，如“缠结”“束缚”“粘连”。下面介绍一些早期研究者使用的术语。利兹等人于 1957 年使用了“分裂和偏斜”的概念，温内（Wynne）和他的同事于 1958 年使用了“假性互助”的概念。阿克曼，本领域早期的一个研究者，在 1956 年的文章《家庭关系中缠结的病理》中提出了一个概念模型，他还发展出一种治疗方法，他称之为“家庭治疗”，可以描述为一种在家庭会谈中观察、示范和解释家庭内部“缠结”的方法。杰克逊和他的同事贝特森等人于 1956 年使用了另一个模型并提出了“双重束缚”（double-bind）的概念。正如我对他早期理论取向的觉察，他用沟通理论解释关系系统，用个体理论解释个体功能。他提出的“联合家庭治疗”，我将其解释为个体参与进家庭治疗，与他自己的概念图式是一致的。我构思了一种预先存在的情绪“粘连”，即“未分化家庭的自我混乱”，我又发展出一种治疗方法，采用家庭心理治疗这个术语，用以帮助个体将自己从“混乱”中分化出来。其他研究者也使用了一系列略微不同的术语来描述和概念化这一现象。随着时间流逝，这些概念终将慢慢趋同。

家庭运动的现状和潜力

家庭运动目前正处于我所说的“健康的、非结构化的混乱状态”。早期研究者经过初步的临床调查和研究发展出“家庭治疗”。这个一般性的说法可能有一个例外，本领域最早期的一个研究者贝尔（1961）讲述了这一情况。他误解了一个关于家庭心理治疗的说法，之后他制定了自己的计划，开始同时见多个家庭成员。“家庭治疗”概念提出后，家庭治疗师的数量开始逐年倍增。大多数人从个体理论取向直接进入家庭治疗，团体治疗师调整团体治疗以便于家庭工作。结果，家庭治疗这个术语被用来指代各种不同的方法、程序和技术，但没有得到进一步的描述和定义，这一切使得这个术语没有意义。但我认为这是“健康的”，因为一旦一个治疗师开始同时为多个家庭成员治疗，他就会靠近个体理论无法解释的新的临床现象，就会意识到以前的许多概念已经变得多余，就不得不寻找新的理论概念和治疗技术。越来越多的家庭会议已然成为讨论家庭经验、获得新的概念化家庭现象方法的论坛。

大多数治疗师使用“家庭”一词来指定两代或更多代人（通常是父母和子女）一起接受治疗，而当两个配偶一起时，则使用婚姻治疗一词；当只有一个家庭成员时，则使用个体治疗一词。无论在业内还是面向大众，最广泛认可的“家庭治疗”的概念都是：整个家庭（通常是父母和孩子）与治疗师一起会谈，家庭成员能够经由会谈进行口头交流，彼此可以用沟通来传达思想和情绪，治疗师则坐在一旁促进沟通，观察并给出解释，我称其为家庭团体治疗。根据我的经验，作为改善家庭沟通的短期治疗，其成效出人意料。这种沟通上的改善即使很轻微，也能让人感觉到发生了巨大的变化，他们甚至会为此欣喜一段时间。我还不能使用这种方法进行长期治疗以解决根本问题。

家庭运动可能在未来许多年内仍继续关注“治疗”，但我相信“家庭”最大的贡献在于理论。我认为家庭运动应建立在坚实的基础上，目前的家庭研究仅仅停留在表面，而“家庭”的重要性将随着每一代人的成长而逐渐增加。对家庭的研究将为思考人类自身，人与自然以及宇宙的关系提供一个全新的理论模型。我认为人类的家庭是一个遵循自然规律的系统。我相信关于家庭系统的知识可以为我们突破静态概念，进入系统功能概念提供通道。我相信家庭可以为精神病学医疗模型的两难困境提供答案，家庭概念终有可能成为关于情绪疾病崭新且不同理论的基础，而这又将为医学科学、医学实践做出贡献。

作者的理论和临床取向

本节主要描述了一个具体的理论和治疗体系，在这个体系中，家庭理论可以作为治疗师进行家庭心理治疗的蓝图，也可以作为有效解决各类临床问题的理论框架。体验过家庭治疗的人，才能明白它与我们熟知的个体取向有多么不同。那些习惯用个体理论思考，或是没有家庭临床经验的人，很难“听懂”家庭概念，他们大都将其听成一个简单的临床案例，好一点儿的能听出抽象的理论观点。我们将本节的第一部分设计为一个连通个体取向和家庭取向的桥梁，为了更为清晰地表述这个桥梁，我将介绍一系列临床观察、宽泛的抽象观念、理论概念以及一些我本人从个体取向转为家庭取向的经验。

我从事家庭治疗 12 年，有着超过一万小时对家庭的临床观察经验。最开始的五年，我也做了一些个体心理治疗，对一些患者进行过精神分析。和两个及以上家庭成员一起工作时，我会采用家庭心理治疗这一术语。在技术上，我努力分析家庭成员间已有的情绪过程，并努力让自己保持情绪不参与，我称之为“远离移情”，这一点稍后讨论。那几年，只与一个家庭成员工作时，我会使用个体心理治疗这一术语。我既没让自己的情绪功能得到充分发挥，也没能发展出一些技术以避免移情，家庭治疗和个体治疗间存在着“非此即彼”的区别。当情绪过程可以包含在家庭中时，我称之为家庭治疗，反之则是个体治疗。那几年，另一个演化进程也在发生。在花了数千小时与家庭坐在一起后，我越发难以在看到一个单独的人时不“看到”他整个家庭如幽灵般环坐在他身旁。这种把一个人看作是其家庭系统一部分的认知，支配着我思考和回应个体（治疗）的方式，并改变了我心理治疗的基本方法。过去七年我将临床实践完全投入到“家庭”心理治疗中，尽管约 1/3 的时间我都只和一个家庭成员会谈。我主要是在私人诊所开展治疗，每周平均治疗 40 个家庭，最多工作 30 个小时。过去的几年里，只有少数家庭每周会接受一次以上治疗，越来越多的家庭都在较低频率的会谈中做得不错。避免移情和只对一个家庭成员进行“家庭”心理治疗的观点很难传播。希望在本文中，我能更好地澄清这个问题。

当所有家庭成员一起时，对他们进行观察会看到人类现象的诸多层面，这些层面被个体会谈的各种混合所掩盖。任何人，只要每天都在观察家庭成员彼此间的“关系”和“互动”，就可以看到一整个不符合个体概念模型的临床数据的新世界。我使用“关系”和“互动”这两个词，因为它们是过去用以描述家庭现象的不恰当术语之一。事实上，家庭成员以纷繁多样的方式存在着、行动着、做着事、互动着、做交易、交流着、假装着，以及忸怩作态，在这些方式中很难找到结构和规律。以往使用过的任何一种术语都有问题。因此，家庭研究者开始针对特定领域开展详细的对照研究。1957 年，我的一个研究伙伴戴辛格开展了一项名为“激烈关系中的行动对话”的研究，这项研究试图在一对母女的某个粗暴互动时期，抹去言语并建立一个连贯的（动作）“对话”。伯德韦斯特（1952）和舍弗伦（1964）的重大贡献在于精确定义了“体态运动学”，即一个在所有关系中自动发生的“身体语言”系统。“沟通”是其中一个热门研究领域，最简单的层面是言语沟通。一些语言学研究表明，沟通因（每个人）语气、语调和说话方式的细微差别而不同，每个人在婴儿期就习得了沟通并在还没意识到自己“懂得”的情况下使用沟通。贝特森、杰克逊及合作者通过分析言语沟通，发展了“双重束缚”的概念，这个概念与同一语句中的冲突信息有关。还有一些研究领域，其中非言语沟通和超感官知觉以相当的精确度在一些家庭中运作。使用诸如“沟通”系统或“相互作用”系统等术语有一个优势，其中每个术语都适合于更精确的研究分析。劣势在于概念的局限性和对概念进行广义解释的必要性。例如，在“沟通”理论下，就有必要指定语言、行动、非言语、超感官和感觉沟通的全部范围，还得囊括其他形式，如一个家庭成员对焦虑的本能反应，或是另一个家庭成员的情绪变化。不论如何处理家庭问题，每个研究者都会选用自己的方式概念化家庭现象。

有一个典型的临床模式为家庭关系系统提供了一个简述，这种模式或多或少存在于所有家庭中。这些家庭遵循着家庭投射过程的一般模式，即把家庭成员的特征进行分类。观察结果可能会与家庭对情况的判断非常一致、周期性一致或不一致。我会在另一篇论文（1965a）中详细讨论“家庭投射过程”，即一个家庭问题通过多年的唠叨式宣判传递给一个家庭成员，然后通过诊断固定于该家庭成员身上的过程。过分重视家庭成员分类的家庭和忽视家庭成员分类的家庭一样不切实际，但那些忽视家庭成员分类的家庭更容易去看精神科医生。被诊断的人可能会抗拒家庭的宣判并引发一场家庭争论，或是在抗拒和接受之间来回切换，抑或是要求诊断，此时家庭分配给他的那些特征就成了既定事实。关于“拒绝”“爱”“敌意”等主题的家庭争论，将迫使治疗师重新评估自己对这些术语的使用。在我看来，“拒绝”是维持关系系统平衡的一个最有用的机制，它在人与人之间不断出现却通常不被提及。在家庭过程的某一时刻，有人因遭到“拒绝”而发牢骚，争论就开始了。在所有家庭成员都拒绝的时候，那个声称遭到“拒绝”的成员通常是比其他成员更多地拒绝了别人，而不是相反的情况。家庭内充斥着对“爱”存在或是缺席的积极表述，以及相应的反应和逆反应，与此同时，却并没有证明“爱”发生了变化的客观证据。无论爱是什么，大多数家庭成员对有关爱的表述反应都很强烈是事实。“敌意”的误用和滥用与之类似，相似的还有“男性”“女性”“攻击性”“被动”和“酒鬼”等词。

酒鬼一词的使用提供了一个很好的例子。在一个家庭中，两代后代都称祖父为酒鬼，尽管他一直很成功，也相当尽责，除了对他的妻子——一个非常焦虑的女人。他总是找理由远离自己的妻子，并且适度饮酒。妻子给他贴上标签，这些标签被孩子们接受，并传给孙辈。最近对另一个家庭的咨询，可以说明这个问题的另一面。一个妻子可以详细讲述其丈夫酗酒的细节，当我去询问丈夫对这个问题的看法时，他承认自己确实有酗酒的问题，当被问及喝了多少酒时，他勃然大怒道：“听着，老兄！当我跟你讲我有酗酒的毛病时，我是认真的！”当被问及因喝酒耽误了多久工作时，他说：“一天！但我那次真的喝多了。”我们可以发现，用“他是个酒鬼”这样的说法来认定事实可能很不准确，如果能听到像是“一个家庭成员说另一个家庭成员是个酒鬼”这样的说法，就能准确传达关于关系系统的事实。这适用于家庭关系系统中的全部术语。

我想展示家庭是一个系统的概念，但我目前尚无法说明这是一种什么样的系统。因为，任何词或术语在没有得到进一步限定的情况下都是不准确的，而限定又会扭曲系统概念。家庭是一个系统，其中一部分发生变化，其他部分也会随之发生补偿性变化。我倾向于将家庭看作是各种各样的系统及其子系统，这些系统的功能水平从最佳到完全紊乱甚至无效。还得考虑到功能过剩的问题，即从补偿性功能过剩到失补偿性功能过剩。举个例子就是一个运动员在剧烈运动中出现的心动过速（心脏功能过剩），到完全心力衰竭和死亡前的心动过速。任何系统的运行都离不开其所在的更大的系统的运行，也离不开其子系统的运行。从宽泛的层面讲，太阳系是宇宙这个大系统的一个子系统，分子是最小的被定义的子系统中的一个。从另一层面讲，进化历程是一个长期缓慢运行的系统。有关进化的知识是充足的，这些知识让我们得以识别进化的一般运作模式，但关于进化作为其子系统的较大系统的知识较为匮乏。我们可以回顾过去并推测那些影响过去进化变迁的因素，但对更大系统知识的匮乏让我们只能猜测进化的未来发展。

基于对家庭的观察，我尝试定义和概念化一些较大和较小的家庭功能模式，因为这些模式会不断重复，而且，新模式会随着旧模式的减弱而更加突出。这项研究始于对精神分裂症的研究，其中某个家庭成员的功能完全紊乱，处于崩溃状态，而且家庭功能模式非常强烈以至于无法被忽视，但是，还需要研究人类功能紊乱的整个范畴，从而从更广泛的视角观察这些模式。家庭功能紊乱最重要的一点是，该家庭系统的另一部分存在着同等程度的功能过剩。实际上，功能紊乱与功能过剩同时存在。从某种层面上说，这是一种平稳运作的、灵活的、往复的机制，其中一个成员自动地过度发挥功能，以补偿另一个暂时生病成员的功能紊乱。然后一些更为慢性且固定的功能过剩状态和功能紊乱状态出现了，在这些状态中，灵活性丧失了。举个主导（功能过剩）母亲和被动父亲的例子，功能过剩方通常认为只有这样才能补偿另一方的功能匮乏。这在配偶一方暂时生病的情况下可能奏效，但已有证据表明，在慢性状态下，功能紊乱会在之后出现，以作为功能过剩的补偿。无论其如何发展，功能过剩 - 功能紊乱是一种相互性机制。在早期文章（Bowen, 1960）中，我称之为“功能过强 - 功能不足的相互性”。当功能几乎完全丧失时，家庭成员就会出现症状。家庭往往直到系统的灵活性丧失，某个成员的功能严重受损时，才会寻求帮助。当机制发展到一定程度时，焦虑会将其推向恐慌，功能过剩和功能紊乱都会迅速增加。压力的增加会把功能受损者的运转回路“卡死”，使其陷入瘫痪性崩溃。就算到了这一步，只要功能过剩或功能紊乱稍有减少，机制就可以恢复运作。

这些在家庭中观察到的主要功能模式，已拟定为构成情绪疾病家庭理论的组块概念，用“家庭功能紊乱”来描述更为准确。广义的情绪疾病家庭模式也存在于身体疾病和社会功能紊乱的家庭中，如不负责任的行为和犯罪。组块概念（子系统）是我认为的人类功能紊乱中最关键的一些变量。无论这些症状是情绪的、生理的、冲突性的还是社会性的，家庭任何部分的症状都可以作为功能紊乱的证据。将所有情绪症状视为家庭功能紊乱的表现而非心理内在现象的努力，让我们收获颇丰。

“治疗师”也是家庭系统的一部分。这是一个理论 - 治疗相结合的系统，其中理论决定治疗，治疗中的观察可以反过来调整理论。尽管理论和治疗不断被调整，我们在研究（Bowen, 1961）中讨论过的初始设计仍在继续。研究初期与家庭的情绪疏离关系比较多。一个人对家庭观察得越多，就越容易从个体理论的狭隘概念中脱离出来，越脱离个体理论，就越容易看到家庭模式。早期家庭心理治疗以观察为主，通过提问来引出更多对观察的信息。多年来，在家庭心理治疗中，“研究型”家庭的表现比那些以“治疗”为主要目标的家庭要好。这有助于所有家庭成为“研究型”家庭。我的经验是，一个治疗师越了解一个家庭，这个家庭对自己的了解就越多，家庭对自己的了解越多，治疗师就会了解更多，如此循环下去。在早期家庭的观察中，我们发现有些家庭不需要太多“治疗干预”就能恢复家庭功能。那些最成功的家庭在实现这一目标的过程中，遵循了非常一致的路线。此后，治疗师就可以用先前家庭的成功经验和失败经验来“干预”新家庭并向其提供信息，帮新家庭节省花在“试错”实验上的无尽时日。概括而言，治疗师成了一种了解家庭系统的“专家”，一个帮助家庭恢复功能平衡的“工程师”。

家庭心理治疗的总目标是帮助家庭成员成为“系统专家”，即能够很好地了解家庭系统的人，以便在家庭系统再次遭受压力时，家庭不需要援引外部专家就可以自我调整。在主要成员的共同参与下，家庭系统开始转向康复，这是最佳状态。有些家庭可能在治疗中会变得更“糟”，“无助的一方”用更加无助的方式响应对方的功能过剩。有的人会挣扎着度过这段时期，然后康复；有的人则会终止治疗。在这些情况里，我们发现对相互性关系中的一方工作，直到在不增加“束缚”的前提下再与整个家庭一起工作，这样会让家庭收益更大。让过剩方“调低”自己的功能过剩远比让紊乱方“拉高”自己的功能容易得多。如果过剩方有动力，我只需要对他单独进行一段时间的“家庭”心理治疗，目标是解放僵化的系统以恢复足够的灵活性，从而让家庭一起工作。从我的理论取向来看，一种“思考”家庭并致力于改善家庭系统的理论体系就是家庭心理治疗。

有了这一理论 - 治疗系统，治疗师们在确立系统理论取向时，总是面临一个初始问题。大多数家庭都被诊断为功能紊乱，他们用医学模式思考并期望治疗师改变被诊断的家庭成员，或是在并不理解且不会去调整自己在家庭系统中角色的情况下，期望治疗师示范或告知他们如何改变孩子。与许多家庭工作时，治疗师可以很容易建立起这种家庭取向，他置身其中保持客观中立，帮助家庭成员们理解并调整系统。为了更好地确立这种取向，我避免对任何家庭成员的诊断及“生病”“患者”等医学概念的使用，始终反对家庭将我视为“治疗师”，并在早期几次会谈中努力成为家庭问题的“顾问”，在长期治疗中成为家庭的“督导”。当治疗师让自己成为“治疗者”或是“修理工”时，家庭就会进入功能紊乱状态以等待治疗师来完成他（修理）的工作。

在对家庭是个系统的讨论中，我一直避免说这是什么样的“系统”。家庭是个庞杂的系统，可以被准确地命名为一个社会系统、文化系统、游戏系统、沟通系统、生物系统，以及其他任一称谓。考虑到本理论－治疗系统，我认为家庭是一个“情绪”系统与“关系”系统的集合体，“情绪”一词指代驱动系统的力量，“关系”一词指代力量表现的方式，包含沟通、互动和其他关系模式。

在家庭研究之前，一些关于人和情绪疾病本质的基本假设已部分形成了，这些假设支配着理论性思考和对各种理论概念的选择，包括“情绪”系统的概念。人类被视为一个进化的细胞集合体，历经数亿年的适应与不适应，逐渐演化为当前的状态，并且仍在寻求变化和进化。在这个意义上，人类与所有生物物质都直接相关。选择理论概念时，我试图让这些概念与作为原生质[㊀]存在的人类保持协调。人类与其他动物不同，不同之处在于大脑的尺寸以及人类推理和思考的能力。理智使得人类热衷于强调自己的独特性和“差异”，用以区分自己与其他生命体，但相对很少去理解其自身与其他生命体的联系。一个基本前提是，人们认为的自己、谈论的自己和诸多重要情境中真实的自己都不尽相同。情绪疾病可以视为一种人类情绪系统的紊乱，而人类情绪系统被认为基本上与人的原生质存在有关。我认为情绪疾病是一个比当前心理学理论所概念化的更深刻的现象。有些情绪机制就像反射一样自动，就像让向日葵朝向太阳的力量一样可以预见。我认为支配人类情绪功能的所有法则和支配其他自然系统的法则一样井然有序，且难以理解系统更多是因为否认系统存在的人类推理在起作用，而不是系统本身太过复杂。文献中对情绪和感觉的定义以及二者的关联性有着对立的观点。在操作上，我把情绪系统看作是一种与细胞和躯体相联系的深层的东西，把感觉系统看作是一架连接一方情绪系统与另一方理智系统的桥梁；在临床实践中，我清晰界定了感觉和观点，感觉与主观意识有关，而观点与理智系统中的逻辑和推理

㊀ 原生质指组成活细胞的全部物质。——编者注

有关。当人们说“我觉得……”时，其实表达的是“我相信……”，这种使用非常普遍，以致很多人会将这两个词混为一谈。无论选择这些概念背后的想法是否合理，它们的确起到了重要的作用。

我们已经尽量精简了术语，但我们的这种努力还是受到一些因素的影响。将家庭视为一个流动的、不断变化的功能系统的努力，因使用了许多传统精神病学术语所传达的静态、固定的概念而被削弱。在早期家庭研究中，我们随意使用“抑郁”“歇斯底里”和“强迫症”等精神病学术语，这妨碍了描述和交流的准确性。研究人员内部曾试图禁止使用这类精神病学术语，而尝试使用简单的描述性词语。这一约束极有价值。不使用熟悉的术语很难与同事交流，为打破这一阻碍，我们尽量慎用熟悉的术语。早些年间，我试图将家庭概念与精神分析理论建立起某种关联，在写作和专业交流中，某些熟悉术语的使用会引起关于术语的定义和使用是否准确的激烈讨论；当讨论超出了有效的意见交流范畴，而进入耗费时间精力的无效的循环的争论时，我选择使用不引起争论的术语来描述家庭现象，以尽可能地推进研究并把个体与家庭概念的整合留给后人。虽然“家庭心理治疗”这个词的使用有不准确之处，但我还是选择保留它，作为理论与实践相结合的最佳折中，用以向相关专业人士描述它。

家庭理论

家庭理论的核心概念是“未分化家庭的自我混乱”，指的是一种情绪合一性的聚合，以不同水平的强度存在着——从在一些家庭中非常激烈，到在一些家庭中几乎无法察觉。母子共生关系是最激烈模式的一个例子，在这段关系中，父亲与母子同等程度卷入，其他孩子则以不同的较小程度卷入其中。此刻要传达的基本观点是，情绪过程在核心家庭（父亲、母亲和孩子）自我混乱中以明确的情绪反应模式发生变化。任一家庭成员可能卷入共生关系的程度取决于他在家庭自我混乱中的基本卷入程度，卷入的家庭成员数量取决于情绪过程的强度，以及当时个体与核心家庭“混乱”关系的功能状态。在压力期，情绪过程可能卷入整个核心家庭和一系列更边缘的家庭成员，甚至还有非亲属和社会机构、诊所、学校和法院的代理人；在平静期，这个过程可以相对局限在家庭的一小部分，如在共生关系中，情绪过程只在母亲与孩子之间来回博弈，而父亲则被隔离在激烈的二人世界之外。

未分化家庭的自我混乱这一术语虽不准确但有用。精确地讲，这一术语中的四个词语并不属于一体，但能最有效地传达概念从而让别人得以“听懂”。另外，这四个词语中的每一个词语都能准确传达这个概念的一个重点，让这一概念得以自由进行理论延展。临床上，可以列举最激烈的模式，如共生关系、“二联性精神病”现象，来最好地说明未分化家庭的自我混乱内的关系系统。情绪亲密如此强烈，以至于家人可以知道彼此的感受、想法、幻想和梦想。这种关系可循环，某个阶段是平静、舒适的亲密，随着一方的“自我”并入另一方的“自我”中，会转为焦虑、不舒服的过度亲密，然后进入针锋相对的疏远拒绝阶段。在一些家庭中，这种关系可以在各个阶段频繁循环，而在另一些家庭中，这种循环可以长期相对固定地保持在某个阶段。例如，在愤怒的拒绝阶段，双方可以互相排斥几年，甚至是一辈子。在拒绝阶段，每个个体都可以拒绝与另一个家庭成员或与家庭外其他人员进行类似的情绪融合。在家庭情绪系统中，紧张情绪在一系列有序的情绪联盟和拒绝中转换。任何情绪系统的基本构成都是三角关系。在平静期，三角关系中某两个成员形成舒适的情绪联盟，第三人处于不利的“外人”地位，第三人要么努力赢得其中一个成员的青睐，要么越发疏远，这可能是为赢得青睐做准备。在紧张期，“外人”则处于有利地位，那两个情绪过度融合的人会将第三人卷入其中，关系中的紧张持续增强，会不断卷入更多外部成员进来，而各种情绪回路在一系列缠结的情绪三角关系上运行着。在卷入程度最低的情况下，情绪过程会在微妙的情绪反应过程中变换，这可以比作一个情绪连锁反应。这些机制可以在家庭心理治疗后期，分析家庭情绪系统时得到确定。例如，一个家庭成员的微笑可能会引发另一个家庭成员的行动反应，而这又会引发另一个家庭成员对梦境的遐想，继而引发另一个家庭成员“转移话题”的玩笑。

本理论有三个重点概念。第一个与个体的“自我分化”水平有关，与之相反的是“未分化”或“自我融合”水平。我试图将人类功能的所有水平划分在一个单一的连续体上，自我分化尺度的一端是未分化家庭自我混乱最激烈的模式，由“未分化”和“自我融合”主导，几乎没有自我分化，“共生关系”和“二联性精神病”现象就是激烈的自我融合临床状态的例子；在自我分化尺度的另一端，“自我分化”占主导地位，几乎没有自我融合，处于这一端的人几乎达到了人类功能最高水平。第二个概念与核心家庭的自我混乱内的关系系统及会影响家庭的自我混乱内过程的外部情绪力量有关，这些外部力量来自扩展家庭、工作环境和社会情境的情绪系统。其中一个重要概念是“家庭投射过程”，父母的问题会经由这一过程传递给子女。投射过程的各种模式被整合成第三个概念，这个概念涉及情绪场的多代融合，以及多代父母在多代人中不同程度的“成熟”或“不成熟”的传递。从实际意义上讲，家庭的自我混乱一词指的是包括父亲、母亲和子女以及子女后代的核心家庭。“扩展家庭”一词指的是所有在世亲属网络，但在日常的临床实践中，通常指包括祖父母、父母以及子女的三代系统。情绪场一词指的是当下考虑到的任一领域中的情绪过程。

自我分化尺度将人类所有功能概念化，使其处于同一连续体上。这个理论没有“正常”的概念。界定人身体机能的所有领域为“正常”值相对比较容易，但为情绪机能建立一个“正常”值一直难以实现。作为这个理论体系的基线，“完全自我分化”相当于完全情绪成熟，在 0～100 分的尺度内，其被赋予了 100 的分值。最低的“无自我”或最高的“未分化”处于自我分化尺度最低端。在自我分化尺度的不同层次上，人们有着广泛的一般特征，这将在下文详细介绍。

在自我分化尺度最低端 1/4 处，即 0～25 分的人，“自我融合”水平最高，几乎没有“自我分化”。如果他们还没悲惨到失去“感觉”的能力，他们会生活在一个“感觉”世界里，靠那些关于他们自身的感受活着。他们需要如此多的能量去维持关系系统——去“爱”与“被爱”，去应对爱而不得，去寻求更多的舒适感受——以致无法应对其他事情。他们无法区分“感觉”系统和“理智”系统，基于“感觉”正确就做出重大人生决定，或仅仅是因为感觉舒适就做出决定。在与他人的关系中，他们很少使用“分化的我”（我是——我相信——我会做——我不会做），他们对“我”的使用仅限于自恋，“我想要——我受伤——我要我的权利”。他们是作为父母自我混乱的依赖性附属物长大的，在他们的生命历程中，他们试图寻找其他依赖性依恋，从中借到足够的力量来发挥功能。有些人在没有症状的情况下，能够维持一个充分的依赖性依恋系统，并在生活中发挥功能，这对于在这个范围内分化水平相对较高的人更有可能。一个“无自我分化”的人非常善于取悦他的老板，这可能会使得他比一些有“自我”的人看上去更像一个好雇员。这个自我分化尺度与诊断类别无关。这类人的自我调适能力很弱，他们很容易因压力而情绪失衡，这种功能紊乱可能是长期或永久的，这个群体包括那些设法微调或努力调整却最终失败的人。自我分化程度最低的是那些离开相应机构就无法生存的人，既包括社会经济地位较低的“垂死挣扎的人”，也包括社会经济地位较高但强烈自我融合的人。顽固的精神分裂症患者处于自我分化尺度的10分及以下，其父母不超过20分。在家庭心理治疗中，在这个群体内，我尚未看到有人达到更高的“基本”自我分化水平。有些人的症状得到合理的缓解，但生命能量用于寻求舒适，如果他们的症状能得到些许缓解，又有可以从中获得力量的依赖性依恋关系，他们就会对这个结果感到满意。

在自我分化尺度第二个1/4处，即25～50分的人，自我融合程度较低，自我定义不明确，但自我分化能力正在萌芽。一般来说，处于30分的人有许多“低自我分化程度”的人具有的特点，而处于40和50分之间的人有更多高自我分化程度的人具有的特点。我们可以将其描述为“感受性”的人。从50分往下看，大部分人都处于感觉世界，除了处于极低端的人因太痛苦而无法感受。一个典型的感受性的人，能够对与之有关的和谐或不和谐的情绪有所反应，他们的情绪可以因受到赞美或认可而飙升至高处，也可以因不被认可而跌入谷底，他们投入太多的生命能量到“爱”和寻求“爱”与赞许中，以致没留下多少能量用于自我决定、目标导向的活动。他们会基于感觉正确做重要的人生决定。他们在事业或职业上是否成功，更多地取决于上级的认可和关系系统，而非工作的内在价值。这类人确实对来自理智系统的意见和信念有一定认识，但萌芽中的“自我”通常与情绪融合在一起，以致其表现为教条式的权威、弟子般的顺从或者叛逆者式的反对。一个信念可以与感觉融合在一起，以至于其变成了一个“原因”。在这一群体中，位于较低水平的是一些相当典型的“无自我分化”的人，他们的个性瞬息万变，缺乏信仰和信念，能够快速适应主流意识形态，通常会跟着最能补足其情绪感受的系统走。为了避免扰乱情绪系统，他们寻求文化价值、哲学、法律、规则书籍、科学和医生等外部权威来支持自己的生活立场。自我分化好一些的人一般会用“我相信”，但他们相对更愿用“科学已经证明了……”，而且还可能会对科学或哲学断章取义以“证明”一切。把自我分化尺度与临床诊断联系起来是有误导性的，但处于自我分化尺度较低端的人，在压力下会发展为短暂的精神病发作、犯罪问题以及这种强度的其他症状，处于自我分化尺度较高端的人则会出现神经质问题。这段自我分化尺度与第一段的主要区别是，处于这一段的人具有一些自我分化的能力。我治疗了一些位于 25 ～ 30 分内的家庭，他们（目前）已达到相当高的分化水平，这种情况有可能存在但概率很低。这个范围内的大多数人会在情绪恢复平衡、症状消失后失去治疗动力。位于 35～50 分内的人分化的可能性会更高一些。

在自我分化尺度第三个 1/4 处，即 50～75 分的人，分化水平较高，自我融合程度较低。这类人在大多数基本问题上都有相当明确的意见和信仰，但他们较容易顺从，当外部压力过大时，他们可能会放弃原则，根据感觉做决定，而不是冒着让别人不高兴的风险坚持己见。他们经常保持沉默并避免表达意见，以免使自己与众人步调不一致且扰乱情绪平衡。这类人有更多精力进行目标导向的活动，在保持情绪系统平衡上投入的精力较少。一定程度的压力可能会使他们出现相当严重的情绪或身体症状，但症状大都是偶发性的，而且恢复得更快。

位于自我分化尺度顶部 1/4 处，即 75～100 分的人，在临床工作中我还从未见过，在社交关系和工作关系中也很少遇到。在考虑整个自我分化尺度时，我认为基本不可能有人达到我所指定的位于 100 分处的人具备的所有特征。在这段自我分化尺度上，我会关注那些位于 85～95 分处的人，这些人具有“分化”的人所具有的大部分特征，他们是原则导向、目标导向的人，具备许多“内在导向”品质。他们在婴儿时期就开始远离父母“成长”；有坚定的信仰和信念，而非教条式或固定思维；会倾听、评价他人的观点，适时抛弃旧观点；有足够的安全感，不会因他人的赞美或批评影响自我功能；尊重自己，也尊重他人的同一性，不会通过批判或感情用事来改变他人的生活轨迹；能够承担起对自我的全部责任，明晰应该承担的家庭责任及社会责任；能真切地意识到自己对同胞的依赖。他们有能力将情绪功能控制在自我边界内，可以自由地在任何关系系统中活动，并参与进一系列的激烈关系中，在关系中不会向他人“索求”而损害他人的功能，“对方”在这段关系中也不会感到“被利用”。他们会与分化水平相近的配偶结婚，每个个体都有明确的自我，没有关于男性和女性的疑问和怀疑，每个个体都能尊重自己和对方的自我同一性。在激烈的情绪关系中，他们依然可以保持明确的自我，在性生活或其他强烈的情绪体验中，他们也会自由地放宽自我边界，毫无保留并乐在其中地分享“自我”，同时充分保证双方都可以从这种情绪融合中脱离，并按照自己的意愿继续推进自我导向。

这些对自我分化不同尺度特征的简要描述，呈现了一个理论体系的总览，这一理论体系将人类所有自我功能水平设想在同一连续体上。这个自我分化尺度不仅与基本分化水平有关，重要的是还与功能分化水平有关，功能分化水平在尺度下半部分体现得非常明显，以至于基本水平这一概念可能会有误导性。自我融合程度越强烈，家庭的自我混乱内（各个成员）自我的“借用”“借出”“给予”与“分享”就越多。（家庭）自我混乱中“力量”的转变越多，自我功能水平的明显差异就可能越大[㊀]。突如其来的转变是令人震惊的，其中一个最好的例子就是退行性精神分裂症患者，在父母生病时他足智多谋，但在父母康复后他就会退行。还有一些转变，它们是如此稳固以至于人们会想知道一个如此强大的人怎么会与如此弱小的人建立婚姻。一个典型的例子是，一个功能过强的丈夫可能在工作中功能良好，在自我分化尺度上能达到55分，然而他的妻子却因恐惧症、过度饮酒或关节炎而居家且功能水平只有15分。在这种情况下，这个家庭的基本（分化）水平大约在35分。一个功能水平处在自我分化尺度上半段的人，其功能水平会有所波动但不明显，因此比较容易估计他的基本（分化）水平。处于自我分化尺度顶端的人几乎没有功能性转变。其他特征适用于整个自我分化尺度。一个人在自我分化尺度上的位置越低，就越坚持宗教教条、文化价值、迷信以及过时的信仰，就越难以抛弃那些僵化的观念；越会夸大被拒绝、缺乏爱和被不公正对待的经历，越会要求对其伤害的补偿；越会要求别人为他的自我和幸福负责；其自我融合越强烈，其控制“过于亲密”情绪的机制就越极端，如情绪距离、隔离、冲突、暴力和身体疾病。个体自我融合越强烈，触碰到对方内心世界的频率就越高，就越有可能直观地捕捉到对方的所思所感。一般来说，个体在自我分化尺度上所处位置越低，与其进行有意义沟通面临的障碍越大。

核心家庭的自我混乱的关系系统。以双方均位于自我分化尺度30～35分处的一对夫妻为例，来说明本理论体系的几个概念。夫妻双方在儿童期都很依赖自己的父母，进入青春期后，为了自主发挥功能，他们或是否认依赖性但仍住在家里，或是利用分离和拉远与父母的物理距离来实现自主。只要

㊀ 这种差异既体现在某个个体的功能水平变化上，也体现在不同家庭成员功能水平的差异上。——译者注

保持关系的疏远性或随意性，夫妻双方就都能比较好地发挥功能。两人都容易受到激烈的亲密情绪关系的影响，又都渴望亲密关系但又对亲密关系“过敏”。每个个体的婚姻都会重复过去自我混乱的主要特征，他们融合为一个“新的家庭的自我混乱”，抹去了自我界线，将两个“伪自我”纳入一个“共同自我”。婚姻中双方都喜欢使用原生家庭带来的机制来处理彼此间的问题，例如，逃离原生家庭的人倾向于逃离婚姻。最常见的机制是利用足够的情绪距离，以使每个个体都能以合理的“伪自我”来发挥功能。这个新的家庭的自我混乱的未来发展方向将取决于在家庭的自我混乱内运行的一系列机制，以及在扩展家庭系统中运作的其他机制。

在家庭的自我混乱中，夫妻双方会使用三种主要机制来控制自我融合的强度：①婚姻冲突。其中双方都想平等地分享共同自我，谁也不屈服。②配偶一方功能紊乱。一个常见的模式是，在短暂的冲突后，其中一方不情愿地“让”缓解冲突，但双方都自认为是“屈服”的一方，其中一方会退让更多。在另一种模式中，其中一方会自愿成为“无自我”的一方，以支持自己所依赖的另一方，在这种模式中“失去自我”的一方可能处于较低功能水平，表现出身体、情绪或社会疾病。有一些婚姻已经维持多年，其中一方功能良好而另一方长期患病。③将问题传给一个或多个孩子。这是处理家庭的自我混乱最常见的一个机制。一些家庭会将家庭的自我混乱相对控制在上述一个机制中，比如，一些家庭内部存在激烈的婚姻冲突，但双方功能均未受损也未殃及孩子，还有一些家庭既没有婚姻冲突，也没有功能紊乱，但会将所有婚姻问题全转移到某一个孩子身上，这个孩子在童年可能没有表现出明显症状，但进入青春期后，可能会崩溃，出现精神疾病或其他程度相当的功能紊乱。大多数家庭中夫妻间的问题都会“蔓延”到这三个机制。但在少数家庭里，问题能够局限在一个机制内，这些家庭在理论上很重要。事实上，有些家庭的婚姻冲突很激烈，但子女没有受损，这证明婚姻冲突本身并不会引起子女的问题，但在一些平静、和谐的婚姻中，会出现严重的子女功能受损，这也进一步证明了，子女功能受损可以在没有冲突的情况下发生。夫妻间的问题程度可以量化，系统的运作就好像一定数量的“不成熟”正等待系统来吸收。大量“不成熟”可能通过严重的功能紊乱“束缚”在某个家庭成员身上，例如，父母的长期患病可以成为一种对子女的“保护”，以避免子女功能严重受损。家庭在传递投射过程时会聚焦于某个特定的孩子，其他孩子的卷入程度则相对弱些。当然，在一些家庭中，不成熟的“数量”如此庞大，以致婚姻冲突极其强烈，父母其中一方功能严重紊乱，与原生家庭存在冲突，孩子被卷入的程度最大，“不成熟”弥漫着整个家庭。

核心家庭的自我混乱外部的运作机制，在决定核心家庭投射过程的进程和强度上也非常重要。自我融合程度很高时，核心家庭和原生家庭内也会借用和分享自我力量。在压力期，核心家庭可以通过与原生家庭的情绪接触达到稳定，但同时核心家庭也会受到原生家庭的压力干扰。一般来说，核心家庭投射过程的强度会随着与原生家庭的积极接触而减弱。接下来的例子就可以说明一个显著模式：一个父亲，上大学时就与自己的家人分开了，与原生家庭只有不经常的、短暂的联系以及偶尔的信件和圣诞卡往来。他娶了一个与家人保持密切联系的妻子，妻子会频繁地与自己的家庭交换信件和礼物，参加定期的家庭聚会并拜访居住在各处的家族成员。父亲有六个兄弟姐妹，其中五个都遵循和父亲同样的模式，与原生家庭保持分离。母亲有五个兄弟姐妹，她们的配偶都被带入这个家庭的情绪过程。这种模式非常普遍，所以我把这些家庭称为爆炸式的聚合家庭。与原生家庭分离的配偶并没有解决情绪依恋，旧的关系仍在“潜伏”，可以通过情绪接触得到恢复。与聚合家庭的“积极”关系使得核心家庭系统要应对聚合扩展家庭的情绪事件。还有一些核心家庭，夫妻双方都脱离了原生家庭，在这些家庭中，夫妻双方通常更加依赖彼此，家庭中的情绪过程往往更加激烈。在一般家庭中，夫妻双方会在情绪上脱离原生家庭，更加投入工作和社会环境的情绪系统。举个家庭的例子，其中，父亲对自己的老板有着长期的情绪依赖，这是他主要的外部情绪纽带。在老板突然去世的几周内，家中十几岁的儿子出现了严重的功能紊乱与行为问题。单独对父亲进行短暂的“家庭”心理治疗后，家庭重新恢复情绪平衡，父母能够一起去解决夫妻间相互依赖的问题并有所成效。由此，可以看出了解扩展家庭系统中的关系模式，对理解问题全貌和制定家庭心理治疗方案非常重要。

多代传递过程（multiple-generation transmission process）。本理论体系的一个重点概念是父母将不同程度的不成熟传递给子女时出现的模式。在大多数家庭中，父母会将自己一部分的不成熟传给一个或多个子女。为了说明这种多代模式最形象且极端的情况，我将从父母的平均分化水平开始，假设在每一代人中，父母都会将他们不成熟的主要部分投射到某个特定孩子身上，使得每一代中均有一个孩子受到最大程度损害。同时，我还假设在每一代人中，会有一个孩子能够相对远离家庭的自我混乱的情绪需求和压力，从而达到可能的最高分化水平，这种极端情况基本上不可能在每一代中都发生，但可以用来说明这种模式。举个例子，父母位于 50 分处，有三个孩子，卷入程度最高的位于 35 分处，比父母的基本水平低得多，是同代中遭受损害最大的。另一个孩子位于 50 分处，与父母相同，最后一个在家庭的自我混乱之外成长，位于 60 分处，比父母要高很多。想象位于 35 分处的孩子与该范围内的配偶结婚，在这段婚姻中，其人格特征会根据这个家庭的自我混乱处理问题的方式而发生变化。存在最大程度投射的家庭，其中婚姻很平静，但父母会过分关注卷入程度最高的孩子的健康、福祉和成就，这个孩子位于 20 分处，水平较低。这个家庭还有一个在家庭的自我混乱之外长大的孩子，可能会达到 45 分，远高于父母。两个孩子，一个 20 分而另一个 45 分，这几乎是不可能出现的。处于 20 分处的孩子已经在危险区里了，极易出现一系列问题。早些时候，他可能在学校里成绩优异，但进入青春期后就会情绪崩溃。在特别照顾下，他最终可能会完成学业，过上几年漫无目的的生活，然后找一个和他一样“需要”别人的伴侣。处于这个水平的人，问题大到无法局限在一个领域了。他们会遇到各种各样的婚姻、健康和社会问题，而且问题大到仅仅投射到一个孩子身上还不够，他们可能会分别投射到 10 分和 15 分的两个孩子身上，以及一个处于家庭之外的可能会达到 30 分，远高于父母基本水平的孩子身上。位于 10 分和 15 分的孩子们功能完全崩溃，会患上精神分裂症，甚至会犯罪等。这说明了之前的观点，即个体要达到“无自我”的水平，至少需要三代人，之后才会崩溃发展为精神分裂症。一般情况下，不成熟会以一个较慢的速度发展。每一代中都有子女在向尺度更高处发展，而且在一般家庭中，发展的速度要比这个例子中的速度慢得多。

需要强调的是，上面例子中所使用的表明自我分化尺度水平的数字，只是为了说明本理论体系的广泛性原则。功能水平位于自我分化尺度下半段的人，他们功能水平的转变对每小时和每周的变化都非常敏感，无论这一年他们过得好坏与否，只有在意识到对他们所在家庭一段时间内最有效的特定变量之后，才能大致确定他们的功能水平。在临床中，一般水平和模式是最重要的。多代概念中所使用的水平是有严格示意的，只是用来说明问题的。这一概念假设源于约100个家庭的三四代人和八个家庭的十代或更多代人的历史材料。

还有一个理论概念，是我结合自己的工作得出的，我在心理治疗中对每个家庭都会用到。托曼（1961）在《家庭系统排列》（*Family Constellation*）中提出了不同同胞位置的人格画像，兄弟姐妹因出生顺序不同而表现出不同的人格特征，我认为这是家庭研究近年来的一项重要贡献。他的论点是，个体成长过程中的同胞位置和家庭系统排列会决定他的人格特征。我发现他对人格画像的剖析非常准确，尤其是对那些我认为位于自我分化尺度中间位置的人。当然，他的研究是在“健康”家庭中开展的，并未尝试估计其他因素，也没考虑作为家庭投射过程对象的孩子的人格的转变。这种转变可以用一例有两个女儿的家庭说明，“大女儿”在家庭情绪系统中卷入程度最高，她表现得像小“婴儿”，小女儿卷入较少，表现得更像老大，表现出很多成人和婴儿的混合特征。托曼大多数资料中都包含这种成人和婴儿特征的混合。一个人在分化尺度上的位置越高，其成人特质就越明显，反之亦然。

家庭心理治疗的临床应用

我希望这些理论概念能帮助读者更多地从家庭系统而不是诊断类别和个体动力学的角度来思考，理论中的每一点都已经在临床评估和家庭心理治疗中有所应用。本节从三个主要方面来呈现：①家庭领域调查，②家庭心理治疗中的“自我分化”过程，以及③家庭心理治疗的原则和技术。

家庭领域调查。这是一个用于指定家庭“评估”过程的术语，我会在与每个家庭的初次会谈中使用，以此在短时间内获取大量事实信息。这些信息可以与家庭理论一起用于梳理包括至少两代人在内的家庭自我混乱的总体功能情况，形成一个可用于制定心理治疗方案的框架。最初，获取这些信息需要花费大量的时间。但经过实践发现，给一个普通的、不复杂的家庭精心安排一场会谈，一个小时就足够完成这项调查了，这与那种治疗师要花几个小时与所有家庭成员一起，观察家庭关系系统运作的“评估”不同。在培训中，新手咨询师需要尽可能多地去观察多个家庭成员，因为没有对家庭直接的临床观察是不可能了解这个家庭的，所以在对家庭整体情况有所了解之前，不建议对部分家庭成员开展工作。对于一般家庭，初次会谈通常是与父母一起进行的，两个人一起来要比一个人来能提供更多信息，而且还能提供给咨询师一个关于他们婚姻关系的工作视角。如果有证据表明，婚姻关系不和可能会影响到事实的收集，我就会要求见父母中对家庭了解更多的一方。一些有趣的研究进展就是这么来的，核心家庭系统中存在三个主要压力源：①婚姻冲突，②配偶的功能紊乱，以及③孩子的功能紊乱。其中一项或多项出现功能紊乱，大多数家庭才会寻求帮助。为了说明这一调查，我将以一个家庭为例，介绍一个青春期孩子的行为问题。

调查家庭时，我首先想了解核心家庭领域的运作情况，然后再去了解扩展家庭领域的运作，及其与核心家庭的相互影响。一个很好的出发点是，按时间顺序回溯青少年儿童的症状发展过程，询问每次症状爆发时的具体日期以及情况，许多症状爆发的时间可以与核心家庭和扩展家庭中的其他事件完全吻合。父母可能会报告孩子第一次旷课是在“八年级”，但如果知道他旷课当天是外祖母因疑似罹患癌症而住院接受检查的日子，就会传达出更多关于这个家庭系统的信息。如果能获得其他家庭成员有关那天的感受和想象的信息将会很有帮助。

接着要调查的是婚后父母自我混乱的功能状况。这个情绪单位有自己的内部动力系统，会随时间变化。这个内部动力系统也会对扩展家庭的情绪和生活中的现实压力做出反应。我们的目标是按时间顺序简要地了解内部系统与外界力量的相互反应。就像两个不断变化、相互影响的磁场，内部功能会受到与扩展家庭亲疏远近有关事件的影响，也会受到影响彼此情绪的相关事件的影响，这些事件包括居住地变化、购房、职业成败。影响两个情绪场的主要事件是核心自我混乱的出现，以及扩展家庭里的严重疾病或死亡。自我混乱内的功能可以通过几个关于压力源的问题来评估，这些压力源可以是婚姻冲突、疾病或其他功能紊乱，以及对孩子的投射，压力所致症状的变化可能与内部动力或外部事件有关，而发生变化的日期尤为关键。一段关系从平静变为冲突，妻子可能解释为“我开始站起来反抗他的时候”，但实际上刚好对应上扩展家庭中发生的一个扰动事件。

自我混乱的重要变化会伴随孩子的出生而发生。第一个孩子的诞生，让家庭从两人变为三人。在诸如此类的重要事件中，最好对整个家庭系统做一个“定位”，包括地点、时间、家庭中每个个体的年龄以及每个个体的功能，并对扩展家庭中的现实情况做一个检查。如果可以的话，最好能获取到不同家庭成员在压力源上的感觉－感受系统。对家庭投射过程的检查往往很容易，例如，可以询问母亲在孩子出生前后的感受，如果是一个重要的投射过程，她的担心和顾虑可能从怀孕时就固定在孩子身上了，她和这个孩子的关系一直很“不同”，她长期以来一直在担心并很想谈这个话题。一个强烈的、长期的投射过程，可以作为孩子表现出更深、更严重问题的证据。有些家庭的投射过程可能开始得较晚，也许是在某个重要的家庭成员死亡之后才出现，在家庭心理治疗中，这种情况的严重性要小得多，也更容易处理。投射过程通常发生在母子之间，会改变家庭系统的内部功能。母子之间的心理能量会改变整个家庭的心理能量系统，这一过程虽然会减少婚姻冲突，但也会让丈夫不安，使得他花更多时间在工作上或者开始酗酒，在情绪上亲近其原生家庭。直到儿童出现症状，这项调查就此结束，在这个过程中，我们有可能会发现与父母关系有关的日期和事件节点。这项调查可以说明家庭的一般功能水平、压力反应以及整个系统的灵活性或僵化性，还能够提供一个关于适应性较强的配偶的概念，适应性更强的配偶通常是比较被动的。适应的一方远不止是在可控的表层上“让步”，而会涉及整个感受、感觉和行动系统。一个配偶因情绪出现身体症状，这是一种深层的“细胞对细胞”的适应性。

下一个要调查的是针对两个扩展家庭，顺序由治疗师决定。这与核心家庭调查类似，只是侧重于总体模式。准确的日期、年龄和地点非常重要。祖父的职业、祖父母的婚姻关系以及祖父母的健康状况，都可以给这个家庭的自我混乱提供关键线索。同胞信息包括每个个体的出生顺序、准确的出生日期、职业、居住地、对配偶及子女的评价、对总体生活的说明，以及与其他家庭成员接触的频率和本质。花上五或十分钟的时间，就可以获得这些简短的信息，我们就可以据此获得一个关于家庭自我混乱的工作概念，了解核心父母是如何在这个混乱内发挥功能的。发展最好的兄弟姐妹通常在家庭情绪系统中卷入最少，发展最差的则卷入最多。与其他家庭成员的距离、情绪接触的质量说明了这个个体处理所有情绪关系的方式，还可以体现其方式是倾向于“爆炸式”还是“凝聚式”的。自我分化水平低的人往往也身体疾病高发。同胞位置是一个重要的信息源，再加上这个家庭功能的一般水平，准确、合理地推测出该家庭中一个个体的人格特征就成为可能，而推理结果也能在日后得到查证。一般来说，在原生家庭中形成的生活方式，会在核心家庭中运作，也会在家庭心理治疗中运作。

家庭领域调查与其他问题的调查模式相同，只是侧重点不同，某些领域可能还需要详细探讨，尽可能多地回溯几代人的历史总是有帮助的。调查的总目标是按照时间顺序跟踪整个家庭，并重点关注融合的相关事件。一个家庭的总体分化水平越低，相关事件出现的频率就越高，强度就越大。家庭领域调查的一个优势体现在，其可使家庭开始对相关事件有理智上的认识。家庭情绪系统总是让人们模糊、误记或将这类事件当作巧合，努力寻找具体日期时，他们可能会说："那是大概……他十一二岁的时候""一定是他五年级的时候"或者"大概是五六年前的事情"。要想得到具体信息，就需要不断询问、进行数学计算。家庭心理治疗中的一个家庭可以说明这种模糊过程，妻子从她母亲的葬礼回来十天后，她的女儿患上了肾炎。几周后，妻子坚称女儿生病发生于母亲去世前，但她丈夫的记忆和我的笔记都是准确的。我的理论思考告诉我不要假设因果关系，也不要只注意到这类事件有一个令人意外的时间顺序，我相信这可能与人类否认对同伴的依赖有关。我避免轻描淡写地持续推测，将家庭的解释记录为"家庭成员说……"。我从未能够在治疗过程的前期使用这些我收集到的资料。这是因为在早期的家庭治疗中，有治疗师曾尝试将这些资料分享给来访家庭，却使得一些家庭以此为借口终止了治疗。因此，我的目标是不断提问，当别人能够"听到"时让日历"说话"。

治疗师可以通过家庭领域调查来了解家庭及其运作方式，并制定治疗计划。症状如果在核心家庭中发展缓慢，说明它很可能是核心家庭缓慢积累的产物，如果发展较快，需要彻底探究是否有扩展家庭的干扰。如果症状是对扩展家庭的回应，就可将其视为"急性"情况，这种情况下，家庭功能很容易恢复。下面就是一个因扩展家庭紊乱而出现多种急性问题的例子。

一个 40 岁的女性因抑郁症转诊，她的丈夫有六个兄弟姐妹，其家庭内部"紧密联结"，他们都住在离父母几百英里[㊀]的地方。两个月前，丈夫 65 岁的母亲做了乳腺癌根治性乳房切除术，手术两周后，丈夫的一个姐姐发生了严重车祸，需要住院治疗几个月。手术后六周，丈夫的一个兄弟的儿子因为一系列不良行为被捕，而其第一次发生不良行为是在丈夫的母亲手术后两周。初次会谈由抑郁的妻子单独进行，后续与夫妻俩一起进行。几小时里，

㊀　1 英里≈1.609 千米。

我们专注于对丈夫的母亲的感受，妻子的抑郁症状迅速得到缓解，这为两人一起接受长期家庭心理治疗奠定了基础。

家庭心理治疗中的“自我分化”过程。这个治疗体系基本上致力于帮助个别家庭成员实现更高水平的自我分化。情绪系统以一种微妙的平衡状态运作，在该状态下，每个个体都将一定的存在和自我投入到他人的幸福和福祉中。在不平衡状态下，家庭系统会以牺牲一部分人的利益为代价，自动恢复以前的平衡状态。当个体开始实现更高水平的自我分化时，就会扰乱当前的平衡状态，追求平衡状态的力量就会被大力反对。在更大的情绪系统中，个体可能会寻找盟友或群体来增强反抗系统的力量，之后却发现自己与盟友（甚至是更大系统中的一个少数群体）处于一种新的未分化的状态，相较过去，该个体更难分化。成功的自我分化全都是由个体自己完成的。后面将介绍一些阻碍“自我分化”的力量，当个体在面临阻力时，仍保持自我“分化”，家庭就会在后续发生一些变化。

本理论体系的一个重要概念与“三角关系”有关。我将它单拎出来，是因为相较基本理论，它与治疗的相关性更大。任何情绪系统的基本构成都是“三角关系”，当两人系统中的紧张情绪超过一定限度时，就会“三角化”第三人，即将第三个人拉入“三角关系”，让这种紧张在三角关系内移动。原有三角关系中的两个个体都可以增加一个新的三角关系，一个情绪系统就是由一系列相互交错的三角关系组成的，紧张情绪系统可以转移到任何一个预先建立的旧的回路中。一个临床事实是，在一个三人系统中，如果其中一人保持情绪抽离，原来的两人紧张系统将自动解决。这一点将在“去三角化”中讨论。

从这个治疗体系的经验来看，走向更高水平的“自我分化”有两个主要途径：①最理想的是从配偶那里分化出一个自我，这需要双方的合作。在一个潜在的“三角关系”（治疗师）面前，双方能够保持情绪抽离。于我而言，这正是家庭治疗的“魔力”所在。他们必须与对方充分融合，才能承受这种“分化”的压力，也必须充分地感受到不舒适，才能激发这种努力，两人一个接一个，小步向前直到动机消退。②在督导的指导下，独自开始分化。这是实现自我与重要他人分化的第一步，这是家庭治疗针对其中一个家庭成员的治疗模式。还有第三种途径，但效果较差，即③督导站在一旁，全程指导，

“三角关系”因此无法直接使用，过程一般比较缓慢，还容易陷入僵局。一般而言，对于一个家庭来说，其可能达到的最高水平的分化是，任何家庭成员能够达到和维持最高水平的分化，以对抗他所生活的家庭单位的情绪对立。

家庭心理治疗的原则和技术。我在处理家庭问题时，无论是婚姻冲突、配偶功能紊乱还是孩子功能紊乱，最佳的方案都是先从夫妻开始，在整个治疗期间，保持对夫妻双方的治疗。这种“最佳”方案对大多数家庭不可行，因为 30%～40% 的家庭的治疗时间会集中在一个家庭成员身上，尤其是当其中一方有抗拒性或动机不强，或者双方进展都太慢的情况下。我将在后文讨论如何帮助一个家庭成员“自我分化”。根据我多年与父母和有症状的孩子（通常是青春期后的行为和神经症问题）会谈的经验，我发展出了这种与父母双方合作的治疗方法。一个家庭的治疗平均会持续一年或更久，直到家庭沟通得到改善，内部症状消失，家庭对这个结果非常满意，就会终止治疗。但父母关系模式并没有发生根本性变化，而这才是问题所在。在父母关系发生改变，整个家庭系统就会改变的前提下，我开始要求他们把孩子留在家里，集中精力解决自己的问题，这是我在临床中最想看到的结果。在治疗的大部分家庭里，我都不会见孩子，有的只见一次。治疗效果最好的父母，会接受持续四年左右的治疗，每周一次，总共 175～200 小时，根据我的经验，这样的治疗效果比其他任何心理治疗都要好。孩子们的症状通常在几周或几个月内就会消失，这些变化还会从核心家庭延伸到扩展家庭系统。我相信可能需要差不多四年这么长的时间，自我的显著分化就能实现了。然而，有些人可能一辈子都不会去确定自己生活中的许多问题。我现在正尝试降低会谈的频率，以节省总的时间。

多年来，我同夫妻共同工作的基本过程一直没怎么变，只是在理论概念上做了一些强调和调整。过去我强调夫妻间情绪上的沟通，会通过梦境去分析他们的无意识感受。现在我会更多地去观察他们，观察他们是如何逐步将自己的感受、感觉和思维系统外化的，以及他们是如何将自己的和对方的这些系统彼此分离开的，对于关系中的他们来说，这既是认识自己的过程，也是认识对方的过程。比如，夫妻一方的“我从来不知道你有这样的想法”的评论，反过来对应着另一方的“我以前从来不敢告诉别人，尤其是你”。

下面是一个对另一方情绪反应进行两小步“分化”的例子。一个妻子，沉思了数小时后宣布："反正我曾尝试过的一切都没有效果，我决定把我所有用在让你幸福上的心思、时间和精力，都投入到成为一个更有责任感的女人和母亲上。我已经想好了，我做了一个计划。"丈夫对妻子"我"的立场做出了一般的情绪反应，他很生气，也很受伤，他甚至用"如果我意识到 15 年后会变成这样，当初就不该结婚"来终结这个对话。不到一周，他就和"新"妻子幸福地生活在一起了。几周后，丈夫经过反复思考后说道："我一直在努力思考我对这个家庭，以及对工作的责任，我一直搞不清楚。如果我加班，我会感觉忽视了家庭，如果我花更多时间陪伴家人，又觉得忽视了工作。这就是我的想法。"得知他的自私、不关心背后的真相后，妻子很感慨。不到一个星期，矛盾平息了。

当配偶双方为彼此做出改变后，这种改变就会扰乱他们之间的情绪平衡，这种情绪平衡中的情绪反应和解决办法与他们在自己原生家庭中的情绪反应和解决办法如出一辙。这些配偶大多已经成为两个扩展家庭系统中最有责任感和最受尊重的人。在社会和工作的情绪系统中，也会出现对变化的情绪对立。这里我要表达的主要观点是，"自我"的改变会扰乱情绪平衡，并在所有相互融合的情绪系统中唤起情绪对立。如果夫妻两人能够在彼此的关系中做出重要的改变，那么处理其他系统的问题就会相对容易。

在这种治疗方法里，最重要的是治疗师要持续向家庭定义他们的"自我"。这一步从初次接触家庭，给他们解释这个理论和治疗体系与其他体系的区别时就开始了，并且几乎存在于每一次治疗中，渗透至各类生活问题里。治疗中重要的是确立"行动"的立场，这与"我将做什么和不做什么"有关。我认为一个治疗师是没有资格要求一个家庭做一些他自己都不会做的事情的。如果家庭在定义自我时进展缓慢，我会开始思考是否有一些模糊不清的重要领域我还没定义清楚。

在定义自我这一点上，我将介绍对一个成员的家庭心理治疗。其基本观点是，找到一种方法，让陷入僵局的家庭发生一些变化，想办法接触家庭中最机智、最有力量的成员，让他走出病态的泥沼，并获得一些分化，以摆脱家庭的泥潭。事实上，如果在一个家庭成员身上能开始一些分化，整个家庭系统就能松动。这个观点很难传达，因为对于那些使用医学模型，认为治疗"关系"是治疗情绪疾病基本力量的人来说，这个观点是错的。我在尝试写这个观点的时候，用了几种不同概念，也尝试用不同角度来说清楚它。有的人听成“以最健康的家庭成员而不是患者为治疗对象，理由是最健康的人更能改变行为”，这一说法对治疗目标的描述很准确，但用“健康”的概念替代了“疾病”，而“患者”仍然基于医学模型。治疗师如果试图用他的医学取向来“治疗”最健康的人，结果就是，要么把他赶走，要么把他变成“患者”。

冲突型婚姻是说明与配偶一方合作的最佳范例。在临床上，冲突型婚姻中的夫妻在寻求帮助前，情绪系统已经完全地锁定在功能紊乱上。一定程度的公开冲突是“正常”的，他们只有达到一定程度的功能紊乱时，才会寻求帮助。这段婚姻一开始近乎田园诗般浪漫，每个个体都把高比例的“自我”投入到对方的幸福和福祉中。我称之为“欺诈性的”情绪契约，在这种契约中，双方都不可能履行协议。在这种安排下，自我的功能依赖于他人，从这个意义上说，任何幸福或运作的失败都是对方的错。即便如此，彼此仍然继续在对方身上投入情绪，只是这种投入转变为指责、控诉以及诊断这些负能量了。我认为冲突型婚姻会持续很久，因为双方都投入了更多的精力，花费比平静婚姻更多的时间来琢磨对方。由于冲突型配偶对彼此的情感依赖和利用冲突的能力薄弱，他们通常不会寻求帮助，直到他们的适应机制卡住。在大部分冲突型婚姻中，我需要会见其中一方几个月甚至一年的时间，才有可能和其伴侣一起平静地工作。在治疗中先见哪一方，在其中一方主动、另一方抗拒时比较容易做出选择，但如果一起见两个个体，并在会谈中继续重复“指责对方－为自己开脱”的模式，情况就略有不同了。他们如果有能力停止这种恶性循环，看清这种模式，我就会让两人一起会谈。如果我尽了最大努力依然无法遏制这种循环，我就会说，我不想花时间在这种既循环又没效果的模式上了，我想单独见最健康的、功能最好的人一段时间，帮助这个人获得一些客观性和情绪控制能力。我这种对“最健康”的一方进行工作的要求，给他们提供了不同思路，改变了他们长期以来“你有病，你需要看心理医生”之类的诊断。我不会交替性地与配偶工作，因为这会导致“三角化”，他们都不会在问题上真正下功夫，都只期待对方去改变，都倾向于向治疗师证明自我。我的“我”的立场都是基于经验，以我要做什么、不做什么为标准，而不是以“什么是最好的”为标准。

在所有情境下，单独对一个家庭成员进行治疗的过程都是类似的，我将着重介绍我们在治疗冲突型配偶时所做出的努力。在早期会谈中，我们会使用大量的临床例子，并在一个黑板上进行图解，向来谈的那个配偶详细讲解家庭取向的概念。概括地说，这个概念是将来谈的那个配偶的心理能量从其配偶身上收回并置于其自身定义不清的自我边界中。我们会通过减少来谈配偶的“他者导向”的思维、言语和行动能量，来帮助他们“摆脱”他者的想法，这些能量是用来攻击和改变他者的，我们会将这些能量引导到改变其自我上。改变“自我”包括找到一种方法来倾听对方的攻击而不做出反应，找到一种方法来与“现状”共存而不试图改变它，定义自己的信仰和信念而不攻击其他人的信仰，以及观察自我在情境中扮演的角色。治疗师花费大量时间在帮助来谈的那个配偶建立起自我与其自身的关系上。治疗师将这些理念传递给那些单独来谈的配偶们，以便他们在定义“自我”时使用，治疗师会告知他们，别人已发现了其中的一些有用的东西，如果只是单一运用这些理念而不将其纳入“自我”，那么他们付出的努力就难以获得效果；尝试一些自己不能真正相信的东西是不现实的，如果这些想法和原则不符合自己的“自我”，那么他们就有责任寻找其他的想法和原则。我们给这些单独来谈的配偶们分配了成为“研究观察者”的任务，并告知他们将每个小时的大部分时间都用于报告他们的自我观察成果。我告诉他们，如果他们通过努力成功地定义了“自我”，并遏制了自己一直试图指导配偶生活的那些关键性的行动、话语和思想，那么他们就可以期待可预见的阶段。如果他们成功地做到了这一点，他们配偶的第一反应都将是一系列的“你卑鄙、自私、恶毒，你不懂，你不爱，你在试图伤害别人”。当他们听到这些预期攻击却能置之不理时，他们就将跨过一个里程碑。然后，他们就可以期待自己从配偶那里抽身了，他们的配偶此时会强调“我不需要你”。这是最困难的阶段，他们可能会感到沮丧和困惑并出现一系列身体症状，因为这是一个人的心灵和躯体在呼唤旧的依赖和亲密时会有的反应。如果他们能忍受这些症状且不为所动，他们就可以期待他们的配偶以更高的成熟度进行全新不同的情绪争取。通常过不了几天，他们的配偶就会要求安排治疗，往往过不了几个小时，他们就能一起工作了。

低水平“自我分化”的人，他的生活方式是将自己的心理能量投入到他人的“自我”中，这发生在治疗中就是移情。在这类治疗中，一个治疗目标就是帮助他把生活作为一个研究项目。重要的是，在作为配偶的治疗师面前要保持“自我”。如果他明白这项工作的生活目标的本质，明白如果把精力投入到治疗师的“自我”中，进度就会变得缓慢或停止，他就能更好地将能量集中在治疗目标上。如果他开始原地踏步了，家庭心理治疗的工作重点就会以类似的方式转移到他的配偶身上。这种“分化自我”的方法是不可能同时用在配偶双方身上的，因为它会导致激烈的“三角化”。

和生病的那个配偶的单独工作受到问题本身以及谁寻求帮助的制约。如果是健康的一方寻求帮助，意味着“病”人可能濒临崩溃了。带着这些假设，我会尽量避免与生病的一方建立联系，而尽量与健康的一方建立联系，了解他和生病一方之间的问题。有些家庭经过几次会谈，症状就能显著缓解，但他们在症状缓解后就没动力继续治疗了。当“生病”的一方寻求帮助时，我会保持一种疏离的态度——“让我们来研究一下，了解你在家庭问题中的作用”。“生病”的配偶在另一方面前真的会功能紊乱，特别是那些有严重向内投射和躯体功能紊乱的配偶。如果配偶中的另一方过早被带入治疗中，治疗可能会在几次内终止。治疗的目标之一是尽早提出“家庭”概念，之后便可等待，直到生病一方的“自我”可以在对方面前发挥功能而非功能紊乱。这一方法取得了一些很好的长期治疗效果，比如，生病一方的治疗效果可以持续半年左右，两人的治疗效果可以持续两年左右。那些属于关系功能方面的问题，如阳痿、性冷淡等，通常可以在几个小时内转化为“家庭”问题，而且反应良好，阳痿往往在几周内消失，性冷淡在几个月后就很少被提及了。大多数家庭通过两年或更长时间的家庭治疗就可以取得以上治疗效果。

在家庭心理治疗中，“三角化”孩子的问题很棘手。从原始家庭调查中，就可以大致估计出这个过程的强度。如果不太严重，父母可以马上关注自己的问题，几乎忘记孩子，孩子很快就没有症状了。即使是严重的“三角关系”，我也会和父母一起做“试探”，以测试父母关系的灵活性。在严重的“三角关系”中，父母的情绪、思想和行为都离不开孩子，或者说是把自己的问题投射到孩子身上。“三角关系”也有较轻的版本，父母会努力去解决自己的问题，但他们之间的关系很沉闷、没有生命力，夫妻的生命和自我都投入到孩子身上。“本能反应”很常见，即父母对孩子的不适“感到困惑不解”。在探索了多年缓解症状的方法，包括与家庭成员的各种组合合作后，我开始了我所谓的“去三角化”。这个方法太复杂，无法简单讨论，它包括帮助父母一方建立“我”的位置，并在与孩子的关系中“分化出一个自我”。如果说家庭心理治疗还有一种“魔力”的话，那就是当父母一方能够从强烈的未分化家庭的自我混乱和无定形的“我们”中开始“分化出一个自我”时，家庭会做出相应的反应。在这个无定形的领域中，一个明确定义的“自我”就足以带来一段出人意料的平静期。平静期可能很快就会结束，并转移到其他问题上。但家庭是不同的。父母中的另一方会和孩子融合在一起，形成更强烈的一体，交替攻击和恳求已经“分化的父母”重新加入一体。如果分化的一方能保持合理的“我”，哪怕几天，另外两人之间的依恋强度就会自动降低，三角关系的强度就会永久降低。第二步是类似的，让父母另一方同样努力“分化出一个自我”，现在，父母关系已经多了一点儿生命力。然后家庭会进入另一个循环，父母双方会分别进行自我分化，然后父母之间生出了更多的生命力和热情。在这种严重的自我融合的水平上，分化进行得很慢，但已经有几个这样的家庭达到了合理的分化水平。

对一个成员的家庭心理治疗还有另外几种形式，但以上形式可以用来简要说明家庭心理治疗的基本原则。当家庭系统停滞不前，多个家庭成员出现功能紊乱，或多个成员陷入周期性的僵局时，我们就可以用上述治疗方法。治疗工作的重点是帮助一个成员达到更高的功能水平，如果可以的话，这种功能可以恢复家庭系统的功能。

小结。本文介绍了情绪疾病的家庭理论及其相应的家庭心理治疗体系，是纷繁复杂的家庭理论方法中的一种，是短短十几年间在精神病学舞台大放异彩的“家庭治疗”中的一种。本文简要回顾了家庭运动，试图将这一理论体系放在整个家庭运动的视角上来看。由于本理论重点强调“家庭”是个理论系统，因而在此着墨较多，对家庭心理治疗着墨较少，主要介绍了临床实践中家庭概念使用上的一些宽泛原则和具体细节。

第 10 章

家庭治疗与家庭团体治疗（1971）

简介

家庭治疗、家庭心理治疗和家庭团体治疗等术语被频繁而确定地使用，这一现象隐含着这些术语所指代的是定义明确而标准化的程序。但事实上，它们可以指称各种诸如此类的原则、方法以及技巧——皆基于一个模糊的理论概念集合——如果不进一步澄清会造成误解。这可以与较传统的精神病学理论和实践中的类似情况联系起来，即便是最古老、接受度最广的传统理论，也是建立在复杂的理论假设之上的，理论家和早期临床医生都知道这些只是假设，但近几代的临床医生开始将这些假设当成了事实。当家庭治疗师从既有理论碎片中创造出新的概念时，一个有趣的理论迷宫就诞生了。

家庭这一研究领域太新了，以至于没有一个可以得到普遍认同的知识体系。每个研究者都沉浸于自己的思维体系中，难以真正听到和了解到他人的成果。几个研究者曾试图对这一领域进行概述，但每一次的梳理都是基于他们的理论偏见，也得不到其他人的认同。

假设每个研究者都尽可能清晰地提出自己的思路，这一难题就能更快得到解决，明白每个作者对他人成果的任何评论都是基于其本人的理论取向，同时意识到对不同人的研究成果进行比较并不能得到准确结果。带着这些思考，我在本文中细致地展示了自己的家庭心理治疗理论和方法，并提出了对他人工作的一些看法，突出了家庭领域理论和实践的广泛性。

历史

前身

家庭运动是指 20 世纪 50 年代中期开始的对家庭理论和家庭治疗的重新重视。有人说家庭运动并不新鲜，他们提到了早在 20 世纪 20 年代在儿童指导诊所和婚姻咨询中使用的家庭方法。这种说法虽有一定准确性，但家庭运动是在不断演变中发展而来的，于家庭运动开始后去回顾历史才发现了这些所谓的前身的说法可能会更准确一些。一个严谨的历史学家可能会去验证这一点，即当人类开始识字并认识到家庭在自己生活中的重要性时，家庭运动就已经开始了。

在实践层面上，家庭运动可能始于精神分析的发展，精神分析有关于一个生命如何影响另一个生命的概念。但是，精神分析的重点在患者身上，其基本概念是从患者对家庭的追溯性记忆中发展出来的，这些记忆是在移情中被记住的。患病家庭不在其研究范围内。弗洛伊德 1909 年发表的一篇治疗小汉斯的论文是独一无二的。他对父亲而非孩子的工作与现在的家庭方法是一致的，在这种方法里，被指定的患者不在心理治疗工作的范畴中。1921 年，弗洛格尔在其《家庭精神分析研究》一书中，提出了对不同家庭成员进行个体精神分析的治疗框架。

儿童指导运动非常接近现在的家庭概念，但未能弄清这些概念。其重点是对患病儿童的诊断和治疗，治疗师会分别与父母会面以促进对孩子的治疗。这一阶段，精神病学社会工作者在为接受治疗的孩子的父母提供个案服务方面开始崭露头角。20 世纪 40 年代后期，成人诊所开始采用这种儿童指导模式，并越来越多地为接受个体心理治疗的成年患者的亲属开展个案工作。

这也是为什么，家庭运动的一些前身明明比家庭运动早开始了约 40 年，却在家庭运动开始发展以后才被注意到。不容忽视的是，早在精神病学家庭运动之前，社会学家和人类学家就已经开始研究家庭并在文献中有所报告。此外，还要注意的是，一般系统思维始于 20 世纪 30 年代，远远早于它与精神病学理论之间有可识别联系的时间。

早期历史

家庭运动实际始于 20 世纪 50 年代中期，在几个地方私下活动了好几年后开始露头。这场运动有太多小根系，每个分支根系都独立发展，谁也说不准哪个是第一个。家庭运动在不断演化，直到精神病学界准备好了才喷薄而出。

独立工作的研究者们开始了解别人的工作，米特尔曼在 1948 年报告了对已婚夫妇的同步分析；米德尔福特（Middelfort）在接受精神病学训练期间，开始试验家庭疗法，但几年来并未报告相关工作进展；贝尔也是如此，早就着手家庭治疗相关的工作了，但直到很晚才汇报自己的工作进展，他在 1951 年拜访了一家英国诊所，误听了关于家庭成员个体心理治疗的评论，在回家途中就设计了一种方法并投入临床实践；阿克曼研究家庭问题多年，于 20 世纪 50 年代中期开始了相关写作。几个研究者基于过去对精神分裂症患者的工作，开始了对家庭的研究，这其中就包括利兹，他于 20 世纪 50 年代初在巴尔的摩开始研究家庭，并与其同事在纽黑文继续相关研究；杰克逊及其同事在帕洛阿尔托，我和同事在贝塞斯达都纷纷开展自己的研究工作。1950 年精神病学促进小组家庭委员会成立了，这是家庭运动早期的另一个重要事件。威廉·门宁格（William C. Menninger）认为家庭是一个重要的研究领域，在他的提议下，家庭委员会诞生了。委员会在专业知识匮乏的状态下运作了几年，直到家庭运动公开，这一现状才得以打破。1962 年，两个作家访问了不同的家庭研究中心，调查了家庭运动的起源和现状，他们将报告发在《周六晚报》（*The Saturday Evening Post*）上，指出这场运动是由几个研究者发起的，其中包括一个欧洲研究者——每个研究者都在不了解他人的情况下开展工作。

为什么家庭运动在这个时候以这种方式开始？大多数发起人都有着精神分析背景，而且这些家庭概念也存在了多年。为什么家庭运动不是从十几二十年前的儿童指导运动演变而来？几乎没有儿童精神病学家投身于这项运动。

家庭运动似乎与精神分析的发展有关，精神分析在 20 世纪 30 年代越发得到精神病学界的认可，为二战提供了大量可使用的概念，战后又促进了精神病学作为一门专业的普及。精神分析理论对所有的情绪问题都做了解释，但尚未发展出针对更严重问题的治疗技术。数以百计热切的精神科医师开始尝试修改精神分析对严重问题的治疗方法，那些开始着手家庭研究的人似乎也是为了寻找更有效的治疗方法。不可污染移情关系的严格要求，似乎可以解释大家早期为什么都在相互独立工作，也可以解释文献中为什么迟迟没有报告这种可能不被认可的治疗实践。

对整个家庭的临床观察，提供了一个过去从未真正见过的临床模式的全新完整谱系。每个研究者都在独自报告和概念化自己的观察结果。早期研究中的一些概念被保留了下来，另一些则进一步发展为现今最有用的概念。

运动的发展

家庭运动公开后，美国全国性专业会议上都设置了家庭板块。1957 年 3 月，美国行为精神病学会的年会设置了一个版块用来汇报家庭研究成果。1957 年 5 月，美国精神病学会也设置了类似版块。两次汇报的全部论文都是关于研究的，临床观察和家庭心理治疗只是稍被提及。关于家庭治疗的信息迅速传播开来，从 1958 年开始，成群的治疗师挤满了美国全国性专业会议的家庭板块，虽然许多治疗师很快就退出了，但仍有大量新的治疗师不断涌入这个领域。

早期工作者已经形成了家庭治疗的概念，他们认为家庭治疗是一种通过科学研究概念化问题的逻辑方法。新的工作者在尚未了解家庭治疗所依据的家庭取向的前提下就看到了家庭治疗的前景，甚至治疗理论取向是个体理论的治疗师，也将家庭治疗看作是一种治疗技术，根据自己的经验广泛应用家庭治疗。与此同时，团体治疗师也在将传统的团体治疗调整为家庭团体治疗。

治疗师数量的急剧增加是家庭运动中一种健康的、非结构化的混乱状态的开始。受训于传统个体理论，这些新的治疗师将各种直觉感受技术用在他们的治疗中，这些技术基于各种不和谐的局部理论和哲学原理。理论被极大地忽略了，大多数治疗师基于个体理论的基本假设开展工作，这些假设曾被引证为科学事实。在一个直觉技术大行其道的领域，当治疗师与他们用以维持工作的基本假设失去联系时，理论框架就很难被找到了。但这一趋势也有其健康的一面，当家庭成员一起接受治疗时，治疗师能注意到一些概念上的困境。治疗师越是陷入这种困境，就越有动力去寻找新的理论概念和心理治疗技术。20 世纪 60 年代后期，这场混乱开始消退，大部分该领域的研究者开始对理论和框架感兴趣，少部分仍旧使用直觉技术。

现状

1970 年，精神病学促进小组家庭委员会完成了一份关于家庭运动的报告。这项研究基于一份由 300 多个家庭治疗师填写的长长的、详细的问卷，他们代表了各个专业学科和各种经验水平的家庭治疗师。问卷中的问题涉及理论思考和临床实践的细节。问卷于 1966 年秋季完成，涵盖的理论和实践非常广泛以致结果很难报告。最后，我们设计了一个方案，按 A 到 Z 的级别来确定治疗师。

A 级治疗师是指那些理论、实践与个体心理治疗师相同的治疗师。他们把家庭治疗作为补充个体心理治疗的技术或作为治疗少数家庭的主要技术。A 级治疗师是在实践中少量使用家庭治疗的个体治疗师，他们通常还很年轻或刚刚开始尝试家庭治疗技术。

趋近 Z 级的治疗师使用的理论和技术与个体心理治疗的差异相当大，他们从系统、情绪场和关系的角度思考问题。他们倾向于从家庭的角度来考虑所有情绪问题，在治疗任一问题时，他们通常会与多个家庭成员会面。Z 级治疗师大都从事家庭运动相关研究或长期从事家庭治疗。

绝大多数从业的家庭治疗师朝 A 级发展，少数朝 Z 级发展。治疗师从 A 级向 Z 级发展可能与他们的家庭治疗经验成正比。A 级治疗师依据个体心理病理思考问题，认为治疗关系是促进情绪成长的方式，将家庭治疗视作助推个体心理治疗的技术。Z 级治疗师则从紊乱的家庭关系的角度来思考症状，将治疗视为一种帮助家庭恢复关系，实现更好沟通或更高水平分化的方法。

A 级治疗师能想到多种不同的家庭治疗技术，他们选定哪种家庭治疗技术更多取决于参加会谈的人而不是治疗的理论和方法。大多数 A 级家庭治疗师认为，一个家庭成员接受治疗时是个体治疗，配偶双方在场时是夫妻治疗，父母和子女在场时是家庭治疗或联合家庭治疗，所有家庭成员在场时是家庭团体治疗。而趋近Z级的治疗师们，他们使用哪种家庭治疗的术语更多取决于他们使用的理论而非治疗技术。

○ 理论层面

从个体理论到家庭理论的演变

家庭理论与传统的个体理论是如此不同，以至于很难概念化和传播这两者间的细微差别。所有这些使用家庭思维的体系都存在共同点，但如果将这些共同点一一列举出来，就会忽略掉一个全新方法的临床原理。为了说明不同思维方式形成的原因，作者会在此讨论他从精神分析转向家庭理论的经验中的一些理论节点。

早期家庭工作。作者有相当多对住院患者的早期治疗经验，对使用精神分析治疗精神分裂症患者特别感兴趣。他开始对患者和家庭成员之间强烈的情绪依恋感兴趣，这种依恋可能是一种强烈的、明显的过度依赖，也可能是彼此间程度相当的强烈排斥。

家庭成员和患者的接触有限时，医院治疗和心理治疗会更有序，但治疗师和医院的工作人员往往把患者视为病态家庭的倒霉受害者，这会延长患者重新融入家庭的时间，而且家庭成员可以在患者看起来有好转时就让他退出治疗。随着家庭的积极参与，治疗进行得更快，效果似乎更好，但这期间也有更多情绪波动，一些家庭仍会提前终止治疗。

一个致力于找到更好的办法让家庭参与治疗的项目开始了。父母与年轻精神病患者之间的紧张关系是这项特殊研究的重点。除了向患者提供治疗外，治疗师还向父母提供获取心理治疗的支持性信息。治疗进展取决于治疗师是否与患者保持良好的心理治疗关系，并使父母保持足够的平静以免他们让患者生气，同时也避免患者让他们烦恼。

最好的情况是，即使患者与父母分别有自己的治疗师，工作人员也会卷入到患者和父母之间激烈的情绪场中，试图处理他们的关系并保护患者免受被视为致病源的父母的伤害。这种方法虽然比以前的要更成功，但仍难免始料不及的失败，其通常归咎于病态的父母。在此期间，我给予父母充分的心理治疗，使其从“憎恨父母综合征”中恢复了一些，并开始对父母和患者同时进行心理治疗，而不是像过去那样两个治疗师分别见父母和患者。基于这一经验，我提出了关于母患关系的假设，这一假设为之后 1954 年的正式研究打下了基础，该研究在马里兰州贝塞斯达的美国国家心理健康研究所进行。

调查研究。作为研究的一部分，母亲与患者一起住在病房里。最初的假设不包括父亲，因为在这些关系中，父亲通常不如母亲积极。几个月后，我扩大了假设，将父亲纳入其中。在这一年内，父母和健康的兄弟姐妹都被纳入与患者同住的研究中。

假设。研究设计采纳了一些重要的基本假设。背景假设源自精神分析，认为只有在仔细分析患者与治疗师的关系时，患者才能实现情绪成长。一个重要的前景假设认为母亲不完整的自我已经包含了发育中胎儿的自我，在以后的生活中，母亲也无法在情绪上放弃这个孩子。这个孩子可能充分满足了母亲的情绪需求，所以其他孩子没有被包含进去。这种情绪粘连可视作一种几乎完全具有生物学意义的主要现象，其他现象，如母性剥夺、敌意、拒绝、诱惑和阉割，都是这种强烈关系的次要表现，而非致病因素。这种关系可以被假定为一种连锁的情绪反应，一种需要一方完全让步来获得另一方安慰的，而双方都不喜欢且不想要的反应，也可以假设为一个自我延续的困局，其中任何一方都可以阻止另一方释放自我的努力。该假设进一步指出，在这种激烈的关系中，患者的生命成长力被钝化了，而这种成长力可以在特定的治疗环境中得到释放，从而缓解母亲和患者之间的情绪纠缠。

这个假设旨在帮助治疗师理解母患关系是一种自然现象，即使它只是一个推论，也没人会因此受到指责。系统思维在当时还不被理解，但这个假设意味着向其迈进了意外但重要的一步。这个假设把二人系统解释为一个单一的单位，而且绕过了个体理论中大量必要的因果关系表述。

这一理论假设隐含的假定是如此背离个体理论的因果关系，以至于人们可能不会欣然接受这些弦外之音。个体理论可能会在一定程度上准确地假设事件 D 引起事件 E，因为事件 E 紧随其后。这个时候，指责 D 就是一个僵化的假设。这个僵化的假设之后可能会伴随其他假设，如指责 C 导致 D，或指责 E 导致 F。系统思维试图将事件的总体链条概念化为一个可预测的现象，避免了使用潜意识来推测原因。

研究的临床操作是基于这样的理论假设，即如果母亲和患者都在一个特定的支持性环境中，在两人激烈的情绪场中，没人会在情绪上偏袒任何一方，也没人会为任何一方反对另一方，那么母亲和患者的情绪依恋就可以得到解决。据推测，这两个个体共同生活了多年，他们彼此间都很了解，彼此都有可以控制对方的内在机制，而且都未对对方造成过严重伤害。在临床研究中，他们任何一方伤害另一方的可能性都微乎其微，都不足以令他们以身试险。这一原则仍是研究中没有改变的核心原则，也是在最初研究后发展起来的家庭理论的核心概念。这个概念——两人间的紧张系统会在第三人在场的情况下自行解决，这个人能在与两人都积极联系时，避免卷入情绪缠结中——是如此准确，以至于我们可以预见，其在情绪问题不太严重的家庭心理治疗中也会重复。

1954 年的研究设计是，允许母亲在她和孩子之间的关系过于紧张时随意离开病房，并为每个个体提供单独的心理治疗，这样做是为了支持每个个体而不偏袒其中一方。患者和母亲正如假设的那样并未因此而疏远。症状很快消退，但在关系相当平静后，母亲和患者都没动力去打破这种依赖的基础强度了。

不参与（nonparticipation）。在研究早期，工作人员和治疗师发现，在不卷入家庭情绪方面，很难获得超出名义上的能力。家庭有许多微妙的方法迫使工作人员卷入进来，工作人员的个性特征使他们自动地与受害者或胜利者产生情绪联系。一个普遍现象是，工作人员保持不参与的姿态，但以更深的情绪水平密切参与，家庭成员马上就能识别出来。为了佯装不参与，以及避免与家庭成员自由交往，工作人员摆出了冷淡、冷漠、疏远的姿态，却骗不过任何人。有时，家庭成员误以为工作人员是站在他这边的，而实际上该工作人员是中立的。

研究初期的一个事件说明了问题的另一面。一个女儿把她母亲推到地上，护士本着不参与原则进退两难，但最终还是制止了女儿，自那之后护理人员制定了除身体暴力外不参与家庭事件的规则。此后，家庭成员形成了一种自动机制来迫使护理人员卷入家庭情绪：一个家庭成员只需要打患者一巴掌，就可以让护理人员参与进来。

要把精神科医生和心理治疗师训练成非参与性的观察者，让他们将家庭视作一种现象，是很困难的。心理健康专业人员以理解和帮助患病、不幸的人为导向，这也许和他们自己的早期生活经历有关。个体精神病学理论解释了幸运者伤害受压迫者的机制，进一步确定了精神病学家的理论取向。精神治疗的正规训练让治疗师去倾听、理解、认同患者，将自己置于患者的处境，与患者形成治疗联盟。这种联盟是治疗关系的核心，是关系治疗的主要形式。情绪不参与原则与传统的心理治疗思路相悖，但如果治疗师愿意为此努力，就可以通过训练达到这种功能水平。

情绪不参与或置身于家庭情绪系统之外，并不意味着治疗师冷淡、疏远、冷漠。相反，它需要治疗师在情绪发生时识别到自己的情绪参与，能控制自己的情绪系统以免在情绪上与任何家庭成员站队，把家庭作为一种现象来观察，并能在任何时候与任何家庭成员自由联系。

大多数治疗师发现，如果他们反复暴露在家庭内部的冲突中，就更容易达到合理的不参与的情绪水平。这种暴露推动治疗师对家庭进行更多观察，从而维持其自身的情绪平衡。接受家庭心理治疗训练的精神科住院医生比年长的精神科医生更容易做到情绪上的不参与，因为对年长的精神科医生来说，治疗关系已然是第二天性了。但当一个同时接受家庭心理治疗和个体心理治疗训练的住院医生开始发展出不参与情绪系统的能力时，他的个体心理治疗督导往往会开始评价他性格僵化，具有神经症的防御性，不与患者建立温暖的关系。

相比其他家庭治疗师，我更加强调情绪不参与。但要想使家庭治疗取得成功，任何治疗师都必须有一定的控制力，不偏袒家庭中的任何一方。老一辈成功的治疗师已经发展出了直观的方法来完成这种方法试图结构化和具体化的工作。

情绪不参与的一个极大益处在于它可以帮助治疗师更准确地进行研究性观察。当家庭能以一个情绪单位发挥功能时，其内部关系模式就是确定、有序和可预测的。当重要他人卷入或脱离家庭情绪系统时，关系模式就会变得反常，重要的细微差别也会被模糊掉。当治疗师在情绪上卷入了这个家庭时，其关系模式就会变得反常了。

情绪不参与的最大优势体现在家庭心理治疗中。当治疗师可以在一定程度上置身于系统之外，自由地移动并在任何时间与任意家庭成员建立联系时，治疗的长期效果就要好得多，进展也会更有序、更一致，无法解决的治疗僵局出现的可能性也会更小。如果治疗师在与家庭任何成员建立联系的同时，还能保持情绪上的自由，家庭系统就会变得更加平静和灵活，家庭成员在家庭中也会变得更加自由。治疗师可以用家庭系统知识来指导自己对家庭的治疗。当家庭关系模式反常，治疗进展减慢，或者家庭开始被动地等待治疗师解决问题时，就表明治疗师已经卷入家庭情绪系统了，意味着治疗师要关注自己的情绪功能了。

临床经验。早期的研究家庭接受治疗的动机依然没能超出个体心理治疗中缓解症状的动机。在这种治疗中，父母疏于处理关键问题，而期待患者去解决；患者也忽视了关键问题，期待父母去解决。家庭心理治疗只是合乎逻辑的下一个步骤。

理论思考和研究设计将母患关系视为一个单位，在研究开始后的几个月内，工作人员开始思考针对该单位的心理治疗。一年后，所有家庭都开始接受家庭心理治疗，这是对新住院家庭唯一的治疗方式。之前的住院家庭继续以往的个体治疗，同时接受家庭心理治疗。新家庭的家庭治疗很有活力，进展比其他任何一种治疗都要快。另一些家庭在个体治疗和家庭治疗中的进展都很缓慢。在家庭治疗中，他们的态度是“我把我的问题交给我的治疗师”。但他们的个体治疗进展也很慢，因为患者和父母都希望对方来处理关键问题。几个月后，所有的个体心理治疗都停止了。

起初，家庭心理治疗被认为是一个有利的初始程序，用以处理激烈问题，直到家庭成员能够认真对待个体心理治疗，个体心理治疗仍被视为使人格显著成长的唯一方式。经过相对短暂的家庭治疗，治疗师们意识到家庭治疗可以做到个体治疗能做的事情，甚至更多。如果治疗目标是分析移情，那么在移情中可能出现的每一个细微差别，都能在既有家庭关系的细节中生动呈现出来。如果治疗目标是通过梦境来了解一个家庭成员的内部心理过程，那么治疗师只需要分析该家庭成员的梦境并收集其他家庭成员对梦境的想法和幻想反应的附加信息。

对于一个长期接受精神分析训练的人来说，意识到他所以为的所有事实和不可改变的理论与实践不过是另一种理论假设，精神分析疗法不再是唯一被证实的疗法，而只是另一种方法，这是一种震撼的经历。当他作为家庭调查者报告自己的发现时，他会更震惊，他期待着一些治疗师会倾听并对此感兴趣，结果只有老朋友和同事们听了，而且听后都坚称精神分析是唯一被证实的理论，精神分析治疗才是治疗的终极目标，然后研究者就只能选择独自走下去或是放弃。

始于 1955 年研究的家庭心理治疗，现在可以称其为家庭团体治疗。在这种治疗中，任何家庭成员都可以在任何时候发言，治疗师也可以要求沉默的人发言。该方法使用了团体治疗技术，但在要定义的问题上，与团体治疗的目标是不同的。此外，还有由所有住院家庭（三到五个家庭）参与的多家庭团体治疗，以及所有家庭的全部成员和工作人员参与的大型多家庭团体治疗会谈。多家庭团体会谈对交流情绪和促进平静是有效的，但对确定单个家庭的问题没有效果。对任何一个家庭成员而言，在这种环境下建立自我都是一件缓慢且沉重的事情。大型的多家庭团体治疗因而停止，直至十年后其原则被纳入网络治疗后，这种治疗方式才得以恢复。

在接受同住式住院治疗的家庭中看到的模式其实一直存在于精神分裂症患者和他们的父母之间，为什么过去从未真正看到过这些模式？这似乎主要是由于该研究有一个广泛的理论参考框架，为我们观察新数据打开了新思路。该项同住式住院治疗项目中呈现的关系模式的强度，以及治疗师为置身于家庭情绪系统之外所做的努力可能也在促进这些观察中起到作用。

在研究家庭中看到这些模式后，我们不可避免地发现，在所有其他人身上都存在强度较小但相同的模式。原本被认为是有精神分裂症患者的家庭独有的特殊模式也出现在问题不太严重的家庭中，甚至是健康家庭中。于我而言，这可以用来证明精神分裂症和所有其他形式的情绪疾病属于一个连续体，精神分裂症和神经症之间的区别在于损伤的程度而非质性的区别。这一发现是一项长期工作的开端，即在一个单一尺度上，将人类适应的所有水平从最低到最高进行分类。

我们在所有家庭中都观察到了相同的家庭关系模式，这些家庭中都有成员患有不同程度的情绪疾病，这一观察结果为我们的研究提供了一个新的思考角度。精神分裂症是一种相对固定的状态，其变化仅限于退行、缓解和随时间演化的变化。不太严重的情绪疾病中的相同机制要相对灵活得多，在治疗中容易发生大的变化。边缘性情绪损伤中的相同机制可以缓慢改变，特别是在理想条件下。有机会观察整个谱系，有助于我们更好地看待人类现象。

私人诊所。在调查型研究中使用家庭团体治疗几个月后，家庭团体治疗也开始被用在繁忙的私人诊所中，以处理遇到的所有情绪问题，家庭团体治疗在这两种治疗环境中治疗更严重的精神分裂症问题的对比是非常宝贵的。在家庭团体治疗开发出来后约 4 个月，第一个由精神分析转为家庭心理治疗的患者出现了。

这个患者是一个聪明的年轻丈夫，伴有强迫性人格中的恐惧反应，他在接受了为期 6 个月、每周 4 小时的精神分析后，病情稳步好转。在和项目顾问（一个资深精神分析师）讨论了这个困境后，治疗师说：

"这个人如果继续接受精神分析治疗，很有可能在三到四年内（总计 600 到 700 小时）取得更好的疗效。他的妻子也很有可能在两年内出现较多问题，我将她转到另一个分析师那里治疗三到四年。大约六年后，经过 1000 多个小时的精神分析综合治疗，他们的生活会有合理的秩序。当我内心知道我可以用不同的方法在更短的时间内完成更多的工作时，我怎么能昧着良心继续这个漫长而昂贵的治疗呢？但同时，当我知道用已被证明的精神分析方法会取得良好的治疗效果时，我又怎么能昧着良心冒险并建议一些新的、未被尝试的治疗方法呢？"

这个顾问想到那些对患者工作太久的分析师，想知道这对夫妇对此做何感想。于是，他就这个问题与患者讨论，一周后他的妻子陪同他接受了第一次治疗。临床上采用的方法是先分析一个个体的精神内部过程，再分析另一个个体相应的情绪反应。他们继续每周三次的家庭治疗，持续了 18 个月，共 203 个小时。结果远远好于对每个个体进行 600 小时精神分析的预期效果。治疗结束后 12 年里，分析师通过信件和电话定期追踪这个家庭，他们的生活状态一直很理想。

假设

各种早期家庭研究提供了一个全新的在过去从未被认识或报告过的观察规律。每个研究者观察到的都是同一现象，但使用不同的概念模型来描述观察结果。有来自心理学、社会学、神话学、生物学、物理学、数学和化学的模型；有关于跷跷板、相互关系、互补性、化学反应、磁场、橡胶栅栏、水力和电力能源系统的描述——所有这些都与个体理论的概念交织在一起。精神分析理论是大多数心理治疗的基础，它描述了一个相当可预测的动力系统，但精神分析和公认的科学间从未建立起一个坚实的联系。家庭研究有可能最终形成一种新的情绪疾病理论。一个研究计划已经被设计出来以充分利用这些新线索了。

假设是研究的必要条件。没有它，人们就会谈太多数据，而无法对数据进行分类或概念化；没有它，人们会追求无关的有趣细节并迷失方向。一个特定的假设可以预测观察者将会发现什么，但限制了其观察到其他可能的关键数据的能力。

我们发展出两级假设。一级是对整个研究中每个子研究的即时假设。我们试图使用类似的概念模型，这些模型彼此一致且都与另一个假设一致——一个广泛、长期的假设，用以控制多年来的整个研究。

长时假设有几个优点。它为新的即时假设提供了一个模型来源。更重要的是，它为可能被遗漏的新观察提供了预测。大多数观察者受训于精神分析，往往只看到他们被训练过的东西。我们希望长时假设能为新的观察打开思路。

这种长时假设基于关于母子关系的原始概念，这些概念在调查研究中已被证明惊人地准确；基于对父亲和其他家庭成员的观察，这些观察使得他们成为整个家庭系统的组成部分；基于对整个家庭系统的观察，以及一些在情绪疾病基本性质上的新的直觉和信念。已有一致的观察结果表明，情绪疾病是一个更深远的过程，远非一代人的情绪创伤就能解释的。精神分裂症患者的父母几乎有着和患者一样多的基本损伤。他们设法以牺牲原本功能就很差的患者的功能为代价，来发挥自己的功能。这种模式是，经由几代累积，孩子的症状变得比父母的更严重，直到产生精神分裂症。当情绪或躯体受损如此严重的人暴露于巨大压力之下，症状就会爆发。在一个相反的过程中，子女经由连续几代人会变得比他们父母更好地整合自我。基于这些观察，我发展出多代传递过程的概念。

对感觉和思维之间差异的观察促进了理论和心理治疗中核心概念的出现。情绪功能受损者无法区分主观感受过程和理智思考过程。他们的理智过程为情绪所淹没，以致无法脱离情绪来思考，他们经常说“我觉得……”，更准确来说，应该是“我认为”“我相信”或“这是我的观点”，他们认为基于情绪说话是真实、诚实的，用思维、信仰和观点说话则是虚假、不真诚的。他们总是努力争取在与他人的关系上达成一致，并避免发表与别人不同的言论。整合较好的人能够区分情绪和理智过程，但他们在与他人交流时通常使用“感觉上……”，整合最好的人能够区分这两个过程且能更准确地使用这些术语。

为了澄清情绪－理智问题，大量研究和工作围绕着最受损的家庭到最缠结的家庭开展。情绪和理智之间的相互作用是判断情绪整合水平的最佳标准之一。国际上的文献在区分感受和情绪方面是模糊的，而且对诸如人生观、信仰、意见、信念和印象等术语也缺乏清晰的定义。这些文献也没有区分真理的主观性和事实的客观性。由于缺乏词典的指导，为了研究目的，我对这些术语做了一些假设。

对情绪障碍本质的长时假设认为情绪疾病是一种情绪系统上的障碍，一个人情绪系统的发展与其系统发育的既往过程关系密切，低等生命体与人类一样都有情绪系统，这些生命体的情绪系统都受到支配所有生物的同一规律的支配。人类的思考能力，即理智系统，是新增加的大脑皮层的功能，这是在人类进化过程中最后发展起来的，是人与低等生命体最主要的区别。情绪和理智系统虽有不同功能，但相互联系、彼此影响。这种假设最重要的联系点是感觉系统，通过感觉系统，大脑皮层可以将情绪系统上层的某些影响感知为感觉。

文献提及的情绪远不止满足、激动、恐惧、哭泣和笑的状态，还有动物性的——包括进食、睡眠和交配后的满足感以及战斗、逃跑和寻找食物时的激动状态等。人们可能会认为情绪系统在所有生命体的自主神经系统中都存在，但为什么要排除单细胞生命体的满足和激动状态呢？刺激对它们来说可能更具有生物化学性质。当人们在这个层面上考虑情绪时，它就成了支配一切生物生命过程“本能”的同义词。情绪疾病被看作是一种深层现象，远远不止是一种精神紊乱。“精神疾病”这个词意味着思维的障碍，我们已经停止使用而改用情绪疾病一词。

人的大脑是其原生质整体的一部分，但经由大脑发挥功能，人类已经能够做一些奇妙的事了。当人类专注于自己以外的事物时，其理智表现得最好，人类创造出科学以了解宇宙的诸多奥秘；创造出改造环境的技术；获得了对所有低等生命的控制，甚至可以在可控的环境中控制低等生物的进化。但当人类思考与自己有关的事时，就做得不那么好了。人类尽管与所有生物都有密切联系，但在定义二者不同之处上要比定义相似之处好太多了。

这个假设认为，情绪系统的运行过程和任何自然现象一样是可以预测的，该系统功能紊乱时情绪疾病会以各种不同的方式呈现，人们对情绪疾病的了解受阻主要在于人类否认、合理化和思考情绪疾病的方式，而非情绪疾病的本质。人类在界定情绪疾病可预测的自然过程上，可以做得比迄今为止更好。一旦人类揭晓了其中奥秘便能更好地调整这个过程。

家庭系统理论

三角关系（triangle）。该理论认为三角关系——一种三人组成的系统——是所有情绪系统的分子，无论在家庭还是社会系统中。三角关系这个术语取代了我们更熟悉的三人组（triad）一词，后者已有确定内涵且不再适用。三角关系是最小的稳定的关系系统。二人组系统很不稳定，会快速形成一系列相互缠结的三角关系。三角关系有着确定的关系模式，在压力期和平静期会进行可预测的重复。

在平静期，三角关系由一个舒适的、亲密的二人组和一个不太舒服的局外人组成，二人组努力维持这种共性，以免其中一人不适，并在其他地方更加追求共性。局外人力求与其中一人达成共性，会采取许多明显的举动来达成这个目的。三角关系内部的情绪力量时时刻刻都在运动，即便是在平静期。二人组中适度的紧张状态会被其中一人明显察觉，而另一人却浑然不觉。不舒服的一方会启动一个新的平衡，向着让自我更舒适的融洽状态发展。

在压力期，局外人位置是最舒适也是大家最想要的位置。每个置身压力下的人都在努力寻求局外人的位置以摆脱二人组内的紧张。当情绪力量无法在三角关系中转移时，缠结中的一方会牵扯第四人进入，并把以前的第三人留在一边以便日后重新缠结。情绪力量在新的三角关系中复制了确切的模式。随着时间推移，情绪力量会在一个个活跃的三角关系间不断转移，但只要总系统相对平静，大部分时间就会停留在一个三角关系中。

当家庭关系非常紧张且其中可用的三角关系都已耗尽时，该家庭系统就会与家庭之外诸如警察和社会机构中的人建立三角关系。当外部工作者卷入家庭的冲突中，而家庭此时较为平静，那么家庭内的紧张关系就被成功外化了。在诸如办公室职员的情绪系统中，两个最高管理者之间的紧张关系会被三角化和再三角化，直到两个级别较低的管理者之间发生冲突，管理者通常会通过解雇或撤除其中一方来解决这一冲突，之后在另一个二人组中冲突又会爆发出来。

适度紧张的三角关系，其特征是两边舒适、一边发生冲突。随着三角关系中模式的循环重复，人们在关系中有了固定的角色。最典型的例子是父亲－母亲－孩子的三角关系。模式虽有区别，但最常见的一种是父母之间的基本的紧张关系，父亲处于局外人的位置——通常是被动、软弱和疏远的——留下母亲和孩子彼此冲突。母亲——通常是侵略、支配和阉割的——战胜了孩子，孩子向慢性功能紊乱又近了一步。这种模式就是家庭投射过程。家庭多年来反复玩着同样的三角游戏，最后的结果总是一样的，谁是赢家毫无疑问。多年来，孩子更容易接受自己总是输家，甚至自愿担任起这个输家角色了。这个模式的一种变式是，父亲最后攻击母亲，让孩子处于局外人的位置。然后，这个孩子学会了通过让父母互相竞争来获得局外人的位置的技巧。

三角关系中的每一种结构模式都可预测家庭和社会系统中的动向和结果。相较于传统的恋母情结的复杂解释，三角关系的知识提供了一个更精确地理解父亲－母亲－孩子三方之间关系的方法，还为治疗此类问题多次提供了更多灵活性。

自我分化尺度。其是指用一个单一的连续体，从人类功能可能达到的最低水平到最高水平，来评估所有人的一种方法，范围从 0 到 100 分，可与情绪成熟度量表进行类比，因为本理论只是没有使用成熟或不成熟的概念。

自我分化尺度的最低端是自我可能达到的最低水平或最大限度的无自我或无分化。顶端是完美自我完全分化的一个假定水平，人类目前还达不到。分化水平指的是一个自我在紧密的情绪关系中与另一个自我缠结或融合的程度。这个程度消除了“健康的”这一概念，此概念对精神病学来说也一直是难以捉摸的。

这个程度与情绪疾病或精神病理学无关。有些分化水平低的人设法使其生活处于情绪平衡中而不发展成情绪疾病，有些分化水平高的人在巨大压力下也会出现严重症状。但分化水平低的人较易受压力影响，更容易出现身体疾病和社会疾病，其功能紊乱也更易发展成慢性疾病。相对而言，分化水平高的人在压力过后就可以迅速恢复情绪平衡了。

人们假设有两种类型的自我。一种是实体我，由坚定的信念和信仰组成。实体我缓慢形成，可以从自我内部改变，但绝不会因他人的威胁或说服而改变。另一种是伪自我，由习得的知识和从他人那里获得的原则和信念组成。伪自我是从他人那里获得的，可在与他人的关系中协商改变。提高自己在他人心中的形象或是反对他人所带来的情绪压力都会使伪自我发生改变。

在一般人中，实体我相对伪自我水平较低。伪自我在大多数关系中都可以很好地发挥功能；但在激烈的情绪关系中，如婚姻，一个个体的伪自我与另一个体的伪自我融合，一方成为功能性的自我（functional self)，另一方成为功能性的无自我（functional no-self)。融合状态下的情绪互动，即未分化家庭的自我混乱，是家庭情绪系统动态运作的产物。

分化水平低的人生活在一个情绪世界里，他们无法区分情绪和事实。他们将大量生命能量用于寻求爱、认可或攻击对方未能提供这些，以至于没有能量来发展自我或目标导向的活动。分化水平低的个体，其生活完全以关系为导向，重大人生决定基于感觉正确。一个处于合理的无症状调整的生活状态中的分化水平低的人，能够通过给予和接受爱、与他人分享自我来保持情绪系统平衡。这些人进行了如此多的自我借贷和自我交易，其自我功能水平波动如此之大，以至于短期内很难估计出他们的自我的基本水平。

作为一个群体，自我分化水平低的人，其人际问题发生的概率很高。他们的人际关系是脆弱的，即便他们正努力处理上一个问题，也会在一个不经意的地方出现新问题。当人际关系不平衡时，家庭就会进入功能崩溃，出现疾病或其他问题。他们会麻木得没有感觉，也没有精力再去寻求爱和认同。

他们将大量精力都放在处理当下的不适上，以致日复一日地重复此般生活。尺度的最低端是那些功能受损极其严重的人，他们在医疗机构外无法生活。

25～50 分范围内的人也生活在一个情绪主导的世界里，但其自我融合没那么强烈，自我分化的能力也在增强。他们基于情绪正确而非原则做重大人生决定，大部分生命能量用于寻求爱与认可，较少精力用于目标导向活动。

35～40 分范围内的人是用来说明情绪导向最好的例子。他们从分化水平低的人特有的功能受损和生活瘫痪中解脱出来，他们的情绪导向更加清晰。他们对情绪的不和谐、他人的意见以及创造好印象很敏感。他们善于观察面部表情、手势、语调以及可能意味着赞同或反对的行为。他们在学校或工作中的成功，更多取决于重要他人的认可而非工作的基本价值。他们会因收获爱与认可而精神振奋，也会因缺乏爱与认可而精神受挫。这类人的实体我水平较低，但伪自我水平合理，这种伪自我可以从关系系统中获得，也可以在关系系统中协商改变。

25～50 分范围内上半段的人，对理智原则有一定认识，但其理智系统仍与情绪融为一体，萌芽中的自我表现为教条式的权威、弟子式的顺从、叛逆者式的反对。他们中有些人利用理智为关系系统服务。在孩童时期，他们的学习能力为他们赢得认可。他们缺乏自己的信念和信仰，但很快便能知晓他人的想法和感受，他们的知识为他们提供了一个肤浅的伪自我。如果关系系统允许，他们可以成为聪明的学生和弟子；如果他们的期望没有得到满足，他们就会组装出一个伪自我，逐条逐点反对既存秩序。

50～60 分范围内的人能清楚区分情绪和理智之间的差异，但对关系系统的反应仍很敏感，以致在说出自己的信念时犹豫不决，唯恐得罪听众。

位于自我分化尺度较高处的人，在操作上清楚地知道情绪和理智的区别，可以自由平静地陈述自己的信念，不会为提升自我而攻击他人信念，也不会因他人攻击而进行自我辩护。他们完全摆脱了情绪系统的控制，可以在亲密的、情绪亲密和目标导向的活动之间做选择，能从以上任意活动中获得满足和快乐。他们对自我、他人的评价都是实事求是的，而自我分化水平低的人则觉得自我是宇宙的中心，往往要么高估自我，要么贬低自我。

自我分化尺度作为一个理论概念，对正确理解人类整体现象具有重要意义。它有助于估计人的总体潜力，预测人的一般生活模式。但无法对分化水平进行逐年逐月评估，因为在关系系统中，有着如此多的伪自我交易、借贷和谈判，尤其是在自我分化水平低的那半段上，自我水平的功能转换又是如此广泛，以至于根据短期信息很难估计出个体的分化水平。

大多数人的自我分化水平与其离开父母时是一致的，在婚姻中得到巩固，此后很少有生活经历能使之改变。许多生活经历会自动提高或降低自我的功能水平，但这种转变既容易获得也容易失去。一些有计划的方法可以提高自我的基本分化水平，但这样做是一项艰巨的人生任务，人们很容易会说可能的收获不值得努力。这里描述的心理治疗方法旨在帮助家庭尽量达到尺度上相对较高的分化水平。

核心家庭情绪系统。未分化家庭的自我混乱一词，原指核心家庭——父亲、母亲和子女——中的情绪系统。情绪过程在扩展家庭和社会关系系统中也有同样的基本模式。核心家庭情绪系统这一术语用于核心家庭时仍很准确，但用于扩展家庭就不太贴切，用于社会系统就更尴尬。现在，核心家庭情绪系统、扩展家庭情绪系统、社会系统这些术语都用来描述不同领域中的同一情绪过程。

粗略估计配偶的“自我分化水平”，就可以知道核心家庭中潜在的会在未来导致问题发生的未分化自我的数量。未分化水平越高，潜在的问题就越多。人们会选择自我分化水平相近的配偶。尺度上不同位置的人的生活方式相差甚远，以至于他们觉得彼此间互不相容。

许多配偶在求爱期间体验了他们成年生活中最亲密、最开放的关系。在婚姻中，双方彼此承诺，两个伪自我缠结成一个新的情绪合一体。他们在处理情绪融合时使用的机制变成了一种生活方式，帮助他们明确在未来所遇到问题的类型。大多数配偶会在一定程度上拉开彼此的情绪距离来控制缠结的症状。了解原生家庭的关系模式有助于确定核心家庭中问题的强度，与原生家庭的关系越开放，核心家庭的紧张程度就越小。

婚姻中的未分化主要体现在三个领域。就像是有一个定量的未分化要被吸收，它可能会被一个领域完全吸收，或是大部分被一个领域吸收、少数分布在其他领域，又或是平均分布在三个领域。如果总量充足的话，它甚至会充满所有领域，甚至溢出到扩展家庭系统和社会系统。这些领域是婚姻冲突、配偶一方的功能紊乱和一个或多个孩子的损伤。在三个领域都有症状的家庭在家庭心理治疗中表现得最好。在一个领域症状严重的家庭对除了减轻症状以外的改变都很抵触。

婚姻冲突。冲突型婚姻的基本模式是在重大问题上双方都不让步。从双方为彼此投入情绪能量的总量上看，这些婚姻冲突都很激烈。这种能量可能是思考或行动能量，可以是积极的，也可以是消极的，但双方都将自己的自我高度放在了对方身上。这种关系在激烈的亲密关系、带来一段时间的情绪距离的冲突、和好以及另一段激烈的亲密关系中循环。婚姻冲突本身并不会伤害孩子，除非父母感到内疚或担心冲突会伤害孩子。双方投入到对方身上的心理能量，可以保护孩子免受情绪的过度卷入。婚姻冲突吸收的未分化量会减少其他领域可吸收的未分化量。

配偶一方的功能紊乱。在这种模式中，一方是适应型或顺从型，另一方是主导型。适应型一方的伪自我与另一方的伪自我融合在一起，而主导型的一方将承担起对二人组的责任。在这样的婚姻中，夫妻双方都认为自己在适应对方，但只有适应多的一方才会变成“无自我”，依赖对方去思考和行动，为两人着想。保持适应状态的人极易功能紊乱，可能是身体疾病、情绪疾病或社会功能紊乱，如酗酒、行为不端、失去动力、不负责任等。这些疾病往往是慢性的，而且很难逆转。一个过度适应的配偶和一个长期患病的配偶之间的婚姻是持久的。慢性疾病（如关节炎、胃溃疡或抑郁）可以吸收核心家庭中大量的未分化，保护其他方面免受症状的影响。

一个或多个孩子的损伤。在这种模式中，父母以一种“我们”的方式将他们的未分化投射到一个或多个孩子身上。这个机制非常重要，在本家庭理论中，它被列为一个单独的概念，即家庭投射过程。

家庭投射过程。这是将父母的问题投射到孩子身上的基本过程，它存在于从轻微到严重的所有问题中，如顽固的精神分裂症和孤独症。基本模式包括一个情绪系统更关注孩子而非丈夫的母亲，以及一个对妻子的焦虑很敏感并支持妻子对孩子情绪投入的父亲。

母亲与每个孩子的情绪缠结程度不尽相同。大多数母亲对所有孩子一视同仁，但一般会与一个特定的孩子强烈缠结，这个孩子可能对母亲存在积极依恋，从婴儿期就被认为是奇怪的、不同的，或是一出生就被母亲排斥，反之亦然。

母亲的焦虑很快就会出现在她自己的延伸部分，即最缠结的孩子身上。母亲用自己的同情心、过激、过度保护的能量来缓解孩子的焦虑，而不是她自己的焦虑，这就建立起了一个永不休止的循环，母亲把孩子当作婴儿，孩子逐渐变得更加脆弱。一个普遍的例子是：一个存在过度依恋的婴儿，在他成长过程中行为问题和内化问题会越发明显，到了青春期他和母亲的关系变得消极时，问题也会变得严重。在这一时期，父亲要么同意并试图支持母亲，要么不赞成并退出。同样的基本模式也适用于后来发展为精神分裂症或其他严重障碍的儿童，只是在这些群体中，这个过程要激烈得多，而且这些家庭需要额外的机制来处理相应的并发症。

家庭投射过程是有选择的，它通常会首选投射到孩子身上。母亲对这个孩子的投入要足以弥补母亲自身的缺陷，才能让其他孩子相对不被卷入其中。未分化的量可以很庞大，将不止一个孩子卷入进来。影响这种选择的因素包括同胞位置、母亲对孩子性别的偏好，以及母亲在怀上孩子和孩子出生时的焦虑程度。在投射过程中，最容易受到影响的是最年长的孩子、最年长的男孩或最年长的女孩、唯一的男孩或唯一的女孩、母亲焦虑程度高时出生的孩子以及出生时就有缺陷的孩子。

家庭投射过程是普遍的，因为它在某种程度上存在于所有家庭中。它以牺牲下一代为代价，来缓解这一代人的未分化焦虑。同样地，所有情绪系统都存在这种投射过程，即群体以牺牲一个个体的利益为代价，来更好地发挥群体的功能。

多代传递过程。这个概念阐述了投射过程在多代人中重复，将不同程度的不成熟（未分化）投射到不同孩子身上的原则。如果投射过程从低分化水平的父母开始，而这个家庭在几代人中把最大的成熟度集中在一个孩子身上，那么这个家庭最终将会产生一个在身体和情绪上都严重受损的孩子，他在家庭以外的任何生活中都会崩溃成精神障碍，如精神分裂症等。

家庭投射过程在任何一代都会不同程度地将每个孩子卷入进来。卷入程度最高的孩子，其自我分化水平比父母要低。卷入程度最小的孩子，其分化水平可能与父母大致相同。相对脱离投射过程的孩子可能会发展出更高水平的自我。当所有孩子结婚时的自我水平与其在核心家庭中的水平都差不多时，这个家庭中的一些后代在生活上会比他们的父母做得更好，另一些则做得更差。多代过程为预测当前一代的分化水平提供了基础，并对未来几代的预期情况做了概述。

同胞位置的人格特征。托曼关于同胞位置的人格特征的剖析与我本人的观察非常一致，但托曼没有考虑到接收家庭投射过程的儿童。托曼的基本论点是，孩子成长时的家庭结构决定其重要的人格特征。有了他的十个详细的同胞位置的人格特征，就可以确定所有同胞位置的特征。这些描述非常准确，可以用来重建过去几代人的家庭情绪过程，了解目前核心家庭和扩展家庭的情绪过程，并对未来进行推测。

托曼只研究了健康家庭，且并未研究家庭投射过程是如何改变人格特征的。例如，在一个家庭中，老大是家庭投射过程中等强度的投射对象，他很可能变得无助、会抱怨，并与一个功能同样受损的配偶结婚，而后者过度发挥作为母亲的保护功能。这时，老二很可能就会在原生家庭中表现出老大原有的特征。

理论趋势

自家庭运动开始以来，一个主要的理论尝试是找到一种可以将家庭概念与精神分析理论结合的方法。目前尚未获得重大进展，但这种尝试让家庭成员间的关系系统得到更详细的释义。

过去十年间，家庭概念中一个最持续的变化是向系统思维的转变。家庭成员间的关系构成了一个系统，即其中一个成员的反应会引起另一个成员可预测的反应，另一个成员的反应会引起又一个成员可预测的反应，然后进入连锁反应模式。杰克逊于 1968 年去世，在此之前，他和他的同事们也在转向系统思维的人之列。他们最初对语言信息的扭曲和精神失常家庭的沟通障碍感兴趣。他们聚焦于沟通理论和联合家庭治疗中的沟通恢复。在第一篇论文中，他们提出双重束缚的概念，这是目前家庭领域最常用的术语之一。和所有初始概念一样，它不够广泛，不能概念化整个现象，理论家们不得不添加新的概念来扩大这个体系。沟通的概念得到扩展，涵盖了非言语沟通，即在非言语沟通中，另一方经由模式和影响来行动和存在。后来，理论思维转向带有“交换条件”（quid quo pro）的系统思维，将连锁反应现象概念化。过去几年里，许多家庭治疗师在用一般系统理论概念化家庭关系上做了大量努力。

人们也使用家庭领域之外的概念来理解家庭关系。游戏理论提供了一种最灵活的方式用以描述家庭关系中不断移动的、可预测的、重复的模式。可以根据需要对新游戏进行定义，以便准确描述模式的复杂性。一些家庭治疗师试图帮助家庭认识游戏，作为调整模式的一个步骤。伯德韦斯特和舍弗伦的运动学研究提供了关于潜意识肢体动作语言的新知识，这些知识也在家庭成员间的系统连锁反应模式中发挥作用。这种沟通系统在没有语言的情况下运作，这也是家庭沟通的一大特点。一些治疗师在家庭治疗中用运动学概念，旨在帮助家庭意识到肢体语言，以期他们能改变这种模式。无论是游戏理论还是运动学知识，都不适合理论概念，但这些概念的使用佐证了我们对不同类型概念的探索。

大多数早期家庭调查者首先会对核心家庭成员的情绪粘连印象深刻。之后，他们开始在家庭的其他领域中看到同一现象以不同程度出现。20 世纪 50 年代中期，阿克曼在论文发表前就一直思考家庭问题，他最先提出“缠结的精神病理”（interlocking psychopathologies）这一概念，之后不断对其进行完善和扩展。20 世纪 60 年代初，鲍斯泽门伊 – 纳吉（Boszormenyi-Nagy）提出“病理 – 需求互补性”（pathological-need complementarity）概念，他和他的同事们致力于定义关系系统和人格结构，其治疗体系包括家庭治疗——与联合治疗师一起针对关系系统的治疗，以及针对某些家庭成员的个体心理治疗。

大部分概念更多是作为家庭治疗的基本原理，而非理论概念，精神病学促进小组调查报告（1970）等资料表明，大多数家庭治疗师会使用个体理论概念化精神病理，使用团体治疗方法处理团体过程中的问题。治疗针对的问题主要包括缺乏沟通、知觉扭曲、提高对自我和他人感受的觉察，以及在家庭治疗会谈上公开交流感受等。治疗师作为催化剂，将注意力引向他认为重要的问题上并促进团体过程。

家庭团体治疗使用得越来越多，治疗师倾向于使用团体理论，因为家庭经历了与非亲属团体相同的阶段变化。随着家庭经验的增加，治疗师对情绪问题本质的思考也逐渐发生转变。治疗师倾向于较少考虑精神病理而更多考虑人际关系，倾向于更多去觉察非亲属团体中无法观察到的一系列模式。例如，治疗师可能意识到，某一成员的被动性是与另一家庭成员的活跃和攻击性互动的结果，当他开始将这种被动性－活跃视为一种单一的模式时，他的治疗方式就改变了，家庭也不再非要以病理为导向了。

○ 临床层面

背景问题

无论治疗师使用哪一种治疗方法的哪一项技术同时会见若干家庭成员，会见的过程中都会产生一系列其他形式的心理治疗不曾遇到的问题。这些问题源于一个前提，即情绪问题涉及整个家庭，而不仅是患者本身。其中一组问题围绕着医学对疾病的传统应对方式，即检查、诊断和治疗患者。这种医疗模式以习俗、法律和社会机构的形式在社会中根深蒂固，要求医疗检查、提供健康报告。医患关系中隐含着这样的形象，即医生是治愈者，好的患者会将自己置于医生的照顾之下并听从安排。只有当家庭治疗师尝试将重点放在家庭上时，他才开始意识到过去几乎从未注意到的医学取向的消极影响。

另一组问题涉及家庭投射过程，家庭经由此过程创造了患者。这股强大的情绪力量由焦虑驱动，在焦虑程度高时可以非常强烈，在焦虑程度低时可以降至合理水平。当焦虑程度高时，家庭成员可能是教条的，坚称是患者生病，自己则拒绝接受治疗。当焦虑程度较低时，家庭可以迅速接受家庭治疗。通常情况下，部分家庭成员或父母其中一方接受家庭治疗的观点，另一方则持反对态度。反对的一方可能会顺从地参加治疗，但并不真正参与其中。另一种变式是，家庭既不接受也不拒绝家庭治疗，他们保留患者生病的观念，作为共同治疗者参与治疗，协助治疗师治疗患者。在这些脆弱的情况下，治疗目标要聚焦在制造情绪两极化问题的过程上，而非卷入谁的立场更正确的辩论中。

影响治疗的第三组问题是治疗师的取向。他卷入自己原生家庭中的家庭投射过程，也在不同程度上卷入自己生活和工作环境中不断运作的家庭投射过程。如果治疗师是教条的，无论是诊断患者，还是与诊断的力量对抗，他大概在自己的生活中会陷入情绪两极化中，可能任由情绪而非客观性支配自己的理智信念。

行政环境、家庭和治疗师自己都存在着复杂的情绪力量，这些力量都在制约着家庭治疗环境的建立。在任何情绪系统中，对情绪问题的自动反应是一种情绪反击，会导致情绪过程升级，使系统中某些成员的症状增加。处理焦虑情况的目标是使情绪力量尽可能保持在中等水平。一个家庭初次接触治疗师时，治疗师是家庭产生紧张情绪的关键因素，他必须在开始家庭心理治疗的临床工作前，就制定一个工作计划，以处理行政环境和专业环境中的操作规则和焦虑情绪。一旦该计划完成，治疗师就可以着手处理家庭中的焦虑了。如果他真的相信家庭取向，且在争论一种治疗原则相对于另一种原则的优点时没有陷入情绪两极化，家庭就会乐于接受甚至热衷于进行家庭心理治疗了。

即使某个家庭成员正在住院接受治疗，治疗师也可以开展家庭治疗，他可以很好地中和家庭的焦虑，从而让患者避免住院，留在家里与家人共处。这就是危机干预治疗的原则，在社区心理健康中心已得到广泛使用。如果避免住院，家庭问题就能更快得到解决，最终治疗效果也会更好。因为住院这一行为会向家庭和患者证明成员是有病的，一个流动的家庭投射过程经由住院会变得更加固定且不可逆转。精神病院的组织和功能佐证了成员是患病者这一观念。当环境反复采取行动以确认家庭投射过程时，口头上否认家庭投射过程的效果就很有限了。一些情况下住院治疗无法避免，此时家庭投射过程变得难以中和。降低住院对家庭的影响需要了解家庭投射过程，也需要相当高的临床管理技巧。

一旦治疗师与家庭确定了一个可行的初始家庭取向，治疗过程中重复出现的危机就会引起家庭的焦虑，并重新激活一个强烈的家庭投射过程，这个过程聚焦于患者的疾病，免除了家庭的责任，让他们可以不参与治疗。这个家庭停止尝试从内部做出改变，开始责怪治疗师没有取得进展。如果治疗是在精神病院进行的，家庭就会意识到家庭理论和传统精神病学理论之间的差异。在焦虑期，家庭成员会向治疗师的主管或中心的管理者抱怨，后者可能会在情绪上认同其抱怨并采取行政措施使家庭治疗失败；如果还涉及学校或少年法庭，家庭成员可能会在那里投诉，并援引另一种外部压力，迫使治疗师接受投诉，从而妨碍或扰乱家庭心理治疗。即使治疗师在大多数外部情绪力量中能成功保持平衡和中立，其他现实问题仍会干扰对家庭治疗前提的维持。为单个家庭成员开处方，对单个家庭成员进行诊断或者开具保险单或其他医疗报告，都是在确认患者的疾病。

每个治疗师都要找到自己的方法来建立和维持家庭取向。方法越成功，家庭就越有可能继续接受治疗，从而取得较好的治疗效果。

诊断患者是很关键的问题。在这个问题尺度的一端是治疗师极力反对家属要求对患者的疾病做解释、下诊断。当有症状的人处于崩溃状态，普通人也能准确对其做出诊断时，这种方法就会出现问题。另一端是治疗师让所有家庭成员做心理测试，以便诊断每个个体，这一方法成功中和了家庭内部压力，但足智多谋的家庭成员可能会使用患者的无助姿态来尝试改变家庭。处于中间位置的治疗师尝试聚焦卷入家庭投射过程中的问题，这种方法避免了情绪两极化的立场，并试图在家庭治疗中解决这些问题。

治疗师在处理药物处方上也有很多方法。大多数治疗师尽量减少或避免药物的使用。但对于非医学治疗师，家庭很容易认为，如果他是医生，就会开出药物。

我试图在每一个领域都尽可能保持中立，我会告诉家庭，医疗机构、法院、保险公司和社会机构必须依照公认的医疗执业所确定的政策运作。在与医疗报告有关的所有事项中，我会尽可能按照常规做法解释情况，并给出符合公认做法的诊断和意见。但在对待家庭方面，我尽可能严格地保持家庭取向。年轻的家庭治疗师通常不赞同社会机构的运作模式。他们对家庭治疗充满热情，试图解释自己的家庭取向，确信自己可以说服保险公司，例如，令其做出政策上的改变来认可他们的工作。最终，他们会意识到保险公司改变规则只是为了适应所有精神科医生的习惯，而不仅仅是家庭治疗师。

家庭取向的临床效果要比传统心理治疗更有效。为了促进家庭取向，家庭取向的术语已经逐渐取代了那些意味着患者－疾病－治疗取向的术语。新术语一开始看上去奇怪、陌生，但经过一段时间的使用，传统术语就显得奇怪、不恰当了。为了便于与医学界交流，传统术语得到保留。治疗师在专业写作中也在努力避免使用新术语，但传统术语也要慎用。在使用“有症状的人”“受损的人”或“功能紊乱的人”而不是“患者”会让表述显得很尴尬时，才会使用传统术语。治疗师们已经在努力摒弃治疗术语的使用。治疗师可以把自己定义为家庭工作的教练，但“家庭心理治疗”这一术语还是作为该方法与该领域常规做法之间的最佳折中保留了下来。“指定的患者”（designated patient）一词已在家庭诊所中普遍使用，指代最初由家庭指定为患者的家庭成员。

家庭团体治疗

这种家庭治疗方法或其某种延伸已经为绝大多数家庭治疗师所采用，相较其他方法，这种方法带来了更多技术上的革新。家庭团体治疗的理论和实践因治疗师而异，但整个领域有着一些共同标准。基本的理论框架主要来自传统个体理论，实践主要基于团体治疗既定的原则和技术。这种方法的广泛使用可以帮助我们根据由谁参加会谈，而非所用方法来定义家庭治疗。一个家庭成员在场可称为个体心理治疗，配偶双方或父母双方参加治疗称为夫妻治疗或婚姻治疗，至少两代人——父母和孩子——参加治疗才被称作家庭治疗。在我的方法中，术语是根据理论而定义的，治疗的目的则是促进家庭的变化，无论这种变化是通过一个还是多个家庭成员带来的。

家庭团体治疗是家庭治疗初学者的首选方法，他可以利用自己现有的个体动力和团体过程的知识来开展治疗工作。只有在临床情况下，才能了解家庭情绪模式。一旦治疗师开始工作，他就有机会观察到整个家庭内的相互关系，也能体会到这样一个事实，即家庭成员间的关系与他们在其他环境中的关系不一样，也与关于他们的第二手报告描述的不一样。大多数在心理治疗和团体过程方面有一定经验的心理治疗师，可以在没有家庭情绪系统经验的情况下，开展一个尚可达到专业水平的家庭团体治疗。

家庭团体治疗的最大优势在于其可作为一个短期治疗过程。治疗师和家庭有一个具体目标时效率最高，如改善家庭沟通、了解单个家庭成员的困境。几次家庭团体会谈就可以缓解孩子的症状，抚慰沮丧的、负担过重的父母，治愈对死亡或其他不幸做出反应的家庭。

家庭团体治疗对各种程度的家庭问题都很有效，但有潜在爆炸性情绪的家庭，需要治疗师技巧更丰富，在治疗中做更多工作。不受控制的感觉会导致家庭情绪爆发，从而破坏治疗并使其他家庭成员出现症状性反应。家庭团体治疗作为一种长期方法来治疗一定范围内的中度严重问题也很有效，在这些问题中，情绪系统未被严格控制，甚至缺乏控制，以至于可能引发严重问题行为。

家庭团体治疗很适合联合治疗师，如果第一个治疗师在情绪上过度投入，第二个治疗师就可以提供帮助。一些最有经验的家庭治疗师经常与联合治疗师一起工作，采取协调的团队方法。一些有经验的家庭治疗师经常以男性－女性联合治疗师的形式运作，其理论前提是，协作治疗团队可以作为父亲－母亲的角色，帮助家庭看到其中的模式。

一般的家庭团体治疗包括父母和所有经过深思熟虑后选择参与进来的孩子，以及其他可以参与治疗的家庭成员。大多数治疗师希望与所有家庭成员至少会谈一次，以便了解整个家庭系统。非常年幼的孩子对家庭焦虑会有反应，因而在他们在场时反复进行治疗是无益的。大多数治疗师可能会试图让可以促进治疗的祖父母参加几次会谈。

治疗师是会谈主席，作为治疗的催化剂，其目标是促进家庭的沟通等。治疗师应该有一个目标，以免会谈毫无方向地游走。当治疗师的目标是重建家庭沟通时，一些神奇的事情就会发生。在会谈里，孩子们对家庭的观察是如此敏锐，治疗师和家庭为此所吸引，孩子感谢有机会能提出和表达自己的想法，他感到自己的想法得到了重视，因而也开始倾听父母平静地表达自己的观点并从中获益，家庭对此非常满意，急切地期待着更多类似会谈。这个过程可以达成一个平静、令人欣喜的境地，父母越来越了解孩子，孩子也惊喜地看到了父母缺点中人性化的一面。家庭成员的症状会消退，家庭表现出了更多的融洽和理解。

当这个过程超出短期目标时，父母就开始依赖更有能力的孩子来承担家庭问题的责任。孩子们开始觉得重复的问题很无聊，他们会找理由逃避这些会谈。如果被迫参加，以前爱说话的孩子会变得不愿说话。治疗师可以在会谈中保护这个机灵的孩子免受无助父母的影响，但在家里就行不通了。家庭团体治疗通常需要 12～20 次会谈才能发挥最大效果，之后成员减少到只有父母和卷入程度最高的孩子。

如果让父母双方和一个有症状的孩子接受长期的家庭团体治疗，会遇到一些艰巨阻碍，而且会涉及核心家庭中最激烈的三角关系。即使在治疗时，父母仍会把他们的问题投射到孩子身上。

问题通常集中在后青春期孩子中等程度的神经症或问题行为上。父母的思想和情绪都投入到孩子身上以至于很难专注于自己。当治疗师最终将注意力集中在父母间的问题上时，最焦虑的父母会批评孩子，又或者孩子会做一些事情来吸引父母的注意，然后焦点又回到孩子身上。一般好的治疗效果会在约一年——35～45 次会谈后出现。那时，被动的父亲不再那么被动，唠叨的母亲则变得平静，孩子的症状也减少到家庭或学校可接受的水平。治疗结束时，家庭通常对结果很满意，但治疗师可能没在家庭模式中看到基本变化的发生。

作为治疗的一种变体，治疗师可以为父母一起安排单独的治疗，如果孩子有动力，则为孩子单独安排治疗。这样做的结果并不令人满意，因为父母倾向于在治疗过程中走过场，而不是谈论问题，他们期望通过治疗孩子来改变问题。

另一项技术已经使用了十余年，到目前为止，只有些许改变：让父母开始接受治疗的前提是，这是一个家庭问题，一旦父母改变，整个家庭就会随之改变，家庭治疗将不再涉及孩子而只针对父母。这将改变的责任放在父母身上，免除了孩子的责任，当孩子感兴趣时，也允许孩子偶尔单独接受治疗。在家庭心理治疗中，一些最引人注目的变化发生在那些孩子从未参与治疗的家庭中。建议让孩子接受心理治疗的学校和法院发现孩子没有参与治疗，曾对此有过短暂批评，随着孩子症状的缓解，这些批评声也随之消失了。这种治疗方法最终取得的结果通常比其他的要更好。

家庭团体治疗中的一项早期技术是鼓励家庭成员之间的情绪表达，并基于精神分析来解释个别家庭成员的精神内部功能。但是许多家庭对情绪表达有过度反应，他们在几次治疗后突然终止了治疗。因为在这个过程中，家庭急切地等待着解释并视之为权威性的事实陈述，从内部自己寻求答案的积极性却降低了。

观察到研究型家庭比治疗型家庭有更大的变化，我最终制定了最有效的计划。治疗师将自己置于研究调查员的角色上，向家庭提出关于家庭系统的数百个问题并避免解释。那些年间，家庭理论正在形成，还有很多问题没有解决。有了这种技术，这些家庭更快取得进展，更愿意继续接受治疗，最终治疗效果比以往的家庭研究要好。此外，同那些被鼓励表达情绪的人相比，他们能更自发地表达自己的情绪。

在理论层面上，家庭团体治疗在未分化家庭的自我混乱中恢复了情绪和谐。开放的交流和情绪的分享似乎能将家庭问题更均匀地分散到所有家庭成员身上。当家庭问题已经相当均匀地分布在婚姻冲突、配偶一方的功能紊乱和投射到几个孩子身上时，家庭团体治疗效果最好。如果问题的主要部分只投射到一个领域，如一个孩子的严重缺陷，那么效果就会大打折扣。家庭团体治疗提供了一种有效的短期缓解症状的方法，但它无法促进更高水平的自我分化。

多家庭团体治疗。这种方法是家庭团体治疗的延伸，让许多家庭的成员聚在一起。这种方法的使用在增加，尤其是在针对住院患者及其家属的治疗中，以及社区精神健康中心。它在技术上很多变，但基本方法是一致的，即任何家庭都可以提出其问题，任何家庭的任何成员都可以对此做出反应。从理论上讲，这种方法允许了不同家庭之间的情绪融合，会阻碍自我分化，但这基本上用任何方法都无法避免。如果使用这种方法的团体无限期持续下去，允许家庭长期参加或不参加，这些团体都应该在提供更广泛的关系系统、症状的合理缓解和更舒适的生活适应方面做更多的工作。这种方法很有前景，可以大规模用于功能严重受损的人。

网络治疗。由斯佩克于20世纪60年代中期发展出来，是近年家庭团体治疗最令人兴奋的新扩展之一。该方法让许多人——指定患者的亲属和朋友——在社区中会面，讨论所有层面的个体问题。该方法使用了家庭关系和朋友关系，似乎还包括了小镇关系系统的许多基本要素，在这些系统中，人们分享问题并在危机中相互帮助。

从理论上讲，在帮助社区自助和帮助群众方面，这种方法可能是新方法中最有潜力的。实际上，这种方法需要治疗师和网络成员花费很多精力来保持网络的动力，治疗师可能会花费一整晚时间来治疗，而网络成员倾向于回到他们的城市隔离状态，而且大多数治疗师倾向于允许网络缩小直到治疗终止。不过，这种方法还是值得仔细研究和试验的。

家庭心理治疗

我的理论假设三角关系是所有情绪系统的分子，整个情绪系统是一个相互交错的三角关系网络。家庭心理治疗的目标是改变一个核心三角关系后，其他所有三角关系会随之自动改变。家庭心理治疗的一个核心概念是未分化家庭的自我混乱，一个具体的治疗技术是创造出一种情境使核心三角关系得以达到更高水平的自我分化，其中分化的力量与共性的情绪力量是对立的，后者会严重阻碍任一家庭成员的分化进程。

对未分化的反应。任何家庭成员做出自我分化的举动时，家庭情绪系统就会传达出三个阶段的言语和非言语信息：①你错了；②改回来；③如果你不改，就会面临这些后果。一般来说，这些信息包含了微妙的愠怒、受伤的感觉和愤怒的争论，但也有人将这三个阶段的信息都用言语表达出来。正在自我分化的人会有两种反应，第一种是自我内部的反应，几乎可以包括所有情绪或心理症状，甚至是躯体症状；第二种是对家庭的反应，大部分分化者会在几小时内融合回家庭里，这种融合可能只是为了缓解自己的痛苦，也可能是为了回应家人对自己冷漠或不爱的指责；或者，分化的人可能会反击，这仍然是家庭反应系统的一部分。家庭情绪系统对任何情绪刺激都有自动反应。分化的一方可能会表现出沉默、退缩，家庭对这种沉默和退缩有着平衡的情绪反应。一个家庭成员可能会逃跑，再也不回来，即另一种情绪反应。可想而知，这个成员将会缠结到另一个愿意接受他的家庭中，在新的情绪场中重复旧的模式。这种情绪缠结远比表面的愤怒报复要深得多。如果个体能够设想出一个不断保持平衡的情绪三角关系，意识到这个三角关系与家庭中其他的三角关系，甚至是扩展家庭和社会网络中的三角关系彼此相互交错，在每个个体的内部以及每个个体与所有其他人之间平衡运作，那么就更容易概念化总系统了，即在系统中，每个个体都依赖于其他人，各种陀螺式的平衡总是在运作，从而维持情绪的平衡。

这个治疗体系定义了情绪系统唯一的致命弱点，并为突破情绪屏障从而走向分化提供了一个可预测的答案。其中一个关键是：情绪系统会对情绪刺激做出反应。如果家庭中任一成员能控制自己的情绪反应，连锁反应就会中断。成功分化最重要的因素是个体对三角关系的了解，以及观察和预测家庭中连锁反应事件的能力，这些知识和能力有助于个体控制自己在系统中的反应。次要因素是，在家庭攻击和拒绝的几个小时或几天内，个体能够控制自己对家庭和自我内部的情绪反应——同时与家庭保持持续的情绪联系。最后一点也很重要，沉默或退出情绪场是对他人情绪反应的一个信号。

从广义上讲，向分化迈进一步需要经过深思熟虑，直到确定一个足够安全的人生原则，并发展为一个坚定的信念，即个体可以在不愤怒、不辩论、不攻击的情况下陈述自己的观点——以上皆是情绪刺激。为自己确定一个准则的生命能量会朝着自我决定的方向发展，这就减少了过去用于系统的能量，特别是投入到重要他人身上的能量。当这种自我决定有了一席之地时，系统就会做出情绪性反应，从而将分化者拉回共性中。为实现这一目标，家庭会竭尽所能。家庭里会有对于共性的正确性的平静争论、热切恳求、指责、讨好，甚至还有个体再继续下去，将面临家庭被伤害，并将其拒斥的可能后果的威胁。大部分分化者对自己的信仰和原则相当笃定，进入了一个这样的家庭会议，然后被家庭的逻辑论证征服，忘记了会议开始前自己深思熟虑的原则。大多数人需要多次尝试才能迈过第一步。

当家庭施加很大压力时，治疗师可以帮助分化的人。他必须做到这一点，不能让人觉得他是在和家人作对。当他出现胃部不适等症状时，治疗师可以用这样一句话来帮助他："你可能已经说服了你的头脑来坚持你的信仰，但你还没说服你的胃。"

在整个过程中，当分化者最终能够控制自己不反击或退缩时，家庭通常会进入最后的摊牌环节，此时充斥着最激烈的攻击和情绪反应。如果分化者在这一过程中能够保持冷静，那么家庭的焦虑会突然消退并转化为一种新的与焦虑不同水平的亲密，家庭会给予分化者公开的赞赏和更高的评价。通常随之而来的是一个平静期，直到另一个配偶或其他家庭成员也开始了类似的自我定义，这与第一个人有着相同模式。这个过程在配偶之间以连续的小步骤循环往复。如果家庭系统中的一个成员能够达到更高的功能水平，并与他人保持情绪联系，那么后续家庭成员也会接二连三地开始类似过程。这里有一个原则，即核心三角关系的变化会带动整个家庭系统随之自动变化，而连锁反应就是这一原则的基础。所有其他人的变化在日常的生活环境中会自动发生。当最初的三角关系涉及系统中最重要的人时，这种变化是最迅速的。

共性力量（togetherness force）。从广义上讲，共性力量将家庭成员定义为一群在重要的信仰、人生观、生活原则和情绪方面相同的人。它使用人称代词“我们”来定义“我们的感觉或想法”，它也定义另一个人的自我——“我丈夫认为……”，或使用不确定的“它”来代表共同的价值观——“这是不对的”（“It is wrong”）或“这是应该做的”（“It is the thing to do”）。此外，情绪力量重叠并结合在一起，赋予为他人着想，为他人牺牲，对他人的舒适和健康负责，对他人表现出爱、奉献和同情积极的价值。共性力量为他人的快乐、舒适和幸福承担责任；当他人不快乐或不舒服时，它会感到内疚并问“我做了什么导致这样的结果”；它把缺乏快乐或自我的失败归咎于他人。

分化的力量。分化的力量在定义上述特征时同样强调“我”。它被称为“我的立场”，用“这是我的想法、感觉或立场”和“这是我要做的或不能做的”之类的术语定义原则和行动。这是负责的“我”，会对自己的快乐、舒适和幸福负责。这避免了将自己的不快乐、不舒适、不幸福归咎他人的思维倾向。负责任的“我”也避免了不负责任或自恋的“我”的姿态，即以“我想要的或应得的”或“这是我的权利或我的特权”等方式对他人提出要求。

个案背景

夫妻双方足够高的伪自我水平解释了在婚姻早期就出现的相当高水平的融合和共性，他们有足够的实体我来促使他们在家庭心理治疗中不仅仅满足于症状缓解。许多有初始症状的家庭，要么在症状消退后停止治疗，要么虽然努力分化，但都没有像这对夫妻一样取得如此成功的治疗效果。

夫妻双方都 30 岁，22 岁结婚，当时丈夫从事会计工作。母亲是原生家庭中两个女儿中的小女儿，和家人住在同一座城市，家庭关系一直很井然有序且融洽。丈夫是家中三个孩子里的老大，有一个弟弟和一个妹妹，住得离家 200 英里。这对夫妻有两个孩子，儿子 5 岁、女儿 3 岁，两个孩子卷入家庭问题的程度都很低。

五年来，婚姻中的冲突越来越大，妻子出现了中等程度的功能紊乱。从结婚到第一个孩子出生后，也就是婚后三年左右，他们的自我完全投入到了对方身上。他们在大多数生活问题和原则上有密切的一致性，这种一致是经由妻子的适应性实现的，她盲目地接受丈夫的理念，而丈夫并没有认真思考过这些问题。双方的自我都高度投入到对方的幸福、舒适和福祉中。与大多数这样的婚姻缠结一样，他们生活的首要目标是幸福。

分化程度较高的配偶则以最重要的个体人生目标作为自己的首要目标。当双方都在对个体目标的追求中得到满足时，幸福通常会演变成一种额外收益。在看到了分化程度不同、目标各异的家庭后，我认为幸福作为主要目标是无法实现的。

本案例中，夫妻双方在婚姻初期就达到了近乎完美的幸福状态，拥有了极度的婚姻幸福。经济有保障，扩展家庭没有创伤性事件，他们成功地使情绪系统保持在近乎完美的平衡状态，良好的性适应能力也是平静的情绪平衡的又一佐证。

他们密切关注对方喜欢什么、不喜欢什么，并各自试图提供对方喜欢的东西。例如，丈夫会在脑海中记下妻子对颜色的偏好以及她喜欢的物品，一有机会就给她买一件符合她意愿的礼物。妻子也会在意丈夫的反应，在晚餐时倾听他的意见，以确定他对食物的喜好。她花了很多时间准备他喜欢的食物，记下了他对女性发型和服装的评论，努力让自己的发型和穿着符合丈夫的审美。在他们的关系中，这种为对方做人、做事的模式可以体现在方方面面，尤其是妻子，她最能够改变自己去按照她所知道的或是她假设的丈夫的意愿行事。

后来，在家庭心理治疗中，治疗师要求她估计，自己在了解和猜测丈夫意愿方面的成功率。她估计约为 75%。她丈夫给出的成功率不超过这个数字的一半，因为他能意识到妻子为取悦自己所做的努力，为了取悦妻子他会表现得自己很高兴。治疗师还问妻子，她有多想成为她丈夫想要的那种妻子，又多想成为自己希望成为的那种妻子。她很快就回答说：

“超过 90%！不，大约有 90% 是为了取悦他，3% 是为了满足我自己，剩下的就在中间了。”

有这种生活取向的人，在被问到这个问题时，竟然能很快地进行分配并给出数字，这太令人吃惊了。

田园式的美满婚姻一直持续，直到二人组变成三人组，妻子在丈夫身上投入的精力越来越少，和谐的二人组变得不再稳定，因为他们在情绪上经不起外部的压力。

第一个孩子出生后，婚姻就不太理想了，两年后第二个孩子出生，情况就更糟了。妻子更多地参与到孩子的生活中，丈夫更多地投入到工作中。可以预见的是，妻子作为倾向于适应的一方，开始出现功能紊乱的症状。她很容易疲劳，情绪低落，需要更多的休息和睡眠。起初，丈夫试图替妻子发挥功能，这也是情绪系统另一个可预测的特点，即在现实的限制下，一方替另一方发挥功能。丈夫早晚帮着带孩子，周末主动打扫屋子。当丈夫开始在他的功能过剩中承担父亲的角色时，妻子的母亲变得更加积极，她试图帮忙带孩子，妻子和她母亲之间的冲突却越来越多。由此，丈夫在这个三角关系中只得到局外人的位置。他开始工作到更晚，晚饭后要么去睡觉，要么约男性友人外出，周末用来看球赛。

婚后第八年，情况失控了。妻子和母亲之间的矛盾越来越大。妻子对丈夫的缺席很愤怒，因为他“要得太多，付出得太少”。丈夫对妻子也很愤怒，因为她“要求太高，没人能够取悦她”，她的唠叨、持续的抱怨以及肮脏的房子都让丈夫很烦恼。

在经过一连串愤怒的争吵和离婚的威胁后，他们寻求婚姻咨询师的帮助。咨询师认为问题是由多管闲事的外婆造成的，在他的建议下，夫妻俩终止了与妻子母亲的联系。咨询师将婚姻问题诊断为“没有认识到并满足对方的需要”。随后，丈夫和妻子各自竭尽所能，尽量多体贴和爱护对方，但每一次的缓解都很短暂。妻子觉得无论自己多努力，丈夫都会回到远离家庭的状态，而丈夫也觉得再多的爱也无法阻止妻子的唠叨，对此他非常敏感。咨询师建议用更多的时间来倾诉问题，但每次倾诉收获的都是长时间的愤怒爆发。最终，这对夫妻终止了与婚姻咨询师的治疗关系，认为他们的问题是无解的。丈夫搬出去单独居住并准备离婚。这时，妻子听说了家庭治疗，于是找人预约。

根据家庭系统理论，与婚姻咨询师的说法相反，妻子的母亲更多地使问题缓解而非加剧。她的额外功能给一个已经崩溃的单位增加了一些东西，推迟了崩溃的时间。实际上，当与更多的家人和朋友保持开放关系时，情绪单位内部的紧张程度会降低。夫妻双方应该被鼓励去扩大关系系统，而不是切断与妻子母亲的联系。当妻子的母亲被排除在外时，系统内的紧张程度就会增加。双方在情绪缠结中已经为维持情绪和谐竭尽所能了，系统已经失去弹性了。此外，治疗师不应该鼓励双方更努力地去满足对方需求从而加剧缠结，而应该促使双方努力成为一个更有控制力和责任感的自我，尽可能去满足自己的需求，控制更多的需求，从而减少对对方的要求，控制对对方需求的自动反应，以及减少在家里的沟通，除非他们能够做到不生气，不再情绪爆发。

夫妻在三年内接受每月两次的咨询，获得了相当好的治疗效果。最初的15～20次治疗是为了改善他们之间的沟通。当冲突消失后，他们重新适应了婚姻生活，感受到了快乐和正常的婚姻关系。听到丈夫真的希望她选择自己喜欢的发型，并按照她希望的方式穿着后，妻子的外表很快就发生了改变。

大部分家庭在情绪恢复和谐后就会终止治疗，但这对夫妻积极地继续下去了。自我分化是一个漫长而缓慢的过程，由许多小步骤组成，每个步骤都伴随着可控的情绪危机。这些危机与伴随情绪退行的危机不同，因为卷入其中的人继续与对方保持着联结，也不再有离婚等威胁。

丈夫先迈出了第一步。他花了几星期的时间来思考自己的职业目标和未来方向。他的生命能量投入到个体目标上了，而不是过去的幸福目标。当他的生命能量更多地转向自我负责任地运作时，妻子的恳求、指责、攻击，以及对性的兴趣和对性的退缩交替出现——所有这些都有利于回归到共性状态。他在这一过程中保持得相当好，只是在应对一些指责时有轻微的复发，如他是一个可怕的父亲，他的孩子因他缺乏兴趣而受到伤害，他没有能力建立亲密的家庭关系或适当的性关系。

这个过程在妻子的一次情绪爆发中实现了突破，在这次爆发中，他保持了冷静，并能够保持与妻子的联系。第二天，两人之间的关系平静了。妻子说：

“我部分赞成你的做法，但不知何故，我不得不做我所做的事情。即使在我最激动、最愤怒的时候，我也希望你不会因这些指责而改变。我很高兴你没有屈服。”

平静期持续了几个星期，妻子也开始走上了自我分化的道路。然后，丈夫就成了那个娇气的、苛刻的人，他好像失去了之前的努力所带来的收获。随后是另一次情绪上的突破，两人都有了新的分化。这种一方先变化，然后另一方接着发生变化的模式，在这三年中以几个明确的循环周期持续着。同时，他们双方与各自原生家庭的关系也分别发生了变化，变化过程中产生了一些与配偶之间的危机相似的危机。另外，丈夫还开始发现他可以通过找到一个新的更好的工作来解决他在工作状况中发现的那些变化。

在心理治疗的过程中，这对夫妻发现老朋友的吸引力降低了。他们不再喜欢过去那种八卦的社交聚会，不再喜欢别人的斥责，不再喜欢群体中各种角色之间的激烈情绪反应，不再喜欢讨伐偏见与傲慢的人身上的偏见与傲慢。这种反应遵循可预测的模式，即人们从具有同等分化水平的人中选择朋友。他们找到了有不同生活方式的新朋友，并与老朋友保持随意、愉快和偶尔的联系。

分化过程永无止境。心理治疗的一个目标是帮助家庭成员了解问题的性质并自行决定何时结束治疗。这对配偶实现了足够水平的分化，能位于共性力量之上，而不在融合中失去自我。在婚姻关系中，他们可以紧密地站在一起，作为一个团队更好地发挥功能。这种关系失去了早期婚姻中强烈的狂热情绪，也失去了双方自我融合导致的冲突和情绪距离。他们这样描述最终的关系：

“我们没有以前那么亲密了，但我们也更亲密了。这种感觉很难描述。”

评论。这是一个理想的而不是典型的临床过程，时间、情境、扩展家庭的配置以及配偶的天赋和动机都有利于治疗的快速发展。其他动机不强、要求更多、被扩展家庭施加更多压力的人，外加其他可能出现的变量，要花几年时间才能发展出情绪耐力，从而稳固完成第一步分化。

对分化水平低的人的家庭心理治疗。有些家庭在分化尺度非常低的位置上，以至于实现更高水平的分化是一种奢望。有些家庭则是如此支离破碎，以至于无法找到足够多有动机的成员来组成一个能发展的三角关系。在这些情况下，相较于任何其他类型的心理治疗，旨在症状缓解和提供支持的各种团体治疗方法会有更好的效果，可以组合使用各种团体方法以满足这些家庭的动机和需要。这些家庭的一个主要问题是，缺乏接受任何一种心理治疗的动机。一些诸如网络治疗和其他形式社区治疗的新方法，比大多数得到进一步完善的现存传统心理治疗更有潜力。

自我分化的临床方法

在以自我分化为目标的家庭心理治疗中，三种主要的临床方法是最有效的：与父母双方或配偶双方的心理治疗，与一个家庭成员的心理治疗，以及为配偶双方的长期治疗做准备而与配偶一方进行的心理治疗。如何选择取决于家庭的结构和动机。

与父母或配偶双方的家庭心理治疗。这种方法是最有效的，可以在最短时间内达到最好治疗效果，它让家庭中两个最重要的人和治疗师构成一个潜在的三角关系。

我们已有很多对父母和一个孩子——一个完整的家庭三角关系——的治疗经验。在这种治疗中，家庭情绪模式以其重复回路运行，很少会涉及治疗师或受治疗师影响。将孩子从治疗中移出，治疗师成为潜在三角关系的第三角，父母试图让治疗师成为他们之间问题的第三人。如果治疗师能够在实践上处于父母的情绪系统之外，同时积极地与他们建立联系，父母就会开始将自我与对方区分开来。这是关于三角关系核心概念的一部分：如果父母都保持与第三人的情绪联系，而第三人能够积极地与父母建立联系且不偏袒任何一方，那么父母之间的冲突将自动解决。这种反应是可预测的，可以将其用于家庭系统的其他领域和社会系统。如果治疗师有关于三角关系的知识，配偶之间的问题就会更快得到解决，而且这个概念非常准确，只要会谈触及情绪问题，而第三人可以在不偏袒任何一方的情况下，与对方保持情绪联系，两人间的问题就可以解决。

父母双方或配偶双方在场还有一个好处。自我分化不是在真空中进行的，它涉及与其他自我相关的、在对自我重要的生活问题上的自我的定义。配偶是介绍重要问题的最佳人选之一。

治疗目标是改变任何情绪系统中最重要的三角关系，因而这种方法适用于所有形式的情绪疾病，在这些疾病中，父母双方或配偶双方都有可能与治疗师建立工作关系。无论症状最终是集中在父母一方（如果配偶双方都是功能紊乱的，那么这是一个崩溃的家庭），还是在一个孩子身上，基本的三角模式是相同的。在一些家庭中，有症状的孩子被排除在治疗之外，治疗师从未见过孩子，这样的治疗效果是非常惊人的。在几十个家庭中，症状都集中在从未被治疗师见过的孩子身上。孩子没有接受治疗，治疗中，父母和孩子之间唯一的联系就是通常的父母与孩子之间的联系。这样的治疗取得了较好的效果。

技术。在家庭治疗的最初几年里，与配偶一起工作的技术改变了好几次。目前的技术使用了五年多，得到不断改进，是迄今为止发现的最有效的方法。最初的形式非常强调关注夫妻双方的内部心理过程。重点是梦和另一方的情绪反应。在后来的工作模式中，治疗目标是让夫妻任何一方都能向对方传达自己对对方的任何想法或感受，以及自己的任何想法或感受。这种方法更注重关系系统，相当强调小心区分感受和想法。这个方法很有用，但配偶往往对交流情绪反应过度。在早期方法中，配偶要在会谈中互相交流，这会导致情绪反应，而双方都没有真正听到对方的声音。目前的方法涉及治疗师的持续活动，他向配偶一方提出问题，分散情绪，而另一方听着，然后问题转移到另一方身上。通过这种形式，夫妻双方得以听到对方的声音，情绪过程也变得更加自发了。

使用目前的方法，治疗师给自己赋予了对家庭感兴趣的临床调查员的角色，对家庭问题的细节提出成千上万个问题。在第一次会谈中，他会问每个家庭成员如何理解这个问题。答案通常是探索性的概括，治疗师的问题清单也随之不减反增了。治疗师给家庭成员留下的印象是，如果要回答这些问题，家庭中必须有人成为更好的观察者。重点始终在问题上。治疗师不会给出通常意义上的解释，只有偶尔关于其他家庭过去经验的陈述，这可能被认为是一种解释。治疗师约有 1/4 的解释是为了在家庭成员的情绪过程被唤起时，对治疗过程中的情况去三角化。这种情境往往发生在讨论上次会谈以来的事件时。

父母中的一方通常花很多时间思考这个家庭的问题，而另一方却很少去思考。治疗师总是对谁在思考，他思考了多少，思考的模式是什么，以及从思考中得出了什么样的工作结论感兴趣。治疗师用问题暗示，这是家庭要解决的问题。他问他们是否取得了进展，是什么阻碍了他们的进展，他们是否有关于如何越过障碍的想法，他们是否有任何计划来加快进展，以及许多其他此类性质的问题。

开始治疗的主题可以留给家庭成员，或者治疗师可以问配偶中的一方，他对这个治疗有什么想法。一旦开始，治疗师的工作方式是帮助该配偶表达一个清晰的想法，然后询问另一配偶对所讲内容的反应，再询问前者对后者的回应——可能的话，这样的询问在整个会谈中会来回进行。一次干净的会谈是指治疗师除了将问题从配偶一方引向另一方外什么都不说。当配偶一方的解释较少时，治疗师会要求他详细说明，并将他的解释放大化，让另一方做出回应。

治疗师所提问题范围很广，问题的答案涵盖了理智的反应和情绪的反应，超过 95% 的问题都与理智反应相去甚远。例如，治疗师可能会问妻子："当你丈夫在说话时，你在想什么？"或者可能略微偏向情绪的："你的反应是什么？你对这种情况的印象是什么？"

当关系平静，配偶一方似乎有轻微的情绪反应时，治疗师可能会这样问："你能解读一下过去几分钟里，你内心的感受吗？"

总的来说，要保持会谈的活跃性，让来访者都能清晰表达自己的想法，治疗师就需要保持提的问题的平静和有所节制。如果一个配偶——通常是妻子——流泪或表现出明显的情绪反应，治疗师的目标是让对方思考这种感觉而不是表达出来。此时，对妻子的问题可能是："你能告诉我们，勾起这种感觉的想法吗？"或者问丈夫："你注意到你妻子的眼泪了吗？当你看到它们时，你是怎么想的？"

在家庭中采用这种缓和的、理智的和概念化的方法，其效果远远超过了强调情绪外化的治疗。家庭成员开始更自发、公开地表达情绪，这种变化比其他任何方法都要来得快。在大约十次家庭会谈之后，夫妻之间经常有类似于以下的交流：

妻子开始说道：

"我迫不及待地想来参加这些会谈。会谈太美好了！"

治疗师问有什么奇妙之处。妻子说：

"我被我丈夫的思维方式所吸引。"

治疗师问她如何解读自己与他生活了十年却不知道他的想法。她最后总结说，当他与治疗师交谈时，她可以听他说话并真正听到他说的话，而当他直接与她交谈时，她从来不可能听到他说的话。经过一年，治疗取得了相当好的进展，丈夫在治疗中解释他对于了解自己妻子身上发生了什么事这方面的进展。他说他已经被蒙在鼓里 20 年了，终于知道了事情的另一面，这种感觉很好。

大部分家庭也有类似的进展。一个妻子在丈夫谈话时饶有兴趣地看着他，当被问及这样看着他有什么想法时，她说：

“每次听到他说话，我就更喜欢他了。我从来不知道他有这样的想法。”

大多数配偶都陷入了情绪世界，他们会对对方复杂的情绪有所反应，却从未真正了解过对方。大多数配偶可能在求爱期间拥有成年生活中最开放的关系。婚后，双方很快就知道什么话题会让对方焦虑。为了避免对方的焦虑带给自己的不适，双方对这些问题避而不谈，越来越多的话题开始成为婚姻中的禁忌。在某种程度上，大多数婚姻中都有这种沟通的破裂。

各种心理治疗方法的经验与这样一个概念是一致的，即理智系统会被情绪系统淹没，情绪系统关注情绪的表达，这会增加融合，阻碍分化。目前的心理治疗方法旨在区分理智和情绪，在配偶另一方在场的情况下，将理智观念和思想口头化，这是迄今为止在夫妻之间迅速建立沟通最有效的方法。伴随着夫妻双方对对方的积极回应，沟通就开始了。

理智思考和理念的交流也为自我分化创造了条件，夫妻双方都开始以一种以前不可能的方式去了解对方和自我，并意识到思维、行为上存在的差异。夫妻之间开始发展出一条分界线，以此澄清彼此不同的信念和原则。当一方开始根据原则和信念采取行动时，他们就会遇到与自我分化相伴的情绪反应。伴随分化出现的情绪在二人组中运作，它并没有破坏性，而是具有凝聚力，随后，二人组会达到一个更成熟的共性新水平。

描述（一个人的）一组看起来很微小的刺激的细节时要特别注意，这些刺激会激起他配偶强烈的情绪反应。刺激和反应都在意识之外而非意识之中运作。在任何强烈的情绪相互依存关系中，都有成百上千个这样的刺激。在有强烈情绪缠结的人身上，反应更多、更强烈、更影响生活，而在分化水平较高的人身上，反应则相应较少。治疗目标是按步骤定义刺激 – 反应系统，帮助配偶获得一些控制感。

有些反应是令人不快的，如对对方习惯和举止产生的反感、起鸡皮疙瘩的反应，以及对感官刺激产生的不愉快的情绪反应。同样数量的反应，从轻微的到伤害性的都有。例如，一个妻子看到丈夫脸上无助的表情就感到强烈的性吸引。刺激可能涉及五种感官中的任何一种。毫无疑问有一些反应因为是对刺激的回应而被抵消掉。

婚姻中大多数刺激 - 反应的情况都没有被理智认识所觉知到，但作为自主关系系统的紧密部分，这些情况在深刻地影响着关系。下面是一个无意识刺激 - 反应的例子。

在一场冲突型婚姻中，丈夫会用拳头攻击妻子，以回应一个触发的刺激物。几次寻找刺激物的尝试都失败了。丈夫的身体暴力通常发生在不可见的情绪领域，似乎没有具体的刺激物。后来有一次，在没有言语的情况下，他打了妻子，以回应“她仇恨的眼神”。那是他最后一次攻击她。之后，在关键的情绪紧张期，他通过看向别处获得了一些控制，而她也可以稍微控制自己的眼神。

其他常见的刺激类型是“那冷冰冰的眼神”“那语气”和“那蔑视的讥笑”。与配偶一起工作的目标是区分和定义几个较突出的刺激 - 反应机制，并教导配偶成为观察员。知道这种机制的存在会让他们获得一些控制力，任何附加的对反应的有意控制，还可能会增加其情绪控制，从而促进分化。

每个治疗师都必须确定自己的方式，从而在帮助每一个配偶依次表达对另一方的想法时，能保持相对自由的情绪场。以下是我对我自己所做方式的简要描述。

尽管配偶和治疗师可能坐得很近，他们的膝盖几乎快要碰到（就像在演示和录像访谈中偶尔发生的那样），治疗师仍需要在情绪上抽离出来，使配偶有足够的距离来观察他们之间情绪过程的起伏，同时思考家庭系统。这种技术类似于从高倍镜到低倍镜的变化，但仍然与被摄对象保持相同的距离。治疗师的目标是专注于配偶双方之间的连锁反应，或专注于配偶之间的过程或事件的流动，并避免自己卷入其中。

人类现象是严肃且悲惨的，但同时在大多数严重的情况下，也有其滑稽或幽默的一面。治疗师如果与家庭距离太近也会被拉扯进去。他如果太过疏远，又无法产生有效的联结。于我而言，正确的情绪距离是介于严肃和幽默之间的一个点，在那里他可以转变任何一种方式来促进家庭的进程。这是基本原则的一部分：如果双方与第三人保持联系，而第三人可以不受两人之间情绪场的影响，同时积极与双方建立联系，那么双方之间的情绪问题会自动得到解决。

我们可以预见，夫妻双方会通过用三角关系的方法使治疗师卷入两人之间的情绪过程。当这对夫妻的情绪紧张程度较大时，他们用三角关系的方法就会更加频繁。治疗原则是让这种紧张保持在较小的程度上。紧张可能会在配偶一方讲述一个带有情绪色彩的故事时增强。治疗师在听故事的内容时极易成为三角关系的一部分。专注于过程而不是内容将有助于治疗师保持自己的观点。如果这对夫妻继续情绪化地卷入故事中去，治疗师就可以通过反转（reversal）的方法，或将解释集中在问题的另一面，或挑起故事中幽默的一面，来缓解逐渐增强的情绪紧张。

一个妻子在描述她那唠叨的、爱管闲事的母亲时变得越来越情绪化。这个故事有几个对立面，但治疗师选择了反转的方法，有效地降低了紧张程度。他问道：

“你母亲为使你变好而奉献一生，而你好像对此缺乏感激之情，如何解释？”

夫妻俩都笑了，紧张程度也随之降低了。

没有人能教治疗师在这种情况下做什么或说什么。如果治疗师有足够的距离感，看到这个情绪过程，同时看到幽默的一面，他就会自动做出有效的解释。如果治疗师已经被卷入情绪过程中，任何扭转情绪过程的努力都会被认为是讽刺和刻薄。

当夫妻中的一方打断另一方与治疗师之间的对话，忽视治疗师，并在情绪上直接反驳另一方时，紧张情绪就会不断加剧。如果他们的谈话持续进行多个来回，沉默和参与的治疗师只在一旁观看，夫妻之间锁定的情绪反应就会增加。治疗的目标是保持夫妻双方与治疗师交谈的结构，并将平静的理智问题增加到不涉及另一方的程度。用这种方法处理夫妻冲突，其成功率比过去尝试的任何方法都要高。

在这种家庭心理治疗方法中，治疗师的一个额外功能是不断采取“我”的立场。当家庭中一个成员能够平静地陈述自己的信仰和信念，并能根据自己的信念采取行动，而不批评他人的信念，也不卷入情绪化的辩论时，那么其他家庭成员也会开始同样的过程，会变得更加肯定自己，更能接受他人的信念。当治疗师在心理治疗过程中能够找到机会确定自己的信念和原则时，配偶之间也会开始这样做。

在这种对夫妻双方进行家庭心理治疗的方法中，有许多详细的技巧。大多数涉及治疗师从个体思维到系统思维的转变，以及避免情绪卷入家庭情绪系统中。当治疗失去其有序的结构时，通常是由于治疗师退回到个体思维中，或治疗师卷入到家庭情绪系统里了。要想跨越个体思维，治疗师需要长期且自律的努力。一旦他开始从个体动力学的角度思考，就很容易在家庭情绪过程中偏袒其中一方。

可以用一个两性不和谐的例子来说明个体理论和系统理论的差异。个体理论对男性的性功能不足和女性的性冷淡有明确假设。个体心理治疗有明确的技术来检查移情背景下的动力。家庭系统理论则是把男性的性功能不足看作是发生在一个丈夫身上的事，这个丈夫处于一段密切的亲密关系中并在这段关系中将自己的伪自我融合到他妻子的伪自我中，把性冷淡看作是发生在一个妻子身上的事，这个妻子也在自己的一段密切的亲密关系中将自己的伪自我融合到她丈夫的伪自我中。系统理论认为性不和谐是配偶之间关系问题的一部分，当治疗师不断将性不和谐视为关系的症状时，他就不太可能从个体动力学的角度去思考，不可能在家庭情绪系统中纠缠不清，也不可能将问题只界定在一个家庭成员身上。将其视为关系问题，要比将其视作某个家庭成员的问题更快解决性症状。

所有情绪症状都存在同样的模式，这些症状往往会固定在一个家庭成员身上。例如，当配偶中的一方有酗酒问题时，系统思维关注的重点是该配偶在家庭中的功能紊乱，而不是个体动力。在家庭系统背景下，最难以观察的症状是严重的身体疾病，如哮喘和溃疡性结肠炎，这些疾病的发作是对家庭情绪系统的情绪反应。如果治疗师把身体疾病看作是家庭系统中的另一种功能紊乱，那么就可以避免他对个体动力的肤浅表述，因而治疗就会起效更快。当治疗师把最初的关注点放在某个家庭成员的动力上时，他就很容易忽视整个家庭的问题。实际上，他可以在很久之后再去考虑个体动力。

最后，家庭心理治疗还有一个教学层面。治疗师需要向家庭传达系统理论的重要原则，并就家庭解决问题的有利方向提出间接建议。为了保持自己在家庭情绪过程之外，治疗师必须确保家庭不会将他所传达的内容视为在告诉他们怎么做，或者视为治疗师在夫妻之间的争论中偏袒其中一方。当家庭中存在紧张情绪时，夫妻双方经常会从不同的角度理解治疗师的语言。他们经常在家里争论这个问题，然后回来要求治疗师澄清他的说法。这时，治疗师的直接目标是使自己在家庭情绪系统中不被三角化，而非澄清自己的说法，因为澄清只会让他更深地卷入到这个家庭的情绪系统中。最理想的情况是，在家庭紧张系统弱的时候进行教学类沟通，而且要确保这些沟通的呈现方式不会让治疗师卷入家庭情绪系统中。

治疗师的许多解释都是从“我”的立场出发，治疗师以家庭可以接受或拒绝的方式提出他的观点、信念和操作原则。治疗师有很多知识，可以帮助家庭找到解决方案。其目标是找到一种中立的方式来介绍这些知识。以下框架的应用在大多数情况下都是成功的：

我有一些与其他家庭合作的经验，这些经验或许可以帮助你们制定行动方案。如果你发现任何想法有意义，如果你能把它们作为你自己的想法来吸收和使用，那么你很有可能会成功。如果这些想法对你来说没有意义，那么你就只是在使用别人的想法，这很可能会导致失败。

处理扩展家庭关系的建议也以同样的方式在此呈现——为了说明问题，有必要进行详细的阐述，但读者可以自由和慎重地考虑是否要接受这些观点。

多家庭治疗。20 世纪 60 年代中期，我们调整了治疗单一家庭——夫妻双方——的家庭治疗的方法和技术，从而用于对更多家庭的治疗，早期的多家庭团体治疗经验和后来的单一家庭治疗经验也都被纳入了家庭治疗的方法中。

在这种治疗中，治疗目标是让每个家庭单位保持一个封闭的三角关系，以处理夫妻间的情绪过程，并避免家庭之间的情绪交流。从过去的经验来看，理论家认为家庭之间的情绪交流促使所有家庭融合成一个巨大的未分化的自我混乱，这既使得单一家庭内的诸多细节难以被关注到，也使得任一家庭的分化变得困难。理论家认为，每个家庭都可以仔细观察其他家庭，并从中学到很多东西，教学沟通的效果可能是累积的，这样也可以节省时间。

治疗师选择了一些互不相识的家庭，并要求他们在治疗之外彼此间不会有任何社会性接触。作为每个家庭中潜在的三角关系的一角，治疗师与每个家庭工作的方式都是一致的，都是如果他在和一个家庭工作，那么与此同时其他家庭都在一旁观察，然后他会分别对其他家庭重复这个过程。任何家庭都可以和治疗师谈论另一个家庭，但他们不能直接和另一个家庭交谈。

这种多家庭治疗的方法在把情绪过程控制在每个家庭中，促进每个家庭的分化，给其他家庭带来观察性接触上很成功，因此，我把自己的大部分实践都改成了这种方法，而且这种方法也被其他家庭治疗师广泛采用。平均来说，这种治疗下的家庭，其进展速度比类似家庭在单独接受家庭治疗时要快大约一倍半。家庭成员表示，相较于问题出现在自己身上，当它出现在另一个家庭中时，更容易看到自己的问题。家庭在寻找解决问题的方法时，也会向别人学习。

每个多家庭团体的最佳家庭数量是三～五个。只有两个家庭时，团体倾向于在家庭之间形成情绪融合，这需要很多的治疗敏捷性来控制。一个团体中如果有五个以上家庭，会谈中每个家庭可使用的时间就会被削减。会谈时间超过两个小时，会谈中的家庭就会变得焦躁不安，注意力不集中。最有效的模式是在每次会谈中平均分配可用的时间给每个家庭。同一团体中可以包含问题严重程度各不相同的家庭，但团体中所有家庭的问题严重程度相同时治疗效果最好。接受多家庭治疗的那些家庭在不太频繁的会谈中表现得和单一家庭在每周的会谈中表现得一样好。平均而言，多家庭团体每两周接受一次会谈，但有些团体是每个月接受一次会谈，总之，多家庭团体的治疗方式减少了家庭治疗整个过程中的会谈次数。

与一个家庭成员进行的家庭心理治疗。这是一种贯穿整个治疗过程的教学监督方法。前几次会谈中，治疗师会向某个有（改变）动机的家庭成员讲述家庭系统是如何起作用的。之后的会谈会聚焦在这个家庭成员关于他在自己家庭中扮演的角色的那些表述上，治疗师会鼓励他尽可能多地拜访他的家人，以观察、检查他自己之前那些有关家庭的表述是否准确，并检验他自己与家人相处的能力。之后的会谈中治疗师会对他为自己家庭所做的努力进行监督，会鼓励他对自己的家庭进行多代研究。监督会谈可以每两周进行一次，也可以间隔几个月进行一次，具体次数取决于他拜访家人的次数，以及他在两次会谈之间的治疗进展。

这种方法包括学习三角关系的相关知识，与家庭重要成员保持积极的情绪关系，培养控制情绪反应能力的同时与家庭重要成员保持情绪关系，对家庭成员来说，就是在情绪上保持在三角关系之外，就像家庭心理治疗中，与夫妻双方一起工作时治疗师所处的位置。

在与家庭成员的初始会谈中，治疗师需要专门进行关于三角关系和情绪系统功能知识的教学。接下来的会谈中，治疗师专门提出关于家庭成员在自己家庭中所扮演角色的假设，指导家庭成员培养观察家庭和自己的能力，讲授如何与家庭保持情绪联系而不在任何问题上采取两极化立场。一旦家庭成员开始努力，治疗师就会在会谈中对该家庭成员的努力进行监督。成员需要报告他与家人相处的经验，以及任何可能导致新假设的新观察，治疗师会建议可以尝试的新技术。指导的细节取决于是为了短期目标还是为了长期目标而努力。三角关系系统是可预测的，任何未能达到的结果都可以被认为是这个家庭成员没能控制好情绪，而非系统的错误。

当夫妻一方对家庭心理治疗持拒绝态度时，这种方法常用于有动机的一方。由于这是一个短期目标，指令不是很详尽。一个即时的治疗目标是降低情绪反应，以使拒绝的一方愿意参与家庭治疗。用系统概念来理解家庭，有助于减少家庭成员间对彼此的诊断和指责。稍微了解情绪系统的基本原理，可以帮助有动机的一方达到一个更平静、更有控制力的功能水平。例如，家庭成员是依赖其他家庭成员来实现某些功能的。当一方的功能失效时，其他成员的功能也会受到损害。该系统往往会责怪失败的人，并对其施加压力，要求其恢复功能。

婚姻中一方试图改变另一方的情况最能用来说明这种相互依赖的婚姻，要求改变的一方，其自我功能的发挥需要另一方为满足自己的各种需求而发生改变来实现。当被要求改变的一方功能失效时，失败就会导致要改变一方的痛苦和自我损伤。此时，被要求改变的一方通常会被视为是问题的成因并被指责为问题本身。改变对方的尝试可以是直接的，如攻击，也可以是微小的，如给予更多的爱作为改变的诱因。在轻微的痛苦状态下，这种改变他人的尝试可以获得小范围的成功，但在系统缺乏适应性和灵活性的慢性状态下，可以预见，这种改变他人的尝试会让情况变得更糟。如果有动机的一方能在理智层面意识到，试图改变对方是造成和加剧三角关系的基本力量之一，且这种尝试受制于情绪系统的基本特征将注定失败，那么，他就可以创造出一个降低紧张程度的方法了。任何为自己的痛苦承担责任、更好地控制自己的需要、不指责对方，以及控制自己对对方的情绪反应的努力，都将有助于降低家庭内的紧张程度。

为了控制青少年后期的爆发性行为问题，治疗师偶尔会对父母一方进行家庭心理治疗。控制孩子的问题行为优先于与父母双方的长期合作的情况很少见。大多数情况下，父母能有效处理夫妻关系时，孩子的症状就会消退。但如果主要关注点是孩子，父母其中一方就可以比双方一起工作时更快获得控制权。父母对如何管教这样的孩子意见不一，通常在放任不管和愤怒的报复性惩罚之间交替进行。

父母可以通过始终控制自己，从不惩罚或控制孩子，也不为孩子做任何事情来维持家庭的完整秩序。要做到这一点，积极主动的父母必须仔细界定其在家庭中对自己的责任、责任范围内的操作规则和原则，以及对那些超越规则的人将做什么和不做什么。这些规则就像法律一样，从来都不是在愤怒中制定的，也不是针对某一特定情况而制定的。那些生活在他们管辖范围内的人可以选择生活在规则之内，或是冒着事先已被界定的必然后果顶着风险生活。

重要的原则是，父母中的一方冷静地定义自我、规则以及后果，在他有把握的情况下进行沟通，并对必要时承担破坏规则的后果有所准备。只要父母中的另一方不加干涉，冷静且不发怒的一方制定的这种制度就可以让混乱的行为问题很快得到控制。如果家庭情况非常混乱，父母中的另一方在紧张情况过后再施加干涉，有动机的一方最终不得不处理与另一方父母的分歧，这就引发了父母与孩子之间的三角关系。

与一个家庭成员进行的家庭心理治疗通常的适用对象是年轻、单身、自立的成年子女。指导年轻的成年人将自我从原生家庭中分化出来是对这种方法最好的描述。整个过程持续的时间与密集的个体心理治疗所需时间相同，但会谈的总次数相比个体心理治疗更少且治疗结果影响更深远。

长子、长女以及其他觉得对家庭问题负有责任或是与家人保持合理联系的人，往往改变动机最强。这种方法在那些经济未从家庭独立的年轻成年人身上从未成功，他们有能力迅速理解家庭情绪系统，但在分化过程中缺乏勇气，不敢冒着令家庭不高兴的风险。这种方法在年幼的孩子身上需要更长时间，他们更倾向于期待环境为其改变，如果他们愿意的话，可以逐渐意识到自己有能力改变家庭模式。

首要的重点是，某个家庭成员要在自我和父母的三角关系中分化出一个自我来，但由于三角关系相互交错，因此有必要在这个过程中引入一些外部家庭成员。如果在与扩展家庭系统中的每个成员的关系中，这个家庭成员都能分别建立一个开放的关系系统，那么他便会取得非常好的结果。经由这样一个自我分化过程，如果他的家庭仍能继续与每个家庭成员保持情绪联系，而不在任何情绪问题的发展中偏袒任何一方，那么他整个的家庭系统就会发生变化。如果他的原生家庭与他的生活距离足够远，且不在他直接的情绪场内，但同时又足够近到可以经常登门拜访，那么他的分化过程就会进行得更加顺利。如果他和自己的父母生活在同一个城市并且每天通电话、当面联系，那么他的分化过程就可能会减慢。对于那些生活在千里之外甚至更远的扩展家庭成员们，只要他和这些成员间彼此每年单独拜访几次并通过信件和电话保持积极的情感交流，那么他的分化过程就会取得良好的效果。

将自我从原生家庭中分化出来的基本过程，是一个人与其父母双方建立个体与个体关系的过程。在扩展家庭中，这个过程相当于在配偶间建立个体沟通。这种个体与个体的关系，换句话说就是一个人作为一个个体，可以与其作为个体的父母谈论自我。这种关系大多数人保持不了几分钟，然后一方开始焦虑、沉默或谈论外在事物，或引出三角关系，谈论不在身边的第三方。许多人与父母一方有相对自由交谈的关系，与另一方有相对拘谨和疏远的关系。与父母任何一方建立个体与个体关系都是一项重大的工程，但是如果分化者意识到这一结果是非常理想的且对自我有极大潜在好处，他就有了一个可以通过自己的方式不断努力（分化）的长期任务。一般地，如果年轻人开始这种努力，在三年左右的时间里，总共要进行 50～75 个小时的心理治疗，就能够达到一个相当好的治疗效果。

如果父母一方或双方都已去世，这种方法可能会有一些变化。但这样一来，年轻的成年人就需要更多的努力，与其他重要的扩展家庭成员建立联系。

针对一个家庭成员的家庭治疗在过去几年间取得了惊人的进展。过去十年间，针对家庭治疗师及其配偶的家庭心理治疗已经取代了精神分析，成为解决治疗师情绪问题的一种方法。现在，有一群年轻的治疗师把主要精力投入到自己的原生家庭中去定义自我。他们比一般人更有动力去做这件事。监督是培训计划的一部分。这些年轻的治疗师开始在他们的临床工作中发展出不同寻常的能力。他们在与所有家庭成员自由联系，而不卷入家庭情绪过程方面具有异乎寻常的能力。一两年后，他们发现自己与妻子和孩子的关系也发生了变化。他们在核心家庭中获得的进展，与其他和配偶一起接受相同时长的家庭心理治疗受训者一样多，这种现象是令人惊喜的。这种方法现在是其他培训项目主题中的一项，有更多受训者参与其中。

这一经验表明，正如过去所知的那样，心理治疗对那些在扩展家庭中努力的人来说可能有一天会被认为是多余的。此处所指过程表明，和那些情感需求彼此紧密交织的配偶相比，原生家庭中情绪过程越没那么激烈的个体，越容易观察到和确定家庭三角关系的模式，加快采取适应性的行动。从家庭外部情绪系统获得的自我分化可能会在核心家庭中自动地表现出来。

对夫妻一方进行家庭心理治疗，为与夫妻双方的长期工作做准备。许多家庭中，夫妻其中一方太过抗拒而无法参与到家庭心理治疗中来。在这种情况下，治疗师会单独与有动机的配偶会谈，直到另一方愿意参与长期的心理治疗。

这种方法作为一个独立的方法被包含了进来，因为它为治疗许多人提供了一种家庭心理治疗技术，这些人除了接受个体心理治疗外，通常别无选择。这些人中的许多人已经接受了长时间的个体心理治疗但收效甚微。

家庭治疗的初始阶段与家庭心理治疗中对单一家庭成员的治疗方法相似。以单个家庭成员为对象，目标是教导家庭成员了解情绪系统是如何运作的，发现自我在系统中，特别是对另一方所扮演的角色，并通过控制自我所扮演的角色来调整系统。如果配偶中有动机的一方成功减少情绪反应，抗拒的一方往往会要求加入会谈，之后的方法与配偶双方参与治疗的方法相同。

这种方法的治疗进展取决于在与配偶一方工作时，治疗师能否保持在这个家庭的情绪系统之外，在会谈中避免使用情绪支持。该方法已成功用于一系列有困难的破坏性问题的家庭中，包括一些配偶长期分居的家庭。超过一半的抗拒的配偶在几个月到一年左右的时间内接受了家庭治疗。

临床三角模式

以下是临床上的例子，当一个有动机的家庭成员终于能够控制自己的情绪反应时，这个家庭就会发生可预测的变化。

（1）一个脾气暴躁的父亲，因未成年的儿子在晚餐时不讲究餐桌礼仪而打了他。母亲经常为孩子出面干预，之后冲突会在父母之间继续。经过几个月的辅导，这个母亲终于能够充分控制自己的情绪，处理这种模式。

治疗师告诉他们，孩子有能力应对一个家长，但在同时应对双亲时，他不得不采取极端措施。儿子在这种模式中扮演着自己的角色，他很清楚哪些事情会引发父亲的愤怒，哪些事情会让父亲高兴，而且他可以选择是否激怒父亲。如果母亲真的相信儿子可以独自应对父亲，并提前把这种信心传达给儿子，控制住自己对儿子的同情，那么事情就会发生变化。但是，除非母亲在采取行动之前与父子沟通过她的想法，否则父子俩可能都会误解她的沉默，使冲突升级，从而迫使她去干涉父子的情绪过程。

一天下午，母亲告诉儿子她的想法：如果他激怒了父亲，他就得自己想办法应对。那天晚上，餐桌上的冲突比往常更早开始。母亲难以控制自己的反应，但她没有采取行动。中途她暂时离开了，以使自己的情绪恢复平静。儿子自己处理了与父亲的冲突。当她晚些时候哄儿子睡觉时，儿子说："谢谢你，妈妈，谢谢你今晚所做的一切。"这是父子之间最后一次餐桌冲突。

（2）另一个母亲，经常与孩子发生言语冲突和肢体冲突，她极力主张父亲要维持纪律并惩罚孩子。多年来，丈夫面对的是母亲和孩子之间反复出现的冲突，他遵循可预测的三角关系模式，试图平息二人间的冲突，但没有找到满意的解决办法。母亲可能会通过说他是个可怜的父亲或他不是个男人来迫使他惩罚孩子。随着孩子的身体日渐发育成熟，孩子变得比母亲更有力量，家庭中的这种（冲突）模式变得更为激烈了，而且父亲在场时，母亲和孩子之间会爆发肢体冲突。

在治疗师谈论了三角关系和父母中任何一方处理与孩子关系的能力后，父亲决定置身于冲突之外，但他的情绪仍然参与其中，冲突不断升级，直到他被迫采取干涉行为。当他获得了更多对自己情绪的控制后，他便告诉他的妻子，他计划经营自己和孩子的关系，并且让妻子自己去收拾她造成的和孩子之间的烂摊子。在接下来的争吵中，他对这一连串的事件轻轻笑了笑，然后问孩子："你就任由你妈摆布吗？"母亲跑进卧室，砰的一声关上门，在那儿待了一个小时。这是最后一次严重的冲突场景。父亲找到了一种从母子冲突中抽离出来的方法。从那以后，母子之间都只是温和的言语冲突。

（3）另一个女性，她是独生女，她与母亲的关系密切，与父亲的关系消极而疏远。小时候，她和母亲进行了长时间的秘密谈话，母亲在谈话中详细地与她交流了父亲的许多缺点，这个女性长大后接受了母亲对家庭状况的看法。当这个女性结婚离家后，她搬到了很远的地方，很少回家，即使回家，待的时间也很短暂。

在家庭治疗期间，她发现自己很难与父亲建立开放的关系。当她开始意识到，她的父亲并不像她所认为的那样可怕时，建立关系就变得容易了。她的目标是使自己从对母亲的情绪依赖中抽离出来，并营造一种父母可以满足彼此需求的环境。

当她不再想保守母亲的秘密时，突破性的进展发生了。在下一次与父亲的见面中，她说：

"爸爸，你知道妈妈跟我说了你什么吗？我不知道她为什么要告诉我这些事情，而不是告诉你。"

家庭情绪系统有了一种新的弹性。后来，她的父亲尝试着给她讲了一些关于她母亲的故事，她将这件事告诉了她的母亲，她从与父母的固定的三角关系中找回了不少自我，这种三角关系贯穿了她的整个成长历程。她原生家庭的变化只是她生活中其他方面变化的附带好处，此外，她与父母双方都建立了开放的关系，她和父母的见面非常愉快，父母也经常来探望她，她的父母彼此比以往任何时候都要亲近。

总结

随着精神病学进入 20 世纪 70 年代，家庭运动将逐渐发挥越来越重要的作用。自从家庭运动突然发展为一个公认的实体以来，家庭精神病学在 15 年间迅速变化。有证据表明，治疗师似乎连家庭精神病学内在的表层都没有触及。这一运动最终将会提供更多关于人类现象的不同思考方式，而不仅仅是一种治疗方法。

第 11 章

多家庭治疗的原则与技术（1971a）

本文所描述的多家庭治疗是从乔治敦大学医学中心的临床研究中发展而来的，越来越多的家庭治疗师已经成功地采用这一方法解决各种临床问题。与一些传统的治疗方法相比，这种方法需要的治疗时间更少，并且与其他多种家庭治疗方法有很大的不同。该疗法是我自己的理论治疗系统的扩展，它将家庭研究的临床观察与家庭系统理论和实践的发展结合起来。在本文中，我首先会讨论早期家庭研究的观察结果，这关系到该治疗方法的理论基础。然后，我将在原有研究的基础上，回顾理论和治疗方法上的一些重要变化，并进一步描述我在单个家庭中运用的家庭心理治疗方法。最后，我将讨论调整这种治疗方法以用于多个家庭时的原则和技术。

观察背景

我在其他论文（Bowen, 1960, 1961）中介绍了早期家庭研究的细节，描述了一个为期五年的研究项目。在这个项目中，家庭的全部成员与患有精神分裂症的子女一起，在研究病房中居住长达 30 个月。在研究期间，居住的家庭数量从三个到五个不等，这个数量取决于家庭成员人数的多少和可用病房空间的多少。该项目一共进行了五年。第一年研究的重点是患者及其母亲，每个患者及其母亲都接受了个体治疗。在那一年，我们把研究假设修改为“精神分裂症是一个涉及整个家庭的过程”。

第二年一开始，我们就让父亲与家人同住病房，并开始了“家庭心理治疗”。所有的家庭成员都参加了心理治疗。使用“家庭心理治疗”一词的目的之一，是强调和补充配套的理论概念，即“家庭是疾病的单位”。在第一年中，父母和患者分别接受治疗师的个体心理治疗时，其家庭问题是分散的，难以在研究或治疗中被定义。此后，我们停止了所有个体的心理治疗，改用家庭心理治疗为唯一的治疗方式。

最初的家庭心理治疗只针对家庭内部展开，但我们发现，在实际操作过程中，每个环节都存在重大的情绪问题。此外，我们还制定了一项全面的公开政策，将治疗从封闭治疗转为开放治疗。很快，所有家庭成员和所有能到场的工作人员都会参加每天的心理治疗。四个治疗师一起集中处理问题，无论是同一家庭中的成员之间、一个家庭与另一个家庭之间、工作人员与家庭单位之间，还是工作人员个体之间的问题，他们都会去处理。为了建立一个完全开放的交流系统，家庭成员可以自由阅读有关他们的记录，并参加任何临床、行政或研究会议。最初有很多家庭成员参加，但是这些家庭成员随后就没有时间或兴趣去继续了，也没有持续地派家庭代表参加更重要的会议。但不管怎样，该系统是开放的，只要他们愿意就可以参加。

回想起来，我们可以更准确地将那些早期会议称为“多家庭治疗环境网络治疗”。这些会议对于整个项目的推进至关重要，如果没有整个团队的公开交流政策和开放式会议，该项目可能无法在最初的几个月存续下来。虽然这一时期采用的基本治疗方法是团体治疗，但是为了强调治疗主要关注家庭，也为了和传统的团体治疗划清界限，研究者称其为“家庭心理治疗”。治疗会为家庭带来一种治疗性的“蜜月期”，家庭成员和工作人员们都热情高涨。之所以出现这种情况，可能主要是因为小规模的系统运作由封闭转变为开放。大多数家庭的症状都有所减轻，有些家庭的热情和兴奋甚至持续了相当长的时间。

过了一年左右，“蜜月期”就结束了，家庭心理治疗会议也开始变得重复且效率低下。治疗师在家庭内部有要关注的特定问题，但这些特定问题往往被家庭成员和病房工作人员之间的团体治疗式的情绪交流所掩盖。会议结构的第一个重大变化是，病房工作人员以沉默的观察者而不是参与者的身份参加会议。本研究在处理此类问题上有完善的行政政策，家庭成员不能再利用会议将家庭内部的焦虑外化为与病房工作人员的冲突。这样，一个新时期开始了。在这个时期，家庭的所有成员和四个治疗师都是积极的参与者，所有人都可以在任何时候发言。我并不想评价联合治疗师或多个治疗师，但不得不提的是，这样做除了有积极的价值，确实也有消极的方面。某个治疗师可能会开始界定一个特定的观点，但在他完成之前，另一个治疗师可能会打断他，并将重点放在一个完全不同的问题上。这样的话，治疗师们会花很多的时间在界定他们自己之间的问题上。最重要的是，家庭成员开始利用这个渠道，将家庭内部的焦虑外化为治疗师之间的分歧。

最终，研究更明确地界定了治疗师的作用，并更改了治疗的结构。每次治疗由一个治疗师负责，负责的治疗师可以向另一个治疗师征求意见，如果另一个治疗师有充分的理由，他也可以进行干预。但通常情况下，负责的治疗师会主持该治疗，其他治疗师几乎不参与。 这样就形成了一个结构，即积极的参与者包括所有家庭的所有成员和被指定主持当天治疗的治疗师。所有家庭的所有成员都可以在任何时候发言。但是另一个问题出现了，当治疗师成功地定义家庭问题时，其他家庭中一些焦虑的成员会打断治疗师并将话题转移到自己家庭的另一个问题上。其他家庭的任何成员都可能打断这一进程，导致治疗师很难聚焦在一个家庭的问题上。

在该研究项目的最后一年，家庭心理治疗的结构发生了最重要的变化：每次家庭会议只安排一个家庭参加，而其他家庭则作为沉默的听众参加。在研究项目的整个过程中，这是我们第一次有可能对家庭内部的情绪问题进行明确的定义。从家庭成员的角度来看，他们在这一时期取得的进步比其他任何时期都要大。一些家庭成员表示，他们会从家庭会议中收获很多，因为他们可以自由地倾听，真正地“听到”，而不是花时间准备下一个评论。治疗研究人员认为今年是他们最有成效的一年。这是 1959 年正式研究终止时，家庭心理治疗的最终结构。

早期研究结束后理论和治疗的变化

我已经在其他论文（Bowen, 1965, 1966, 1971）中详细阐述了这个理论 - 治疗系统发展过程中的重大变化。我多年来的工作重点之一是进一步定义系统概念，并用新的系统概念替代传统理论概念。

在 1960 年早期，临床实践发生了一个重大变化，那时父母来做家庭治疗原本是为他们的孩子寻求心理治疗，但与父母进行家庭心理治疗时，我们通常将问题儿童排除在治疗之外。1957～1960 年，在参加治疗的儿童中，约 25 个儿童治疗的效果一般。1954～1959 年的正式研究则专门针对有严重精神分裂症子女的家庭，但同时，我们也对各种不太严重的情绪问题开展临床工作。该组儿童的年龄从青春期前到青春期中期不等，因行为问题或学习困难而被少年法庭或学校转介过来。父母通常每周和孩子一起接受一次干预。在治疗过程中，父母会过多地关注关于孩子问题的细节，以致很难保持对父母关系的足够关注来促进父母的改变。这些家庭的平均“好”结果是，他们会参加大约一年的治疗，然后在孩子的症状减轻、母亲的“支配”减弱、父亲的“被动”减少的时候终止治疗。家庭离开时对治疗的成功赞不绝口，而我认为他们几乎没有或根本没有做到他们所能做的基本改变。

我没有继续这种平庸的操作，而是在第一次面谈时就开始单独见父母，以表明我的观点：父母之间的关系是主要问题，如果父母能够明确和改变他们的关系，孩子的问题就会自动消失。大部分家长欣然接受了这个工作前提。这样的家庭治疗大多数都是生动活泼、收益颇丰的，而不是像有孩子在场时那样沉闷无味、毫无收获，而且大多数孩子的症状都有所缓解甚至消失。因此，这种方法的平均“坏”结果都比前一种方法的“好”结果要好。从 1960 年起，虽然我偶尔会出于特殊原因见到孩子，但是我不再把孩子作为家庭心理治疗的一部分。

20 世纪 60 年代初，我开始定义我的“三角关系”理论概念，它提供了一个灵活的、可预测的方式来概念化和调整家庭情绪系统。这一概念在其他论文（Bowen, 1966, 1971）中已有详细描述。三角关系是情绪系统的基本组成部分。一个包括四个或更多人的系统，由一系列相互交错的三角关系组成。无论在家庭系统、工作里的情绪系统、社会系统中，还是其他地方，所有三角关系的特征都是相同的。三角关系是不断运动的，其动作像情绪反射一样自动化，且可预测，因此人们可以精确地预测三角关系系统的下一步动作。如果一个人能够调整情绪系统中一个三角关系的功能，而且这个三角关系的成员与更大的系统保持情绪联系，那么整个情绪系统就会被调整。情绪系统中的一些行为可能显得太随意和奇怪，无法进行描述或分类，但在这些奇怪行为的背后，是三角关系持续的、可预测的微观功能。

从实践层面来说，调整三角关系的功能主要有两种方式。一种方式是让一个熟悉的情绪系统中的两个人与第三个人接触，这个人熟悉并了解三角关系，但不会参与到两人的情绪活动中。如果第三人可以继续与二人组保持联系，而不参加二人组之间的情绪活动，二人组的功能就会自动改变。

关于父亲－母亲－孩子的三角关系。当这三个人在一起的时候，三角关系就会以其既定的程序自动运行。如果把一个陌生人放入系统中代替孩子，一段时间后，他要么进入熟悉的三角关系，要么会退出——这也是对三角关系的一种可预测的反应。如果让一个熟知三角关系的家庭治疗师代替孩子进入三角关系模式，父母会做出可预测的行为——让治疗师和他们一起进入三角关系。如果治疗师能避免陷入“三角关系”，并且在一段时间内仍与他们保持持续的情绪接触，那么父母之间的关系就会开始发生变化。这就是理论－治疗系统中很多家庭心理治疗的理论和实践基础，在这个系统中，一个家庭是由家庭中最重要的两个人组成的，而治疗师则是潜在的三角关系中的第三人。

从理论上讲，如果家庭中的任何一个三角关系发生了变化，且这个三角关系能够与其他三角关系保持有意义的情绪联系，那么家庭系统就可以发生改变。实际上，夫妻二人通常是唯二对家庭其他成员来说足够重要的人，他们有动力和奉献精神来努力做出改变。

调整三角关系的第二种方法是改变一个家庭成员。如果三角关系中的一个成员能够改变，那么这个三角关系就会发生可预见的变化；如果一个三角关系能够改变，整个扩展家庭都可以发生变化。因此，只要这个家庭成员积极向上，有足够的奉献精神和生命能量，排除万难并朝着自己的目标努力，我们就可以通过改变一个家庭成员来改变整个家庭。这里所说的“改变”并不是一些表面上的角色或姿态的改变，它比大多数治疗系统所说的一般改变更深刻、更深远。通过一个人的努力，可以改变整个家庭。这种“与一个家庭成员进行的家庭心理治疗”会教给有改变动机的成员一些知识，主要是关于三角关系和情绪系统的可预测特征的知识，然后在他回到家庭时指导和监督他，令他更好地观察和学习这些特征知识，从而增强他控制自己对家庭的情绪反应的能力。这种治疗的基本目标必须是改变和提高自我，然后再影响他人。这种方法可以用在夫妻一方有动力去解决家庭问题，而另一方有敌对情绪的家庭中，也可以用在未婚青年身上。

根据我的经验，我发现接受研究的家庭在心理治疗中的表现，要比只为了心理治疗而治疗的家庭要好。从那时起，我就努力让每个家庭都成为研究型的家庭。如果治疗师只是发挥“治疗师”或治疗者的功能，家庭就会被动地发挥功能，等待治疗师施展魔法。我们应当让治疗师摆脱提供治疗或帮助的角色，让家庭承担起应对自己改变的责任。

因此，这个理论 - 治疗系统经过几个主要的变化和不断微小的修改得以逐渐发展。它开始于一个相对简单的理论概念，即问题涉及整个家庭；与此对应的简单的治疗方法就是让家人聚在一起谈论这个问题。现在，它已然成为可以被精确定义的系统理论，由几个相互关联的理论概念组成，并具有相应的治疗体系。在这个体系中，治疗通常是和两个或一个最负责任的家庭成员一起进行的。

夫妻双方的家庭心理治疗

在多家庭环境中与家庭一起工作的原理和技术，和与单个家庭一起工作完全相同，因此，我将首先描述适用于单个家庭的治疗过程。根据治疗目标，这种理论方法认为“家庭”是由两个最负责任的家庭成员（夫妻双方）以及治疗师组成的，治疗师是家庭三角关系中潜在的第三人。

与夫妻双方一起工作的技术已经被调整了好几次，特别是在家庭实践的早期。从 1956 年到 1960 年，我们非常重视分析夫妻双方在对方面前时的心理过程。我们特别关注梦境，因为这可以帮助我们分析做梦者的心理过程以及分析其配偶的即时情绪反应。到 1960 年，我们把主要重点放在了夫妻之间的关系系统上，而对每个人的心理内部过程的关注则少得多，我们那时的目标是希望夫妻双方都能向对方传达他们关于对方的任何想法或感受，或者他们对自我的任何想法或感受。我们鼓励夫妻直接与对方交谈，而不是与治疗师交谈，并强调要仔细区分想法和感受，直接对彼此表达感受。目前的方法大约开始于 1962 年，在三角关系概念发展到足以投入临床使用之后。这种方法发展的速度相当快，直到 1964 年才趋于平缓。在那之后，技术上的变化越来越少，而更多地强调治疗师的自我分化。

使用这种家庭心理治疗方法时，治疗师具有四个主要功能：①界定和澄清夫妻之间的关系；②使自我与家庭情绪系统保持分离；③教授情绪系统的功能；④在治疗过程中通过站在“我的立场”来描述分化。

界定和澄清夫妻之间的关系。在某种程度上，所有夫妻都陷入了感受世界，在这个世界里，他们对对方的复杂的情感做出反应和回应，却并不真正了解对方。这种情况在大多数夫妻中都存在，甚至在很多人中，这种情况程度之高已经到了令人麻木的程度。大多数人在成年后的生活中，可能是在求爱期间、在同居关系中，或在其他非永久性的亲密关系中，关系系统最为开放。婚后，每个人很快就知晓了让对方焦虑的话题。当对方焦虑时，为了避免自身的不安，双方都会回避让对方焦虑的话题；因此，越来越多的话题成为讨论的禁忌。大多数夫妻试图通过“谈一谈”的方式来解决沟通上的隔阂，但结果不尽如人意。很多时候，尝试沟通只会激起情绪上的反应，使双方的关系更加疏远。在家庭心理治疗的早期，我就不鼓励夫妻双方在家里多说话；大约在1962年以后，我不再建议他们在家庭治疗中直接与对方交谈。

在这种形式下，我控制着交流。夫妻双方以最平静、低调、最客观的方式直接与我交谈。在这种情况下，另一方往往能够倾听并“真正听到”，而不做出情绪化的反应，这种现象在他们一起生活后是第一次出现。

典型的治疗过程可能如下。我首先会问丈夫自上次治疗以来取得了什么样的进展，请他给我一个最客观的报告。如果他的报告内容合理，我就会转向妻子，询问当丈夫说话时她的想法。在治疗的早期，我的问题是为了通过询问思想、观点或想法来引起妻子的思考过程。在其他情况下，我只要求她做出反应，这样她就会少一些思考。只有在治疗后期以及在特殊情况下，我才会要求她说出主观的、内在的感受，并从中解读她的想法。在妻子发言后，我可能会向丈夫提出一个问题，如：“她说话的时候，你的想法是什么？”

偶尔有一些治疗过程会“过于简单”，在这种情况下，治疗师会直接从一个人转向另一个人提问。有时，丈夫的发言讲的太少，妻子无法做出充分的回应，那么我就会提出足够多的问题，让他阐述自己的想法，然后再问妻子的想法。如果妻子的回答很少，那么我就会提出更多的问题，让她阐述自己的想法，然后再转向丈夫。如果发生情绪积累，不等我问问题，一方就情绪化地直接回应对方，我就会提升问题的直接性和节奏，这样可以重新掌握治疗过程的主导权。面对他们，我总会有一大堆的问题，也会形成很多关于家庭的理论假设，我对这些假设有很多的疑问。在治疗有冷场的时候，我会针对新的问题做笔记。当治疗过程中出现明显的感受时，我的目标是让他们谈论这种感受，而不是仅仅去表达它。例如，如果妻子突然泪流满面，我可能会问她的丈夫是否注意到了她的眼泪或者问他看到眼泪时在想什么。这些问题的总体目标是触及对他们来说在情绪上很重要的点，并得到冷静、克制的回应。

与强调"治疗性"的感受表达相比，这种冷静的、理智的、概念性的家庭治疗方法取得了更好的疗效。这种自发的、自由的、开放的感受表达方式是自动的，而且比通过治疗工作产生的感受来得更快。它有一个极大的好处，就是让夫妻双方第一次听到并了解了对方。例如，在大约十次家庭治疗之后的一次治疗中，妻子说她迫不及待地想来参加治疗，因为治疗太美妙了。治疗师问到家庭问题有何妙处。她回答说，在听丈夫和治疗师谈话的过程中，她对丈夫的了解比结婚十年来还要多。一个丈夫总结了 12 次月度治疗后的进步，对他来说，最大的价值是在被蒙在鼓里 20 年后，他终于了解了妻子的内心世界。另一个妻子在丈夫说话时，一直用崇拜的眼神看着他，当她被问及这样看着丈夫时的想法时，她说她完全被他的思维方式所吸引，之前她从来不知道他是这样想的。

治疗中，特别要注意定义每段婚姻中的自动情绪反应系统，这些反应在很大程度上是不自觉发生的。它们是如此之多，可能花上一辈子也无法定义所有反应。一般来说，自动情绪反应系统是由一方微小的情绪刺激引发另一方巨大的情绪反应组成的。这种反应可能涉及五种感觉中的任何一种，但大多数与视觉或听觉刺激有关。这个刺激可能是如此令人厌恶，以至于反应者几乎会不惜一切代价去避免它；这个刺激也可能是令人愉悦的，会让人努力去触发它。在这些消极的刺激中，有一些动作、手势、面部表情和声调会引起对方不舒服的情绪反应，或者会让对方"毛骨悚然"。举个例子，一个丈夫被妻子的某种微笑所吸引，并在情绪上对妻子产生依赖，他花了相当多的时间试图博得她的微笑，而她通常对他的努力感到厌烦。

情绪反应能深刻地影响一段关系的发展过程。治疗的目标之一是意识到这种机制，尽可能详细地定义它们，并帮助夫妻双方成为更好的观察者，努力定义更多的机制。对该机制的详细定义通常足以消除机制带来的困扰。例如，在一段冲突型婚姻中，丈夫会在触发刺激的情况下狠狠地打妻子一顿。我们几次尝试寻找丈夫的刺激物都失败了。他并不经常打她，而且当时他是在激烈的争吵中打她的，似乎也没有什么特别的刺激。最后，当他发现他是为了回应“她那仇恨的眼神”而打她时，他们沉默了。那是他最后一次打她。他对这一发现和自己的控制力感到非常满意。此后当夫妻双方紧张程度很高时，他会避免看她的脸，她也会对“那个眼神”有一定的控制。其他引起行为反应的刺激包括“冰冷的凝视”“轻蔑的嘲笑”和“他可怕的咆哮”。婚姻中这种程度的情绪反应被描述为情绪相互依赖的一部分，也是家庭情绪过程的一部分。

使自我与家庭情绪系统保持分离。在临床工作中，如果治疗师要形成相对游离于家庭情绪系统之外的能力，那么，他就必须不断努力将自我与他自己家庭的情绪系统分离开来，同时也要与自己治疗的家庭的情绪系统分离开来。换句话说，他必须学习三角关系的知识，并在他最重要的情绪系统中成功地运用这些知识。然而，在临床上，有些规则和原则是很重要的。例如，他必须始终专注于互动过程，而不是陷入对方说的内容。

我们完全可以预测到，夫妻双方都会使用各自最熟悉、最擅长的机制，让治疗师参与到家庭情绪系统中。第一步通常是让治疗师站在其中一方或另一方一边，但治疗师在愤怒时和在被迷惑时一样会被有效地三角化。为了判断自己的有效情绪距离，即使我可能像在录像面谈时那样坐得很近，我也会尝试在情绪上后退，直到可以观察家庭情绪过程的起伏，同时始终“思考过程”，而不至于陷入其中。此外，事情都有两面性，就像大多数严肃的局面通常都有幽默或滑稽的一面。如果我离得太近，就会陷入严肃的局面。如果我离得太远，我就不能有效地与他们接触。对我来说，“正确”的点是介于严肃和幽默之间，这时无论我做出严肃还是幽默的反应，都可以促进家庭的进程。

这种理论 - 治疗系统的一个基本原则是，如果两个人保持与第三个人的接触，而这个第三人不受他们之间情绪的影响，同时积极地与他们建立关系，那么两个人之间的情绪问题就会自动解决。对于治疗师而言，保持交流至关重要，尤其是回应三角关系的变动。如果治疗师有适当程度的情绪距离——情绪接触，他几乎会自动说出和做出正确的反应。如果他变得沉默寡言，而无法想到回应，那就是他的情绪太过卷入了。夫妻双方会不断地误解治疗师的卷入，要么认为治疗师缺乏参与，要么误以为他是支持或反对他们的。如果他能随意进行评论，那就可以有效地证明他没有过度卷入。"反转"是一种集中在问题不太明显或相反一面的方式，治疗师可以选择问题中较为随意或略带幽默的一面进行评论，以缓解过度严肃的局面，这种方式较为有效。例如，有一个妻子在描述她那霸道、唠叨的母亲时，情绪变得越发紧张。我随口说了一句，她对母亲一生努力让她做个好女儿缺乏感激之情。夫妻俩都笑了，紧张的情绪得到了缓解，我还意外发现了这个家庭问题的另一个功能。

当治疗师可以在这种严肃的局面下保持随意的态度时，通常在不久之后，夫妻双方就可以开始跳出自己，以更客观的态度来看待这种局面。在这种局面下，没人能告诉治疗师该说些什么。如果治疗师已经在情绪上参与其中，那么他逆转情绪过程的努力就会被认为是讽刺和刻薄。据我所知，解决这一问题最有效的办法是学习三角关系的知识，这既可以帮助治疗师了解家庭的情绪系统，让自我保持有意义的情绪接触，又不至于在情绪上过度卷入。

教授情绪系统的功能。任何一种心理治疗都需要一些教学或指导。对于家庭系统理论和治疗来说，它用特殊的术语来解释人类现象，并利用理智概念来指导人们努力去改变情绪系统，因此教学尤其必要。谈论情绪系统对情绪系统是有危害的。当家庭关系紧张程度适中时，如果治疗师试图指导或引导家庭成员离开一个看似无益的方向，他就很容易被家庭系统三角化。因为配偶双方对沟通的理解不一样，他们在家里辩论后，又会询问治疗师什么是正确的理解。这时，治疗师的目标是避免自己陷入三角关系而不是解释，解释会使他更深地卷入家庭系统。多年来，我摸索出一套方案，可以有效教导家庭了解情绪系统。治疗师要以中立的方式进行沟通，这样就不会被认为是权威性的，这种沟通需要在家庭焦虑程度最低的时候进行。在治疗的早期，家庭焦虑程度往往很高，这时指导性的沟通会以"我的立场"进行，这一点将在下文进行说明。之后，当焦虑程度较低时，治疗师就用比喻的方式进行教学，并以其他家庭中类似问题的成功的临床解决方案来说明。再之后，在焦虑程度几乎为零的情况下，教学中就可以进行相当多的教诲。

站在“我的立场”。如果一个家庭成员能够冷静地陈述自己的观点和信念，并对自己的信念采取行动，而不批评别人的信念，不卷入情绪化的辩论，那么其他家庭成员也会同样地变得更加肯定自我，更加接受别人。在治疗的早期，作为一种与家庭有关的操作，“我的立场”是非常有用的。在治疗过程中，越使用这个“我的立场”会越有利。治疗师如果可以明确界定自己与家庭的关系，家庭成员就越容易界定自己。

这种家庭心理治疗方法的目标是提供一种结构，在这种结构中，夫妻双方可以在情境和动机的影响下，尽可能迅速地走向自我分化。治疗师会不断努力，最大限度地挑战他们，并帮助他们度过可预测的焦虑期。他们可以随时停下来，治疗师可以自由地运用他的“我的立场”来定义自己在治疗中的角色。大部分家庭有传统意义上的中度到重度的神经症问题，只有少数家庭存在的是边缘型或轻度精神病问题。有些家庭一开始就有较高程度的自我融合或未分化，经过多年，已经发展到伴侣出现急性功能紊乱（通常是情绪疾病、躯体疾病或酗酒等社会功能紊乱），婚姻不和谐和冲突，或孩子出现行为问题、生活失败等极为严重的地步。其中相当一部分家庭长期接受其他形式的精神治疗。而我们对所有家庭的做法是让夫妻双方都参与到这种家庭心理治疗中来。

治疗会经历几个不同的阶段。其中一个重要的早期阶段是让他们彼此之间更好地“了解”。在一些人中，这一阶段是缓慢进行的；在另一些人中，这可能是一个快速且几乎令人振奋的经历。有些人对婚姻中症状的减少和融洽度的升高非常满意，以至于他们准备终止治疗。在少数治疗过程中，出现了一些惊人的提前“治愈”，比如一个妻子有相当严重的性冷淡，经过七次治疗后就“治愈”了。

对于那些有动力继续治疗的人来说，这个过程有助于夫妻双方逐渐开始将自己与另一方分化开来。典型的情况是，夫妻中的一方开始关注自我，而另一方则要求关系亲密无间。通常情况下，分化的一方至少会向关系亲密无间的要求屈服一次，然后才会不顾反对，继续走向自我分化。这会导致另一方出现短暂的情绪反应，随后他们都到达一个新的、稍高的基本分化水平。这之后通常是另一个相当平静的时期，再之后，夫妻中的另一方开始专注于自我，并按照同样的步骤走向分化，而前者则以关系亲密无间的要求加以反对。这样，分化就逐步交替进行。每一个新的步骤都会在扩展家庭和其他缠结的情绪系统中激起冲突，这通常比夫妻之间的不和谐更容易处理。治疗师应尽早开始指导夫妻双方在他们的原生家庭中分化自我。当有积极性的配偶一方在这一点上取得成功时，整个过程就会进行得更快，而不会出现对原生家庭关注较少时的交替模式。

根据我的经验，这是最成功、最有效的家庭心理治疗方法。家庭可以在症状缓解时停下来，也可以继续寻求更令人满意、更深层次的解决方案。如果家庭的积极性很高，治疗师也比较成功地将自己置身于家庭的情绪系统之外，家庭通常会发现越来越多的可以处理的部分和解决方法。如果经过短暂的治疗后，来访者突然终止治疗，往往是因为治疗师的情绪卷入到了家庭的情绪系统中。当家庭经历分化的节点时，夫妻双方中以关系亲密无间为导向的一方通常会变得消极，对治疗工作不感兴趣。另一方通常很高兴，希望继续治疗。帮助他们度过这些节点的焦虑期通常是很容易的。

在某些情况下，当夫妻中要求关系亲密无间的一方可以激起足够的动力，来克服另一方更积极的力量时，分化的节点可能会突然终止。在我的工作经历中，有超过 25 个家庭在这样的节点上，以关系亲密无间为导向的丈夫突然离开，到另一个城市或海外出差，这些家庭从而终止了治疗工作。正常来讲，当双方的自我与对方、与原生家庭的分化达到了合适的程度时，当他们对家庭系统有了足够的了解，使其中一方或另一方具备了处理危机的能力时，当他们有了某种合理的计划和动机，在未来的岁月里继续为分化而努力时，就可以有序地终止治疗。

多家庭治疗

在作为临床研究实验真正投入运行之前，多家庭治疗的理论和技术已经发展了大约两年。我们有两个主要想法。刚才所描述的家庭心理治疗方法在私人诊所和我的各种教学和督导项目中都有成功的案例。在多个单一家庭的治疗中，治疗的临床效果非常好。其中一些家庭的夫妻双方都定期参加治疗；在一些大型的治疗中，只有夫妻一方参加；另一些家庭的全部治疗都是由一个家庭成员参加的。

在所有领域，家庭心理治疗工作都进展顺利，但是我发现自己在一个又一个疗程中教授着同样的原则。我开始思考可以节省的时间和同时能向许多家庭更详细地讲解知识的方法。我听说了每个家庭在努力实现自我分化时都有不同寻常的经验，我必须把这些经验吸收到自己的经验中，并把这些经验传授给其他人。我一直在思考某种结构，能使一些家庭聚集在一起，但又能避免群体的社会性和情绪的融合，保持家庭之间的情绪分离，以解决夫妻之间情绪相互依存和家庭过程的细微差别。我想起了在 1958 年和 1959 年，我和我的工作人员为住院家庭开发的结构，以此为基本结构，我添加了这项新的临床工作所必需的细节。

在接下来的几年里，我开始了一些不太成功的尝试，从三四个新的家庭开始，我逐渐运用这种多家庭治疗的方法，每个家庭的神经症问题强度差不多。我跟一家诊所谈过寻找这样的家庭，但是大多数符合这种类型的“好”家庭都被推荐进行个体心理治疗，而转介给我的那些家庭的功能受损太严重，问题太分散，并且治疗动机不足。我尝试攒够这类家庭的数量，在我的私人诊所里开始治疗，但在同一时间内转介的家庭数量不够，治疗无法开始。最终，在 1965 年，有一个招募社工真正了解了我想要做的事情。在很短的时间内，她找到了三个差不多同时申请家庭治疗的家庭，这三个家庭完全符合标准。我们对这几个家庭进行了访谈，大家都同意参加治疗，我们很快制定了一个比较简单的研究计划，用于治疗的观察和记录。

治疗开始时，家庭成员面对治疗师坐成半圆形，各种研究观察员坐在后面。早期的操作规则比之后的更加严格。治疗的重点是每个家庭中夫妻之间的情绪相互依存，其他家庭则作为沉默的观察者。我们采取了周密的预防措施，使各家庭在情绪上相互分离，防止各家庭在情绪上融合成一个大的未分化家庭的自我混乱，它能淹没每个家庭的家庭进程。在项目开始前，这些家庭彼此之间都不认识。我们向每个人解释了这项研究的目的和技术，他们同意避免在治疗之外互相交流，并在他们的任何社会交往中都不提及其他家庭，以防他们以后可能发现相互有共同的朋友。除了在参加或离开治疗时在走廊和电梯里见面外，他们在治疗之外没有任何接触。在治疗中，每对夫妻都坐在对方身边，与旁边的夫妻稍微分开。

每周的治疗计划为每次一个半小时，对于每个家庭可分到的时间，没有固定的规定，且每次治疗结束时有一个半小时的研究总结。起初，我做了一个非常灵活的安排，允许一个家庭分到大部分的时间，其他家庭只分到很少的时间，甚至没有分到时间，下一周再给另一个家庭分配更多的时间，但是很快我们就开始平均分配每个家庭的可用时间。在治疗过程中跳过任何一个家庭都不好，沉默的家庭往往遇到了紧急的问题，而治疗的时间又太少。在那段时间里，他们的思维 – 感受系统中可能会发生太多的事情，而治疗师却没有意识到。原本我们计划将这个治疗团体的规模增加到超过三个家庭，但如果治疗师每周要对每个家庭做哪怕只是简短的检查，都需要花费非常多的时间，这是不可行的。两个小时是家庭能够保持注意力而不疲劳的最长时间，因此，对于这种多家庭的治疗，四个家庭是最佳数量。五个家庭就会使时间安排过于匆忙，并带来压力。

本次研究工作有两大尚未得到验证的发现：①较大的团体不利于教学的有效开展。在这种环境下，治疗师甚至比面对单个家庭时更容易被家庭情绪系统三角化。②令人惊讶的是，家庭的进展异常迅速。据估计，此进展比其他家庭的同类临床问题进展要快 50% 左右。当我们问起家庭进展为什么这么快时，我们得到的答案和开始选择做团体治疗的人给出的理由一样。“知道其他人也有同样的问题会让人感到安慰”。显然，当你观察到别人身上的问题时，比你只了解与自己有关的问题时，更容易真正看到和了解自己的问题。在治疗中，家庭之间会互相学习。如果一个家庭在某一部分取得了突破，一两个星期内，其他夫妻就会在自己的家庭中尝试某种形式的突破。

看到家庭在多家庭治疗中进展迅速，我在这个项目开始大约八个月后，建立了我实践中的第一个多家庭团体。之后，越来越多的多家庭团体以最快的速度建立起来，直到现在，我的家庭实践中的大部分（就家庭数量而言）都是这种多家庭治疗。其他研究观察者也是如此，这种多家庭治疗的方法，最初是在乔治敦大学医院进行的试点研究，现在已经在华盛顿地区广泛使用。

该研究项目的另一个好处是，其能对心理治疗中的“改变”（change）进行更详细的正式研究。在专业实践中，“改变”或“改善”的概念适用于诸如感觉好转或目前症状消失这样难以捉摸的现象上。这个项目的研究人员尝试用一种可以测量和量化的方式来定义“改变”。

对于多家庭治疗的初步研究也影响了家庭心理治疗的实践。在这个项目实施两年多以前，人们普遍认为家庭心理治疗应该每周一次，这种治疗形式在过去十年中普遍发展，逐渐取代了20世纪50年代末常见的每周两三次的咨询安排。在这个项目开始一年半后，我在另一所医学院开启了一个持续性的多家庭治疗团体，这个治疗全程录像。由于我的日程安排，每四周最多能进行一次治疗。对于每月只进行一次的多家庭治疗，治疗团体的成员有许多意见。其中一个提出意见的妻子曾多次住院，她非常焦虑。她说："治疗时间间隔太远，我可能会在两次治疗之间入院又出院。"然而，多家庭治疗团体的巨大成功，使我将各种家庭心理治疗都改为每月一次治疗，与其他每周见面的多家庭团体中同等水平的家庭相比，这个团体中家庭的进展与他们一样多，甚至可能更多。

综合考虑家庭和观察员提出的所有想法和解释，每月一次的治疗取得显著进展的最好解释似乎是，家庭更多的是依靠自己的力量，这样使他们更有智慧，更少依赖治疗来提供有效的解决方案。这也符合我的观点，即家庭改变需要一定的时间，而改变所需的时间长度并不会因为治疗频率的升高而减少。(这里的改变是指本中心认为的改变，而不是改变的表面表现。) 每月一次预约的有效经验，使我把对所有家庭的预约频率，无论是对多家庭的治疗，还是对单个家庭的治疗，都降低到每两周一次。越来越多的家庭每月治疗一次，还有一小部分实验性家庭每三个月治疗一次。

从这个经验的角度看，对"家庭治疗需要多长时间"这个经常被问到的无解问题，我现在的回答是：有些家庭由于其根深蒂固的生活模式的强度和最初的基本自我分化水平，其情况永远无法得到明显的改变。几乎所有的心理健康专业人士——大多数研究都与他们有关——都对了解和认识他们扩展家庭中成员的人都有很深的抵触情绪，他们必须要强迫自己努力去做。即使在他们查资料、去看远亲的时候，这种抵触情绪也一直在阻止着他们。这种抵触情绪在一些人身上非常强烈，会阻止他们与过去进行有意义的接触。有一些间接证据表明，在家庭心理治疗中最擅长自我分化的人，与擅长寻找和了解他们扩展家庭中成员的人有着相同的品质。这个例子可以传达出一些关于力量的观念，这些力量可以使人们在家庭心理治疗中表现出色，也可以阻止人们进行重大改变。就上层中产阶级家庭而言，不管是每月一次的治疗还是每月两次的治疗，他们都有动力继续努力，直到他们在家庭心理治疗中取得重大变化，一般家庭都会持续四年左右。

最后说几句话。很明显，把这里描述的临床方法称为“心理治疗”是不准确的。我想放弃整个“心理治疗”的概念，但没找到一个准确的、可以接受的词来代替它。随着我们越来越多地以系统角度思考，我们必须采用新的术语来描述我们的工作，因为传统术语不再适用。

第 12 章

酗酒与家庭（1974）

家庭系统理论在处理情绪方面的问题上还处于开始阶段。本文将概述家庭系统理论的一些总体原则，解释为什么酗酒可以被概念化为更大的家庭或社会单位的症状，以及怎样使用家庭系统疗法缓解该问题。

系统理论认为，家庭成员之间相互作用的方式，以及症状最终爆发的方式，都与家庭单位中的所有重要人物息息相关。每个人所扮演的角色是通过每个人“做自己”来实现的。当家庭焦虑程度高时，就会有人出现过度饮酒的症状。该症状的出现，会激起那些依赖酗酒者的家庭成员更高的焦虑程度。焦虑程度越高，其他家庭成员就越会焦虑地做更多他们已经在做的事情。饮酒缓解焦虑的过程，以及因饮酒而增加的家庭焦虑程度，可能演变为家庭功能崩溃，或者成为一种慢性模式。

在讲解系统理论之前，我要先对术语做一些解释。家庭治疗是众所周知的术语，但它远不是一种标准化的治疗方法。虽然该领域有一些已经成熟的治疗方法，但是大多数家庭治疗师在不考虑方法或技术的情况下，随意地使用“家庭治疗”这个术语来表示有多个家庭成员参加治疗。大约十年前，人们基于家庭研究提出“系统”一词，因为人们清楚地认识到，家庭中存在的模式也存在于社会和工作关系中，关系模式具有“系统”的特质。现在，“系统”一词也被随意地使用，它常常与一般的系统理论联系在一起，而一般的系统理论对关系的定义还不明确。在本文中，我将介绍我的家庭系统理论和基于该理论的家庭系统治疗的方法，这种家庭系统理论是在家庭研究的基础上发展起来的。系统理论和系统治疗这两个词确实更准确，特别是在讨论家庭以外的关系时。

家庭是一个系统，一个家庭成员的功能发生变化，另一个家庭成员会自动地发生代偿性变化。系统理论关注的是一个系统及其组成部分的功能。我可以用几乎任意一个自然或人为的“系统”来说明系统概念，但我选择用人体生理系统来说明这些概念。生物体是由许多不同的器官系统组成的。一套复杂的自动机制控制着心率、体温、呼吸、消化、反射和运动等重要的生命功能及其平稳的相互作用。系统可以在各个效率级别上运行，从健全运行到完全故障。在健康的代偿功能状态下，器官可以增强其功能以应对增加的工作量。在失代偿状态下，器官丧失了增强功能的能力。在这种状态下，一个器官增加其功能以代偿另一器官的不良功能。功能紊乱的状态范围可以包括急性疾病的短期功能紊乱到慢性疾病的长期功能紊乱，再到器官系统的永久性功能紊乱。如果一个器官在很长一段时间内都在为另一个器官发挥作用，它就不会那么容易恢复正常。在失代偿过度运行的情况下，一个衰竭的器官会工作得越来越快，以应对超负荷的工作，但这是徒劳的努力。比如当心脏快要衰竭时，它反而会加速跳动。在家庭和小型社会系统中，人们之间的交往方式也存在着同样的模式，这个模式包括功能运行、功能过剩和功能紊乱。例如，一个家庭成员如果暂时生病，其功能不足会自动得到其他家庭成员的代偿，而其他家庭成员则功能过剩，直到生病的那个人康复为止。如果患病的人长期或永久丧失功能，其他成员将长期功能紊乱。当然，一些家庭成员的功能过剩也会导致其他家庭成员的功能不足。对于一个焦虑的母亲和一个年幼的孩子来说，孩子的功能不足会成为永久性的功能紊乱。当家庭成员假装丧失功能时，家庭系统会出现另一种功能失衡。

家庭系统理论是在对情绪问题进行家庭研究的过程中发展起来的。这项工作的一部分是从精神病学研究中常见的主观性、不一致的解释和口头对话的泥沼中提取事实。最终，研究发展出了这里所描述的所有方法。

系统理论试图关注关系的**功能事实**（functional facts）。它关注的是，基于事实观察发生了什么，如何发生，在何时何地发生。它小心地避开了人们对问题原因的自动关注。这是传统理论与系统理论之间的主要区别之一。传统理论非常重视人类行为的原因。所有心理健康专业人士都知道为什么要解释行为，“为什么思考”也是因果思维的一部分，因为自从人类第一次成为有思想的生物后，就开始四处寻找原因来解释影响自己的事件。在回顾原始人的思想时，我们会觉得很有趣，因为原始人把他们的不幸归咎于各种邪恶的力量，或者把他们的好运归功于仁慈的力量。在后来的几个世纪里，在人类了解细菌和微生物之前，人类认为疾病是某种因果关系。我们可以确信，科学知识和逻辑推理已经使人类摆脱了过去几个世纪的错误假设和错误推断，我们现在为人类的大多数问题找到了准确的原因。然而，系统理论背后的一个假设是，解释人类功能紊乱和行为面临的一个主要问题仍然是人类的因果思维。系统理论的主要工作是超越因果思维，并专注于事实，而事实是系统思考的基础。系统理论的严谨是有实际原因的。人类因果思维的一部分是把自己的问题归咎于同伴。把自己的失败归咎于他人，这件事在我们每个人身上都有一定程度的存在。一个家庭中的焦虑程度越高，即使是最理性的人也越倾向于将自己的问题归咎于他人。此外，人的所作所为与他口头说的所作所为之间是存在差异的。因此，系统研究开始试图分离关于人及其关系的可观察事实，并谨慎地避免口头对话和解释原因。该方法还要求研究者避免做出“为什么”的解释性假设。研究者努力寻找一种公式，将主观观察转化为客观的、可测量的事实。例如，当这个公式应用于梦境时，公式说：“人做梦是一个科学事实，但他梦到的不一定是事实。”同样的公式也可以应用于整个主观概念，例如，“人的感觉（或思考、言语）是一个科学事实，但他感觉到的（或思考出的、说出来的）不一定是事实”。整个主观状态，甚至是爱恨的强烈程度，也同样可以说成是功能事实。

为什么要费心去把人际关系的概念转换成系统理论的功能事实呢？一个主要原因是为了方便研究。专注于关系的一个小方面，可以淘汰大量复杂的、不受控制的研究数据。这项研究的理论衍生出了一种不同的治疗方法。后来人们发现，基于系统理论和功能事实的治疗系统远远优于传统治疗。然而，从传统理论到系统理论的转变是困难的，而且除非治疗师能够合理地超越其“第二天性”——因果思维，否则便不可能取得特别好的治疗效果。仅仅将“一点儿系统理论”与传统理论相结合是不够的。当焦虑程度很高时，即使是最有经验和训练有素的系统思维者也会自动恢复为因果思维。这里我想要说明的观点是，系统理论和系统治疗为解决情绪问题提供了另一种方法。如果治疗师具有治疗动机，能训练有素地以系统思维为导向来工作，且在转向系统思维方面较为成功，他们就可以合理地预期不同顺序的治疗结果。

如何把酗酒融入系统概念？从系统的角度来看，酗酒是人类常见的功能紊乱之一。它存在于整个家庭系统功能紊乱的背景下。从理论上看，每个重要的家庭成员都对功能紊乱的成员负有一定责任。该理论提供了一种方法，可以将每个成员所扮演的角色概念化。从系统治疗的角度来看，该疗法的治疗目标是帮助家庭改变其功能模式。该疗法治疗的对象是最具智慧的一个或多个家庭成员，他或他们是最有潜力改变其自身功能的成员。当有可能改变家庭关系系统时，即使功能紊乱者可能没有参与治疗，该成员的酗酒功能紊乱也可以缓解。

理论概念

家庭系统理论是由几个不同的理论概念组成的。我们将对一些核心概念进行简要总结，以解释如何将酗酒功能紊乱融入整个理论。一个重要的理论概念是人的“自我分化”程度。它指的是一个人在多大程度上拥有一个“实体我”，或他生活中所遵循原则的牢固程度。这与由不一致的生活原则组成的“伪自我”形成对比，这种“伪自我”会因一时的利益而遭到破坏。自我分化大致相当于情绪成熟度的概念。一个人的分化程度取决于此人父母的分化程度，也取决于此人与父母之间的关系类型，以及此人在成年初期时处理对父母未解决的情绪依恋的方式。人们会与具有相同基本自我分化水平的配偶结婚。这些不同的因素预测了新的核心家庭（包括父亲、母亲和孩子）中未分化或不成熟的程度。年轻人进入婚姻后，普遍将过去的不幸福归咎于父母，并期望在婚姻中找到完美的和谐。此时，两个伪自我在情绪上“融合”为婚姻中的“我们”，这极有可能损害夫妻其中一方的功能。人们一般会用几种方法来处理融合的不适。一种普遍的方法是在婚姻中保持一定程度的情绪距离，比起其他方法，这有助于双方更明确地认识自己。还有一种冲突型婚姻，双方都不向对方“屈服”。冲突为他们保持情绪距离提供了充分的理由，而冲突之间的“重修旧好”阶段为他们提供了强烈亲密的间隔期。处理情绪融合最常见的方法是，夫妻中的一方成为主导者，另一方成为适应者——他

“程序化”地支持处于主导地位的决策方。适应性强的一方成为功能性的“无自我”。如果这种模式持续足够长的时间，适应性强的一方就容易出现某种慢性功能紊乱，可能是身体疾病、情绪疾病，也可能是一种社会功能紊乱，比如酗酒或不负责任的行为。另一种方法是父母把自己的不成熟投射到一个或多个孩子身上。有些父母主要使用一种方法，大多数父母则会结合三种方法。

在核心家庭中，存在着一系列的适应性模式。在平静时期，适应性模式可以正常运作，任何家庭成员都不会出现症状。随着焦虑和紧张情绪的增加，适应性模式就会失去灵活性，症状就会爆发。家庭对于适应性模式的选择没有意识。这些都是夫妻双方在自己的原生家庭中被“编入”的。一般来说，具有多种模式的家庭比具有较少模式的家庭表现出更强的适应性。另一个最重要的变量与夫妻双方和原生家庭进行情绪接触的质量以及程度有关。人们用各种各样的方式处理与原生家庭的关系。有些人与父母住得很近，情绪上却很疏远；有些人虽然与父母住得很远，但情绪上却很亲近。与原生家庭情绪上的亲近或疏远是由物理距离和关系质量综合决定的。在我们的社会中，常见的一种模式是与原生家庭保持情绪疏远的状态，对其只有短暂的、正式的、表面的“义务”拜访。一般来说，核心家庭与原生家庭的情绪越是隔绝，核心家庭中问题和症状的发生率就越高。我已在其他论文中介绍过有关该理论的详细内容（Bowen, 1966, 1971）。

临床模式

一般来说，那些后来酗酒的人，通常会否认自己对父母（特别是对母亲）的情绪依恋，并采取一种极度独立的姿态说：“我不需要你，我自己可以做到。”这种人的情绪依恋的程度是相当强烈的，但并不是最强烈的。对于治疗过程来说，重要的是这种人处理依恋的方式，而不是他依恋的强度。这样的生活方式会产生各种各样的结果。在一个极端情况下，这种人能使这种伪独立的姿态长期起作用。首先，他可能在自己的职业或生意上是个精力充沛的人，并且看起来似乎和他的直系亲属相处得很好。然而，这样的人通常对他人有一种夸大的责任感，他会努力地去履行某种责任，但由于这种责任基本上无法实现，结果就成了他不负责任、违背承诺。这种人对妻子和孩子也是一副“我自己能行”的姿态，而妻子和孩子期望他总是在这个水平上发挥作用，从而会承认其过度负责的姿态。这种人的生活被他过高的自我期望和不切实际的责任感所拖累。他的致命弱点是否认自己对他人的需要，以及自己极度独立的姿态，而他的伴侣和孩子又反过来强化了这一点。他越是努力这样做，就越是在情绪上被孤立。而当他感到负担最重、孤独感最强的时候，往往会从酒精中寻得解脱，从而开启了众所周知的酗酒模式。

在另一个极端情况下，这种人对他的父母（尤其是母亲）非常依恋，以至于他无法有效地管理自己的生活。他在与分化不良的母亲的情绪融合中被“去自我化”了。否认的机制使他意识到自己需要与母亲保持距离，也使他与随后所有需要被承认的关系保持距离。他在人生早期就开始酗酒，同时大声地肯定自己的独立性，并继续保持“我自己能行”的姿态。这些人成了社会的弃儿：他们对情绪亲密的需求是如此之强，却要通过如此极端的方式去否认它。从系统理论的角度来看，他们是家庭关系系统中功能紊乱的受害者。大多数有酗酒问题的人都介于这里介绍的两个极端之间。成年酗酒者的比例很高，他们在婚姻中的情绪依恋与在原生家庭中的情绪依恋是一样的。他们与配偶情绪疏离，而他们与配偶在酗酒功能紊乱中起到了相互影响的作用。

人们通常与自我分化程度相同的配偶结婚，但是他们的压力应对方式通常相反。他们通常会结合三种模式来处理婚姻融合问题。首先，他们有一定程度的婚姻不和谐。其次，有一定程度适应性的伴侣在婚姻融合中被“去自我化”，并且某种程度上将问题投射到了孩子身上。夫妻中的一方适应或屈服于另一方的模式是酗酒问题中的重要模式。适应性配偶模式通常不是一个简单的问题。夫妻双方都认为自己在向对方屈服。屈服最多的人，后来会“去自我化”，然后就容易变得脆弱，以致发展为酗酒问题。下面是一个常见模式的临床案例。妻子在婚前是一个高效的职业女性，适应性很强，她致力于实现和睦相处、情感融洽和谐的婚姻。丈夫是个努力的生意人，妻子自愿全身心地投入到支持他的事业中。妻子为自己拥有一段完美的婚姻而自豪，在这段婚姻中，她和丈夫在所有重要问题上的想法都是一致的。她逐渐被丈夫“去自我化”，丈夫以牺牲她为代价获得了功能性力量。丈夫为他们两个人做了越来越多的决定，而她的决策能力逐渐下降。这就是我们熟悉的模式，即主导型配偶过度发挥功能，适应型配偶进入同等程度的功能紊乱。她变得更难为照顾家庭和孩子拿出精力，她开始在白天喝酒，以帮助她完成家务，而且她采取各种防范措施瞒着丈夫喝酒，并为他下班回家时营造理想中的融洽关系做好准备。丈夫虽然是问题中不可或缺的部分，但对于妻子日益严重的功能紊乱，他在一定程度上“视而不见”。当他带生意伙伴回家吃饭，却发现妻子“昏倒”在客厅沙发上，晚饭也没准备时，他甚至忽略了这一情况，直接带着伙伴出去吃晚饭，绝口不提这件事。酗酒是后来在另一起事件中被“发现”的，他的妻子昏倒了，被送进了“外科急诊”。后来，在夫妻二人共同接受家庭治疗的过程中，治疗减少了他们之间的情绪疏离，妻子酗酒的症状很快得到了缓解。在康复过程中，妻子恢复了更多的功能。之后，他们经历了一段相当激烈的婚姻冲突期。她发现他们所谓的“想法相同”，实际上是她没有为自己考虑。

下面的示例是关于另一个具有相反症状表现的常见模式。妻子是一个“无自我”的适应者，丈夫是一个超功能者。他从妻子的功能紊乱中获得了情绪功能，妻子能够通过对孩子的过度情绪投入维持在一个边缘水平。在核心家庭的情绪茧房中，丈夫承担了过多的责任，他承担了所有的决策。夫妻双方都切断了与原生家庭的有意义的情绪联系，并且彼此疏离。随着丈夫在工作中的责任和对妻子、孩子的责任使他的负担越来越重，他开始增加并扩大他的“社交”性酒局，他在晚上和周末都过度饮酒。在成千上万个，甚至数百万个这样的家庭中，家庭系统继续在边缘水平上运作，丈夫经常在家里过度饮酒，而他在工作中还能保持合理的运作水平。但当适应性模式崩溃和症状爆发时，这样的家庭就会主动寻求专业帮助。本例中的家庭在母子的情绪茧房破裂时，就有了动机寻求专业的帮助。孩子出现了行为问题，妻子因孩子的问题而陷入功能紊乱，丈夫也就有了动机参与到治疗工作中来。

家庭和系统治疗

不管使用哪种治疗方法，酗酒一直是所有情绪功能紊乱中最难改变的一种。家庭系统治疗并没有为整个问题提供神奇的解决方案，但是该理论确实提供了一种不同的方法来概念化问题，并且该疗法提供了许多传统理论和疗法都无法提供的方法来解决酗酒问题。治疗原则直接来源于理论。下文是对各种原则的应用方式的简要总结。

我发现考虑酗酒者的损伤程度是很有帮助的。衡量治疗是否有效的一个预测指标是患者自我分化的基本强度或水平，而不是酗酒的强度。在“临床模式”的小节，我提到了自我分化尺度的两个极端。一个人越接近尺度的上端，自我分化的基本强度越大，即使饮酒量高且持续饮酒，也有可能获得良好的临床效果。一个人越接近尺度往下的那一端，即使饮酒量较低，他的治疗也不太可能有任何效果。

首先，要关注整体的焦虑程度。那些最依赖酗酒者的家庭成员的焦虑程度比酗酒者的更加明显。这充分说明了问题的本质，即家庭受到的威胁越多，他们就越焦虑，变得越挑剔，和配偶的情绪疏离程度就越大，就会喝越多的酒；而越喝酒焦虑程度越高，就越具有批判性和越远的情绪距离，从而又越是要喝酒……在情绪的恶化中，问题变得更加严重，双方更加地自以为是。因此，任何能中断焦虑螺旋式上升的事情都有帮助。任何一个重要的家庭成员，如果能够“冷却”焦虑的反应，或者控制自己的焦虑，酗酒问题都可以逐渐得到缓和。我曾有过不少彻底“治愈”丈夫严重酗酒问题的案例，其中丈夫坚决拒绝参加治疗，所有的治疗都是和妻子进行的。在这种情况下，研究人员将时间花在教导妻子们了解家庭体系的运作方式上，并帮助她们控制夫妻双方在这个问题上的相互作用。我还曾见过两个家庭，父母中有一个人酗酒，其中一个家庭酗酒的是父亲，而另一个家庭酗酒的是母亲，但父母双方都不愿意接受“治疗”。在这两个案例中，所有的治疗时间都是和积极参与的大女儿进行的，治疗效果也是令人满意的，但更为常见的做法是让酗酒者至少参加部分的治疗。

了解“我可以自己来”的姿态，以及上一代与原生家庭、这一代与配偶间的情绪疏离，可以为治疗提供一些有用的技巧。酗酒者通常是在过度情绪亲密和过度情绪疏离之间的狭窄细缝间游走。当他喝酒的时候，他的情绪是与世隔绝的。通常情况下，只需要稍微减少他情绪上的疏离即可让他停止饮酒，并让治疗更具建设性。因此，我们通常会“指导”该家庭与其原生家庭重新建立更有意义的情绪联系。哪怕与父母的情绪关系只是稍有改善，也会产生令人惊讶的、立竿见影的效果。

有一个基本原则适用于所有家庭：如果在家庭中有一个重要的家庭成员处于明显的功能过剩状态，那么另一个则会处于明显的功能紊乱状态。帮助功能过剩的家庭成员降低功能强度，比帮助功能紊乱的家庭成员提高功能强度要容易得多。在任何情况下，治疗的重点都是一个非此即彼的选择，我们会选择关注功能过剩的家庭成员。造成这种情况的原因有很多，这里不再赘述。

最后，还有一些家庭表现为夫妻中的一方是酗酒者，而双方都愿意并渴望参加治疗。一般来说，对这些家庭的治疗都能起到很好的效果。治疗开始时，我们会花费大部分的时间来定义夫妻情绪上的相互依赖。然而，如果夫妻中的一方不愿意参加治疗，那么治疗的效果就会不太理想。在这些家庭中，我现在倾向于找一个有动力独自解决全部问题的成员，直到双方都愿意一起参与治疗。夫妻双方共同参与的家庭治疗，是家庭治疗成功的主要捷径之一。

总结

家庭系统理论为酗酒的概念化提供了一个不同的框架，并且家庭系统治疗为改变家庭关系模式提供了一系列有效的方法。

第 13 章

从家庭系统理论视角看社会退行（1974a）

本文代表了一个长期努力的节点，即系统地将家庭中的情绪力量与社会中的情绪力量联系起来。我对社会问题的兴趣始于 20 世纪 40 年代。我在家庭研究初期，发现了一个新的兴趣，即对家庭的研究为整个人类现象的概念化提供了一个全新的理论视角。我有一种冲动，想要通过这种新的理论视角去探索、去看更多东西，但研究的重点和优先要研究的是精神分裂症。我也想避免基于最少的事实得出一个笼统的假设，这是我们大多数社会理论的弱点。因此，我刻意避免了任何关于社会的私人思考和观察。

多年来，关于家庭的概念一直在缓慢地扩展到更大的社会体系。1960 年前后，在几次会议中，我提出，家庭运动的最大收获不是家庭治疗，而是作为关于人类及其适应的新理论的基础。在整个 20 世纪 60 年代，有评论称社会中的情绪模式与家庭中的情绪模式相同。这似乎是合乎逻辑的、正确的，但是具体的关联事实难以捉摸。后来，我开始强调社会中的三角关系与家庭中的三角关系是相同的。渐渐地，我使用“系统”一词来取代旧的术语，尽管它已经被过度使用和误用，但该概念仍有助于拓宽我们的视角。

因此，我对关于社会和更广泛的系统概念的非正式思考持续了大约 18 年，但我没有正式地整合一些局部概念。直到 1972～1973 年，当时有人邀请我写一篇正式的论文，内容是关于人类对危机情况的可预见反应，特别是对新成立的美国环境保护局被赋予政府职责的危机。这是我们首次将这项工作的材料提交给美国全国性“家庭”专家会议。我一直等着在纳森·阿克曼（Nathan Ackerman）的纪念会议上开始讨论这些问题。如果我认识纳特（Nat，纳森的昵称），他一定希望在他的纪念会上看到这个。

背景信息

自 20 世纪 40 年代以来，我的思想一直被一种基本观点影响着：人是一种不断进化的生物，人与低等生物的相同点多于不同点。大多数心理学理论关注的是人的独特性而不是人与生物世界的相关性，支配所有动物和原生质行为的本能力量在人类行为中的作用比大多数理论所认识到的更为基础。这些年来，我读达尔文著作的时间可能比读弗洛伊德的时间还多，读生物学家、伦理学家和自然科学家的著作比读心理学家和社会学家的著作还多。这并不是说任何领域都是排他性的，也不是说任何领域都是包容的，而是我小心翼翼地避免使用那些与人类作为生物本能动物的基本不一致的理论概念。如果人们有相同的自然科学知识，但用不同的框架去思考人类的问题，那么我很难将这一概念传达给这样的人。

我对于西方社会动荡和社会退行的一些非常认真的思考和观察大都始于 1955 年。那时，社会比往年显得更加浮躁、自私、不成熟、无法无天和不负责任。我们怎么能确定这一点呢？有观点认为，媒体只关注社会坏的一面，这让我们没有听到社会好的一面。几乎在任何一个历史时期，都有人把那时的情况描述为有史以来最糟糕的情况，纵观历史，甚至有人已经预言世界末日即将来临。我一直被几百年前的著作所吸引，这些著作完美地描述了当时的社会或政治形势。然而，大多数证据表明，似乎存在社会退行这一现象。已经有很多关于罗马帝国兴衰以及在其最终衰败之前的颓废的记载。有些人认为，文化具有可预测的生命历程，其最终会走向衰落和衰败。《圣经》中就记载了人类生存中比较邪恶和罪恶的时期，以及善良和正义的时期。人们对社会焦虑的解释有很多，而且各不相同。在二战之后的十年里，人们普遍把焦虑归结为对原子弹的恐惧，或者说冷战将成为另一场战争。也有人认为，二战后社会将发生全面变革是可预测的，或者说在经济好的时候或富裕时期，人们可以预测社会价值观的衰落。基于我的这一业余兴趣，我得出这样的结论：社会适应的波动是周期性的，这种周期性已经存在了几个世纪，从长期历史来看，人类在地球上的适应性是很好的，而观察人类从退行中恢复过来是很有趣的。我更支持这样一种假设，即社会焦虑与战后的复苏有关，也与技术的全面进步以及随之而来的变化有关。

想要找到某种基线，来判断社会退行的存在与否是有问题的。人们可以收集关于离婚率上升或犯罪率上升的统计数据，但如何分析这些数据？与家庭进行的临床工作证明，焦虑及其伴随的行为症状可以随着社会进步的变化而发生。但我们如何知道随着进步而发展的社会症状与随着衰退而发展的社会症状之间的区别呢？我认为对于这种研究，一些类似于我的“自我分化尺度”的方法是必要的。必须有一些合理准确的基线来评估人类的功能，以进行它们之间的比较，并评估它们随时间的变化。自我分化尺度是在 1960 年发展起来的，它投入使用的时间已经相当长，使用它的人已经相当多，对于擅长处理变量的人来说，它是一种相当准确的方法。

在寻找引发社会退行的力量的有效解释时，人们考虑了很多假说，但后来又放弃了。有证据表明，当下是人类历史上最安全的时期之一，但社会焦虑其实在与日俱增。在过去的几个世纪里，人类克服了许多威胁其生存的力量。人类的生命因医学科学而延长，人类所掌握的技术飞速发展，人类对自己所处环境的控制力也越来越强，尽管环境一直被西方社会视为人类的对手。世界上越来越多的人拥有比任何时候都多的经济安全和物质享受。一篇简短的论文无法回顾各种假设及其分支，因此我们只说几个比较重要的假设。在 20 世纪 60 年代，人们很难走出越南战争的阴影。很大一部分人认为它造成了社会动荡，但也有很多证据认为，它是一种先前已经存在的紧张局势的症状。到了 20 世纪 60 年代末，有一个假设存续了几年，而且得到了新证据和其他学者的支持。该假设认为，人类日益增长的焦虑是人口爆炸的产物，新的可居住的土地消失，维持生命所必需的原材料日益枯竭，人们越来越意识到“宇宙飞船地球”不能以人类及其技术所习惯的方式，无限期地支持人类生活。人类是一种有领地意识的动物，当被“限制”时，人类的反应其实与低等生命形式的基本模式相同。人类可以用其他的理由解释自己的行为，并说服自己，但重要的生活模式和非思维型动物是一样的。人类总是通过“远离人群”来缓解焦虑、稳定自己的适应能力。比起逻辑思维，人们更多通过自己的“本能雷达”来意识到边界的消失。通过快速的通信和电视，以及快速的旅行，人类越来越意识到自己的世界是有限的。当动物被限制在一个有限的空间里，并且其数量不断增加时，它们会测试这个空间的极限，这就会产生更多的流动性和移动性，最后它们更多的是成群地生活，而不是均匀地分布在现有的空间里。在过去的 25 年里，人类的流动性变得更强了，越来越多的人更频繁地迁移，越来越多的人来到大都市中心居住。

一个理论概念对于这种背景思考很重要，那就是人类的另一个特征——可预测性。凭着人类的逻辑思维和知识，早在几十年前，人类就已经知道自己正在与周围的环境发生碰撞。但是人类的情绪反应及其因果思维阻碍了他们真正“知道”他们可以知道的事情。自从人类第一次开始寻找理由来解释这个世界和他们在其中的角色以来，他们就一直以因果思维来解释问题。回顾人类过去几个世纪的思维方式，我们会发现，人类把自己的不幸归咎于各种邪恶的力量，而把好运归功于各种仁慈的力量。科学使人类能够在生活的许多领域超越因果思维。首先，人类能够在天文学中使用系统思维，虽然天文学与他们的生活离得很远。后来，人类又能对物理科学进行“系统”思考，再后来在自然科学中也有了系统思考。在过去的几十年里，人类曾想到系统思维也适用于自己本身和自己的情绪功能，但是在情绪领域，即使是最严谨的系统思维者，也会重新回到因果思维，并更多地基于情绪反应而非客观思考来采取行动。这种现象在人类对社会问题的决策和行动中起着重要作用。有证据表明，政治立法过程中的情绪反应多于逻辑思考，而且很多立法更多的是针对症状缓解的“创可贴”式立法，而不是针对根本因素的立法。人类社会在处理社会问题时的情绪反应类似于家庭中多年来情绪崩溃的缓慢累积。当第一个症状出现时，家庭要么忽略它，要么采取足够的措施缓解眼前的症状，并认为问题已经解决。然后，他们继续着惯常的做法，直到出现另一个更严重的症状，才再做一次表面的努力来缓解症状。这个过程不断重复，直到最后的崩溃，但家庭并不会意识到这是问题长期积累的结果，相反，他们会认为这个问题爆发得非常突然。

○ 家庭模式和社会模式的比较

这项研究更详细的临床部分包括对比“放任型”的父母和社会在处理青少年犯罪与行为问题上的方式。在这个情绪问题上，治疗师和社会代表同时与同一个问题有着亲密的、不同的、分离的关系。这已成为当今时代最普遍的问题之一。我们首要强调的是父母和社会对这类问题或相关问题思考、采取行动和做出反应，或没有行动和反应的方式。其次才是注意青少年的症状。从长期的临床经验来看，人们对这个问题的认识相当深刻。通过对父母与其扩展家庭、父母相互之间、父母与孩子之间的关系进行简单的临床评估，就可以合理地预测出哪些人在“治疗”中表现良好，哪些人长期进展缓慢，哪些人没有改变或可能变得更糟糕。多年来，我通过单次访谈、治疗“试验”中的多次访谈以及治疗结束时的访谈，得出了“分化尺度”的临床评估值（评估功能强度）。评估是在我对所有的社会经济群体都已经有经验的情况下进行的。一开始，分化尺度的评估有许多误差。随着经验的增加，这种方法已经足够准确，成为一种有效的临床方法。其中一个最好的评估指标是：母亲与她的母亲的关系类型和质量，以及外祖母与外祖母的母亲的关系类型和质量。治疗师评估家庭的功能强度时，包括对家庭情绪力量的了解，以及对多种相互缠结的情绪力量的判断。评估是一个复杂的过程，并不是非系统治疗师所希望的简洁的过程。重要的是，通过评估家庭背景，可以合理地比较不同程度的行为问题，以及这些行为问题与社会平均水平之间的差异。

犯罪和行为问题其实并不新鲜。它们一直存在于一定比例的家庭中，临床医生和处理这些问题的社会机构都很了解这些问题。但在过去的几十年里，这些问题的比例似乎有了明显的增长。从临床实践来看，这是一个压倒性的增长。增长的部分似乎是在青少年中，他们的紧张情绪在过去更多地表现为内在的问题，而不是行为问题。目前的临床事实是，缺乏安全感和放任型的父母，在需要控制孩子时会自动地转变为权威性的残酷，其程度与另一方不确定的放任程度相当。在过去的几十年里，社会更加强调对孩子的理解，而不是以前那种要求孩子服从和顺从的社会态度。权威性的残酷和放任是两种同等程度的不成熟的不同表现形式。研究表明，社会态度的改变创造了一种环境，促进了以前不会出现症状的行为问题。换句话说，社会退行增加了人类问题的发生率。

以下是我认为过于放任的父母最重要的一些特点。大多数的父母都致力于为他们的孩子做到最好。从孩子的婴儿期开始，母亲们就在孩子身上投入了大量的心血。母亲在原生家庭中达到的基本分化水平决定了母亲在受孕、怀孕和孩子童年时期的焦虑程度，以及她在照顾孩子方面的焦虑程度。母亲对每个孩子的焦虑程度并不相同，对男孩和女孩的态度也往往是有差异的，在这个过程中通常只有一个孩子卷入最多。母亲的大部分思考、担忧、感受能量都投入到对孩子的“关注”中去了，而孩子对此的回应则是对母亲“给予”同样多的自我。这与分化较好的母亲相反，后者对孩子的付出是由孩子的需要决定的，而不是母亲的焦虑促使的。母亲对孩子“给予自我”的多少构成了孩子对爱的程序性需求，这将在孩子的未来关系中得到体现。这种“对爱的需要”往往一生保持不变。早期母子关系中的相互“给予和接受”的数量，为孩子未来的“自我分化”水平埋下了第一条线索。亲子关系起初可能会保持在相当平静的平衡状态，直到青春期时，依赖性强的孩子会试图脱离父母，并建立同伴关系。人们会从那些具有同等“爱的需求”的人中选择他们最亲密的个人朋友。目前的青少年同伴关系倾向于由“最亲密的朋友”组成的缠结网络。不同分化水平的人有不同的独立的群体。分化水平越低的群体，其反家庭、反建制的姿态就越强烈。他们认为自己已经长大了，会很有勇气，或很“酷”地在父母和社会面前“站出来”。在这个分化水平上，“站出来”就意味着用语言和行为去攻击和震慑对方，用破坏规则来逃避惩罚。在与父母的关系中，青少年在焦虑的驱使下，要求权利和自由，要求长大成人的物质优势。起初，父母是反对青少年的，但他们自己没有明确的信念。在与青少年的情绪斗争中，他们可能会根据青少年的争论而部分“退让”，为了缓解当下的焦虑而屈服于青少年的要求，希望以此解决问题。这为孩子提出更多新的要求和威胁创造了条件。这个过程会一直重复，直到超出父母可以提供的物质需求的能力，此时，青少年的不良行为已经成为一个社会问题。这些青少年掌握着父母和社会的弱点，是提出支持“权利”论点的高手。在这种分化水平上，父母和青少年都失去了责任的概念。

对社会处理行为问题方式的研究，为将有关家庭的知识扩展到社会系统奠定了坚实的基础。在过去的20年里，代表社会的美国政府官员在处理行为问题时也变得越来越“放任”，这其中包括地方、州和美国各级的政府官员。从临床实践的角度来讲，在社会上发声的那部分人是焦虑的青少年，他们被焦虑驱使，要求权利，而政府官员则像是不确定的、“放任”的父母，他们为了缓解当下的焦虑而做出让步。这些政府官员包含教育部门的官员，包含教师、辅导员、校长、监督员；包括警察、法官以及法院等司法和执法职能部门的其他人员；包括制定政策、通过法律的工作人员。社会压力首先针对的是那些对自我最不自信、最容易受到压力的人，然后再延伸到其他人身上。有些人在工作整整 20 年后，迫于压力改变了自己的工作决策。像教师和警察之类的人，往往会随着校长、局长或相关负责人的放任型政策而改变。新上任的官员比即将离任的现任官员更容易遵守更加放任型的政策。有一些分化水平较高的人仍然保持着合理的自我决定水平，他们仍然能够在社会上发挥功能，但他们更多的是例外，而不是常规。这些判断来自我个人对当地政府官员的了解，我多年来一直通过报纸、杂志和文学作品密切关注全美的情况，并保存具有里程碑意义的政府决策和案件档案，这些决策和案件中有相当多的主要人员信息，因此，我可以做出有效的估计。同时，我有非常多的家庭临床工作经验，了解不同分化尺度的特点。我将社会在关键问题上的运作状况与我所了解的家庭的功能水平进行类比，并发现 25 年来，社会的平均功能水平在我的尺度上退化了整整 10 分。这个比较是基于已知的家庭和小型社会群体中退行的问题，排除了可能与社会的全面进步有直接联系的变化。我们的评估也与所谓的自由主义和保守势力的两极化问题没有直接联系。社会退行曲线在整个历史时期内都有上下波动，但从 20 世纪 40 年代末到 20 世纪 60 年代左右，总体趋势是一条缓慢下降的曲线，1960～1964 年的曲线下降更为明显，1964～1969 年的曲线急剧下降（20 世纪 60 年代后半段与前 15 年的变化趋势是一样大的），然后逐渐上升，直到 1972 年左右。此后，曲线趋势波动太大，导致无法确定一条明确的曲线。在我们绘制图表的过程中，发现社会退行的程度令人惊讶。考虑到大多数人都落在这个尺度上 50 分以内，因此，按百分比计算，退行程度约为 20%。

情绪过程与退行

家庭中的退行与更大的社会群体和社会中的退行之间有着惊人的相似之处。退行是对长期持续性焦虑的反应，而不是对急性焦虑的反应。如果是急性焦虑情况下的退行，当焦虑消退时，退行也就会消失。当家庭或社会开始做出重要决定来缓解当下的焦虑时，也会出现退行。

共性 - 个性力量（togetherness-individuality forces）。衡量一个情绪系统功能的关键指标是共性与个性力量之间的平衡，这两种力量正好相互平衡。在平静的时期，这两种力量组成一个和谐的团队来运作，基本互不干扰。共性力量源于对“爱”、认同、情绪亲密和达成共识的普遍需求，而个性的力量来自想要成为一个有创造性的、自主的个体的驱动力，这是由自我定义的，而不是由群体决定的。任何一个情绪系统都具有一定量的共性力量和相应量的个性力量，这些力量构成了群体在该时间点上的生活方式或“规范”。情绪系统最佳的运作状态应该是接近五五开的平衡，任何一种力量都不会凌驾于另一种力量之上，系统具有足够的灵活性来适应变化。在焦虑的时候，群体为了缓解焦虑而更多地走向共性，新的平衡会建立起来，力量可能是55甚至60分，而个性力量则是相对应的45或40分，这成为这个时期群体的新“规范”。需要注意的是，这些数字是用来说明原理的，它们除了阐明论点之外并没有具体的意义。

这两种力量处于一种敏感的平衡状态，任何一种力量的微小增加都会引起深层次的情绪波动，因为这两种力量在向新的平衡状态努力。波动的存在表明，在明显的症状出现之前，向新的平衡状态的转变就已经在进行了。这种平衡对焦虑很敏感。我们可以用要求权利和自由的焦虑的青少年为例，来说明这种向家庭层面的共性转变。缺乏安全感的父母是反对这些青少年的，但会顺应要求去缓解当下的焦虑，最终在退行程度略有提高的情况下，系统处于平衡状态。在社会层面，焦虑的声音开始呼吁和平、和谐、团结、关爱他人、享有更多权利，以及提供解决方案。此时，个性力量会加以反对，并主张原则，强调自我的自主性，他们会在焦虑的情况下仍然坚持走预先确定好的路线。而共性力量会反对个性的立场，认为它是不理性的、不关心他人的、不忠诚的和伤人的，个性力量则以个人有权决定自己的道路为由反对。如果共性力量胜出，个性力量就会放弃反对，系统就又回到了情绪和谐的状态。最终，新的“规范”增加了共性力量，减少了个性力量，退行程度也略有增加。如果焦虑持续下去，共性力量就会产生新的大量的压力，然后循环往复。在较平静的时期，这种转变会来回进行，但两种力量都不能长期凌驾于对方之上。为了说明这一过程，我假设一种情况：通过重复的步骤，共性力量占了上风，直到共性力量严重超过了个性力量。随着每一个步骤后新的“规范”的建立，生活方式就会发生变化以适应新的共性，退行症状则占主导地位。共性力量不断增加压力，最终影响选举和政府官员的选拔，个性被淹没，个体丧失决策能力，而此时，有生存能力的成员抛弃了该群体，并且群体中出现了压倒性的情绪反应、暴力和混乱。太过共性的结果就是那些有生存能力的成员离开去加入其他群体，而其他的成员则在无力的恐惧中挤作一团，他们互相依靠，距离如此亲密，却也如此疏远，他们仍吵闹着要求团结，这又进一步加剧了他们的疏远，或者他们可能变得暴力，并开始互相破坏。

个性的增加也会扰乱共性与个性之间的平衡。在家庭层面上，我们可以用一个负责任的家庭成员来说明这种向个性的转变，该家庭成员会按照自己确定的路线前进。例如，这个家庭成员可以是一个父亲，他一直在努力成为家人希望他成为的那种丈夫和父亲，他承诺会更加努力，但失败了。此时，如果他达到了把自己定义为他负责任地想要成为的那种丈夫和父亲的地步，并且朝着这个方向迈出了一步，就会面临家庭成员情绪上的反对，说他自私、刻薄，不爱别人。这时，他通常会开始为自己的行为辩护，或反击，或变得沉默，任何一种行为都会把他拉回到过去的共性中。个性化的增加既缓慢又困难，必须要有坚定的决策，这样的话尽管有回到共性的冲动，他也会坚持原则性的路线，才能最终做到增加个性。一次成功的尝试通常伴随着几次失败。当他终于能够坚持自己的路线而不对对方生气时，对方就会做最后的强烈的情绪攻击。如果他对此保持冷静，对方就会变得平静，并同时提升自己的个性水平。这时，家庭就在情绪和谐上保持了平衡，并有了更多的个性。当一个家庭成员成功地采取这种个性化举动时，其他的家庭成员也都会跟着这样做。在一个小型或大型的社会系统中，走向个性的行为是由一个强有力的领导者发起的，他有坚定的信念，可以组建一个团队，他有明确的原则，当情绪上的反对非常激烈时，他可以根据这些原则做出决策。大型的社会体系具有相同的步骤，每一步之后都会重新平衡共性 - 个性力量。我们无须担心太多个性导致的威胁，人类对共性的需求阻止了他们超越临界点。一个具有较高个性水平的社会，将为群体中的个人提供巨大的成长空间，它能很好地处理焦虑，以原则为基础做出决策，这样的社会也很容易做出决策，并且对新成员有一定的吸引力。当领导者在维护原则方面变得松懈时，个性开始崩溃。当下一次焦虑发作时，领导者们会对原则产生足够的不确定感，开始基于当时的焦虑情绪做出决定，而共性力量就会再次占据主导地位。

○ 退行的表现

退行过程涉及一系列复杂的力量，因此我们尚无法知道哪种力量是第一位的，或哪种力量是最重要的。当人存在某种持续性的焦虑时，整个退行的过程就开始了。人类仍然是自然界中情绪反应的产物，尽管人类自己说不是这样的，但人对自然界确实是有反应的。引发退行的焦虑似乎更多地与人与自然的不和谐有关，而不是与人和其同伴之间的不和谐有关，例如战争。

我们可以识别退行的一些表现。共性力量开始凌驾于个性力量之上，人们做出更多决策来缓解当下的焦虑，采用更多因果关系的思考方式，注重“权利”而忽略了“责任”，人们的总体责任感下降。在权利－责任问题上，存在一个悖论。焦虑程度越高，人们就越关注淹没“责任”的“权利”。如果没有负责任的多数人来保障权利，就不可能有任何权利。一个人越是关注自己的权利，就越不了解他人的权利，越不负责任地侵犯他人的权利。对权利的关注破坏了人们所要达到的目标。

对共性的关注还有另一个悖论。人越是急切地追求共性，就越会失去他所追求的东西。人类需要相互之间的亲密关系，但害怕太多的亲密关系。随着焦虑的加剧，越来越多的人涌入了大都市中心的人流集中地。人类在情绪上从共性中抽离，这就增加了他们的疏离感，但也增加了对共性的需要，也激起了人们对太多亲密关系的焦虑，最终导致了更多的退缩和疏离感。人类用多种方式对“人群”中的疏离感做出反应。有些人躲避到“人群”中间陷入孤独。另一些人无法与那些对他们来说很重要的人建立亲密关系，却开始狂热地社交，寻求与局外人或相对陌生的人建立简单、短暂或不频繁的亲密关系。

性行为是实现亲密关系的重要机制之一。随着焦虑、退行和对亲密关系的需求增加，而在自己的家庭中又无法建立亲密关系，越来越多的人通过家庭以外的性活动寻求亲密关系。由此，婚外性行为的发生率上升，离婚率也在稳步上升。各种形式的性革命（指性活动方面的不良变化）是退行的产物。焦虑和退行的另一个表现是滥用各种形式的药物，这是焦虑－退行的一部分。退行的另一个产物是暴力，这也是焦虑－退行复合体的一个组成部分。可以预见的是，各种形式的暴力的增加，会伴随着共性力量的增加。一个退行的社会如果不首先降低退行程度，就不能大幅度地减少犯罪，因为犯罪是整个复合体的一部分。在退行中，商业、职业、政府和社会机构中的社会“规范”都会逐渐下降，直到下降到与退行程度相匹配的水平。

随着退行程度的逐步上升，整个社会建立起新的行为“规范”。我们已经详细描述过，这个循环在有行为问题的青少年中的运作方式。社会上的发声人员开始向美国政府官员施压，要求他们服从。人们把其中一些问题提交至美国最高法院，要求重新解释法律，使之更接近于新的退行水平。共性力量也在为新的“规范”寻求专业和科学的认可。其中最有趣的一个领域是对性革命的新性行为的专业认可。迄今为止，几乎所有的专业论文都把性革命视为朝着新的、更客观的性行为的进化过程和从性压抑中获得的新自由。事实上，性革命的主要推动力始于 20 世纪 60 年代中期。如此大规模的渐进式变革不可能如此迅速地发生。那些把性革命称为“渐进”的人指出，在这个方向上的缓慢变化已经进行了几十年。尽管确实有一些事实可以支持这一观点，但我们要说的是，这种程度的变化只有在退行中才能发生。

在退行中，作为美国社会基石的、久经考验的原则也被误用，来促进这种退行。这些原则有“权利”的原则，也包括“言论自由”和“新闻自由”的原则。

退行的未来

当焦虑消退，或者当退行导致的并发症大于滋生退行的焦虑时，退行就会停止。只要有办法“鱼与熊掌兼得”，人们就不愿意放弃安逸的生活。如果我对社会焦虑的假设合理准确的话，那么在未来的几十年里，社会的危机会反复出现，而且会越来越严重。人类的本性将造成环境危机。环境是人类的一部分，改变环境需要改变人的基本本性，而人类以往在这种改变上的表现并不好。人类是一种多变的动物，当面对其他的选择时，也许人类也能更快地改变。但我认为，人类正在步入前所未有的危机，这些危机将不同于我们以前所面临的危机，这些危机也将在未来几十年里越来越频繁地到来，人类将尽可能地去对症下药，处理每一次危机，而最终的重大危机最快将在 21 世纪中叶到来。能在这种情况中幸存下来的人，将是能与自然更好地和谐相处的人。这一预测是基于对人类作为本能存在的本性的认识，也是基于对现有认知的最大限度的延伸。人们对于如何应对环境危机存在许多疑问。本文的观点是：如果人们能够在一定程度上控制自己对焦虑的反应和“本能”的情绪反应，根据他们的知识基础和逻辑思维开始采取建设性的行动，人们可能会改变自己的未来。

总结

本文的主要目标是提出一个初步的想法，将从家庭研究中获得的知识与广泛的社会模式联系起来。我将父母处理其青少年子女犯罪和行为问题的方式，与社会代表处理同一问题的方式进行类比，为建立家庭与社会模式之间的桥梁提供第一组数据。不管这种特别的尝试是否可靠，更重要的是，从家庭研究中获得的知识对整个人类现象是至关重要的。

第三部分

鲍文理论

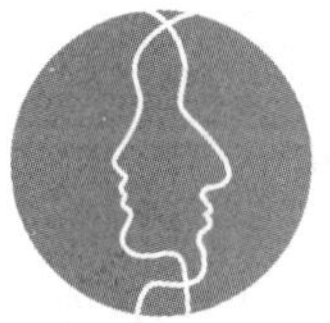

Family Therapy
in Clinical Practice

第 14 章

20 年后的家庭治疗（1975）

20 世纪 50 年代中期，家庭治疗开始应用到精神病学领域。在此之前，家庭治疗已经在一些研究者的独立研究过程中发展了几年。与此同时，家庭治疗的成长和发展也伴随着精神病学的发展和变革。有的精神病学家认为家庭治疗是一种浅层的咨询方法。大多数人认为家庭治疗是一种基于传统精神病学理论的治疗方法。一小部分家庭治疗师却认为，家庭研究为思考人类适应问题提供了新的视角，家庭治疗为更有效地处理人类问题指明了方向。这三种观点可能都是准确的，这取决于当事人对人类适应不良的本质和起源的看法。在本文中，作者将就以下问题说明他的观点：家庭运动是如何开始的，家庭运动在最初的 20 年中是如何发展的，以及家庭运动的发展与不断变化的精神病学之间的关系。基于不同的理论前提，家庭治疗在方法和技术上存在着许多差异。每个治疗师都在一心一意地发展自己的治疗方法，因此他们在看待整个领域的方式上有一定程度的偏见。在认识到这些差异的情况下，作者将介绍这个领域在过去 20 年中的演变。作者是家庭运动的发起人之一，并一直活跃在这个领域。20 世纪 40 年代末，他从精神分析角度开始家庭研究，目前，他已经从精神分析思维转向系统理论思维和系统治疗。

家庭运动的历史

精神病学中的家庭运动始于 20 世纪 40 年代末和 50 年代初，当时有几个分散在不同地方的科研人员进行相关研究，他们彼此互不了解。在1955～1956 年，科研人员们开始相互了解，他们一起交流，并会面讨论，由此，家庭运动突然公开化。家庭理念浮出水面后，其成长和发展十分迅速。在家庭治疗广为人知之后，有人说它并不是新事物，它是从儿童精神病学家、社会工作者或婚姻咨询师几十年来所做的工作中发展而来的。也有一些人认为，家庭理念是在早期将精神分析理论付诸实践的过程中慢慢发展起来的。弗洛伊德（1909）在 1909 年通过与小汉斯父亲的合作对小汉斯进行的治疗与后来从家庭治疗中发展出来的方法是一致的。弗卢格尔（Flugel，1921）的《家庭精神分析研究》一书，传达了对家庭的认识，但这本书的重点在于阐述每个家庭成员的精神病理分析。儿童指导运动曾与当前的一些家庭概念很接近，但还是忽略了这些家庭概念。对儿童病理学的关注阻碍了人们对家庭的看法。在 20 世纪 30 年代和 40 年代，社会上新出现了精神病学社会工作者，但他们对家庭的工作是围绕着患者身上的疾病展开的。社会学家和人类学家都在研究家庭，并补充了相关文献，但他们的工作并没有直接应用于精神病学。婚姻咨询在 20 世纪 30 年代开始发展，但其动态的构想来自传统的精神病学。此外，一般系统理论也起源于 20 世纪 30 年代，当时它和精神病学理论之间的联系还没有被认识到。几乎没有证据表明，这些力量在引导家庭运动方面发挥了某种作用。

大多数证据都支持这样一种观点，即家庭运动是在精神病学中发展起来的，它是精神分析理论的产物，也是二战后发生的一系列事件的一部分。精神分析最终成为最受认可的心理学理论，它有关于情绪问题的全方位的理论假设，但对于比较严重的情绪问题，精神分析的治疗并没有明确的定义。二战后，精神病学作为医学专业突然流行起来，成百上千的年轻精神病学家开始进行实验，试图将精神分析疗法应用到全部的情绪问题上，其中包括那些开始对家庭进行实验研究的人。精神分析的一个原则可能是导致家庭运动数年来都很小众的原因。当时有一些用来保障患者与治疗师关系的隐私的规则，防止治疗师因接触患者亲属而产生移情。一些医院会有一个治疗师对患者进行治疗，并为其内部心理过程保密，另一个精神病学家处理现实事务和行政流程，还有一个社会工作者负责与亲属交谈。在那些年，这个原则是心理治疗取得良好效果的基石。如果某次心理治疗不遵守这个原则，就会被认为是不适当的心理治疗。最后，在“研究”的背景下，大家都可以接受一家人一起看病。

对精神分裂症家庭进行研究的人员在开展家庭运动方面的表现非常出色。其中包括巴尔的摩和纽黑文的利兹（Lidz, Fleck, & Cornelison，1965）、帕洛阿尔托的杰克逊（1956），以及托皮卡和贝塞斯达的我（1960）。家庭治疗在早期与精神分裂症有很大的关联，直到20世纪60年代初，人们才认为家庭治疗与精神分裂症是有区别的。阿克曼（1958）基于精神病学社会工作者的工作提出了他早期的家庭理念。萨提亚（Satir, 1964）是一个精神病学社会工作者，她通过与美国州立医院的精神病学家合作发展出她的家庭思想。贝尔（1961）和米德尔福特（1957）很早就开始了家庭研究，但他们直到家庭运动顺利进行时才写出相关的文章。这表明，还有一些人从来没有报告过他们的工作，也没有被家庭运动认同。精神病学促进小组家庭委员会的成立为早期的家庭运动提供了其他相关证据（1970）。该委员会于1950年在威廉·C.门宁格的建议下成立，他认为家庭对于精神病学研究很重要。直到1955～1956年，家庭研究者才开始互相了解，委员会才找到在该领域工作的精神病学家。

家庭委员会主席施皮格尔协助组织了第一次全美精神病学家家庭研究会议，实际上，它也是1957年3月在美国行为精神病学会（American Orthopsychiatric Association）年会上的一个分会。那是一次不起眼的会议，所有的论文都是关于家庭研究的，但大家也针对“家庭治疗”或“家庭心理治疗”的概念进行了讨论。一些研究者几年来一直在研究家庭治疗的方法，但我认为这绝对是第一次在全国性的会议上把它作为一种明确的方法进行讨论，这是家庭治疗在全美范围内发展的开始。几十个新人被治疗的前景所吸引，而对家庭研究却知之甚少，他们涌入这一领域，开始了他们自己的家庭治疗。1957年5月，在美国精神病学会年会上举行的另一场家庭论文分会会议，在一定程度上扩大了两个月前的会议启动的进程。所有的论文都是关于研究的，但是会议安排太紧张，听众更迫切地想要谈论家庭治疗。在1958年春召开的全国会议上，新治疗师占据了主导地位，他们渴望报告有关家庭治疗的经历。曾经孕育了家庭治疗的家庭研究和理论思考迷失在了新的治疗热潮中。大量新的治疗师进入这个领域。尽管在最初的家庭治疗失败后，许多人退出了，但是整个领域依然发展迅速。1957～1958年是决定家庭运动未来发展方向的重要时期。这一时期，家庭研究闻名全美，同时期，新的家庭治疗师开始进入我所说的“健康的、非结构化的混乱状态”。这种状态是健康的，但前提是临床经验使人们认识到家庭治疗中隐含的理论困境，而对疾病的认识将促使人们努力解决这一难题，但这种状态并没有发展到预期的程度。一些新一代的家庭治疗师致力于为该领域建立一些理论秩序和结构。大多数家庭治疗师认为，家庭治疗是一种基于传统个人理论的方法，或者认为其是由治疗师进行的直觉的、经验性的方法，治疗师根据自己的感觉和主观意识，在治疗中“使用自我”(use of self)。还有一些人则介于两个极端之间。我们将在后面讨论相关的临床方法和技术。

一些潜在的证据表明，大多家庭治疗师之所以成为家庭治疗师，是因为他们在童年时所处的环境，在这样的环境中，他们对人际关系不和谐有超出常人的认识，他们有一定的能力看到问题的正反两面，也有动力去改变所处的环境。作者用精神病学中的“家庭运动”这个词来囊括精神病学的理论思想、家庭研究和家庭治疗，因为它们是共同发展的，并在精神病学的思想和实践中不断发展。这与“家庭治疗”这个术语更普遍的使用形成对比，“家庭治疗”一般指代一种治疗方法。

个体和家庭理论与治疗之间的普遍差异

个体方法和家庭方法的一个主要区别是将关注点从个人转移到了家庭。这两种方法之间的细微差别，比表面上可以看出的差别更微妙、更深远。社会的整体结构涉及人类疾病、功能紊乱和行为不当，所以它是围绕着人类作为控制自己命运的独立个体的概念而组织的。当我们开始从整个家庭的视角去观察时，越来越多的证据表明，人并不是像他想象的那样，从他的家庭，从他周围的人，从他几代人的过去中分化出来了。但这个视角改变不了人的本质和现状。他像往常一样独立，像往常一样被周围的人“束缚”。家庭治疗的重点是指出个体的生活受他周围的人支配的方式。家庭治疗师认为患者的疾病是整个家庭问题的产物，理解这个概念很简单，但当这个简单的概念无限延伸时，就变成了全人类都要为人类的疾病负责。用一种哲学的、超脱的方式说这句话很容易，但是人们对需要通过改变自己来帮助改善人类疾病的观念感到焦虑。对人类来说，为战争、通货膨胀、社会弊病而斗争，为无效的纠正行为而花钱，比考虑改变自己要容易得多。家庭治疗让我们知道，一旦家庭成员清楚地看到自己必须采取的措施，他们就可以相对容易地改变自己在情绪疾病中的角色，但这并不会减少他们最初的焦虑和逃避行为。本文的这一节并不是要对家庭理论的最终意义进行理论论述，而是要说明，家庭理论存在更深层次的意义，而且这些意义比人们能很容易意识到的意义更深远。以下是个体理论和家庭理论的差异，文中列出了几个比较明显的例子。

医疗模式。健全的医疗实践的基础要求是医生检查、诊断和治疗患者的精神异常。该医疗模式也适用于传统精神病学和处理人类功能紊乱的社会机构，这些机构包括法院、社会组织和保险公司。家庭中存在着一种情绪过程，通过这个过程，家庭帮助“患者”创造和维持“疾病”。当焦虑程度较高时，这个过程会更加激烈。该过程也会在家庭治疗会谈中表现出来。家庭成员会指出患者的疾病，并试图通过让治疗师给患者贴上病号的标签来证实这一点。治疗师会尽量避免对患者进行诊断，而把注意力放在创造了“患者”的家庭情绪过程上。但当医疗记录和保险公司为了符合医疗模式而出具一个诊断结果时，家庭问题就会加剧。每个治疗师都要找到自己的方法来反对、中和或改变家庭情绪过程的强度。这种情况通常没有这里呈现的那么夸张，但这说明了治疗师在尝试改变家庭过程和满足机构要求时，这两方面存在相互拮抗的作用。有的治疗师会向家庭解释，由于医疗模式原则，必须要进行记录，但在治疗中采用了不同的取向。此外，机构在要求遵守医疗模式方面也不那么严格。治疗师开始使用术语“被指定的患者”(designated patient) 或“被确定的患者”(identified patient) 来指代有症状的家庭成员。仅仅使用该术语，就意味着对家庭、治疗和社会基本过程的认识。医疗模式的问题影响到与问题相关的所有人的生活。

临床责任。心理健康专业人员对每个“患者”临床责任的细微差别具有第二天性般的意识。患者的福祉是第一位的，但家庭的福祉不在他们的直接责任范围之内。当治疗师关注的焦点是整个家庭而不是患者时，医疗责任的原则就会发生变化。治疗可能会出现这样的情况：前面“患者”的状况改善后，另一个家庭成员却出现了严重症状。传统的治疗师可能会把第二个家庭成员送到另一个治疗师那里。家庭治疗师工作的前提是，由一个可以处理整个家庭问题的治疗师来操作，这样家庭可以获得最佳利益。还有一些其他类似的情况。传统治疗师会更容易地得出这样的结论：患者应该与他认为对患者有先天性致病作用的家庭分开。但也有家庭治疗师认为，如果患者待在家里，而自己努力尝试去处理整个家庭的焦虑，整个家庭的状况就会得到改善。家庭治疗师不太会认为家庭成员之间会互相伤害。他们有丰富的经验来支持这样的前提，即家庭成员想要对彼此负责并互相帮助，而且往往只需要很少的帮助就可以将受伤害的家庭氛围转变为帮助性的氛围。家庭治疗的总体方向是帮助家庭对它们自己负责，"生病"的家庭也需要对它们自己负责。对于功能受损的家庭成员来说，开始承担责任要比健康的家庭成员困难得多。为了更快地承担家庭责任，我制定了一种与"最健康的家庭成员"一起工作的方法，并将"患病的"家庭成员排除在治疗之外。在不见到"患病的"家庭成员的情况下，我们就能以家庭健康为重点，开展整个家庭治疗过程。

机密和秘密。医学和个体心理治疗的基本原则是，要求医生和心理治疗师不能泄露机密信息。但家庭治疗师不得不重新评估这一原则。在有些情况下，治疗中保守一个家庭成员的秘密可能会对家庭有害。通过家庭研究，我们发现一个家庭的焦虑和症状程度越高，家庭成员之间的情绪疏离程度就越高。疏离程度越高，家庭成员之间负责任的沟通程度就越低，家庭内彼此之间不负责任的私下八卦程度也就越高，并且向家庭以外的人透露秘密的程度也越高。通过承诺彼此的信任，一个人就成了围绕家庭问题的情绪网络的一部分。家庭的基本问题是家庭中的关系模式，而不是那些机密和秘密的问题。家庭治疗的目标是降低焦虑程度，提高家庭内部负责任的公开沟通水平，减少关于他人秘密和八卦的不负责任的私下沟通。当家庭治疗师被机密和秘密纠缠住时，他就会成为情绪网络的一部分，丧失他作为治疗师的有效性，因此每个家庭治疗师都必须找到处理家庭内部秘密的方法，避免卷入家庭情绪缠结。大多数家庭治疗师都会采用某种不保守秘密的工作规则，他们能在家庭会谈中找到沟通秘密的方法，而不是错误地成为家庭秘密的一部分。从家庭治疗的经验来看，我们知道一方面盲目地保守个人秘密可能是有害的，另一方面，对于治疗师而言，向外人谈论有关家庭私事的做法也是有害的。家庭治疗师需要成为一个负责任的人，了解私下里秘密的交流和有效的、负责任的、私密的交流之间的区别，并且尊重这种区别。

从家庭治疗中，我们了解了秘密沟通在各种情况（从个体心理治疗中的公开隐私到社会上的秘密和八卦）下的作用。在个体心理治疗中，公开的保密意图越高，患者就越有可能向他人说治疗师的闲话，或者治疗师也越有可能向他人说患者的闲话，尽管所有这些都是严格保密的。在更大的社会系统中，“八卦”的人是指来自一个焦虑的八卦家庭的人。社会系统中的焦虑程度越高，相互之间负责任的沟通程度就越低，不负责任的八卦就越多，保密程度就越低。家庭治疗研究强调家庭内部的公开交流，家庭治疗也是所有心理治疗中观察、录音、拍摄、录像最多的。这些研究指出了严格遵守传统的保密规则所带来的情绪问题，以及尊重重要私人沟通的责任。

家庭治疗的方法和技术的范围。迄今为止，家庭领域最好的一项调查是《家庭治疗领域》（*The Field of Family Therapy*），这是由精神病学促进小组家庭委员会于 1970 年 3 月发布的一份报告。这项调查是对 300 个家庭治疗师完成的一份详细问卷的分析，这些家庭治疗师来自各个专业学科和各个经验层次。1970 年以来的经验表明，当下理论和实践的基本模式仍然和当时基本相同。问卷的答案表现出了理论和实践的广泛多样性，因此很难找到一种格式来报告结果。最后，我们设计了一个方案，即用一个从 A 到 Z 的等级尺度来描述治疗师的特征。

向 A 级发展的治疗师是指那些理论和实践与个体心理治疗师相同的治疗师。他们把家庭治疗作为个体心理治疗的补充技术，或作为少数家庭的主要技术。A 级的治疗师通常很年轻，或刚刚开始尝试家庭技术。绝大多数的家庭治疗师都是向 A 级发展的。A 级的治疗师从个体精神病理学和治疗师与患者之间的治疗关系的角度，来思考情绪成长的方式。他们认为家庭治疗是促进他们对患者心理治疗的一种技术，也会在治疗中谈及家庭治疗的适应证和禁忌证。他们的特点是不做有关他们工作的正式报告，因此不知道现在有多少个体治疗师偶尔还在做家庭访谈。

向 Z 级发展的治疗师使用的理论和技术是完全不同的。他们从系统、关系、情绪场和沟通障碍的角度进行思考。他们倾向于把所有的情绪问题都看作是家庭问题，即使其他人会明确建议对患者进行个体心理治疗，他们一般最终还是会看到一些家庭成员的问题。Z 级治疗师的治疗方向是恢复沟通，改善家庭关系，并帮助家庭成员向更高水平的分化发展。向 Z 级方向发展的治疗师很少。他们更注重研究和理论，或者是已经在实践中工作了很长时间的治疗师。

介于这两个极端之间的治疗师的理论取向则混合了个体和家庭概念，并且采用了各种各样的技术。治疗师在尺度上的位置似乎取决于治疗师的理论和研究动机，以及他工作的专业环境。以研究为导向的治疗师更多的是受理论指导，而不是为了获得专业环境的认可，他们通常会稳定地走向尺度的Z级。以治疗为导向的治疗师对同行的认可更为敏感，他们的指导思想是一种治疗准则，这种准则包括个体和家庭的概念的混合。当他在自己和专业环境之间，以及在自己和临床问题之间找到最佳的“契合点”时，在尺度上就不会有什么变化。以治疗为导向的治疗师往往更多的是尝试“推销”自己的观点，并对持另一种观点的人抱有批判的态度。

该领域的流行术语是由大多数治疗师对术语的流行用法决定的。大多数治疗师都在向A级发展。人们倾向于认为家庭治疗是一种应用个体理论的方法和技术。治疗类型的确定更多地取决于参加会谈的家庭成员的配置，而不是由理论决定。“家庭治疗”一词通常是指由多个家庭成员参加的心理治疗。当夫妻双方都参与会谈时，我们会使用术语“夫妻治疗”或“婚姻治疗”。“个体治疗”一词用于指代仅与一个家庭成员进行的治疗。有些人使用“联合家庭治疗”一词，是指由两代或两代以上的家庭成员参加的心理治疗，通常是父母和孩子一起参加。从这个角度来看，一个家庭有可能会对患者进行个体治疗，对父母双方进行夫妻治疗，对父母和患者进行联合家庭治疗。作者处于尺度的Z级，对他来说，术语是以理论为基础的。“家庭治疗”这个术语用于指改变家庭关系系统的努力，无论这种努力是针对一个家庭成员还是针对多个家庭成员。自1960年以来，他一直在讲“只与一个家庭成员进行家庭治疗”，这与他的理论取向是一致的，但大多数家庭治疗师都认为这是不准确的。作者也反对1970年家庭领域调查报告的标题为“家庭治疗领域”，因为这个标题没有承认帮助创建这个领域的思想和研究，但委员会大多数成员坚持使用这个标题，因其最能代表这个领域的存在。

家庭治疗的特定方法和技术

以下是一些最突出的不同家庭治疗方法的概述。这份概述旨在传达作者对家庭治疗成长和发展的总体模式的看法。这份概述不是为了介绍任何一个治疗师，或任何一组治疗师的工作，因为大多数治疗师倾向于综合使用这些方法。

家庭团体治疗。大多数的家庭治疗应该被称为家庭团体治疗才更为准确，因其诸多基本原则都是从团体治疗改编而来的。值得注意的是，团体心理治疗专家对家庭治疗的兴趣不过是次要的。家庭运动的发起人中没有团体心理治疗师。但在家庭治疗被引入后的几年里，少数团体治疗师开始发展家庭治疗。这个群体逐渐壮大，但它与家庭治疗师的主体相对分离。从事家庭治疗的团体治疗师参加团体治疗会议，在团体治疗期刊上发表文章，团体之间的重合度相对较低。如果人们可以认识到大多数家庭治疗实际上属于家庭团体治疗这一事实，而不对为什么会这样进行价值判断，那么这或许可以说明家庭运动的本质。

团体心理治疗对家庭心理治疗的影响主要来自那些接受过团体心理治疗早期专业培训，但并不认为自己是团体心理治疗师的人。1957 年，当新的治疗师在没有足够的家庭研究知识的情况下，开始发展自己的家庭治疗方法时，他们习得的团体心理治疗方法对其家庭治疗的发展提供了更多的指导。此外，团体心理治疗的心理动力学框架与个体心理治疗的框架存在一致性。我相信这可能是团体心理治疗对家庭治疗产生重大影响的原因。

家庭团体治疗的方法因治疗师而异，但也有一些共同点。基本理论、心理动力学框架和解释与个体治疗和团体治疗都有合理的一致性。治疗中使用的治疗方法和鼓励家庭成员互相交谈的理念，都来自团体治疗的原则。家庭团体治疗比其他任何一种疗法都更接近对家庭治疗的流行刻板印象，因为这种疗法会让所有的家庭成员一起讨论问题。家庭团体治疗是相对缺乏经验的治疗师能够使用的最简单的方法之一。它要求治疗师既能与一个团体中的多个人建立联系，又不会偏袒任何一方，也不会过度纠缠于家庭情绪系统。除此之外，大多数专业人士都能运用在培训中学到的技能。治疗师采用这种方法，只需要花费很少的精力即可产生非常好的初始效果。大多数有症状的家庭成员之间没有情绪联结，也不了解其他人的想法和感受。焦虑程度越高，家庭成员之间的疏离程度就越高。而由家庭治疗师担任团体主席和冷静沟通的促进者，可以在短时间内完成很多工作，促进家庭的改变。父母可以从倾听彼此的想法和感受中改变。孩子们听到父母对问题的看法会很感慨，并认识到父母也是人。父母会惊讶于孩子对家庭的敏锐观察，而孩子也会感激有机会说出自己的想法，而且自己的想法可以受到足够的重视。家人会热切地期待这样的会谈，因为他们由于情绪和沟通障碍，无法在家里进行这样的表达。在这个过程中，父母会越来越了解对方，孩子也会越来越接受父母的缺点，从而达到令人愉悦的兴奋点。当沟通增多时，家庭症状就会减轻，家庭成员也会有更多的欢乐和共性。当然，在一些情况下，这个过程并不像这里所说的那样顺利。特别是在功能极度受损、混乱的家庭中，在这些家庭中，如果没有情绪上的爆发，家庭成员就很难团结在一起。然而，如果治疗师能够让不稳定的家庭保持平静的沟通，且能刺激比较沉默的家庭的交流，那么治疗将取得一定的效果。

家庭团体治疗的主要优势是短期效果显著。当家庭团体治疗成为一个长期的过程时，其主要的缺点就暴露出来了。这时，家庭开始表现出他们在家里遇到的同样的问题。父母开始期望孩子在家庭中承担更多的责任。大部分的孩子对他们以前反复听过的问题感到厌烦，他们开始找理由退出治疗。如果被迫参加治疗，那么以前爱说话的孩子会变得沉默寡言。根据问题的严重程度和治疗师的技能，一般在 10～20 次治疗后，短期家庭团体治疗可以达到最大疗效。

大部分家庭一般在对家庭感觉良好时终止治疗。但如果他们在陷入长期治疗的僵局之前就终止了治疗，他们可能会觉得收效甚微。通常情况下，父母和孩子不可能在某一阶段之后继续在一起。其结果往往是父母和一个孩子或父母双方继续治疗，而没有其他人。

家庭团体治疗的长期治疗效果不如其他一些治疗方法。如果要将其作为合理解决根本问题的长期方法，其持续性取决于问题的严重程度和治疗师的技能。功能受损严重的家庭可能会长期使用这种疗法，就像个体心理治疗患者使用治疗来获得支持一样。如果治疗目标是克服情绪失调，治疗师往往会使用其他方法和技术。

夫妻治疗或婚姻治疗。这两个术语有助于指出该领域的歧义。具体来说，这两个术语意味着夫妻双方参与某种治疗，该治疗的重点是两个人和他们之间的关系。这两个术语没有说明任何关于治疗所针对的问题，或者治疗的理论或方法。一些治疗师将这两个术语限定为指代婚姻关系中的问题，例如婚姻冲突或婚姻不和谐。大部分的婚姻都有一定程度的冲突或不和谐。其他治疗师对婚姻问题有更广泛的看法，他们认为婚姻治疗包括其他一系列问题，如阳痿和性冷淡。从经验来看，相较于关注问题的个别方面，把注意力集中在问题的关系方面可以更快地解决问题。还有些人用婚姻治疗来解决婚姻关系以外的问题，比如孩子身上的问题。但这些思考对理论、方法或治疗的技术并没有什么意义。一般来说，理论是由治疗师对家庭问题性质的思考方式决定的；方法是由将理论落实到治疗方法中的广泛原则决定的；技术是落实方法的具体方式或策略。受过个体理论训练的治疗师接受个体理论假设，并将其作为事实，但对理论的了解不多。人们随意而不准确地使用理论、假说、假设、系统阐述、概念等术语。经常听到有人说“我有一个理论”，其实更准确的说法是“我有一个想法”。任何人都不可能有一个关于婚姻关系的理论，婚姻关系并不是一个更大的理论的一部分。如果婚姻治疗是基于问题本质的理论而修改的，那么更准确地来说，婚姻治疗可能是一种方法。夫妻治疗或婚姻治疗这两个术语的一般用法仅仅意味着夫妻双方一起参加会谈。这两个术语的使用很好地说明了家庭领域的实践存在很大的分歧。

精神分析婚姻治疗（psychoanalytic marital therapy）。这个术语还没有被广泛使用。如果它被广泛使用，那它将是家庭领域中更具体的术语之一。该理论与精神分析理论相一致，其方法与理论具有合理的一致性，其治疗技术与精神分析技术同样有合理的相似性。这种治疗方法大都是以前从事精神分析的家庭治疗师经常使用的方法。精神分析婚姻治疗与精神分析治疗在技术上的主要区别之一是，前者主要是对夫妻关系进行分析，而后者则是对患者与治疗师的移情关系进行分析。这种方法是指当另一方在场的情况下，通过了解夫妻双方对另一方的情绪反应，可以更多地掌握夫妻双方内心的心理过程。这种方法通过使用梦境进入无意识。当夫妻双方可以分析彼此的梦境时，就为了解双方的心理过程增加了一个新的角度。通过同时做梦，治疗师可以解读每一方的内心的心理过程。这是最有效的长期家庭治疗方法之一。当最初的问题在夫妻一方或婚姻关系中时，这种方法效果最好。作者在使用它很多年之后才转向系统的方法来处理整个家庭关系系统。

以儿童为中心的家庭（child-focused family）。这个术语指的是一个定义明确的家庭问题，而不是一种治疗方法，但是它的使用频率很高，因此有必要在此进行讨论。以儿童为中心的家庭是指一定程度的家庭焦虑主要集中在一个或多个孩子身上，从而导致一个孩子功能严重受损的家庭。以儿童为中心的能量深深影响着家庭，包括从最积极到最消极的全部情绪卷入。父母的焦虑程度越高，这个过程就越强烈。例如，一个处于平静时期的母亲知道，唠叨会让孩子的问题更加严重。她可能会下决心停止唠叨，但当焦虑程度上升时，唠叨又会自动出现。在家庭治疗中，通常的方法是减轻对孩子的关注强度，并将情绪焦点逐渐转移到父母身上，或父母与原生家庭之间。如果问题不是很严重，这可能相对容易做到，但如果问题非常严重，那么这种方法除了缓解症状和减轻孩子的压力之外，几乎没有什么成效。关于如何处理孩子，专业人士间是存在分歧的。儿童精神病学医生倾向于把主要的注意力集中在孩子身上，对父母给予支持。家庭治疗师倾向于关注家庭中父母和孩子共同的情绪过程。这种方法在治疗初期效果良好，但当它成为一个长期的过程时，效果甚微。有些家庭治疗师会单独见孩子，或让其他治疗师与孩子一起工作。这可能导致父母变得自满，期望问题能在孩子的“治疗”中得到解决。在这些家庭中，没有成功的捷径。能否找到解决问题的方法，取决于治疗师对问题的概念化和他保持家庭积极性的能力。我自己的方法是尽快转移孩子的注意力，尽早让孩子离开治疗会谈，并冒着孩子症状暂时增加的风险，在技术上优先把注意力放在父母之间的关系上。围绕一个临床问题的分歧，说明了该领域内的一些差异，而这甚至还没有触及个体治疗中的差异。

相互作用分析、游戏理论和格式塔理论（transactional analysis, games theory, and gestalt theory）。将这三个理论概念归纳在一起，是因为这三个概念尽管本身各有不同，但在家庭治疗实践中的总体方案中占有相似的位置。这些概念和治疗方法要么是在家庭治疗之前发展起来的，要么是独立于家庭治疗发展起来的。这些方法与个体理论并不矛盾，它们提供了将关系系统概念化的巧妙方法，它们代表着向系统理论迈出的一步。对于想要学习家庭过程知识的治疗师来说，这些现成的概念可以帮助他们更精确地理解家庭和家庭治疗。与大多数其他方法一样，这些治疗方法的成功取决于治疗师的技能。

行为矫正治疗（behavior modification therapy）。几乎每个有经验的家庭治疗师都做过某种形式的行为矫正，这种治疗现在已经成为一种定义明确的方法。家庭呈现了一个近乎完美的“系统”运作模式。家庭是一个系统，在这个系统中，每个成员每时每刻都在重复地说着指定的台词，采取指定的姿势，并在家庭剧中扮演指定的角色。这个过程是在无意识的情况下进行的。当家庭中的任何一个核心成员能够观察并了解自己在家庭中的角色，并且能够有意地改变自己在家庭中的角色时，其他成员就会立即相应地改变自己的角色。熟悉自己角色的家庭成员，能使其他人的行为模式发生可预见性的变化。这种方法的缺点在于其改变的持续时间较短。其中有两个主要因素的影响。首先，其他家庭成员很快就会跟上这种改变，并用自己的方式适应它，或者他们会开始自己改变。于是，这个过程就会变成"玩游戏"。其次，整个反应和反应系统都嵌入在情绪系统中，发起者必须有意识地、有目的地不断地发起改变。一旦失败，家庭系统就会恢复到原来的水平。长期的改变需要改变情绪水平的强度，到那时，改变就可以成为永久性的。

联合治疗师治疗。两个或多个治疗师共同治疗的形式，在家庭运动的早期就出现了。很多家庭治疗师都有过这种经历。最初，它是用来帮助治疗师意识到自己对家庭成员的过度情绪卷入的。惠特克（Whitaker，1967）在开始家庭治疗之前，就经常在精神分裂症的心理治疗中使用联合治疗师。他也因使用联合治疗师而闻名于家庭治疗领域。其他人则把它发展成一种方法，让男性和女性治疗师都参与进来，成为家庭的观察学习对象。鲍斯泽门伊-纳吉（1973）在他的治疗方法中完善了这个治疗形式。联合治疗师的另一种用途是团队治疗，即代表心理健康专业不同成员的几个治疗师作为一个团队一起工作。20 世纪 60 年代早期，麦格雷戈（MacGregor, 1964）和他的团队在加尔维斯顿工作期间，为完善这一点做出了重大努力。他现在用团队合作的方法教导和培训家庭治疗师。现在，大多数家庭治疗中心都在使用某种形式的家庭治疗团队方法。在家庭治疗的广泛领域中，联合治疗师治疗是家庭治疗的主要创新和发展之一。它既可作为一种方法，也可作为一种技术。

雕塑和模拟家庭（sculpting and simulated families)。这两种方法是现代戏剧治疗的创新。雕塑被列在第一位，是因为其在治疗中有更多的应用。模拟家庭是在 20 世纪 60 年代初发展起来的，其更多的是用于教学而不是治疗。在教学中，它由专业人员扮演假设的家庭情境。角色扮演有助于参与人员更真实地看到家庭过程。在治疗中，真实家庭的一个或多个成员需要外部的人来扮演缺席的家庭成员的角色。参与模拟家庭的人，会发现角色扮演的情境有一种不可思议的真实感。雕塑是在 20 世纪 60 年代末发展起来的，其目的是帮助家庭成员深刻意识到自我与他们自己家庭的关系。治疗师帮助家庭成员确定每个家庭成员相对于其他成员的功能位置，随后将家庭成员摆放在一定的物理空间内。在雕塑过程中，家庭成员对各自的位置进行辩论，再加上活体雕塑，让他们摆出专横、温顺、依恋、疏远等姿势，这提供了一种认知和感觉上的体验，是帮助家庭成员较快地相互了解的方法之一。在治疗过程中，可以反复进行雕塑，以看到成员的变化和进步。这两种方法也是该领域创新发展的例子。

多家庭治疗。这种疗法最流行的版本是由拉克尔等人（Laqueur et al., 1964）开发的，适用于多个家庭的多个成员，他们以家庭团体治疗的形式一起开会讨论家庭中个体和共同的问题。它对于功能严重受损或支离破碎的家庭最有效。以精神病院探视日的住院患者和家属、精神卫生中心的患者和家属、精神病院出院患者和家属为中心，多个家庭团队被组建起来。这种方法为患者提供了一种独特而有效的支持和关系系统，使患者能够更早地出院，并在家庭和社区中继续生活。新的家庭可以代替那些中断治疗的家庭，而该团体将继续为希望回归的老家庭持续提供资源。这种方法也适用于功能轻微紊乱的个体。这种方法在帮助单个家庭成员定义自我方面效果最差，因此作者专门设计了一种多家庭治疗的方法，用来帮助单个家庭成员实现更高的功能水平。具体来说，治疗师分别对每个家庭进行治疗，在三个或四个家庭之间分配治疗时间，并避免家庭之间的沟通或情绪交流。治疗师关注每个家庭的家庭情绪过程，这样可以使该家庭开始分化。家庭之间的情绪交流可以促进团体过程，但团体过程会掩盖家庭过程，这会影响或阻碍分化。该方法的优点是，每个家庭都可以通过观察其他家庭而更快地进步，并且可以节省时间。缺点是需要进行额外的安排，而且治疗师需要花费精力来维持治疗结构。

网络治疗。这种方法是由斯佩克（1973）在 20 世纪 60 年代中期设计的，旨在帮助零散、无组织的家庭“创建”家庭。这种方法的目标是：除了亲戚之外，还将个体友谊网络内的成员纳入治疗。治疗师鼓励家庭邀请亲戚和亲密的朋友，以及朋友的朋友、朋友的朋友的朋友等来加入治疗会议。但孤立的家庭可能没有什么额外的亲戚或亲密的朋友。治疗会议通常包括 15 至 40 人，但斯佩克的会议曾多达 200 人。会议在家里或附近其他合适的地方举行。治疗师在开始时会讨论核心家庭的问题，之后会将讨论转移到网络中的其他问题。关于网络的理论前提是，人们对他人的问题有扭曲的想法，这种扭曲往往比现实更严重，朋友在压力下会变得疏远，而公开讨论问题可以激发更多真实的关系活动，并对网络成员有所帮助。基于网络治疗的经验已支持这些前提。有些人会在会议结束后仍继续讨论几个小时，有些人的确在解决核心问题上变得更有帮助了，网络中的成员对核心问题的态度也会有所改变。当定期的网络治疗会议继续进行时，有一大部分人会失去兴趣，参加会议的人数会减少，这就需要治疗师和组织网络的人保持热情，以维持网络治疗。网络治疗的缺点在于，组织耗费的晚间会议带来的后勤保障问题，以及管理具有不同情绪力量的大型会议所需的临床专业知识，使其成为一种困难的疗法。网络理念对于理解社交网络和发展治疗方法都具有积极作用。在实践中，网络治疗已成为一种短期方法，或是实现特定目标的一种方法。凯丽等人（Kelly & Hollister, 1971）针对精神病院的新住院患者成功开展过一次网络治疗。他们举行了一到两次治疗会议，让家属、朋友和入院前与患者接触过的人参加会议。结果表明，这种网络会议可以缓解入院对患者的负面影响，并帮助患者提前出院。住院期间，可在节点上召开额外的会议。

会心、马拉松和敏感团体（encounters, marathons, and sensitivity groups）。这些方法在过去十年中得到快速发展。使用这些方法的治疗师说，这些方法适合没有受过什么专业训练的人，这类人可以随意使用它们。这些方法在短期内有效，而且是基于部分理论观念的，即被压抑的感受是导致症状的原因，而对感受的觉察和表达与他人相关的感受是有治疗作用的。对一些人来说，这些方法可以带来暂时的良好感觉和兴奋体验，这就是所谓的成长。对另一些人来说，参与治疗会议之后会增加关系的不和谐程度。这些方法与大多数家庭治疗师的工作是背道而驰的。

经验式和结构式家庭治疗

越来越多的家庭治疗师开始将各种家庭治疗方法分为经验式和结构式两类。这是对“家庭治疗领域”中 A 到 Z 等级的修改。经验式方法高度重视感知感受，强调要直接向他人表达感受，并在关系系统中变得更加自主。大多数治疗师都认为，自主、开放的人际关系系统是家庭治疗的理想目标，但对于帮助家庭实现这一目标的最佳方法存在分歧。结构式方法使用有关家庭问题本质的理论概念和基于该理论的治疗方法。该方法内含蓝图，可以帮助指导治疗过程。该方法知道在治疗过程中会遇到哪些问题，且有一套解决问题的办法，该方法也知道何时达到其治疗目标。这与经验式方法不同，经验式方法强调治疗的主观体验，依靠治疗师的主观意识和直觉来指导治疗，认为发展更开放的自发性人际关系才是目标。一个结构取向的治疗师会根据理论做出决定，尽管他的想法可能会与理论相悖，但他还是会坚持跟随理论走下去。经验取向的治疗师会根据自己的感受和直觉以及主观的意识来做出决定。如果把所有的方法放在一个连续体上，那么会心－马拉松式的方法应位于连续体的一个极端。连续体的另一端则是那些更多地强调结构、较少将表达感受作为治疗原则的方法。需要注意的是，没有所谓的“全感受情境”或“全结构情境”。人类是一种有感情的动物，任何治疗方法都必须以某种方式处理感受，而且还要处理与他人的现实关系。治疗方法的类型并不能作为治疗成功的积极指标。就像有些印第安侦察兵比那些带着科学仪器却没有经验的新手更有资格带领探险队穿越荒野。结构取向的治疗师相信，知识和结构，加上经验，最终会产生更好的效果。总结一下，经验取向认为：“知道并表达你的感受，这个过程将打破干扰你生活的不健康的结构。”结构取向认为：“问题在于生活结构不合理。最可靠的方法是修改结构，这样会自动产生自由和自主的人际关系。”

下面是一些关于治疗师们致力于建立不同于传统个体理论的理论结构的例子。杰克逊于 20 世纪 50 年代开始研究沟通理论（Jackson & Lederer, 1969）。在他去世之前，他已经把他的思想扩展成定义明确的系统概念，这些概念围绕着他的沟通模型展开。他的治疗也反映了他的理论思想。近年来，米纽秦（Minuchin, 1974）与以前曾和杰克逊合作的黑利（Haley）共同开发了一种结构式方法，其理论概念设计得非常完善，以至于米纽秦可以自动地针对任何临床情况进行治疗。他的理论概念强调，要在关系系统中看待个体和他的内部心理自我。个体通过他的人际关系影响着周围的人，而他又被他周围的人所影响。米纽秦的治疗方法与他的理论相一致，是为了改变关系系统的反馈系统，从而改变整个家庭。他的疗法特别避免了将注意力集中在个体内在的力量上。作者致力于研究有关人类适应的家庭系统理论，以及一种旨在通过改变个人在关系系统中所扮演的角色来改变关系系统的治疗方法。该疗法也避免了对内部心理力量的关注。需要注意的是，没有人能够真正准确地描述另一个人的工作。

我们将在之后对作者的方法做更详细的介绍。

小结

这项调查说明，过去20年来家庭领域在理论和实践方面存在多样性的发展。1960年，作者用“六个盲人”和“大象”的比喻来描述家庭领域中类似的情况。每个盲人都感受到了大象的不同部分，在一个参照系内，每个人的假设都是准确的。同样的比喻在今天也是适用的，因为不同的家庭治疗师通过不同的参照系来看待家庭。家庭是一个复杂的组织，无论谁来观察和定义它，它都是相对不变的。同时，家庭可以被各种各样的概念准确地描述。在家庭运动的早期，大多数治疗师通过熟悉的理论来看待家庭，这些理论是关于个体内部心理力量的。这些理论在一定范围内是准确的，但是在概念化一个人的内部心理力量与其他人的内部心理力量缠结在一起的关系模式时，它们就显得不合适和不准确了。由此，家庭治疗师开始使用各种不同的概念来解释人际交往的力量。这就产生了两种理论，一种是有关内部心理力量的理论，另一种是有关人际交往力量的理论。大多数治疗师则综合使用这两种理论，每个人都找到了最适合自己的组合方式。但用两种不同的理论来解释同一个整体现象是有问题的。大多数的关系理论使用的是系统理论的功能概念。在过去的十年里，“系统”这个术语被滥用到含义简单甚至没有意义的地步，但系统思维的趋势指出了一个明确的方向。系统思维为人类看待世界提供了全新的角度，但在适用于人类及其功能的领域，系统概念还没有进行很好的定义。系统思维在未来有着巨大的潜力，但是系统思维的“大象”要比过去那些简单的“大象”大得多、复杂得多。作者在发展系统理论方面的努力就像是另一个“盲人”的努力。本文以下几节将对其进行介绍。

情绪功能的系统理论

定义一个系统理论的主要问题在于找到一个可行的功能集合，将其整合为一个功能整体。在为这样一个理论选择组成部分时，选择的数量几乎是无限的，但选择要受到一些总体框架的限制。研究小区域的功能比研究大区域的功能更容易。如果没有一个框架，就会出现多个概念，每个概念本身都是准确的，但不能组合在一起。宇宙是我们最大的概念化系统。从一个系统模型来看，我们知道原子和宇宙组织之间、最小的细胞和已知的最大的细胞集合之间存在着逻辑上的联系，但是可行的理论的发展仍遥遥无期。因为我们缺乏很多的具体知识。对新知识的概念整合可能比最初的科学发现要花更长的时间。在遥远的未来，人类必须接受他们知识的匮乏和不一致的、片面的理论。

以下是关于人的本质的一些基本观念，这些观念指导了该系统理论中各种概念的选择。人类是由低级生物演化而来的最复杂的生命形式，并与所有生物密切相关。人与低等生物之间最重要的区别是人的大脑皮层及其思维和推理能力。理智功能与情绪功能截然不同，情绪功能是人与低等生物共有的。情绪功能具有控制原生质生命的自主力量。这种自主力量包括生物学定义为本能的力量、繁殖、由自主神经系统控制的自主活动、主观情绪和感受状态，以及支配关系系统的力量。情绪和理智功能之间有不同程度的重叠。从广义上讲，情绪系统支配着所有生物的“生命之舞”。它深植于历史的系统发育中，比理智系统要古老得多。“感受”属于理智系统，但其是一种更深的情绪状态的衍生物。该理论假设，人类的活动受人的情绪系统支配，这种支配程度超出了人所愿意承认的程度，低等生物的“生命之舞”与人类的“生命之舞”之间的相似之处也远胜于不同之处。人们将情绪疾病假设为情绪系统的功能紊乱。在更严重的情绪疾病中，情绪会淹没理智，损害理智功能，但理智受损并不是情绪疾病的主要原因。人的情绪系统和理智系统之间存在着不同程度的“融合”。融合程度越高，生命就越受自发的情绪力量的支配，尽管人类的理智并不愿意这样。情绪与理智的融合程度越高，个人与周围人的情绪融合程度就越高。融合程度越高，人越容易受到身体疾病、情绪疾病和社会疾病的影响，也就越不能有意识地控制自己的生活。人有可能分辨情绪和理智，并慢慢更有意识地控制情绪功能。生物反馈现象就是有意识控制自主功能的一个例子。

这一系统理论中的一个主要概念是围绕着情绪和理智之间的融合这一概念发展起来的。人与人之间的融合程度是可变的，也是可辨别的。一个人的融合程度可以用来预测这个人的生活模式。在发展任何系统理论时，都不可能开发出涵盖整个系统理论中每个部分的概念。在发展这个理论的过程中，我们努力使每一个概念与这里描述的人类整体观点相协调，最重要的是要避免与整体观点不一致的概念。

○ 理论概念

该理论由许多相互联系的概念组成。行为理论是将已经观察到的东西抽象化。如果它是准确的，就应该能够预测在其他类似情况下会观察到什么，能够解释框架中没有包含的分歧。每一个概念都描述了整个系统的一个单独方面。人们可以根据自己的需要，用不同的概念来描述系统中较小的方面。以下这些概念描述了人际关系的一些总体特征，如核心家庭系统（父母和子女）的功能，情绪问题传递给下一代的方式，以及多代人之间的传递模式。还有一些其他概念，如扩展家庭中的细节，以及家庭模式与更大的社会系统相互联系的方式，将在之后逐渐加入这个理论中。我已经在其他论文中描述过整个理论（Bowen, 1966, 1971），因此这里不再详细描述这些概念。

自我分化尺度。这一概念是该理论的基础。它说明了估计理智和情绪之间融合程度的原则。“尺度”一词传达了这样的观念：人与人之间是不同的，并且这种差异可以从临床信息中估计出来。不熟悉关系系统理论和变量的人，不能将它用作心理测量工具。该尺度指的是自我内部的、在压力下稳定的、不受关系系统影响的实体我的水平。实体我很容易被伪自我迷惑，伪自我是由关系系统决定的，它可以日复一日或年复一年地发生变化。伪自我可以因关系融洽、情绪认同而增加，也可以因关系消极或情绪不认同而减少。伪自我的程度指人们在多大程度上通过行动、假装和利用外貌来影响他人，并以佯装出的姿态使自己或多或少显得比实际情况更好或更重要。伪自我的程度变化太大，因此，我们只能对个体长时间的生活模式进行估计，而不可能对实体我进行有效估计。有些人几十年来都能保持相当平稳的伪自我水平。基于所有这些变量，就可以从过去几代人的融合模式和当代人的总体生命过程中，对自我的分化水平做一个合理准确的估计。对自我分化水平的估计，可以为家庭治疗和粗略预测家庭成员未来的适应模式提供重要线索。

三角关系。这个概念描述了任意三个人如何相互联系，并使他人卷入他们之间的情绪问题。三角关系看起来是一个基础性的概念，因此它很可能也适用于动物社会。该概念将三角关系或三人系统假设为任意关系系统的分子或构件。两人系统基本上是不稳定的。在一个紧张的情境中，可以预见的是两个人会把第三个人牵扯进来，使这个系统形成一个三角关系。如果涉及四个或更多的人，则该系统将成为一系列缠结的三角关系。在多人系统中，情绪问题可能发生在三个人之间，其他人卷入较少，或者多个人都聚集在情绪三角关系的两极上。精神分析理论对此并没有具体命名，而是假设了父母和孩子之间的恋母三角关系，但这个概念主要涉及的是性问题，将这个狭义的概念扩展为广义的概念是很不恰当和不准确的。三角关系中有两个重要的变量。一个变量涉及“自我分化”的水平。另一个变量涉及系统中的焦虑或情绪紧张程度。焦虑程度越高，系统中的自动三角关系就越紧张。卷入者的分化水平越低，三角关系就越紧张。分化程度越高，人们对情绪过程的控制能力就越强。在焦虑程度较低时，这种三角关系可能会减弱，因此不会表现出临床症状。在平静时期，三角关系是由相处融洽的两个人和一个局外人构成的。此时是三角关系最舒适的时候。三角关系很少能让三个人都处于最佳的情绪舒适状态。最不舒服的人会采取行动来提高他的情绪亲密 – 疏离的水平，而另一个人可能也想要调整自己的情绪水平，这就打破了三角关系的平衡。三角关系处于不断运动的状态。在紧张状态下，三角关系的外部位置是成员的首选，三角关系运动的方向是逃离紧张的情境，达到并保持在外部位置。相关人员基于三角关系中可预测的运动开发了一种治疗系统，用于调整三角关系的情绪系统。三角关系中的运动是自发的，没有理智层面上的意识。该疗法的重点是家庭中最重要的三角关系。它的目的是帮助一个或多个家庭成员意识到自我在自动情绪反应中扮演的角色，控制自我所扮演的角色，并避免卷入三角关系的运动。当三角关系中的一个人能够控制自我，同时又能与其他两人保持情绪联系时，其他两人之间的紧张关系就会消退。当我们可以改变一个家庭的核心三角关系时，家庭中的其他三角关系将自动改变，而无须其他家庭成员参与治疗。该疗法还包括区分情绪和理智功能的缓慢过程，以及逐渐增加理智对自动情绪过程的控制。

核心家庭情绪系统。这个概念描述了系统中父母与子女之间关系模式的范围。根据夫妻双方各自在原生家庭中形成的关系模式和在婚姻中延续的模式，核心家庭的适应模式可能走向婚姻冲突，走向夫妻一方的生理、情绪或社会功能紊乱，走向将父母的问题投射到一个或多个子女身上，或走向上述三种模式的结合。

家庭投射过程。这个概念描述了父母将他们的问题投射到子女身上的模式。这是核心家庭过程的一部分，但它非常重要，因此需要有一个完整的概念专门讨论它。家庭投射过程在所有家庭中都有一定程度的存在。

多代传递过程。这个概念描述了家庭投射过程的总体模式，因为它涉及某些子女，而避开了另一些子女，并且在几代人之间运作。

同胞位置。这个概念是对托曼（1961）最初定义的“兄弟位置”的扩展和修改。其最初的描述是基于“健康”家庭的研究得出的。它们与本研究中的观察结果非常接近，只是托曼没有囊括家庭投射过程中扭曲的可预测方式。从托曼那里获得的知识，经过本概念的修改，为预测家庭治疗中家庭的力量和弱点提供了重要的线索。这一点非常重要，已作为一个单独的概念列入理论中。

家庭系统治疗的背景

这种治疗方法随着理论概念的发展和延伸而不断发展。在 20 世纪 50 年代后期，“家庭治疗”一词指两个或两个以上家庭成员在场的治疗方法。当只有一个家庭成员在场时，治疗重点在于治疗关系。在进行家庭研究之前的几年里，作者一直在这样的前提下操作：情绪成长更可靠的方法是解决患者在与治疗师的关系中表现出来的精神病理。现在这个基本前提发生了变化。新的治疗重点是解决家庭内部已经存在的紧张关系中的问题，并且特别要避免采用促进和鼓励与治疗师建立治疗关系的相关行动和技术。对于一个受过精神分析训练的人来说，这个变化是如此之大，以至于许多人说这是不可能的。最初的几年，治疗师们很难避免只与一个家庭成员建立治疗关系，对此应当将其称为“个体治疗”才较为准确。渐渐地，每当看到一个家庭成员时，治疗师就会不由自主地想起其他家庭成员在这个人的生活中所扮演的角色。以前治疗的关键在于解决移情问题，但现在，在更多家庭成员可以参加会谈之前，治疗师也可以避免这一问题。到 1960 年，与一个家庭成员一起工作的技术已经足够完善，因此，这时开始谈论与一个家庭成员进行的家庭治疗就是准确的了。

对父母双方和一个孩子的家庭治疗可以说明这一理论和方法发展的另一个节点。这些家庭的青少年都有行为问题和学业问题。父母的焦虑主要集中在孩子的症状上。在家庭治疗的过程中，如果孩子在场，治疗师就很难让家长把注意力放在他们自己身上。平均来说，要想达到较好的治疗效果，这种治疗需要 25～40 次的预约，历时将近一年，攻击型母亲的攻击性减少了，被动的父亲也不那么被动了，孩子的症状大大改善了。家庭会在对家庭治疗的高度评价下终止治疗，但根本的家庭问题并没有改变。这个经验促使我们重新思考理论，发展新的技术，由此，人们开始更加关注夫妻之间的问题。三角关系概念也在这时得到了部分发展。现在，父母需要接受这样一个前提，即根本问题就在他们之间，不需要让孩子参与会谈，并尝试把注意力放在他们自己身上。这样的治疗效果是很好的，这项技术自 1960 年以来一直得以沿用。有些时候，治疗师在整个治疗过程中都没有见过有症状的孩子，但取得了最好的治疗效果。其他情况下，治疗师偶尔会看到孩子，以了解孩子对家庭的看法，但这不是为了“治疗”。当孩子不出现在治疗中时，他的症状消退得更快，父母也更有动力去解决自己的问题。基于这种经验，我们发展出了目前家庭治疗的标准方法，即由父母和治疗师组成三角关系。

在家庭运动初期，我们开始了另一项工作。这个工作直接针对创造“生病的患者”的家庭情绪过程，并让治疗师负责治疗患者的情绪过程。我们用诸如人类（people）、人（person）和家庭成员（family member）等术语取代“患者”一词。在治疗师的个体思维中，也避免了对个体的诊断。想要替换“治疗”（treatment）、“疗法”（therapy）和“治疗师”（therapist）的概念，并改变治疗师相对患者的万能地位是非常困难的。大多数的改变都必须发生在治疗师内部。改变专业术语并不能改变实际情况，但这是向整体方向迈出的重要一步。但当治疗师改变了自己后，旧的术语就会变得怪异和不合时宜。在有关医疗和社会机构以及书面形式方面，如何适当地组合使用新旧术语的问题仍然存在。在与家庭的工作中，最困难的是找到可以取代“治疗”和“治疗师”的概念，并保留这些与专业有关的概念。我发现督导（supervisor）、教师（teacher）和教练（coach）等术语是比较好的。“教练”一词可能是最好的，它表达了一个“积极的专家”的含义，即尽其所能地指导个别成员和整个团队。

最困难的改变之一是要找到与家庭中健康的一方而不是脆弱的一方建立联系的方法。改善最脆弱家庭成员的功能是一项缓慢而艰巨的任务。但通过与家庭中健康的一方工作，效果要好很多倍。与此相反的是，家庭的力量创造了患者，且大众都认为精神科医生就是治疗精神疾病的。20 世纪 60 年代早期的一个例子可以说明这一点。这来自针对冲突型婚姻的治疗，在这种治疗中，夫妻双方会继续周期性地、毫无成效地报告对方哪里出了问题，试图证明是对方需要看精神科医生。治疗师表明他不会继续这个循环过程，他们应该决定谁是最健康的，他会单独和最健康的人进行下一次治疗，这样做很有效。无论家庭中的问题发生在哪里，对父母双方的关注都是为了与家庭中健康的一方一起工作。寻找家庭中最负责任、最足智多谋、最有动力的成员可能是困难的。最好的办法是与家人合作，了解家庭情绪过程以及上一代和这一代的功能模式，并由此确定那个成员。潜在的家庭力量可能会淹没在与一个没有动力的家庭成员的情绪僵局中。后文会介绍与一个有动力的家庭成员一起工作的详细情况。

在这种理论-治疗系统下，“家庭治疗”一词来自治疗师看待家庭的方式。它是指为了调整家庭关系系统而开展的工作，无论这种工作是针对多个家庭成员、夫妻双方共同进行，还是只针对一个家庭成员。家庭系统治疗这个名词是在理论概念得到较好的界定后才开始使用的。它比以前的术语更准确，但是不熟悉系统概念的人并不能很好地理解它。现在“系统治疗”这个术语更多地用来指代家庭或社会系统中的治疗过程。

双人家庭系统治疗

这种方法是使用理论-治疗系统的治疗师的标准方法。20 世纪 60 年代中期，家庭治疗领域形成了这样的理念：在两个最重要的家庭成员和治疗师的三角关系中改变整个家庭。一家大型家庭培训中心的工作人员和学员已在临床实践中采用这一方法，并将其广泛应用于数千个家庭中。也有治疗师将其与其他方法一起使用，力求在最短的治疗时间内找到最有效的治疗方法。自 20 世纪 60 年代中期以来，该方法主要的变化在于，其对治疗师在三角关系中的功能有了更清晰的定义，且该法在技术上发生了一些微小的变化。该方法的设计初衷是既对短期治疗有效，又可以进行长期治疗。它最适合那些能够冷静思考的人。它适用于对彼此做出了一生承诺的两个同代人。实际上，这说的就是丈夫和妻子。对于其他两人组，例如父母和孩子、两个一起生活的兄弟姐妹、一起生活的男女，这种方法都不会促使双方关系发生重大变化。

理论问题。一个关系系统是由两股相互平衡的强大情绪力量维持平衡的。在平静期，这两种力量作为一个友好的团队运作，基本上互相看不到彼此。其中一种力量是由人们对情绪亲密、爱和认可的普遍需求所驱动的共性力量。另一种是个性力量，由成为一个有动力的、自主个体的动力驱动，这种力量由自我决定，而不是由群体决定。人们对共性的需求程度不同，这构成了每个人的生活方式（自我分化水平）。对共性的需求越大，对个性的追求就越少。一个人早年被设定的共性和个性的结合体成了这个人的“规范”。人们会和那些具有相似共性－个性生活方式的伴侣结婚。

自我分化程度较低的人对共性的需求更大，对个性的需求更少。对共性的需求越大，就越难在不剥夺某些家庭成员权利的情况下，保持共性力量的平衡。当共性需求得不到满足时，该成员就会产生不适感和症状。对焦虑和不适的自动反应是为了争取更多的共性。当这种努力屡屡失败时，该成员就会以自己特有的方式做出反应。这些反应包括依赖性的依附、诱惑、恳求、表现出无助、否认需求、表现出强势、独断专行、争吵、打架、冲突、性行为、拒绝他人、酗酒、离开家庭、将孩子卷入问题中，以及所有其他因未能实现共性而产生的反应。

当一个家庭开始寻求精神科帮助时，他们已经用尽了自己的自动机制来获得更多的共性。大多数家庭治疗方法都强调家庭需要理解共性的需求。治疗师试图通过放弃适得其反的机制来帮助家庭获得更多的爱、关怀和共性。这些方法能有效缓解症状并改善生活质量，但在改变家庭成员的生活方式方面效果较差。

这种方法是为了帮助家庭尽快实现更高的分化水平。它是基于这样一个假设：个性力量存在于共性的情绪反应之下，在治疗三角关系的良好情绪氛围中，个性力量会慢慢地显现出来，而共性力量会随着个性的每一次获得，自动地在更高的适应水平上重新调整。

治疗方法。该方法是根据三角关系中情绪力量的经验发展而来的。两人系统中的情绪紧张会立即导致两人将脆弱的第三人卷入两人的情绪问题中。从早期有三个家庭成员在场的家庭治疗来看，情绪问题在家庭成员之间循环，并会逃避治疗师打断这种循环的努力。而这种方法是让两个最重要的家庭成员与治疗师一起治疗，这使得治疗师成为家庭牵扯进来的第三人。治疗的进展取决于治疗师是否能够与家庭建立有意义的联系，而又不会与家庭系统产生情绪上的纠缠。

在治疗开始时，两个家庭成员卷入到情绪融合中，表现为“我们”（we）、“我们”（us）和“我们的”（our）缠结在一起，或者与之相反，即对另一个人保持敌对姿态。如果治疗师能够在一段时间内与这个家庭建立起联系，而又不会与家庭情绪问题产生太大的纠缠，或在发生纠缠时能够识别并处理自己的纠缠，两个独立的自我就有可能会从情绪融合中慢慢浮现出来。当这种情况发生时，婚姻中就会自发产生亲密的情绪关系，整个家庭系统也会随着夫妻双方的变化而开始改变。

治疗技术。治疗最重要的方面取决于治疗师的情绪功能，他在情绪场中保持中立的能力，以及他对三角关系的了解。每个治疗师都必须找到自己的方法，帮助自己在治疗时保持情绪中立。我与家庭成员之间最好的情绪距离是，即使我在物理上坐得离他们很近，我也能“看到”他们之间来回流动的情绪过程。人类的交流通常既是幽默和滑稽的，也是严肃和悲伤的。适当的距离可以帮助治疗师看到严肃或幽默的一面。如果家庭太过严肃，我会用适当的幽默话语来化解严肃的气氛。如果家庭开始开玩笑，我就会用适当的严肃话语来恢复中立的气氛。举一个例子，妻子详细地谈论她那挑剔、唠叨、专横的母亲，丈夫表示同意。如果治疗师让家庭认为他也同意，他就会和他们一起进入情绪过程。他的一句“我以为你会感激你母亲对你的付出”足以将严肃的气氛变为笑声，并缓解紧张的情绪氛围。治疗师需要保持平静的语气，专注于事实而非情绪，这有助于保持情绪上的平衡。在紧张的情境中走向自我分化通常是不可能的。

治疗师有必要将注意力集中在两人之间的过程上。如果他发现自己把注意力集中在谈话的内容上，则表明他已经忽略了过程，而在情绪上纠结于内容问题。治疗师有必要倾听内容以跟随过程，但要把重点放在过程上。家庭关系越紧张，治疗师就越需要不断地保持活跃，以保证自己的中立立场。如果他想不出要说什么话，那么他就会卷入情绪缠结。在有限的范围内，治疗师可以使用习得的评论来处理情绪状况。如果他只是适度卷入，则此评论可能是有效的。多年来，“反转”或“悖论式评论”已被用于缓解情绪状况。其中，“反转”是站在情绪问题的反面，进行中立评论的技巧。如果治疗师深陷家庭情绪系统，这种“反转”就会被视为讽刺或敌意，往往达不到想要的效果。

这种方法的主要技术是创建一种结构，让夫妻双方用实事求是的、平静的语气直接与治疗师交谈。它谈论的是情绪过程，而不是情绪过程的沟通。

在该结构下，治疗师会避免家庭成员之间的直接交谈。即使情绪平静，直接沟通也会加剧情绪的紧张程度。与早期的方法相比，这一技术是一个重大的改变，早期的方法是鼓励情绪疏离的家庭成员直接相互交谈。

一次典型的治疗可能以丈夫对治疗师的评论开始。如果治疗师直接回应丈夫，则会有与丈夫陷入三角关系的风险。相反，治疗师问妻子听到这句话时她在想什么。然后他转向丈夫，问妻子说话的时候他在想什么。这种交换可以在整个会话中来回进行。通常情况下，丈夫的评论过于简短，无法清晰地表达自己的想法。之后，治疗师会尽可能多地问丈夫一些必要的问题，以便他能更清晰地阐述他的想法。然后，治疗师会转而询问妻子，在丈夫说话时她的想法。如果她的评论很少，治疗师也会提出一系列问题，以便帮助妻子更清楚地表达自己的观点。然后，他再转向丈夫，让他对妻子的意见做出回应。还有许多其他的技术可以帮助治疗师进入夫妻双方的思维世界，并在夫妻另一方在场的情况下将其向治疗师表达出来。例如，治疗师可以要求双方总结自上一次会谈以来对家庭情况的个人想法，或者要求双方表达最近对某一特定家庭情况的思考。治疗师询问的是夫妻双方的思想、想法和意见，而避免询问他们的感受或主观反应。在我看来，这种在夫妻双方在场的情况下使夫妻双方思想外化的过程是“家庭治疗魔力”的缩影。习惯于情绪交流的治疗师会觉得这些会谈枯燥无味，但家庭成员对这些会谈很感兴趣，并积极参与其中。通常情况下，夫妻会说出他们对这次会议有多大的期待，以及他们如何着迷于听到对方的想法。当被问到他们怎么能在不知道对方想法的情况下，和对方一起生活这么多年时，他们说，当他们倾听对方与治疗师的谈话时，他们可以听到对方的想法，而他们彼此交谈时永远无法倾听。治疗师经常听到这样的评论：在被蒙在鼓里这么久之后，人们对发现对方身上发生了什么越来越着迷。夫妻双方会在表达能力和口头表达方面经历挑战。以前不爱说话的人逐渐变得爱说话。在家里会出现情绪亲密的表达，夫妻对对方的感情也越来越深。这样的效果比在会谈中将精力集中在表达情绪上的效果要来得快得多。其他关于家庭新获得的能力包括平静地与孩子相处的能力、第一次倾听别人意见的能力，以及夫妻能够平静地一起工作的新体验。

当一个成员突然在会谈中哭泣或情绪爆发时，治疗师会保持冷静，询问是什么想法刺激了他，或者询问另一方配偶，在感受开始出现时他们在想什么。如果这种感受越来越强烈，并且另一方配偶直接对配偶做出反应时，则表明形成了情绪上的紧张。治疗师会增加一些平静的问题，以缓解情绪并使问题的焦点回到他身上。治疗师始终控制着会谈进程，询问数百个问题并避免做出解释。治疗师总有很多问题要问，就像把每一个新的家庭视为一个研究项目，他会有问不完的问题。有时，治疗师可能会根据一些迹象猜测这个家庭可能发生了什么，随后他会提出问题，以了解家庭对他的猜测有什么看法。他可能会告诉家庭成员，他认为某个特定的调查可能会对家庭有帮助，以此来告诉家庭成员他的想法，这也是一种动员他们努力进行探索的方式。

治疗师的很多时间可能用于保持自己在情绪上与家庭情绪过程的分离。家庭使用他们的自动机制努力让其他人卷入到三角关系中来。在治疗初期和焦虑程度比平时高的情况下，这种情况会更加严重。当治疗师知道三角关系的特点并且保持警觉时，他通常能在三角关系运动发生前预测到它。在有些情况下，夫妻一方会错误地认为治疗师在某一问题上选边站。因此在治疗中，治疗师保持情绪中立是首要任务。治疗师的目标是保持积极的态度，并做出声明或采取行动，确认自己的中立立场，避免对家庭做出移情类的解释。系统理论认为，三角关系运动是卷入其中之人的自动情绪反应，并不像在个体关系治疗中可能被理解为是针对个人的。随意的评论或平静的“反转”都可以有效地帮助治疗师保持中立立场。

当家庭焦虑消退，夫妻双方更有能力反思之后，夫妻中的一方身上开始浮现个性力量。这种情况的发生，是由于夫妻一方开始更加关注自我在关系问题中所扮演的角色，减少因自己的不舒服和不快乐而责备对方，并承担改变自己的责任。但夫妻中的另一方会增加对共性需求的压力，这通常会导致改变的一方重新陷入旧的共性状态。这个过程历经多次，分化的一方逐渐获得更多的力量，另一方则加大了对共性的需求。共性压力包括指责对方不爱自己、冷漠、不关心和缺乏欣赏。当分化者对自我有足够的把握，能够在对方的共性需求下，冷静地、按部就班地进行分化，不自我辩护，不反击，不退缩时，关系中的攻击就会平息，分化过程就会通过第一个重要的节点。先分化的一方可能需要一两年的时间才能达到这一点。随后是一个平静期，双方都会达到一个新的、更高的适应水平。然后，未分化的一方开始进行类似的分化努力，改变自我，而先分化的一方则成为共性的促进者。新的周期通常需要的时间较短，而且步骤也不像第一步那样明确。

个性力量在一开始是缓慢出现的，只需要很少的共性力量就可以使它回到原始水平，并保持相当长的一段时间。人的生命历程，就是让共性力量－个性力量保持中和平衡的过程。治疗师可以通过把问题集中在这个新的方面，关注对自我的责任，避免任何他与更“正义”的共性需求站在一起的误解，来促进分化的过程。

家庭系统治疗中的教学。对于使用这种方法进行长期治疗的家庭，必须进行某种教诲式的教学。这种知识为家庭提供了一种理解问题的方式，提供了一种他们对进步负有责任的意识，以及一种他们可以为自己集中精力的框架。一个非常焦虑的家庭是无法“听懂”教诲式的解释的，而试图进行这种解释的治疗师会深深地缠结在家庭情绪系统中，治疗会不可避免地出现扭曲，陷入僵局。直到家庭平静之后，才可以慎重地使用教学式的陈述。这也适用于让配偶经常回家探望原生家庭的理由，这是鼓励他们在其扩展家庭中努力“分化自我”的方法之一。在治疗的后期，各种会议和教学会谈都会有所帮助。

小结。这种方法对于短期、中期或长期治疗过程都是有效的。治疗时间的长短由家庭决定。有相当一部分家庭在五到十次会谈中就“痊愈”了，这些家庭通常是由于过度紧张的关系而爆发出症状。举一个例子，一个年轻妻子的严重性冷淡，经过七次会谈就可以“治愈”。中期治疗通常在 20 到 40 次会谈后，取得较好的治疗效果，妻子症状消退，强调共性的伴侣终止施加压力。没有其他方法能像这种方法一样，具有良好的长期效果。1966 年，多家庭治疗开始应用这种方法。治疗师会与四个家庭中的每个家庭进行 30 分钟的短暂会谈，而其他家庭则是不参与的观察者。与单个家庭进行一小时会谈相比，这些家庭的平均进展要快一些。这种差异似乎与“倾听”能力、向其他家庭学习而没有情绪反应的能力，以及学习的能力有关。有动力的人似乎需要一定的时间来改变他们的生活方式，从而实现自我分化。曾有人做过实验，他们尝试减少预约的频次，将给定的治疗时间分散在较长的时间内。现在大多数的多家庭治疗都是每月进行一次，其效果和较频繁的治疗一样好，甚至更好。这些家庭能够为自己的进步承担责任，并利用会谈让治疗师监督他们的努力。长期治疗的家庭平均持续五年，其中包括约 60 次的多家庭治疗和约 30 小时的治疗师直接治疗。

在自己的家庭中努力实现自我分化。该方法的转折点出现在 1967 年的一次美国全国性会议上，当时有人发表了一篇关于在自己的家庭中实现自我分化的匿名论文（Anonymous, 1972）。该方法涉及过去几代人的详细家族史，强调要与所有在世的重要亲戚发展个人关系。这就激活了因被忽视而潜伏的旧的家庭关系。之后，治疗师借助客观性的优势和三角关系的知识，激活旧的家庭三角关系，并将其去三角化。

1967年春天，我开始利用那次会议的材料，向精神科住院医生和其他心理健康专业人员教授家庭治疗课程。他们开始在自己的家庭中看到自己，并在自己的家庭中偷偷地试用这些知识。后来，他们在会议上报告了一些不可避免的情绪僵局。大家在会议上进一步讨论，以帮助理解问题，并为下次在家庭中的尝试提出建议。

同样是在1967年，在家庭治疗方面，住院医生的表现比以前作为临床医生的住院医生的表现更好。一开始，我以为这和那一年住院医生的素质有关，但住院医生说，是他们和自己家人的经验造成了这样的差异。有这样一些评论，比如“家庭理论只是一种理论，直到你看到它在自己的家庭中发挥作用，它将不再仅仅是一种理论”。

下一次意识到这一点是在1968年。住院医生的临床工作做得非常好，以至于我没有关注他们与伴侣和孩子的个人问题。我一直在努力地培训家庭治疗师。他们核心家庭的问题从未被提及。1968年，我发现这些住院医生在伴侣和孩子的问题上取得的进步，不亚于每周与伴侣进行正式家庭治疗的同类住院医生。有一个很好的样本可供比较。自20世纪60年代初以来，我一直建议住院医生及其伴侣接受家庭治疗，而不是针对个人问题的个体心理治疗或精神分析。相比那些回家探望原生家庭和没有进行任何类型的正式心理治疗的住院医生，每周进行正式家庭治疗的精神科住院医师拥有大量的临床经验。与精神科住院医生和其他心理健康专业人员的这段专业经历，是我自己新的专业定位的开始。

有人猜测，与扩展家庭一起工作，比与核心家庭一起工作产生变化更快。因为，与在核心家庭中相比，人们在直接生活环境之外的三角关系中更容易“看到”自我并调整自我。自1968年以来的几年中，这种与扩展家庭一起工作的方法已用于各种会议和教学场合，也用于私人实践类型的“辅导”。一个有动力的人可以每个月参加一次“辅导”。一些有机会参加教学会谈的人不需要私人“辅导”，或者他们需要的次数较少。有些住得较远的人，一年参加三到四次“辅导”，或者少到一年一次。这种方法非常不同，很难与其他方法比较结果。它绕过了核心家庭和亲密关系中无限的情绪细节，但它似乎可以比更传统的家庭治疗产生更好的治疗效果。

这种方法主要用于那些正在接受家庭治疗师培训的人，但也有越来越多的人听说后要求使用这种方法。治疗效果都是一样的，只是在没有出现症状之前，很少有人寻求家庭治疗。一旦一个家庭开始正式的家庭治疗会谈，就很难找到与原生家庭一起认真工作的动力。

广大心理健康专业人员，以及听说过这种方法并提出要求想要使用它的非专业人士，已经将这种在扩展家庭中定义自我的方法作为唯一的治疗方法使用。在其他类型的家庭治疗中，所有家庭都应与扩展家庭合作，但当人们感到焦虑时，扩展家庭的概念就没有什么意义了。症状消退后，人们更难找到与扩展家庭一起认真工作的动力。任何来自扩展家庭的收益都会立即转化为与伴侣和孩子的自发收益。在原生家庭中能否成功地定义自我，取决于人的动机和家庭情况。对于那些动机强烈、家庭完整但与扩展家庭疏远的人来说，这是最容易做到的。另一种极端是那些不愿与扩展家庭联系的人，以及那些家庭环境极其消极的人。介于两个极端之间的是有不同程度的动机，以及不同程度的破碎和疏远的家庭的人。父母去世后，如果还有其他健在的亲属，就不会有什么严重的问题。对于那些认为自己没有在世亲属的人来说，也可能会有相应的治疗效果。

扩展家庭发生变化的独特经历是很常见的。这是核心家庭之外的变化。在一门为医学院新生及其配偶开设的家庭治疗课程中，有一个学生，他的父亲在一家州立医院住了大约 20 年。医院离他的家乡很近，有几百英里远。一家人大约每年去看望父亲一次。我建议这个学生在他在家的任何时候单独去探望他父亲，并让他试着通过精神病症状去了解症状之下的那个人。我猜测，也许儿子从医学院毕业的时候，父亲就可以离开医院了。那一年，他去看望了父亲四次左右。第二年，大约在课程开始九个月后，父亲在医院放假时去看望了儿子。距离课程开始后正好 12 个月，儿子开始上大二的时候，父亲出院了，并且去看望儿子。父亲参加了那个班的第 22 次家庭治疗会议。从 30 岁到 50 岁，他一直住在州立医院，虽然还是有适应和就业问题，但儿子、父亲和这个家庭在短短的一年时间里，已经取得了很大的进展。

○ 系统理论与社会问题

在社会和家庭中，三角关系中的情绪力量的作用是一样的。多年来，家庭治疗师们已经意识到了这一点，但其中涉及的具体机制一直难以捉摸，难以界定。作者在这方面付出了很多努力（Bowen, 1974a）。社会领域具有更大的多重情绪力量，其对系统理论概念来说是一个挑战。在未来十年内，系统理论有望在这个新领域做出一些贡献。

总结

本文介绍了近20年前开始的家庭治疗的总体情况，它是作为不断变化的精神病学的一部分发展起来的。本文努力去确定一些似乎决定了家庭治疗发展方向的力量。家庭治疗师的理论和治疗方法非常多样化，因此，很难为这个领域的共同点或差异性找到一个参考框架。我们努力把重点放在大的方向上，而不是试图对该领域中知名人士的工作进行分类。事实是，大部分家庭治疗师是根据在培训中学习到的精神病学理论开展工作的，他们把家庭治疗作为一种技术。另一部分家庭治疗师使用传统理论来思考个体的情绪力量，并使用另一种理论来思考家庭成员之间的关系系统。一小部分家庭治疗师则采用了完全不同的理论来概念化家庭并与之一起工作。这些理论上的差异在家庭治疗的实践中没有共同点。有些治疗师技术高超，无论采用哪种治疗方法，他们都能成为大师。从这个角度上说，家庭治疗与其说是一门科学，不如说是一门艺术。

本文认为，对家庭的研究为研究人与人之间的关系打开了一扇门。当时还没有一个现成的、概念性的方案来理解关系。我们生活在计算机时代，在这个时代，系统思维影响着我们周围的世界，但是在思考人及其功能时，系统概念发展得很差。大多数关注关系的家庭治疗师都发展了系统概念，用于理解人们受自己的家庭、整个社会以及他们后代影响的微妙而有力的方式。那些发展出最完整的系统概念的人，已经开发出了超越个体理论和实践的治疗方法，不是因为其中一种方法比另一种方法更好，而是为了尝试新的可能性。作者是致力于开发系统概念，以在更大的家庭框架中理解情绪疾病的人之一。他把他的理论－治疗系统作为家庭和社会系统概念化的众多方式之一，并为读者提供了家庭治疗实践中最广泛的多样性观点。他提出了他的理论治疗系统，该系统可作为概念化家庭和社会系统的诸多方式之一，作者为读者阐述了家庭治疗实践的广泛性和多样性观点。如果目前系统思维的发展趋势得以继续，我们有理由期待在未来十年中该领域会有更加惊人的发展。

Family Therapy
in Clinical Practice

第 15 章

家庭对死亡的反应（1976）

对死亡的直接思考，或关于生存和避免死亡的间接思考，比其他任何主题都占用人类的时间。人是一种本能的动物，与低等生命形式一样，对死亡有本能的认识。他遵循着与所有生物相同的、可预测的本能生活模式。他出生，成长至成熟，繁殖，生命力耗尽，最终走向死亡。此外，他还是一种有思维的动物，他的大脑能让他进行推理、反思和抽象思考。他用自己的智慧发展出了关于生死意义的哲学和信仰，而这些哲学和信仰倾向于否定他在自然界的计划中的位置。每个人都必须确定自己在整个计划中的位置，并接受自己终将死去并被后代取代的事实。由于他的生命与他周围的生命紧密交织在一起，他为自己寻找人生计划就变得困难、复杂。本次报告将死亡作为他所生活的整个家庭的一部分。

没有一种简单的方法可以描述“人是他周围关系的一部分”。在这本书［指由菲利普·格林（Philip Guerin）编写的《家庭治疗》（*Family Therapy*）一书，下同］的另一章中，我阐述了我对人类作为一个个体以及他所生活的情绪－社会综合体的一部分的看法。根据我的理论，大部分人的人际关系行为更多是由自动的本能情绪力量决定的，而不是由理智决定的。很多理智活动都是为了解释和证明行为是由本能－情绪－感受综合体引导的。死亡是终止一个生命的生物学事件。生活中没有什么事情比死亡更能激发人类的情绪导向思维，引起人类情绪的共鸣。我选择了“开放”和“封闭”关系系统的概念，作为描述死亡这一家庭现象的有效方式。

一个“开放”的关系系统是指，一个人可以自由地与另一个人交流大部分的内心想法、感受和幻想，而这个人也可以做出回应或者相互交流。没有人与另一个人拥有完全开放的关系，但当一个人能够拥有一种合理程度的开放关系时，就是一种健康的状态。大部分的孩子与父母之间就是这样的状态。大多数人成年后最开放的关系是婚姻。婚后，夫妻共同生活，情绪相互依存，他们都会对让对方感到不适的话题变得敏感。他们会本能地回避这些敏感的话题，这样，关系就会转向一个更加“封闭”的系统。封闭的交流系统是一种自动的情绪反射，目的是保护自我不受他人的焦虑影响，不过大多数人都说，他们避开禁忌话题是为了避免让对方不高兴。如果人们能够遵循理性知识而不是自动反应，能够在一定程度上控制自己对对方焦虑的反应，那么尽管存在焦虑，他们仍然可以谈论禁忌话题，关系也会朝着更健康开放的方向发展。但是，我们作为人类，情绪反应就像反射一样自动运作，而且，当一般人认识到这个问题的时候，夫妻两个人就不可能自己去扭转这个过程。这时，一个训练有素的专业人员就可以作为第三人，发挥家庭治疗的魔力，破开封闭关系，建立开放关系。

在所有禁忌话题中，最主要的是关乎死亡的话题。很大一部分人孤独地死去，被锁在自己的思想中，无法与他人交流。这里至少有两个过程在运行，一个是自我的内部心理过程，它涉及一些对死亡的否认。另一个是封闭的关系系统，人们不能把他们的想法传达给别人，以免让家人或其他人不高兴。通常，在临终患者周围，至少有三个封闭系统在运作。一个是在患者体内运行。根据经验，每个临终患者都对即将到来的死亡有一定的觉察，而且有很大一部分的患者知晓大量的知识，但他们不与任何人交流。另一个封闭系统是家庭。家庭从医生那里获得基本信息，再从其他来源获得一些信息，然后在家里将这些信息放大、扭曲和重新解释。家庭会为患者精心策划、编辑医疗公报。家庭会以对诊断报告的解释为基础制作这份医疗公报，并进行修改，以避免患者对焦虑的反应。当患者家属认为患者正在睡觉或失去知觉时，家庭成员会在患者的听力范围内低声说出其他版本的公报，但实际上患者经常对这种低声耳语保持警觉。医生和医务人员还有一个封闭的沟通系统，这种沟通可能基于医疗事实，受到家庭和工作人员内部情绪反应的影响。医生试图向家庭做事实报告，但这些报告会被医学情绪扭曲，医生努力把重点放在“坏消息”或“好消息”上。医生的反应越激烈，就越有可能使用家庭听不懂的医学术语，或者努力用外行人的语言沟通，但这样的语言往往过于简单。医生越焦虑，他就越有可能说得太多，听得太少，最后得到一个模糊和扭曲的信息，而且他很少意识到家庭可能误解了他的信息。医生越是着急，越是无法回答家庭询问的具体细节。医生通常在回答家庭的具体问题时抓不住重点，过度概括。医生与患者的沟通还有另一个层次。即使是认同告诉患者“事实”原则的医生，也会在沟通时过于焦虑，以至于患者是在回应医生，而不是在回应他所讲的内容。当医学的封闭式沟通系统遇到患者与家庭之间古老的封闭系统时，就会出现问题，而绝症的威胁加剧了患者的焦虑。

我在死亡方面的临床经验可以追溯到大约 30 年前，当时我曾与有自杀倾向的患者详细讨论过死亡问题。他们渴望与一个没有偏见的倾听者交谈，而这个倾听者不必纠正他们的思维方式。后来我发现，所有的重病患者，甚至是那些没有生病的人，都很感激有机会谈论死亡。多年来，我试着在我的实践中与重病患者、我在社会上认识的人和朋友，以及扩展家庭的成员进行这样的讨论。我从来没有见过一个身患绝症的人因为这样的谈话而变得脆弱。这与以往的信念相矛盾，之前，我会认为自我在某些情况下太脆弱而不适合谈论死亡。我甚至对一系列昏迷的患者做了关于死亡的会谈。身患绝症的人常常让自己陷入昏迷。有一大部分的人可以把自己从昏迷中拉出来，进行重要的交流。我曾遇到过这样的人，他们从昏迷中醒来，与我交谈了很长时间，并对我的帮助表示了感谢，然后马上回到昏迷状态。直到 20 世纪 60 年代中期，大多数医生都拒绝告诉患者他们得了绝症。在过去的十年里，医学界对此的普遍看法发生了很大的变化，但医疗实践没有跟上变化。医生与患者之间、医生与家属之间、家属与患者之间还是和以前一样，沟通不畅。这其中基本的问题是情绪问题，规则的改变并不能自动改变情绪反应。医生可以认为自己给了患者事实性的信息，但是在情绪发生的瞬间，沟通变得模糊，在患者的情绪过程中，他没有“听到”。患者和家属可以假装他们已经清楚地处理了彼此的信息，但由于情绪激动，双方都没有听进去彼此的话。在医疗中心内的家庭治疗实践中，我经常与患者和家属接触，与医生接触较少。患者和家属之间的封闭系统已经够突出了。我认为医生与家属之间、医生与患者之间的沟通不畅是最大的问题。曾多次出现过这样的情况：医生自认为沟通得很清楚，但家属不是误解就是歪曲了信息，而家属这些歪曲的想法会让他们对医生的失职感到愤怒。在所有这些案例中，手术和医疗程序都是恰当的，家属对医生简明扼要的发言做出了反应，而医生认为他已经充分地沟通了。在这种情况下，对医生的陈述做简单的解释，并避免产生医生失职的想法是很容易的。我相信告知患者他得了不治之症是医学上的良性变化之一，但是当外科医生在匆忙之间仓促地告知患者得了不治之症时，他会非常紧张，封闭的系统也不会开放。经验表明，医生必须在医生－家庭－患者的三角关系中，学习封闭系统情绪性的基本知识，如果自己缺乏时间和动力掌握这方面的知识，可以借助家庭治疗中的专业知识加以弥补。后文将介绍一个封闭系统情绪性的临床案例。

家庭情绪平衡与情绪冲击波

本节将讨论一个与家庭内开放和封闭系统沟通没有直接关系的事件序列。死亡，或受到死亡的威胁，只是众多可能扰乱家庭的事件之一。当一个家庭单位处于平静状态，并且每个成员在该时期内以合理的效率运作时，它就处于功能平衡的状态中。如果增加一个新成员或失去一个成员，这个单位的平衡就会被打乱。情绪反应的强度取决于当时家庭中情绪整合的功能水平，也取决于家庭中增加或失去的那个人的功能重要性。例如，孩子的出生会扰乱情绪平衡，直到家庭成员能够围绕孩子重新调整自己的情绪平衡。来家里探望的祖父母可能会短暂地转移家庭情绪力量，但如果祖父母来家里居住，就会在很长一段时间内改变家庭情绪平衡。扰乱家庭平衡的丧失可能是物质上的丧失，比如去外地上大学的孩子，或结婚离家的成年子女；也有功能上的丧失，如家庭中的关键成员因长期生病或受伤而丧失工作能力，无法从事家庭赖以生存的工作；还有情绪上的丧失，比如缺少一个轻松愉快的人来让家庭氛围变轻松。一群人从轻松变严肃，就变成了另一种有机体。家庭建立新的情绪平衡所需的时间长短，取决于家庭中的情绪整合程度和干扰的强度。一个整合程度良好的家庭在发生变化时可能会表现出更明显的反应性，但会很快适应变化。一个整合程度较低的家庭可能在当时几乎没有什么反应，但随后会出现身体疾病、情绪疾病或社交行为异常的症状。试图让家庭在发生变化的时刻表达感受，并不一定能提高情绪整合的水平。

“情绪冲击波”是严重生活事件的地下“余震”网络，在家庭中发生严重情绪事件后的几个月或几年中，扩展家庭系统中的任何地方都可能发生这种事件。“情绪冲击波”最常在重要家庭成员去世或受到死亡的威胁之后发生，但也可能在其他类型的丧失之后发生。这与死者身边人的悲伤或哀悼反应没有直接关系。它依靠家庭成员彼此之间情绪依赖的深层网络运作。家庭往往会否认这种情绪依赖，觉得严重的生活事件看起来与情绪依赖毫无关联，他们试图掩饰事件之间的任何联系，当有人将事件与彼此联系起来时，家庭会有强烈的情绪否认反应。这种情况最常发生在严重否认情绪“融合”的家庭中，在这种家庭中，家庭能够在家庭系统中维持相当程度的无症状情绪平衡。本书的另一章中已经描述过基本的家庭过程。

20世纪50年代末，我在家庭研究中首次遇到了“情绪冲击波”。我在论文和讲座中都有提及它，但文献中对它的描述并不充分。我最初是在多代家庭研究过程中注意到情绪冲击波的，我发现在一个重要家庭成员患重病和死亡后，扩展家庭中多个独立的成员会发生一系列重大的生活事件。起初，我觉得这可能是巧合。后来人们发现，在大部分家庭中都存在这种现象的某种形式，因此，我在所有家庭历史中都会定期检查“冲击波”。冲击波中的症状可以是任何人类问题。症状可以包括身体疾病的全部范围，从感冒和呼吸道感染的发病概率增加，到首次出现慢性病，如糖尿病或过敏，再到急性内科和外科症状。冲击波就好像是一种刺激，可以触发躯体生理过程开始活动。症状还可以包括从轻度抑郁，到恐惧症，再到精神病发作等各种情绪症状。症状也包括社会功能紊乱，如酗酒、学业或事业失败、堕胎和私生子、意外事故增加，以及各种行为障碍。了解冲击波的存在为医生或治疗师提供了治疗中的重要知识。如果没有此类知识，他们就会忽略事件发生的顺序，而将其当作单独的、不相关的事件来处理。

我将举一些冲击波的例子来说明这一过程。冲击波最常发生在一个重要家庭成员死亡后，但在受到死亡的威胁后，冲击波也会同样严重。一个例子是，一个60岁出头的祖母因癌症接受了彻底的乳房切除术。在随后的两年内，她的孩子及其家人发生了一系列严重的反应。一个儿子生平第一次开始酗酒，另一个儿子的妻子患上了严重的抑郁症，一个女儿的丈夫事业失败，另一个女儿的孩子发生了交通事故和违法行为。五年后，当祖母的癌症被治愈后，家庭成员的某些症状却仍在继续。一个更常见的冲击波的例子是，当重要的祖父母去世后，子女和孙辈都会出现一系列症状。一般来说，孙辈通常对祖父母没有什么直接的情绪依恋。但有这样一个例子：祖母去世后，女儿对祖母去世的反应并没有那么悲痛，但她有某种深层的反应，她把自己的不安传递给了与祖母从未亲近过的儿子，儿子则以不良行为来对母亲这种传递做出反应。家庭掩盖了这些事件的联系，家庭成员如果意识到治疗师在寻求某种关联性，就会进一步伪装事件序列。家庭对任何反对他们的否认都会有极强烈的反应。一个母亲得了中风，患了失语症，30 多岁的儿子乘飞机去看母亲。在这之前，他的妻子和孩子都有条不紊地生活，他的事业进展得也很顺利。他努力与不会说话的母亲沟通，这是一段痛苦的经历。在回家的飞机上，他遇到了一个年轻女子，与她开始了人生中第一次婚外情。在随后的两年里，他开始过着双重生活，结果事业失败了，他的孩子们在学校的表现也开始变得很差。当我提早将母亲的中风和他的外遇联系起来时，他的家庭治疗起了一点儿效果，并持续了六个疗程。但后来他取消了治疗，再也没有回来。人类现象的本质决定了它会对一个生命依赖于另一个生命所产生的任何影响做出强烈的反应。其他家庭的反应则比较少，他们可能对这种现象更感兴趣，而不是对它做出反应。我只见过一个这样的家庭，在寻求治疗之前，他们已经把这些事件之间自动建立了联系。一个父亲说："在两年前女儿出嫁之前，我的家庭一直平静而健康。但自她结婚以后，麻烦事接二连三，医药费也变昂贵了。我妻子做了一次胆囊手术。之后，她发现我们住的每套房子都出了问题，我们已经毁了三次租约，搬了四次家。后来她的背部出现了问题，做了脊柱融合手术。女儿结婚前，我儿子一直是个好学生。去年，他的学业成绩下降了，今年他又辍学了。在这期间，我心脏病也发作了。"我认为这是一个情绪平衡脆弱的家庭，母亲的功能取决于她和女儿的关系。后来主要是母亲出现了功能失调，但儿子和父亲对母亲的依赖性很强，因此他们也出现了症状。情绪冲击波十分普遍，以至于我们的乔治敦家庭会谈在每个家族史中都会对其进行例行的历史检查。

在处理家庭死亡问题时，了解情绪冲击波很重要。并非所有的死亡对家庭都有同样重要的意义。有一些死亡很有可能会伴随着冲击波。其他死亡的影响则较小，通常只伴随着正常的悲伤和哀悼。还有一些死亡对家庭来说是一种解脱，通常在此之后家庭会有一段更好的生活。如果治疗师可以提前了解情绪冲击波的可能性，他就可以采取一些措施来预防它。在死亡中，最可能出现严重而持久的冲击波的是家庭中年轻父母任何一方的死亡。这不仅扰乱了情绪平衡，更使家庭在养家糊口的成员或母亲的功能最重要的时候，失去了这些功能。一个重要孩子的死亡可能会动摇家庭平衡多年。“族长”的死亡是另一个可能导致长期深层动荡的事件。“族长”可以是一个可能已经部分失去功能的祖父，但他在家庭事务中继续发挥着某种决策功能。这些家庭中的祖母通常生活在丈夫的阴影下，因此她们的死亡不太重要。如果祖母是家庭情绪生活和家庭稳定的核心人物，在祖母去世后，家庭反应会很激烈。“族长”也可能是这一代人中最重要的兄弟姐妹。还有一类家庭成员，他们的死亡可能只造成正常的悲痛和哀悼反应。他们也许很受欢迎，但在家庭事务中扮演的是边缘角色。他们是“既不出名也不臭名昭著”的中立者。他们的死亡不太可能影响家庭未来的运作。最后，还有一类家庭成员，他们的死亡对家庭来说是一种解脱。这些人的功能对于家庭而言微不足道，并且他们的疾病可能是一个负担。他们的死亡可能会带来一段短暂的悲伤和哀悼，然后家庭功能就会得到改善。功能失调的家庭成员死亡后很少会出现冲击波，除非该功能失调在维持家庭情绪平衡方面发挥了关键作用。自杀通常伴随着长时间的悲伤和哀悼反应，但冲击波通常不大，除非自杀意味着家庭失去了一个重要的功能角色。

○ 临终治疗

了解家庭的整体结构、临终者在家庭中的功能地位，以及生活适应的整体水平，对于任何试图在死亡前或死亡后帮助家庭的人来说都很重要。如果治疗师对所有的死亡都一视同仁，可能会错过很多信息。一些运转良好的家庭能够在死亡来临之前适应它。假设这样的家庭需要帮助，治疗师可能需要一种恰当的干涉。在美国，医生和医院把很多关于死亡的问题交给牧师和神父，期望他们知道该怎么做。有一些超常的神职人员凭直觉知道该怎么做。然而，许多年轻的牧师或神职人员倾向于对所有的死亡都一视同仁。他们用自己的神学理论来处理，这是一种关于死亡的理论，其概念不超出人们熟悉的悲伤和哀悼的范围，他们倾向于将帮助的目标放在公开表达悲伤上。这也许能给大多数人提供表面的帮助，但忽略了更深层次的过程。人们普遍认为，通过哭泣来表达悲伤可能会对大多数人有帮助，但这可能让其他一部分人的情况变得复杂。医生或治疗师要了解情况，合理控制自己的情绪，不要使用过多的否定或其他极端机制，要尊重家庭中的否认。在与家庭的治疗工作中，我谨慎地使用直接的词，如死亡、死和埋葬等，也小心翼翼地避免使用不那么直接的词，如逝去、去世、过世等。一个直接的词可以帮助我向对方表明我可以接受这个主题，这也会使其他人感到很舒服。一个无关紧要的词似乎可以使死亡的事实变得柔和，但它会让家人用一些无关紧要的词来回应，家庭很快会怀疑我们是否在谈论死亡。使用直接的语言有助于打开一个封闭的情绪系统。我相信，这可以为帮助家庭感到舒适自在提供一个不同的方式。

以下是一个临床案例，可以用来说明如何努力打开与临终患者、其家属和医务人员之间封闭的沟通。作为另一家医疗中心的客座教授，我被安排与一个有情绪困扰的女儿的父母做示范性访谈。在前往访谈室的途中，我得知孩子的母亲处于癌症晚期，外科医生告诉了父亲，父亲也告诉了家庭治疗师，但母亲并不知情。按照我自己的做法，我本应自动与家属讨论这个问题，但在无法进行后续访谈的情况下，我其实不愿意接受这个访谈。一大批专业人士和受训学员观摩了这次访谈。起初我选择避开死亡这个关键问题，但后来的访谈变得很尴尬、困难和棘手。我认为必须讨论癌症问题。大约十分钟后，我问这个母亲，她觉得为什么她的外科医生、她的家人以及其他人都没有告诉她癌症的事情。她毫不犹豫地说她认为他们不敢告诉她。她平静地说："我知道我得了癌症。我知道它已经有一段时间了。在那之前，我很害怕，但他们告诉我这不是癌症。有一段时间我相信了他们，以为那只是我的想象。现在我知道我得的就是癌症。当我问他们时，他们说'不是'，这意味着什么？这要么意味着他们是骗子，要么意味着我疯了，而我知道我没有疯。"接着，她详细讲述了自己的感受，虽然有些痛苦，但她完全控制住了自己。她说，她不怕死，但她想活得久一点儿，想看到女儿有自己的生活。她讨厌让女儿承担父亲的责任。她动情地说着，但几乎没有流眼泪。我和她是房间里最平静的人，而她的治疗师擦去了眼泪。父亲的反应则是，用开玩笑的方式说母亲的想象力很丰富。为了防止他的反应让妻子陷入沉默，我说了几句话，建议他不要干涉妻子真实的想法。她才得以继续说："这是世界上最孤独的生活。我在这里，明明知道自己会死，却不知道自己还有多少时间。我无法与任何人交谈。当我和我的外科医生交谈时，他说这不是癌症。当我试着和我丈夫交谈时，他却拿它开玩笑。我来到这里是为了谈论我的女儿，而不是谈论我自己。我和所有人都隔绝了。当我早上起床的时候，我感觉很糟糕。我对着镜子看自己的眼睛，看看它们是否有黄疸，癌症是否已经扩散到我的肝脏。在我丈夫上班之前，我会尽量表现得开朗，因为我不想让他不高兴。然后我就一个人整天胡思乱想，只知道哭和乱想。在丈夫下班回来之前，为了他，我努力让自己振作起来。我希望自己能尽快死去，这样就不用再装下去了。”接着，她又说了一些关于死亡的想法。小时候，当人们在坟墓上行走时，她觉得很受伤。她一直希望自己能被埋在陵墓里，这样人们就不会在她的坟墓上行走。“可是，”她说，“我们是穷人。我们买不起陵墓。当我死后，我将像其他所有人一样被埋葬在坟墓中。”这一次访谈的技术是允许母亲说话，不让她受父亲的焦虑影响而变得沉默，希望这个家庭的治疗师以后可以继续这个过程。虽然这个父亲说他会尽力去倾听和理解，但我知道，要想在一次访谈中就打开这种强度的情绪封闭关系是不可能的。患者松了一口气，因为她部分脱离了她所生活的封闭系统。治疗师说自己已经知道了癌症的事情，但一直在等母亲提起，这对心理健康专业人员来说是一种常见的状态。治疗师自身的情绪使母亲无法开口。访谈结束时，母亲流着泪笑着说：“我们肯定在我的坟墓上走了一个小时，不是吗？”当我在大厅里和他们告别时，母亲说：“当你今晚回家时，感谢华盛顿今天送你来这里。”不太会表达的父亲说：“我们都很感激。”之后，我与观摩采访的观众有几分钟交流讨论的时间。小组中的一些人已经感动得泪流满面，大部分人沉默不语，神情严肃，还有少数人提出了批评。提出批评的是一个年轻的医生，他说这样做伤害了妻子，让妻子失去了希望。但事实上，我为自己决定在这个单次示范性访谈中讨论这个问题而感到高兴。在回家的路上，我想到了观众反应的差异，以及如何训练年轻的专业人员充分控制自己的情绪，让他们更加客观地面对死亡。我猜想，训练那些哭泣的人比训练那些将感受理智化的人更容易。这是一个在单次访谈中取得良好效果的示例。它说明了患者、家属、医务人员之间封闭关系系统的强度。

葬礼的功能

大约 25 年前，我有一次临床治疗经历，我将以此说明本文下一节的重点。在那次临床治疗中，一个年轻的女人在开始进行精神分析时说：“在我们去做其他事情之前，让我先埋葬我的母亲。”她的母亲已经去世六年了，她哭了好几个星期。当时，我以移情和内部心理动力作为实践框架。后来，我将患者的陈述作为描述系统理论的一种方式，该系统理论涉及人与人之间无法解决的情绪依恋，这些依恋可以维持生活，可以与重要的未来关系保持联系，而且可以继续指导人生过程。有一种利用葬礼的方式，可以更彻底地“在死者死亡时将其埋葬”。在处理未解决的情绪依恋方面，很少有人类事件能像重病和死亡那样，对情绪造成如此激烈的影响。

自从人类成为文明人以来，葬礼仪式就以某种形式存在。我认为它具有使幸存者与死者建立联系的功能，同时也可以让幸存者和重要朋友之间建立联系，并且帮助幸存者和朋友终止与死者的关系，并继续生活。我认为葬礼最好的功能，是让亲人和朋友在这个高度情绪化的时刻，尽可能地与“死亡”这个残酷的事实进行有效的接触。我认为，当人们在家中去世，家人在场，亲朋好友亲手做棺材、亲手下葬时，葬礼可能更有效。但遗憾的是，社会不再允许这样做，尽管如此，还是有办法让幸存者与死者进行合理程度的个人接触。

现今有许多丧葬习俗，其作用是否认死亡，使死者与生者之间未解决的情绪依恋得以延续。这在对死亡感到焦虑的人身上最为强烈，他们用当前的葬礼形式和内容来逃避焦虑。有些人拒绝看遗体，因为“我想记住我认识的他们”。社会上有一部分焦虑的人，把葬礼称为异教徒的仪式。丧葬习俗使得遗体可以在没有家人亲自接触的情况下从医院被处理掉。家庭通常将儿童排除在葬礼之外，以免让他们感到不安。他们认为，葬礼可能会导致孩子产生不切实际和扭曲的幻想画面，且永远不会得到纠正。私人葬礼是避免死亡情绪的另一种习俗。这种葬礼的动机是家庭焦虑，是为了避免与他人进行情绪接触。它阻止了家庭的友谊系统与死者终结关系的机会，并剥夺了家人与朋友之间支持性的关系。

我相信，相比于听从来自焦虑的亲戚和朋友的建议，在家人去世时给予家庭专业的支持，会更有助于他们进行葬礼，并发挥葬礼的功能。在 20 年的家庭实践中，我已经与数千个家庭进行了接触，我在幕后“指导”过数百个家庭处理死亡和葬礼。我呼吁家庭尽可能去探望临终的家人，如果情况允许，也要想办法让孩子参与进来。我从未见过有孩子因为接触死亡而受到伤害。他们只是被幸存者的焦虑所“伤害”。我鼓励尽可能多的扩展家庭成员参与葬礼，准备开放式的棺材，以尽可能让死者和生者之间有最紧密的接触；及时发布讣告，通知亲友，并举行有遗体在场的公开葬礼，最好是举行个性化的葬礼。有些丧事仪式化程度很高，但即使是最仪式化的丧事，也可以个性化。这样做是为了让整个家庭系统在整个友谊系统的见证下，与死亡有最密切的接触，并帮助那些宁愿逃避也不愿面对葬礼的人解决焦虑。

下面是一个我从幕后指导朋友的例子。对象是邻居而不是我专业实践中的人。这对 30 岁出头的年轻父母带着他们的三个孩子（分别是 10 岁、8 岁和 5 岁），来和她寡居的母亲一起生活，为丈夫去海外执行长期任务做准备。在他原定出发前一个月的一个星期日，这个年轻妻子因心脏病突然去世。整个家庭都十分震惊。那天晚上，我和家庭中的父亲一起度过了大约三个小时。他和妻子关系非常亲密。他有很多的问题，关于如何处理目前的紧急情况、葬礼、孩子们的未来，以及他自己的生活。他想知道孩子们第二天是否应该去上学，他应该告诉老师们什么，他是否应该辞去海外的工作。下午，他曾试图告诉孩子有关母亲的死讯，但他开始哭泣，孩子们回应说："爸爸，请不要哭。"他说，他可能要为孩子们再娶一个女子做母亲，但在妻子去世仅仅八小时后就说出这句话，他感到很内疚。在访谈期间，我概述了我认为对他来说最理想的行动方案。我建议他尽可能多地采纳与自己一致的想法，如果这些想法对他来说是有意义的，就尽可能地采纳它们。我提出，孩子们处理死亡的能力取决于成年人，如果能用孩子们能理解的语言来表达死亡，让他们真实地参与到葬礼中来，对未来将是最好的选择。我提醒他要注意朋友的不良情绪反应，如果他决定让孩子们参与葬礼，要做好被朋友批评的准备。在母亲去世后的头几个小时，孩子们一直在回应他的情绪，而不是对母亲去世这一事实做出反应。在这种情况下，孩子们通常不再说话并会否认死亡。我建议他在接下来的日子里，每隔一段时间就频繁地提到死亡的事情，以此来克服这一障碍，如果他开始哭泣，就安慰孩子们说他没事，不要为他担心。我想让他们对可能存在的任何问题都保持开放的沟通。我建议由孩子们决定第二天是否要去学校。关于让孩子们与死去的母亲相处的问题，我建议他在葬礼前安排一个时间，把孩子们带到殡仪馆，请所有其他人离开房间，让他和孩子们与死去的母亲进行一次家庭内部的交流。我认为这样做可以帮助孩子们适应母亲去世的现实，如果把扩展家庭的焦虑成员排除在外，也能起到作用。在周二晚上，我在卧室里待了一个小时，父亲坐在椅子上，三个孩子坐在他的腿上。他可以哭，孩子们也可以哭，孩子们可以自由地提问。他告诉他们第二天下午去殡仪馆的计划。5 岁的儿子问他能不能亲吻妈妈。父亲看向我，希望得到答案。我说，那是儿子和他妈妈之间的事。后来，在客厅里，我向亲友们宣布，第二天下午父亲会带孩子们去殡仪馆，只有他们，不能有其他人在场。私下里，我认为让孩子们暴露在那个家庭的情绪中是不明智的。这个父亲的母亲说："儿子，这样会让你太辛苦。"父亲回答说："妈妈，你放心吧。我可以做到的。"周三晚上，我去了殡仪馆。整个家庭友谊系统都在场。这几天一直很平静的祖母说："非常感谢你们的帮助。"父亲把下午孩子们的来访情况做了详细的交代。孩子们走到棺材前，摸了摸母亲。5 岁的儿子说："如果我亲吻她，她也不能亲吻回来。"三个人都花了一些时间检查所有的东西，甚至看了看棺材下面。8 岁的儿子钻到棺材下，祈祷在天堂的母亲能再次把他抱在怀里。父亲和孩子们在房间里时，一些亲朋好友来了。父亲和孩子们撤回到大厅，而朋友们则进了房间。在大厅里，最小的儿子在一个花盆里发现了一些磨光的鹅卵石。他把这些鹅卵石作为"礼物"送给他的母亲。他把一小块鹅卵石拿进了房间，并把它放在母亲的手里。其他孩子也找来了鹅卵石，并将它们放在妈妈的手中。然后他们宣布："爸爸，我们现在可以走了。"父亲对这次来看望亡妻的结果感到非常欣慰。他说："今天，这个家庭解除了千吨重的负担。"第二天，我参加了葬礼。孩子们表现得很好。10 岁的女儿和 8 岁的儿子都很平静。在仪式上，8 岁的孩子小声对父亲说："爸爸，我肯定会想念妈妈的。"5 岁的孩子泪流满面地紧紧抱着父亲。

对于父亲让孩子们参与葬礼的事，曾有一些批评的声音，但父亲做得很好，在大家去殡仪馆后，这些批评变成了钦佩。第二年，我与这个家庭保持着密切的联系。父亲会继续提到母亲的死亡。一周之内，孩子们就用过去时态谈论母亲了。孩子们和他们的祖母住在一起，并没有出现通常在这种死亡后出现的并发症。父亲在离家较近的地方接了一项工作任务，以便在孩子需要他的时候可以随时回来。次年，父亲再婚，带着孩子们和他的新婚妻子去了另一个城市。自亡妻去世至今已经过去 12 年了，家庭已经调整得相当完美。我仍与这个家庭保持定期联系，现在这个家庭有初婚生的三个成年子女和二婚生的年幼子女。在亡妻死后数年，父亲写下了亡妻去世时的经历，题为"我的上帝，我的妻子死了"。他描述了他最初的震惊，他努力摆脱自怜，他在高度焦虑时决心自己做决定，以及在葬礼和下葬前的关键日子里，他在计划中表现出的勇气。这个例子说明了，我本认为可能会造成终身后遗症的创伤性死亡的最佳结果。但是在这种强度的压力下，这个父亲比我见过的任何其他亲属都更有内部心理力量。

总结

在死亡问题上，家庭系统理论提供了一个比传统精神病学理论更广阔的视角，传统精神病学理论关注的是将死亡视为个体内部的一个过程。本文首先论述了患者、家庭、医生之间的封闭关系系统和家庭治疗的方法，这些方法有助于克服一些形成封闭系统沟通的焦虑。接着讨论了“情感冲击波”，该冲击波在一定程度上存在于大部分家庭中。这是家庭研究的直接结果，它为专业人员理解家庭中的情绪相互依存和死亡的长期并发症提供了不同的角度。最后讨论了葬礼对情绪的影响，以及专业人员如何帮助遗属冷静面对死亡的焦虑，从而达到更好的情绪功能水平。

第 16 章

心理治疗实践中的理论（1976）

心理治疗的理论和实践之间存在着显著差异。治疗师对情绪疾病本质和起源的理论性假设指导着他在心理治疗中的思考和行为。即使“理论”和“治疗方法”并不总是有明确的定义，这种情况也一直存在。古时候的药师们认为，情绪疾病是由于邪灵作祟，他们有一些关于邪灵的理论概念，这些理论概念指导着他们的治疗方法，如释放出患者体内的邪灵。即使很难确定理论和实践的具体联系，我相信，理论依旧是非常重要的。

我开展心理治疗临床研究大概有 30 年了。其中，我的主要工作就是澄清理论，发展与理论相一致的治疗方法。我做这些，首先，是因为我相信这些可以丰富心理学领域的知识，并为后人的研究提供更好的理论结构。其次，随着心理学的理论和治疗方法日趋一致，心理治疗的预测性和疗效得到了进一步的提升。在这一章中，我首先会阐述所有心理学流派在理论和实践之间的不明之处；其次，我将具体讨论家庭治疗。在探讨我自己提出的家庭系统理论时，有些部分会与我之前发表的一些文章一致（Bowen, 1966, 1971），有些部分会稍微做些修改，加入一些新的概念。

心理治疗的理论背景

我们也许可以说，20 世纪的心理治疗始于弗洛伊德，他提出并发展了一个全新的情绪疾病理论，解释其性质和起源。在他之前，由于许多精神类疾病使用医学的概念化模型，所以它们通常被认为是由某种原因未明的大脑病变所致。弗洛伊德在功能性疾病方面提出了一个全新的维度，该维度涉及心理功能，而不是大脑病理。弗洛伊德的理论主要来自他的患者对很多童年早期的细节的记忆，并且患者在和精神分析师交流这些细节时会表现出强烈的情绪。在精神分析的过程中，他发现患者有所好转，患者与精神分析师的关系经历了一个明确且可预测的阶段，并朝着更好的生活方向调整。弗洛伊德和早期的精神分析学家在两个方面做出了巨大的贡献：一是提出了一个全新的关于情绪疾病本质和起源的理论；二是第一次明确定义了移情关系和谈论关系的治疗价值。虽然“咨询”和“讨论问题”在此之前就已经存在，但精神分析流派为治疗关系提供了概念化结构，并由此催生了心理治疗的专业。

纵观历史，几乎没有什么事件比精神分析对人类思维的影响更大。这一关于人类行为的新学问逐渐被精神病学、心理学、社会学、人类学等一些研究人类行为的专业学科吸纳，并且也在诗歌、小说、戏剧等一系列艺术作品中得以体现。精神分析的概念开始被视为基本的真理。随着人们接受这种观点，精神分析与其他知识的整合也出现了一些长期的复杂问题。弗洛伊德曾接受过神经学的培训。他很清楚，他是在用理论假设来运作，他的概念与医学或公认的科学没有逻辑上的联系。他那些有关“精神”（psycho）病理学的概念，全都是效仿的医学概念，这给我们留下了一个概念上的困境，至今仍未解决。弗洛伊德曾经尝试探索其与医学概念间的联系，但并未成功。与此同时，他使用不一致的模型来概念化他的其他发现。他丰富的文学和艺术知识也为他构建其他模型奠定了基础。其中，最著名的例子就是他使用了来自文学中的“俄狄浦斯情结”。他的模型准确地描述了他的临床观察，并代表了人性的一个缩影，然而他理论概念的来源不尽相同。这使得他的继承者很难运用医学或公认科学的同义概念来继续研究。从本质上说，他这一套关于人类功能的革命性新知识体系自成一派，与医学或任何公认的科学没有任何逻辑关联。这些知识在社会科学领域和艺术界得到了普及，但很少有概念进入到更基础的科学领域。这使得精神分析与科学渐行渐远。

在 20 世纪，精神分析流派在理论和实践上经历了显著的发展。弗洛伊德的继承者中更多的是追随者，而不是科学家。他们没有意识到他的理论是建立在理论假设的基础上的，他们倾向于认为这是既定的事实。他的理论越被认为是事实，就越不可能质疑他的理论所基于的理论基础。追随者们很早就开始对理论中的某些细节（在人际关系系统中是可预测的）产生分歧，并在此基础上发展出不同的“理论”、概念和“思想流派”。他们如此沉溺于区分这些“不同”，却忽略了一个非常重要的问题：他们都是在弗洛伊德理论假设的基础上提出各自理论的。就像一棵树的分枝用尽一生宣告它们的与众不同，但没有意识到它们同根同源。随着时间的流逝和分枝的不断出现，差异也越发明显。

由于弗洛伊德只定义了心理治疗关系的基本理论，有关心理治疗关系差异的争论愈演愈烈。不仅如此，每个从业者都在探索应用理论的方法和技术，与理论相比，在治疗方法和技术上发展“差异”有更大的灵活性。不同于治疗关系的流行概念，精神分析学家对“移情”（transference）一词保有严格的解释。差异是存在的，但他们对差异的关注掩盖了共同点。团体治疗就是对这一趋势很好的例证，它主要来源于治疗关系理论，其次来源于关于情绪疾病本质的基本精神分析理论。越来越多的心理健康专家使用不同的理论和疗法，但他们都会遵循精神分析流派的两个基本理念：一是情绪疾病是从人际关系问题中发展而来的；二是治疗关系是治疗情绪疾病的普遍方法。

还有其他的发展趋势也说明了理论和实践的分离。这与心理学研究有关。长期以来，基础科学一直对精神分析流派和心理学理论持批判态度，认为它们是非科学的，并且基于无视批判性科学研究的不断变化的假设。不可否认，这种说法是有道理的。但当时的精神分析学家和心理学家们持有异议，他们认为科学和心理学是不同的领域，科学的规则在心理学领域并不适用。他们创造了社会“科学”这一术语，并进行了大量的实验来证明他们是科学的。确实有一些证据支持社会科学是科学的。主要的变化是科学方法的发展，旨在用科学的方法研究随机和有差异的数据。如果追求科学方法的时间足够长，那么它最终应该可以产生基础科学所能接受的数据和事实，然而这并没有发生。这场争论已经持续了一个世纪，心理学家认为精神分析假设是事实，并相信科学的方法可以使其成为一门科学，但基础科学工作者们依旧没有被说服。这就是当今心理健康领域研究的现状。那些掌控资金的研究项目负责人和专家们都接受了科学方法的培训，这意味着这种方法将成为一种常态化的趋势。我自己在这件事上的立场是：“没有办法对感受进行卡方检验，使其成为可以被计量的科学事实。”这是基于这样一种信念，即人类行为是自然界的一部分，因此，人类行为和自然界的其他现象一样是可知的、可预测的和可重复的。但是我也认为研究的方向应该是和其他领域建立理论联系，而不是将科学方法应用于主观的人类数据。这对于我在精神疾病领域的研究来说，是一场长期的斗争。总而言之，我认为研究情绪疾病将有助于理论和实践的分离，有助于心理学理论建立在已证实的事实的基础上的观念。

如今，在心理健康专业人士的培养中，出现了支持理论与实践分离的趋势。20世纪初期，精神分析声名鹊起，然而从整体来看，社会仍然对它持否定态度。到了20世纪40年代至50年代，精神分析理论成为当时最具影响力的理论。在那个时候，不同的精神分析学家之间形成了许多表面的“差异”，以至于当时的新手治疗师面临着基于精神分析基本概念衍生出来的一系列不同的理论。他们把精神分析理论作为已证实的事实来学习，把治疗关系作为治疗情绪疾病的方法。再往后，那个时期的学员已经成长为高级导师，表面的“差异”也因此变得更多了。从20世纪50年代到60年代，我们听闻了太多在理论和实践中使用精神分析基本概念的人发表反精神分析的言论。到了现在，“折中主义者”告诉我们，没有任何理论能够适用于所有状况，所以我们选择了所有理论中最好的部分，以适应如今的临床状况。

我认为所有的差异存在于精神分析的基本框架中，这种“折中”的转变更多的是治疗师的需求，而不是患者的需求。几乎所有心理健康专业人士的培训计划里都会添加一些基础的理论课程。大量的时间被花在辅导式培训上，它强调治疗关系，了解自己的情绪问题，以及管理自己与患者的关系。这样，就产生了一批以治疗关系为中心的治疗师，他们自认为了解情绪疾病的本质和起源，他们无法质疑这个领域的理论基础，而且认为治疗关系是解决情绪疾病的基本方法。自此，社会团体、保险公司和一些机构开始接受这种理论和治疗立场，并在为心理治疗服务提供付费方面变得更加宽容。辅导员、教师、警察、法庭审判人员以及所有处理人类问题的社会机构也开始接受这种理论和治疗的基本假设。

心理健康专业人士涉及的理论范围非常广泛，在一种极端上，有极少数人是仔细研究理论的。其中大部分人虽然都能详细地阐释理论立场，但他们研发出来的治疗方法和理论存在差异，更多的人将理论视为已证实的事实。这就像药师知道疾病是由邪灵引起的一样。他们的专业技能是为了寻找更巧妙的技术，来外化不好的情绪。在另一种极端上，治疗师们认为，并没有所谓的理论，理论是为了治疗师在治疗关系中采取直觉行动的事后解释，最好的治疗是在与患者的治疗关系中成为“真实的自我”。

在提出这些心理健康领域的理论和治疗分离的观点时，我难以避免地夸大了这些问题。我认为，精神分析理论仍然是解释情绪疾病的主要理论，它包括了移情理论和谈话疗法，大量不同的理论间仅有微小的差异，而没有基本概念上的分歧。弗洛伊德对不同理论模型的使用，让精神分析成为一种被分割的知识体系，阻止了其后继者找到精神分析与公认的科学概念间连接的桥梁。因此，精神分析吸引的更多是门徒，而不是学者和科学家。相对于科学来说，精神分析已经演变成一种宗教或信仰，它用自己“科学的”方法来延续这个循环。我相信精神分析本具备足够的新知以跻身科学行列，但从事精神分析的专业人士已经演变成了一个情绪内群体，就像一个家族或一个宗教群体。情绪内群体的成员竭力去定义他们彼此间的差异，捍卫那些并不需要捍卫的教条。他们非常专注于内群体的过程，以至于不能从内部迭代出新的知识，他们也拒绝接受那些有可能威胁到教条的外部知识。如此，其结果必然是分裂和再分裂，新一代的折中主义者试图用他们的折中主义在分裂中生存下来。

从更广阔的角度看待治疗关系

家庭研究已经确定了情绪系统的一些特征，有助于我们从更广阔的角度看待治疗关系。情绪系统通常是指家庭，但也可以是更大的工作群体或社会群体。这里要考察的主要特征是，成功地将一个重要他人引入一个焦虑不安的关系系统中，可以改变系统内的关系。另外，相反情绪力量还有一个特征：如果一个情绪系统内的焦虑或紧张程度越高，这个系统的成员就越倾向于从外部关系中退出，并划分自己与他人的界限。当然，围绕着这些主要特征，还有许多其他的变量。第一个变量就是**重要他人**，其他变量与“成功引入”的含义有关，也与引入的重要他人在系统中存续的时间有关。我选择用“改善”（modify）而不是“改变”（change）这个词，是因为“改变”一词在心理治疗中有许多不同的含义。

个体取向的心理治疗师往往是患者的重要他人之一。如果治疗师能与患者保持一种可行的、适度的关系，而患者也能与其家人保持一种有效的联系，那么家庭内部的关系就能得到平息和改善，就好像治疗关系消除了家庭中的紧张，家庭关系就会有所不同。然而，当治疗师和患者的关系变得更加亲密时，患者就会从与家庭的情绪联系中退出，使其家庭关系变得更加不安。治疗师只能凭直觉处理这种情况。一些治疗师会选择加强关系，形成治疗联盟，并鼓励患者挑战其家庭。但另一些治疗师会选择维持这种相互支持的关系，因为还有很多其他的外部关系可以达到同样的目的。如果条件状况允许，与朋友、上司或导师建立一种新的重要关系是非常有效的。适当程度的外部关系也可以像个体心理治疗一样使家庭平静下来。

有一组变量围绕着与重要他人关系的质量，其中一个变量涉及家庭成员对其他家庭成员的重要性。当一个重要的家庭成员积极地与他人建立联系时，这个家庭就会对外界的情绪介入迅速做出反应。但对于一个孤僻的家庭成员，家庭的回应就会非常迟缓，除非这个家庭成员与外界关系相当紧张。最重要的变量与重要他人的假设、分配或实际的重要性有关。一种极端的情况是，一些重要他人经常被赋予某种神奇或超自然的重要性，比如巫毒法师、邪教头领、治疗大师以及精神运动领袖，这些人代表着神，拥有超自然的能力，会要求对方“相信我，依靠我，对我充满信心”。假设和分配重要性通常是一种双边行动，但也可能出现重要性已经被分配好的情况，而重要他人只是遵从了这一点。这些关系在高情绪性和低现实性上起作用，如果成功的话，改变可以非常迅速，甚至发生瞬间的转变。

另一种极端的情况是，对重要他人的评价主要是基于现实的，没有什么伪装，也没有什么紧张的关系现象。其主要组成部分是知识或者技能，比如说一个基因顾问、一个财产规划师，或是一个通过知识而不是通过人际关系来激励学生的教授。在这两种极端情况的中间是与治疗师、牧师、咨询师、医生以及理疗师等人建立的关系，咨询师、医生、各种各样的治疗师，以及其他从事助人行业的人，他们要么认为自己很重要，要么被分配了自己本没有的重要性。对重要性的假设和分配在其极端形式中最为清晰，在这种极端形式中，假装的重要性足以吸引任何人的注意。事实上，对重要性和不重要性的分配和假设在某种程度上存在于所有的关系中，而在大多数关系中，只要仔细观察就可以发现。最明显的例子就是在恋爱关系中，双方都会高估对方的形象，所以我们很容易看到一个人在恋爱中变化。总而言之，对治疗关系的分配和假设过度重要性的程度偏高。精神分析流派用一些巧妙的技术来鼓励移情的发展，然后在治疗中加以处理。其他流派虽然在这方面做得更多，但其纠正的工作非常少。

另一组变量围绕着重要他人被引入系统的方式。在一种极端情况中，重要他人会恳求、劝勉、宣传，并承诺若他被邀请进入系统，将会大有作为。在另一种极端情况中，重要他人只有在对方主动要求，并且通过口头或书面签订了接近实际情况的契约的情况下才会进入这个系统。其余的情况则介于两者之间。其他变量与重要他人在系统中的存续时间有关，能否成功引入重要他人取决于这段关系是否有效。这需要家庭成员把适当的思考和感受能量投入到关系中，而不要变得过于情绪化。

还有一组重要变量围绕着改善家庭关系的意义。我在这里避免使用“改变”，是因为这个词在行业中的含义太过于宽泛。有些人会把情绪、心境和态度的转变，或从悲伤的感觉转变为开心的感觉都称为“改变”或者“情绪成长”。“成长”这个词在过去的十年里被误用得太多，到现在已经变得毫无意义。与之相反的是，另外一些人认为，在引起症状的潜在情况下，如果没有基本的、有据可循的或者结构上的变化，就不会发生改变。在这两者之间是改变的其他临床表现形式。通常，心理健康专业人员会将症状的消失作为“改变”的证据。

与重要他人的关系通常被赋予了高情绪性、救世主般的品质、夸大的承诺，以及传教般的狂热。这改变越是突发、不可思议，就越不可能保持长久。情绪性越低，这段关系就越有可能在现实中得到处理，就越有可能出现缓慢、稳固而持久的变化。在任何关系中都存在一定的情绪性，尤其是在以服务而不是物质为主要成分的助人职业中，但这种情绪也存在于那些从事物质生意的人身上，例如超级推销员。这种情绪性可以存在于那些吸引别人分配重要性的、富有魅力的人周围。公众人物的情绪性可能很难评估，因为他们凭借高超的技术和知识谋得了权位，从这个角度看，他们的情绪性是低的；但若从声誉的角度来看，他们的情绪性又是较高的。医患关系包含多种情绪性。在一个极端，它几乎全部是服务成分，基本没有关系成分；在另一个极端，它又包含着很高的情绪成分。医生在做手术时，做出“别害怕，医生就在这里”的姿态是非常重要的，这样可以缓解患者的焦虑。那些和患者说

“医生的重要性如果有你们理解的一半就好了”的医生就是在有意识地工作，而且会减少对自己重要性的假设。在医学中，情绪性很高，因此安慰剂效应通常被用于对照研究，以检验情绪因素的影响。

心理治疗是一种比一般医患关系更注重情绪性的服务。被假设和分配的重要性水平偏高。受过良好训练的治疗师会有技巧地鼓励患者，并给他分配过度的重要性，他向患者解释这是治疗的一部分。当他与患者在情绪上过度卷入时，他意识到移情的“治愈性”，也认识到反向移情的不健康方面。他可能有一些操作规则来管理正确的治疗关系：试图让患者与治疗师的个性相匹配，避免与他不“喜欢”的患者合作，或者为特定类型的问题推荐男性或女性治疗师。心理治疗师并不会陷入精神范围内的情绪性，但会经常以高水平的情绪性进行处理。训练有素的治疗师能很好地处理这些情绪力量，但迅速扩大的心理治疗领域囊括了许多没有这方面专业知识的人。治疗师的培训可能包括选择具有良好“治疗关系”所需的合适人格的受训人员。该领域的情绪性水平使得评估心理治疗的结果变得困难。

我讲了这么多关于治疗关系的细节，是因为“治疗关系”的概念和方法是治疗情绪疾病的基础，是培训心理健康专业人员的基本要义。对于那些不需要学习精神病学医学部分的人来说，这个方向可能更加重要。心理健康专业人员被强行灌输了这些概念，以至于他们很难接受另外一种思维方式。这也是为什么在那些无法透彻思考他们早期的基本教义和实践的人看来，我的理论是令人费解的。在我的职业生涯初期，我是一个对待治疗关系非常严肃认真的人。在精神分裂症的心理治疗中，人们努力消除治疗关系中被假设和分配的重要性。我在这个方面越成功，我就越能在别人失败后得到好的结果。通常其他人会认为这些好结果与我某些未定义的个性特征有关，或者是巧合。一个好的结果可能会引发这样的评论：“一部分精神分裂症患者会自动恢复。”成功地管理精神分裂症患者的移情，就可以自动管理神经症中较为温和的移情。向家庭研究方向的改变为处理治疗关系提供了一个新的维度。从理论上讲，我们可以让原生家庭成员之间的紧张关系保持不变，并绕过一些耗时的细节。于是，我开始努力避免移情。当我开始谈论“远离移情”时，大家通常的反应是，“你不是远离移情，你的意思是你处理得很好”。也就是说，我的发言遭到另一个更武断的反驳，对于这个问题的执着最终只会演变成两极分化的情绪辩论。

那些指导治疗关系的治疗师的普遍看法是，我对移情的处理非常得当。然而，一个了解系统理论，尤其是了解三角关系（将在后文详细讨论）的治疗师，能够在更大的程度上处理现实和事实，并消除进入移情的情绪过程。有相当一部分专业的受训人员可以模仿和复制相同专业知识的操作技术。但在通常的训练中，其结果更多地取决于受训者的直觉和一些莫名的素质，而不是知识。一个人永远无法避免陷入移情的情绪中。我仍然会运用一些机制来减少任何关系中的假设和分配的过度重要性。当一个人在某个领域获得名誉时，他也获得了一个超越现实且被赋予更多重要性的光环。我处理这个问题的方法之一是收取平均水平的费用，这可以避免由于收取高额费用带来的情绪隐患。这种治疗方法与传统的治疗是不同的，我发明了一些术语来指代其中特定的治疗过程。举例来说，我会“监督”（supervise）家庭为自己所做的努力，“教导”（coach）家庭成员与自己的家庭一起工作。准确地说，任何关系都存在一些情绪性，但同时，通过对情绪系统的了解，我可以将情绪性降低到较低的水平。

家庭治疗中的治疗关系

大多数家庭治疗中的理论和治疗之间的分离远远大于个体治疗。绝大多数的家庭治疗师之前的取向是个体治疗或者团体治疗，他们的家庭治疗几乎照搬了强调移情理论的精神分析团体治疗。团体治疗与个体治疗在方法和技术上有较大的差异，而家庭治疗与团体治疗的差异更大。我称这种情况为家庭治疗中的“非结构化的混乱状态”。

家庭治疗师处理治疗关系的方式多种多样。一些优秀的家庭治疗师很擅长在个体或团体治疗中处理移情，并且在家庭治疗中继续使用这样的方法。他们使用精神分析的理论思考个人问题，用移情理论来思考人际关系问题。有些人说，“要与每个家庭成员卷入紧张的关系，并从中退出”，他们对自己在家庭中自如工作的能力和技巧充满信心，然而他们更多的是基于直觉，而不是任何特殊的知识体系。受训人员很难模仿和复制他们的治疗。大多数治疗师会使用团体治疗来保持人际关系的“开放”和可控。还有一些治疗师会使用联合治疗，通常是一组异性治疗师，他们的理论来自精神分析理论，即为家庭提供一个男女关系模型。当其中一个治疗师卷入家庭情绪时，另一个联合治疗师的功能就是在一定程度上保持客观。

还有一些治疗师则采用团队疗法，即整个心理健康团队以问题为中心的团体治疗方式，团队与一个家庭或一组家庭会面，进行治疗。这个团队又称为“治疗小组”，由各种各样的心理健康专业人员组成。团队会议通常用于“培训”没有经验的专业人员，这些人通过参加团队会议进行学习，并且可以很快获得“家庭治疗”的资格。受训人员从观察开始，然后在治疗会议上表达自己的“感受”，鼓励他们成为小组的一员。这些人并没有接受过太多理论训练，也没有接受过复杂的移情和反向移情的训练。理论通常是不明确的，但其含蓄地传达了这样的信息：情绪疾病是压抑感觉和沟通不畅的产物，治疗就是自由表达感受和坦诚沟通，一个合格的治疗师就是可以促进这个过程的人。家庭治疗也吸引了那些从未在个体治疗中成功的治疗师，他们在家庭治疗中使用多种团体治疗的方法，并因此找到了自己的治疗方法。这些公认的、有些言过其实的叙述传达了许多家庭治疗正在使用的治疗方法和技术。

很长一段时间以来，家庭治疗就好像没有理论一样。我认为很大一部分原因是家庭治疗继承了团体治疗的绝大部分理论。家庭治疗已经开始出现方法和技术的变化，但家庭治疗与其他疗法相比，实践和理论的分离最严重。所有这些情况可能解释了这样一个事实，即很少有家庭治疗师对理论有足够的认识。

我的方法不同于主流的家庭治疗。与精神分析或精神分裂症的心理治疗相比，我从家庭研究中学到了更多关于治疗关系的复杂性，其中大部分都是通过研究三角关系学到的。自动的情绪反应会在所有关系中不断出现，就像治疗关系一样。一旦一个外部脆弱的人与家庭有了实际的情绪联系，无论他怎么反抗，都会成为家庭中的一部分。情绪系统会通过五感运作，最常见的就是通过视觉和听觉的刺激。此外，还有一种第六感，也就是超感知觉。所有生物都很早就学会了处理这些数据，并将其用于与其他人的关系中。此外，人类有一种复杂的语言，通常用来否定或确认自动的情绪过程。我相信在建立和维持人际关系时，自动的情绪过程比口头语言重要得多。三角关系的概念提供了一种解读自动情绪反应的方法，从而可以控制个体在情绪过程中的自动情绪参与。我把这种控制称为“去三角化”。没有人是孤立的，但三角关系的知识使人可以在与家人保持情绪联系的同时，主动退出三角关系。最重要的是，家庭成员可以学会观察自己和自己的家庭，并且与家人在一起时控制自己而不必退缩。一个有动力学习和掌控自己反应能力的家庭成员，可以影响整个家庭系统中的关系。

那些在家庭情绪系统之外的努力，或者在紧张的情绪氛围中保持客观，都会非常有用。当一个外人被引入家庭系统时，整个家庭关系会有很大的不同。一个紊乱的家庭总是在寻找一个可以承受攻击的外人。如果家庭成员们能自己解决这个问题，这对他们是有益的，但情绪过程依旧会牵涉到他人。25 年间，家庭研究领域一直在争论如何在不施加外界影响的情况下对家庭进行客观观察。一些著名的研究人员比如欧文·戈夫曼（Erving Goffman）和朱尔斯·亨利（Jules Henry）等人都秉持一个观点，即应当由一个保持中立的研究者对家庭进行自然观察。根据我对情绪系统的工作经验，我相信一旦观察者这样做了，很快就会被卷入家庭，而这个家庭也就自然而然地变得不同了，并且研究者认为“自己是客观的”的想法也是错误的。完全客观是不可能的，但我认为最好的客观性是与懂得三角关系的重要他人一起工作。最近有一个公开的影视作品研究，是由一个电影制作组主持的，他们走进了一个家庭，拍摄家庭真实的状况。这个家庭的夫妻最后离婚了，在我看来，电影制作组是促成这对夫妻离婚的重要他人。在这种情况下，家庭可能会找到另一个三角关系，它会产生同样的三角关系力量。

家庭治疗理论的发展

精神病学领域的家庭运动是在 20 世纪 50 年代中期，由几个精神病学家发起的，他们在独立工作几年之后才听说彼此。我已经在发表的其他论文（Bowen, 1966, 1971, 1975）中阐述过相关内容。在那些开始对精神分裂症进行家庭研究的人中，有耶鲁大学和约翰斯·霍普金斯大学的利兹和他的团队（Lidz, Fleck, & Cornelison, 1965）、帕洛阿尔托的杰克逊和他的团队（1956），以及贝塞斯达的我和我的团队（1960, 1961）。这么多年来家庭治疗一直不为人所知，可能是由于保护来访者隐私的伦理。曾经有严格的规则禁止治疗师会见同一个家庭的不同成员，以免影响移情，所以早期的家庭治疗工作一直都在私下进行，可能是想避免同行会批评这种做法不负责任，直到家庭治疗的研究合法化。我在进行了几年初步的工作后，于1954年开始正式的研究。在1955～1956年，我才开始了解和会见其他专家。阿克曼（1958）一直在社会服务机构和诊所从事家庭治疗概念的研究。贝尔则有一个不同的开端，他已经离开团队几年了。1961年，在他工作七八年后，他才发表了他的第一篇论文。在前面的总结中，我还提到了一些其他专家。

1955～1956年是我人生中一个兴奋愉快的阶段。在研究病房里，我们观察整个家庭的生活情况，这为家庭研究提供了全新的临床数据，这些数据是从来没有在文献中报告过的。只有在那个时代的人才能体会，这些新的发现对精神病学来说有多重要。其他的家庭研究人员也在观察同样的现象，但他们选择用不同的概念模型来描述他们的发现。为什么在现在如此普遍的现象却没有在之前的研究中被发现呢？我认为有两种因素可以解释这种情况。其一是因为观察的视角从个人转向了家庭；其二是因为，如果某种现象不符合观察者的理论框架，那么观察者很有可能观察不到这种现象。在达尔文之前，人类认为地球是按照他眼前的样子被创造出来的。几个世纪以来，人类一直在研究史前动物的骨头，但没有真正看到它们，直到达尔文提出进化论，人类才看到了一直存在的东西。

很多年来，我一直在思考精神分析理论中的差异，却没有找到新的线索。如今我得到了大量新的线索，它们可以推导出一个完全不同的情绪疾病理论。杰克逊是另一个得出相同结论的早期工作者。利兹在精神分析实践方面比我和杰克逊更有经验，但他对准确描述他发现的现象更感兴趣，而对理论方面没有那么多兴趣。阿克曼在精神分析实践和培训方面也很资深，他的兴趣在于发展治疗，而不是理论。我在研究这些家庭的时候设计了一种个体治疗的方法。在六个月内，有证据表明一些治疗方法可以让家庭成员的关系更加紧密。在此之前我从未听说过家庭治疗。我不顾当时强烈的伦理和临床警告，只是遵循实证要求。经过详细的规划，我形成了自己的第一个家庭心理治疗方法。后来，我听说别人也在考虑家庭治疗的方法。杰克逊形成了一个自己的方法，而阿克曼形成了另外一个。1956年，我听说贝尔一直在从事一种叫作家庭治疗的工作，但我直到1958年才见到他。

1957年3月，在芝加哥举行的美国精神病学术会议上，施皮格尔组织了历史上第一次全美家庭治疗会议。他是精神病学促进小组家庭委员会的主席，刚刚听说正在进行的家庭工作。那是一次小众而不起眼的会议。施皮格尔、门德尔、利兹和我都展示了研究论文。在我的论文中，我提到了自 1955 年末以来，我在研究中使用的“家庭心理治疗”，我想这可能是第一次在全国性质的会议上使用这个词，然而无论是不是，我都会把家庭治疗的爆发时间定格在 1957 年 3 月。同年 5 月，同样在芝加哥举行的美国精神病学会议上就开设了一个家庭治疗分会。在这次会议结束后两个月，研究者对家庭治疗的热情日益高涨。阿克曼是那场会议的秘书，杰克逊也出席了会议。这次会议中的家庭治疗观念最终促成了杰克逊于 1960 年出版《精神分裂症的病因学》一书。到了 1958 年的美国全国性的家庭会议上，涌现了几十个新的家庭治疗师，他们急于报告过去一年里家庭治疗的实践状况。这时，家庭治疗开始与前几年的家庭研究有很大的不同，这些新人在受到家庭治疗理念吸引的同时，根据个体和团体心理治疗的精神分析理论进一步发展了实践方法和相关技术。家庭研究和产生家庭治疗的理论思维在高速发展中迷失了方向。

在 1957 年到 1958 年间，家庭治疗进入狂热期，我称其为“健康的、非结构化的混乱状态”。有多少新的治疗师，就有多少不同的治疗方法和技术。我认为这种趋势是健康的，因为我相信新的治疗师会发现传统理论中的差异，而这种概念困境会促进形成新的概念。然而这并没有发生，因为我没有意识到精神病学家对治疗方法的狂热追求导致其忽略了理论框架。家庭治疗成为一种移植了精神分析基本概念（特别是移情理论）的治疗方法。新兴治疗师倾向于传教，他们培养了一代又一代的新治疗师，这些治疗师都倾向于简单化人类困境，并将家庭治疗视为处理一切问题的灵丹妙药。家庭治疗不仅继承了传统精神病学和理论上的模糊性，而且提供了一个新的维度。各种具有细微差异的家庭治疗和相应理论流派的数量比个体治疗中的数量要多，现在有一些“折中主义者”。他们试图通过折中的方式来解决问题。

我和杰克逊是起初在家庭治疗研究中，为数不多的对理论产生兴趣的研究人员。杰克逊的团队包括贝特森、哈利和威克兰德（Weakland）。他们从一个简单的人际关系沟通模型着手，迅速扩展了这个概念，形成囊括整个人际关系的概念框架。直到 1968 年杰克逊去世时，他已经提出了一个相当复杂的系统模型。我认为，我的理论有一个更坚实的基础，可以与本能动机相联系；杰克逊的理论更多的是在现象学上操作，但他正在向一个截然不同的理论前进。人们只能猜测，如果他还在世，他的理论会发展成什么样子。

在过去的十年中，缓慢出现了一些新的理论趋势。停留在一个宽泛的概念层面上，公正地看待个人的工作是不可能的，在这一点上，我们除了从宽泛的概念中审视该领域，也没法儿做得更多了。系统理论的概念在20世纪60年代中期开始流行，但其在精神病学上的实践还在初始阶段。从某个角度上来说，它只不过是另一个词的替代品。它与运输系统和循环系统的含义相同。在更复杂的层面上，它也指人际关系系统，也就是人类行为中的一个系统。从广义上来讲，人们认为“系统”来源于对已有知识的一般系统思考。在我看来，将系统理论应用于精神病学的尝试，就如同将精神病学概念化一般，相当于用科学方法探究精神病学。如果一切顺利，这将带来潜在的、长期的好处。然而，家庭领域新的演变方向之一是向系统方向缓慢发展。有一些有趣的创新概念仍然保留了很多基本的精神分析理论。其中包括保罗（Paul, 1975）的有关“未解决的悲伤反应”（unresolved grief reactions）的概念，其治疗方法符合理论概念，并有效地挖掘了基本的情绪过程。鲍斯泽门伊－纳吉（1973）是该领域的理论学者之一，他拥有一套相当完整的抽象理论，这套理论也许在未来的某一天会成为精神分析和家庭治疗之间的理论桥梁。其中更为独特的新兴取向是米纽秦的理论（1974），他回避了复杂的概念理论，而是使用结构家庭治疗（structural family therapy），就是通过改善人际交往的反馈模式去治疗家庭。比起理论，他更关注治疗方法。

家庭系统理论

在我开始家庭研究的十年前，我的理论思维发生了变化。人们普遍接受的关于情绪疾病的解释中仍存在许多问题。探寻合乎逻辑的答案的努力却导致了更多无法解释的问题。举一个简单的例子，对精神疾病的一个解释是缺乏母爱。这一解释看似符合当时的临床案例，但其实并不符合大量健康人的情况。就目前能确定的情况而言，有些健康的人比那些精神疾病患者更缺乏母爱，甚至他们还有一个患有精神分裂症的母亲。再比如，有很多解释澄清了为什么患有精神分裂症的父母，其子女也会患有精神疾病，但几乎没有解释澄清为什么一对精神分裂的父母可能会有其他正常的，甚至是超常的子女。还有一个差异较少的流行假说将情绪症状与创伤事件联系在一起，这在具体案例中似乎是符合逻辑的，但它无法解释大量受过创伤的人并没有出现相似的症状的情况。另外还有一种趋势，就是对个别情况提出特殊的假说。

所有的诊断术语都是以描述症状为基础的，只有一小部分病理的症状可以与实际病理联系起来。精神病学看似可以解释症状，但它无法得出与病因学一致的诊断。精神分析理论倾向于将情绪疾病定义为父母与孩子之间在一代人的成长过程中产生的产物，但它并没有解释为什么这么严重的问题会发展得这么快。基础科学对回避科学研究的精神病学的解释持批判态度。如果知识是合情合理的事实，为什么我们不能更加科学地对待它呢？有人认为情绪疾病是社会化的产物，即使在所有不同的文化中都存在相同的情绪疾病。大多数的假设认为情绪疾病是人类特有的疾病，然而现在有证据表明在低等生命中也存在类似的过程。这些问题和其他许多问题让我在寻找线索的同时，阅读了大量有关进化论、生物学等自然科学方面的书籍，以寻找可能建构更广泛的理论框架的线索。我的想法是，情绪疾病来自人类与低等生命共同拥有的那部分因素。

我最初对家庭的研究基于关于母子共生理论的延伸。这种理论认为，孩子的情绪疾病是母亲不太严重的问题的产物。这种假说描述了让人际关系保持平衡的平衡力。这是说明“系统”的一个很好的例子。很快人们就发现，母子关系是更大的家庭单位的一个附属部分。因此，我们将研究修改为要求父母、健康的兄弟姐妹与精神分裂症患者一起住在病房里，这就为观察提供了一个新的规则。其他的研究员也在观察同样的现象，但他们使用了不同的概念模型，包括来自精神分析、心理学、神话学、物理学、化学和数学的模型。其中有些共同点集中在“粘连”、纽带、束缚和家庭成员之间的缠结上。还有其他有关平衡力的概念，例如互补性、相互性、磁场、水力和电力。虽然每个概念在描述上都是准确的，但研究人员使用的是不同的模型。

在早期的研究中，我基于之前有关理论的思考做出了一些决策。家庭研究产生了一种全新的观察规则，提供了大量新的理论线索。假设精神病学最终可能成为一门被认可的科学（也许在一两代后的未来），并意识到精神分析过去的概念问题，我会选择只用那些与被认可的科学相一致的概念。这样做是希望未来的研究人员能够比我们更容易看到人类行为与公认的科学间的关系。因此，我选择使用与生物学等自然科学相一致的概念。用我们熟悉的化学、物理和数学概念来思考问题很容易，但我仔细排除了所有关于无生命事物的概念，研究了涉及无生命事物的概念的文献，也研究了与生物同义的概念的文献，也就是说，我使用生物学概念来描述人类行为。最初来自精神病学的“共生”概念本该被抛弃，除非这个词在生物科学中有特殊的含义。之所以选择“分化”这个概念，是因为它在生物科学中具有特殊的意义。当我们说“自我分化”时，我们指的是一个类似于细胞彼此分化的过程。这同样适用于术语“融合”。“本能”这个词与生物学上的用法完全一样，而不同于它在精神分析学上的限制性特殊意义。在这个全面的计划中，会有几个小例外，我会在后文提到。在我了解生物学的时候，一个我熟识的精神分析学家朋友建议我放弃“整体的”思考，以免我“偏得太远”。

另一项长期计划是针对研究人员的，它基于这样一种观念：如果我们能够获得一种“看到”我们从未见过的东西的能力，我们就会发现重要的线索就在我们眼前。研究人员只能通过他们所接受的理论取向来看待事物。研究人员接受过精神分析方面的培训，他们就会倾向于看到精神分析的实证或拓展。如果他们能超越理论上的盲区，就可以看到更多的东西。于是我设计了一个项目，来帮助我们获得新的视角。这个长期研究项目要求研究人员使用简单的描述性词汇代替传统的精神病学术语。这是一次非常彻底的训练，我们用简单的词代替一些例如“精神分裂症－强迫症－抑郁症－歇斯底里症－患者”等术语。研究的总目标是帮助观察者清理他们先前存在的想法，以一种崭新的视角看待问题。虽然这个练习中的大部分内容更像是一个语义学的游戏，但它确实能够拓展视角。研究小组研发了一种新的语言，但之后我们发现这会造成沟通方式变得更复杂的问题，我们必须将新语言翻译成同行能够听懂并理解的术语。就比如当其他人都知道“患者”的准确含义时，用十个词去形容“患者”是一件很尴尬的事。有人批评我们在现有术语更好的情况下，还去创造新的术语，但是在实践中我们发现，训练有素的专业人员使用相同术语的方式是不同的，但人们假设每个人理解的含义是一样的。

我的理论核心在于人们能在多大程度上区分**感受过程**和**理智过程**。在研究早期，我们发现精神分裂症患者的父母即使表面上看起来功能良好，但他们很难区分主观感受和客观思维。这在亲密关系中表现得最为明显。这驱使我们开始在各个功能水平的家庭里调查这一现象，从功能受损最严重的家庭，到健康的家庭，再到我们能找到的功能水平最高的家庭。我们发现，不同的家庭中，感受和理智的融合或分化的方式存在着差异，这促使我们形成了“自我分化”的概念。感受和理智联系越紧密的人，越难以发挥功能，他们继承了很大一部分生活问题。那些能够分辨感受和理智的人，也就是自我分化得最好的人，最能灵活适应生活压力，处理各种各样的问题。其他人则处于两个极端之间，无论是在感受和理智的融合方面，还是生活适应方面。

感受（feeling）和情绪（emotion）在文献和通俗用法中几乎是同义词，真理的主观性和事实的客观性也几乎没有区别。一个人的自我分化水平越低，就越无法区分两者的差异。文献没有明确区分哲学、信仰、观点、信念和印象。由于缺乏文献的指导，我们将使用词典的定义来阐明这些理论。

理论假设认为，情绪疾病是情绪系统的一种紊乱，是人类与所有低等生物共有的进化史的一个重要组成部分，它受支配所有生物的共同法则的支配。文献中所指的情绪远不止满足、激动、恐惧、哭泣和大笑的状态，也指低等生命进食、睡眠和交配后的满足状态，以及战斗、逃跑和觅食等应激状态。在这一理论中，情绪系统被认为包括上述所有功能，加上控制自主神经系统的所有自主功能，并被认为与支配所有生物生命过程的本能同义。我用"情绪疾病"一词来代替以前的术语，例如"精神疾病""心理疾病"。情绪疾病是一个涉及有机体基本生命过程的深层过程。

理智系统是人类进化过程中大脑皮层最后出现的功能，也是人类与低等生命的主要区别。大脑皮层具备思考、推理和反思的能力，使人能够在某些领域根据逻辑、智力和理性来管理自己的生活。我的经验积累得越多，我就越相信由无意识情绪支配的生活，远比人们愿意承认的多得多。感受系统连接了情绪系统和理智系统，通过它，某些情绪状态得以在意识中表现出来。人的大脑是原生质整体的一部分。通过大脑的功能，人们可以了解宇宙的奥秘，可以学会创造技术来改善生活环境，可以获得对大部分低等生命的控制。但人类在使用大脑研究自己的情绪功能方面做得并不好。

早期的家庭研究大多与精神分裂症有关。由于这些研究的临床观察结果在以前的文献中没有描述过，人们一开始认为这种关系模式是精神分裂症的典型表现。但很快，人们发现相同的模式也会出现在有神经症问题的家庭中，甚至出现在健康的家庭中。渐渐地，人们发现，在某种程度上，精神分裂症患者家庭中的这种关系模式存在于所有人身上，而且这种关系模式的强度更多地与当时的焦虑程度有关，而不是与情绪疾病的严重程度有关。有关家庭研究早期的这一事实说明了 20 年前心理学理论的一些概念，但当时的大众并不认可这些概念。对精神分裂症家庭的研究非常重要，它们引起了 20

世纪 50 年代末到 60 年代初对健康家庭的研究。精神分裂症研究对家庭治疗的影响极其深远，以至于在家庭治疗运动开始十年后，家庭治疗仍然被认为是一种治疗精神分裂症的方式。对健康家庭的早期研究结果可以总结为：最初被认为是精神分裂症的典型表现有时存在于所有家庭中，甚至是一些家庭的常态。

当我们看到这些关系模式不断重复出现，并对它们重复出现的条件有了一定的概念之后，我开始着手建立一套不同的理论。我早期的文章主要致力于描述临床案例中的模式。到了 1957 年，我发表了一篇最重要的文章《精神分裂症的家庭概念》，对核心家庭的关系模式进行了详细的定义。1956 年，杰克逊与贝特森等人（Bateson et al., 1956）合作发表了一篇文章——《走向精神分裂症的理论》（Toward a Theory of Schizophrenia），其中杰克逊对“理论”这个词的使用相当准确。他催促我在 1957 年的文章中使用相关的理论术语，但我拒绝了，因为这不过是一个更大领域的概念，我想避免用“理论”形容部分理论或概念，我的这篇文章最终在 1960 年发表。20 世纪 50 年代末的情况对我来说绝对算是喜事，它满足了我对理论的好奇：精神分裂症和精神疾病都是一个连续体的一部分，精神分裂症和神经症之间的差异不是定性的而是定量的。之前，精神分析和其他理论认为精神病是一种情绪过程的产物，而神经症是另外一种情绪过程的产物。即使在今天，精神病学界的大多数人可能仍然持有这样的观点，认为精神分裂症和神经症在本质上是不同的。心理健康专业人士通常把精神分裂症看成是一回事，把神经症看成是另一回事，他们还会谈论“健康的”家庭。然而，我知道它们都是人类整体维度上的一部分，只不过是从人类功能的最低水平到最高水平。我相信，那些认为精神分裂症、神经症和健康人之间存在差异的人是基于基本精神分析理论思考的，他们没有明确意识到这一点。他们根据治疗反应而不是系统理论来确认这些差异。我相信，总有一天，精神病学会把这些症状看作是一个连续体的一部分。

从 1957 年到 1963 年的六年时间里，家庭系统理论的主要部分得到迅速发展。没有哪一部分是优先的。关于核心家庭情绪系统的概念和家庭投射过程的概念，在我早期的文章中都有提及。当我们有可能将精神分裂症的模式与人类的所有问题进行比较时，这两个概念都已经相当清楚了。在 20 世纪 60 年代初期，我提出了一个新的观念，即人类的所有问题都存在于一个连续体上，这一观念促成了“自我分化”概念的产生。从 1957 年开始，“三角关系”概念就是系统理论的基本概念之一，当时我将其称为“相互依存的三人组”。到 1961 年左右，这一概念已经得到充分发展，可以应用于治疗了。最早在 1955 年，“多代传递过程”的概念作为一个研究假设提出，但在 1959 到 1960 年间，当研究的家庭数量更多时，这个概念才得以澄清。自 20 世纪 50 年代末以来，“同胞位置”的概念就没有明确的定义，直到托曼的《家庭系统排列》（*Family Constellation*, 1961）为其提供了结构。到了 1963 年，这六个环环相扣的概念都得到了充分的定义，我希望把这六个概念一起放入家庭系统理论，这就满足了一个严谨的理论定义。鲍斯泽门伊 - 纳吉和弗拉莫 1965 年出版的《强化家庭治疗》（*Intensive Family Therapy*）一书没有收录这六个概念，因为他们特别要求收录一章关于精神分裂症的内容。这六个概念最终在 1966 年作为一个连贯的理论体系发表。1966 年以后，治疗方法发生了很多变化，但 1966 年提出的理论在很大程度上仍然和今天一样，只是有一些扩展和改进。最后，在 1975 年，加入了两个新的概念。一个是“情绪阻断”（emotional cutoff），这只是对以前理论原则的改进和新的强调。另一个，也就是第八个概念，是“社会退行”，这个概念在 1972 年已经有了准确的定义，最终在 1975 年作为一个单独的概念加入。另外，家庭系统理论在 1975 年正式更名为鲍文理论。

任何保持关系平衡的作用力和反作用力都使其成为一个系统。“动力学”的观念根本不足以描述“系统”的理念。到了 1963 年，当六个相关概念得到定义的时候，我用系统的概念作为一种简明的方式来描述家庭关系的复杂平衡。这个想法在我 1966 年发表的文章中有详细的阐述。到了 20 世纪 60 年代中期，“系统”一词被更为频繁地使用，一些治疗师从我的文章中学习到了这个概念，另一些治疗师则是从 20 世纪 30 年代首次定义的一般系统理论中学到的。在过去的十年里，这个词变得流行，并被过度使用，以至于变得毫无意义。家庭系统理论已经与一般系统理论相混淆，后者有一个更广泛的参考框架，并不具体应用在情绪功能上。将一般系统理论应用于情绪功能是非常困难的，除非是以一种广泛的、一般的方式，而我的家庭系统理论是一个关于情绪功能的具体理论。

尽管家庭系统理论在某种程度上符合一般系统理论的广泛框架，但认为家庭系统理论与一般系统理论同义是非常不准确的。有人认为家庭系统理论是从一般系统理论中发展而来的，我的解释与此正相反，在我的理论发展时，我对一般系统理论一无所知。早在20世纪40年代，我曾参加过一场贝塔朗菲（Bertalanffy）的讲座，但我没太听懂，还有诺伯特·维纳（Norbert Wiener）的讲座，我也没太听懂。虽然两者都涉及思维系统，但我在讲座听到的东西对我后来的思考产生了多大影响是有待商榷的。在那些年里，我深受进化论、生物学、自然平衡和其他自然科学等方面的读物和讲座的影响。我试图将人看作是自然的一部分，而不是将其从自然中分离出来。我的系统取向是以自然界中的系统为模式的，而思维系统不太可能在其中发挥作用。不管它是如何发展出来的，家庭系统理论，正如我所定义的那样，它是一个关于人类关系功能的特定理论，但它现今与一般系统理论和流行的、非特定的“系统”一词的用法混淆了。纵然我一直反对在术语中使用专有名词，但为了表示家庭系统理论的特殊性，我现在称它为鲍文理论。

“情绪性”“感受”和“主观性”是理论学家必须概念化的主要词语，研究人员必须将它们组织成某种结构，临床医生们必须在实践中不断处理它们。在主观世界里很难找到可证明的事实。传统的精神病学理论专注于人类行为的原因，所有心理健康专业人士都熟悉“为什么”的解释。自人类成为有思想的生物以来，这种对原因的探究就一直是人类因果关系思维的一部分。一旦研究人员开始问为什么，他就将面临大量复杂的变量。在早期的家庭研究中，正是对情绪功能可靠事实的探索才导向了系统思维。在这个导向过程中产生了一种将功能事实与情绪系统的主观性分离的方法。系统思维关注发生了什么，如何发生，什么时候发生和在哪里发生，只要这些是可被观察到的事实。系统思维方法谨慎地避免了“为什么”的解释和随之而来的矛盾的推理，将主观性转化为可观察、可核实的研究事实，并制定了一些相当有效的公式。例如，一个公式可能是“人会做梦是科学事实，但人梦到的东西不一定是事实”，或者“人可以说话是科学事实，但他说的内容不一定是事实”。同样的公式几乎适用于所有的主观观念，比如“人可以思考（或感受）是科学事实，但人的想法（或感受）不一定是事实”。这个公式难以应用到强烈的情绪状态中，比如爱和恨，但研究人员只要停留在研究爱和恨的事实上，并规避这些强烈情绪的内容，他就在朝着系统思维的方向努力了。

努力关注关系系统的功能事实是一项困难并且严谨的任务。人们很容易就会忽视事实，在情绪上卷入到交流的内容中去。做出这种努力的主要原因是为了研究。鲍文理论的主要概念是从关系系统的功能事实中发展而来的。基于这种严谨的研究努力，人们发现基于功能事实的方法优于传统治疗方法。对大多数治疗师来说，从传统治疗转向家庭系统治疗是非常困难的，因此至今没有人取得成功。当焦虑程度很高时，即使是最自律的系统思维者也会自动恢复到因果关系思维，并尝试解释原因。但是，治疗师可以不断完善他们在系统概念中的思维能力。越能转向系统思维，治疗效果就越好。这种向系统思维的转变需要治疗师放弃许多旧的概念。最近我在与一个从事精神分析的治疗师交流，他描述了这种转变所面临的困境。他说他可以尝试从主观中找到客观事实的概念，但是他不能放弃梦和分析无意识对治疗的贡献。我回复他说，如果他能尊重我关于整体系统方法最终优势的信念，我也可以尊重他的信念。系统理论和系统治疗的主要优点是，它提供了一个前所未有的选择。年轻的专业人士可以选择继续使用传统的理论和治疗，或是可以结合一些系统的概念，或是尝试走向系统思维的道路。我认为有一些系统概念总比没有强。

鲍文理论包含的思想都是几个世纪以来人类经验的一部分。这个理论是根据一系列简单明了的事实来运转的，每个人都知道这些事实。该理论的独特性与其包括的事实和排除的概念有关。换句话说，这个理论就像是人们一直听到的远处的鼓点，它经常被近处嘈杂的鼓点所掩盖，但它始终在那里，向那些能够专注于远处鼓点的人讲述自己美好的故事。鲍文理论明确地从个体理论中剔除了等同于近处嘈杂鼓点的东西。在某个参照框架内，我们在个体理论中学到的概念都是正确的，但它们往往会抵消在广泛系统视角下所讲述的简单故事的独特有效性。对于那些能够听到的人来说，鲍文理论是非常简单的，而简单的治疗方法也是由理论决定的。

鲍文理论

鲍文理论包含两个主要变量：一个是焦虑程度，另一个是自我整合程度。有几个变量与焦虑或情绪紧张有关。其中包括焦虑的程度、持续时间以及焦虑的类型。还有很多变量与自我分化的整合水平有关，这是鲍文理论的主要主题。所有的有机体都对急性焦虑有着合理的适应能力，也可以通过内在机制处理短暂的焦虑爆发，持续或慢性的焦虑最能决定自我分化。如果焦虑程度很低，几乎所有的有机体都可以没有症状，表现正常。当焦虑程度增加并持续一段时间后，机体内部或其关系系统就会出现紧张情绪，而这种紧张会导致一系列症状、功能紊乱或疾病。紧张可能导致生理症状或身体疾病、情绪疾病，或者以冲动、退缩为特征的社会疾病或社会不当行为。焦虑具有传染性，可以在家庭或社会中迅速蔓延。家庭中存在一种平均分化水平，但是在每个成员间有微小差别。我想请读者记住慢性焦虑的程度总是变化的，虽然有些人在某一个焦虑的水平上看起来是正常的，但他们在更高的水平上会显得不正常。

该理论的八个概念中有三个适用于家庭的总体特征，另外五个则适用于家庭中某些特定领域的细节。

自我分化。这个概念是整个理论的基石，如果我的论述重复了，请读者谅解。这个概念根据情绪功能和理智功能的融合和分化水平来定义人。这个特征非常普遍，它可以在一个连续体上对所有人进行分类。在较低一端的是那些情绪和理智融合在一起的人，他们的生活被自动的情绪系统所控制。不论他们理智水平的高低，他们的生活都是由情绪控制的。这些人的灵活性较差，适应性较差，在情绪上更依赖周围的人。他们很容易因感到有压力而功能紊乱，并且很难从功能紊乱中恢复过来，他们表现出了人类的大部分问题。在另一端是那些分化成功的人。他们的情绪功能和理智功能虽然不可能完全分离，但理智功能在压力期可以保持相对的自主性，个体在这个时段更加灵活，更有适应能力，他们的理智系统更加独立于情绪系统。他们能更好地应对生活压力，生活更加有序和成功。很明显，他们已经摆脱了人类的基本问题。处在这两个极端中间的是情绪和理智功能在各种程度上的融合。

这个概念消除了精神病学从未成功定义过的“健康”（normal）的概念。当被测量的物体不断变化时，是不可能定义“健康”的。从操作上讲，精神病学认为没有情绪症状并且行为水平在平均范围内的人是健康的，但分化的概念与症状存在与否并没有直接关系。分化水平低的人面临的问题最多，分化水平高的人面临的问题最少。也有一些分化水平低的人能够保持关系平衡，因为他们从来没有遭受过严重的压力，也没有出现过症状，所以他们看起来很健康。然而，他们的生活适应能力是脆弱的，如果他们因压力而出现功能紊乱，这种损害可能是慢性的，也可能是永久的。也有分化水平高的人可能因为压力而出现一时的功能紊乱，但他们恢复得很快。

在融合的一端，理智被情绪淹没，以至于整个生命历程是由情绪过程和“感觉是对的”（feels right）所决定，而不是由信念或观点所决定。理智变成情绪系统的附属物。理智也许可以在物理、数学或非个人领域发挥出相当好的功能，但与个体相关的问题是由情绪控制的。情绪系统被假设为控制自主功能的本能力量的一部分。人们总是善于解释，强调自己与低等生命形式不同，否认自己与自然的关系。而情绪系统以可预测的方式运作，可知的刺激控制着所有生命形式的本能行为。一个生命越受情绪系统的控制，它就越遵循所有本能行为的过程，尽管理智化的解释与此相反。在更高的分化水平上，情绪系统和理智系统的功能区分更加清晰。尽管存在支配人类本能行为的情绪力量，但理智对于逻辑推理和基于思考的决策具有足够的自主性。当我第一次提出这个概念时，我用了“未分化家庭的自我混乱”来描述家庭中的情绪粘连。尽管这个短语是传统理论词汇的组合，其并不符合与生物学概念相一致的规则，但它相当准确地描述了情绪融合。我用了这个短语很多年，因为当这个短语是由人们熟悉的词组成的时候，更多的人能够“听到”这个短语。

当我开始将一个分化良好的人定义为他的理智可以和情绪系统分开运作时，心理健康专业人士通常会将理智系统等同于理智化，而理智化被精神病患者用于抵御情绪化。最常见的批判是，一个自我分化的人看起来冷漠、疏远、刻板，没有感情。当专业人士认为感受的自由表达代表着高水平的功能，而理智则代表着不健康的防御时，他们就很难理解这些概念之间的差异。一个自我分化水平较低的人被困在了感受的世界里，他努力从亲密的情绪中获得安慰，但这种做法增加了他的融合程度，从而让他与其他人更为疏远。要使情绪生活达到适宜的平衡，需要付出毕生的努力。一部分陷入情绪困境的人会使用随机的、前后不一致的、听起来很理性的语言来解释他们的困境。一个自我分化良好的人可以自由地参与或退出情绪场，而不必担心与他人过度融合。他可以自由地切换到冷静、逻辑推理的决策模式，并主宰他的生活。有逻辑的理智过程与情绪融合之人前后不一致的、理智化的语言表达是截然不同的。

在早期的论文中，我将其称为“自我分化尺度”。我这是为了传达一个观点：人的自我分化有不同的水平，在某一个水平上的人的生活方式与在其他水平上的人截然不同。我给出了一个0分到100分的范围，0分代表人类功能的最低水平，100分代表着完美的水平，如果人朝着100分的方向改变，就可能进化到完美的程度。我希望能有一个足够广阔的范围来涵盖所有可能的人类功能。为了澄清“人们在情绪－理智功能方面是不同的”这一事实，我分别做了0～25、25～50、50～75、75～100分数段的剖面分析。直到十年后的今天，这些剖面分析仍然准确得令人惊讶。在我发表的第一篇文章中，我还提出了“功能分化水平”的概念，它既可能随时改变，也可能在生命的大部分时间里保持稳定。为了澄清这一概念，我提出了一些控制这种变化的主要变量，并将人类功能的复杂性归纳到一个更为易知的框架中。示意框架和“尺度”一词的使用引来了数百封要求提供“尺度”的信件。大多数写信的人并没有掌握这个概念，也没有了解控制功能分化水平的变量。这些信件阻挡了我开发一个更为明确的、可用于临床工作的尺度。理论概念是最重要的，它消除了精神分裂症、神经症和健康人之间的区别，也超越了天才、社会阶层和文化种族差异的范畴，它适用于所有的人类生命形式。如果我们知道的足够多，它甚至可以适用于非人类形态。了解概念可以使各种研究工具得到进一步发展，但在不了解概念的情况下试图使用尺度会导致混乱。

自我分化的一个重要部分与一个人的实体我与伪自我的水平有关。在情绪亲密时期，两个伪自我会相互融合，一个失去自我，另一个会获得自我。实体我不会发生融合。在特定的情况下，实体我会说：“这就是我，我所相信的，我所代表的，以及我将要做和拒绝做的。”实体我是由明确定义的信念、观念、意见和生活原则组成的。这些都是从自我的生活经历中，通过理智推理以及对每个选项的慎重考虑，才最终融入自我的。在做出选择的同时，实体我会对自己和结果负责。每种信仰都与其生活原则相符，即使在高度焦虑和受胁迫的情况下，实体我也会根据这些原则采取行动。

伪自我是由情绪压力产生的，也可以通过情绪压力来改善。无论是家庭还是整个社会，每一个情绪单位都会对其成员施加压力，要求他们与整个团体的理想和原则保持一致。伪自我是由多种多样的原则、信仰、哲学和团体需要或认为正确的知识组成的。这些原则是在压力下获得的，它们是随机的，每一个都不一样，但个体并没有意识到这种差异。伪自我是附加在自我之上的，与此相反的是，实体我是经过仔细、有逻辑的推理而被加入自我的。伪自我是“假装的”自我，是为了适应环境而存在的，它包含了多种多样的原则，假装与各种社会团体、机构、企业、政治党派和宗教团体在情绪上保持一致，但自己没有意识到这些团体是彼此不一致的。加入团体的动机更多是由于关系系统，而不是由于团体的原则。这个人可能“感觉”某些团体有问题，但他在理智层面上没有意识到。实体我可以在理智层面上意识到团体之间的不一致，而决定加入或拒绝加入团体是一个理智的过程，它建立在仔细权衡利弊的基础上。

伪自我就像是一个演员，可以有很多不同的装扮。伪装的范围可以非常广泛，一个人可以假装自己更重要或者更不重要，更强或者更弱，更吸引人或更不吸引人。对于大多数人来说，发现那些明显的装腔作势的伪装是非常容易的，但我们每个人身上都有非常多的伪装，因此很难发现别人身上程度较低的伪装。另外，一个好的演员可能会表现得非常真实，如果没有详细了解情绪系统是如何运作的，演员和其他人有可能难以分辨实体我和伪自我之间的界限。这同样适用于治疗师、心理健康专业人士和研究人员，因为他们可能试图评估自己和他人的分化水平。实体我的水平是稳定的，而伪自我是不稳定的，它会对各种社会压力和刺激做出反应。伪自我是在关系系统中获得的，并且可以在关系系统中变化。

根据我个人以往对这个概念的工作经验，我认为我们所有人身上的实体我水平较低，而伪自我的水平则比大多数人意识到的要高得多。正是伪自我参与了融合，以及自我的给予、接受、借出、借用、交易和交换等。在任何交换中，只要一个人向另一个人放弃了一点儿自我，另一个人就会获得等量的自我。最好的例子就是恋爱关系，双方都试图成为对方希望自己成为的样子，并相应地要求对方做出改变。这就是假装和交易的伪自我。在婚姻中，两个伪自我融合成为“我们”，其中一个成为主导的决策者，积极主动地为“我们”而努力。占主导地位的一方以牺牲另一方为代价获得了自我，而另一方则失去了自我。适应性强的人可能会自愿把自我让给支配者，支配者接受自我，或者在讨价还价后进行交换。夫妻双方交替扮演的角色越多，婚姻就越健康。自我交换可以是短期的，也可以是长期的。自我的借用和交易可能会在一个工作团队中自动发生，这种情绪过程最终导致一个员工处于“放下”或“放弃”自我的位置，而其他员工则获得自我。这种伪自我的交换是一种自动的情绪过程，当人们在微妙的生活姿态中操纵彼此时发生。这个交换可以非常短暂，例如批评可以让人感觉难受几天，也可以是一个长期的过程，在这个过程中，适应性伴侣失去自我，他不能再做出决定，并在无私的功能紊乱中崩溃——发展出精神疾病或慢性身体疾病。当自我分化得较好或焦虑程度较低时，这些机制是不太强烈的。人们失去或获得自我的情绪模式非常复杂，变化程度非常大，以至于除了长期追踪其生活模式，我们无法评估其功能分化水平。

低分化水平的剖面分析。这是之前我描述为 0～25 分的范围，是分化的最低水平。该范围内群体的情绪融合非常强烈，以至于变量超出了未分化家庭的自我混乱，扩展到了未分化社会的自我混乱。融合和分化的复杂性在中等融合水平的人群中更为清晰，在这些群体中，各种过程更容易被定义。低水平的分化有一些显著的总体特征。分化水平最低的人生活在一个以感受为主导的世界里，他们不能区分感受和事实。他们完全以关系为导向，花费大量的精力寻找爱和认可，以及保持各种和谐的关系，他们没有多余的精力去追求生活导向的目标。如果无法得到认可，他们可能一辈子都在逃避，或与他们无法赢得认可的关系系统抗争。他们的理智功能被情绪功能淹没，当他们需要准确地表达一种观点或信念时，他们无法说出“我认为……”或“我确信……”；相反，他们会说“我感觉……”。他们认为说出“我感觉”是真诚的，而表达自己的意见是虚假的、虚伪的。人生重要的决定都是在感觉正确的基础上做出的。他们每天都在为保持关系系统的平衡而奋斗，或努力摆脱焦虑，获得自由。他们没有能力制定一个长期目标，除非是一些模糊、笼统的目标，比如“我想要成功，我想要快乐，我想要有份好工作，我想要有安全感”。他们作为父母的附属物长大，然后他们寻找其他同样的依赖关系，以求借到足够的力量来维持功能正常。因此，一个擅于取悦老板的“无我”的人可能会比一个“有我”的人成为更好的员工。这个群体大都是一些努力维持依赖关系和谐的人，其中有人失败了，有人从一种症状发展成另一种症状，有人放弃了适应。分化水平最低的人是那些无法在机构保护之外生活的人。这些人表现出了世界上绝大部分有关健康、金融和社会的问题。这群人的生活适应能力是脆弱的，当他们陷入功能紊乱时，疾病或“坏运气”对他们来说可能是慢性的或永久的。如果治疗能够带来一些安慰，他们会对治疗结果感到满意。

中等分化水平的剖面分析。这是之前评分为 25～50 分的一组。他们的情绪系统和理智系统开始有一些分化，但大部分的自我仍然表现为伪自我。他们的生活仍然由情绪系统主导，但生活方式比低自我分化水平的人更为灵活。这种灵活性能够让情绪和理智更好地相互作用。当焦虑程度较低时，分化功能可以良好地运作。当焦虑程度较高时，分化功能的运作就类似低自我分化水平的群体那样了。即，他们的生活以人际关系为导向，主要的生命能量用于追求爱与被爱，寻求他人的认同。相比低分化水平的群体，这个群体更能公开表达自己的感受。他们的生命能量更多地指向别人的想法和获得朋友的认可，而不是进行目标导向的活动。他们的自尊水平依赖于他人，赞美可以使他们膨胀，批评可以使他们崩溃。在学校里，他们的学业表现可能是成功的，但这主要是为了取悦老师，而不是为了学习知识。在工作或社交活动中，他们的成功更多的是取决于取悦老板或社交领袖，取决于认识了多少人，获得了什么样的关系地位，而不是工作的内在价值。他们的伪自我是由各种不同的规则、信仰、人生观和意识形态组合而成的，他们用这些不同的规则、信仰、人生观和意识形态来伪装姿态，以融入不同的关系系统。他们缺乏实体我，他们习惯性地使用“我感觉……”来表达他们伪自我的人生观；在陈述时，他们会避免使用“我认为”“我相信”，他们会利用他人或知识体系作为权威来发表声明。由于对习得的知识缺乏坚定的信念，他们往往使用伪自我来陈述自己的观点，比如“规则说……”“科学已经证明……”。他们可能有足够的智力去掌握非个人领域的学术知识，并在关系系统中运用这些知识。然而，他们难以理解涉及个人的问题，个人生活处于混乱状态。

这个群体的伪自我可以是一个循规蹈矩的信徒，与某种特定的人生观或原则保持一致；然而，当他受挫时，他会摆出相反的姿态，成为一个叛逆者或革命者。这个叛逆者往往缺乏实体我。此时，他的伪自我姿态与大多数人的观点正好相反。虽然他反对现行的制度，但他并没有什么可以代替现行的制度。他的情绪具有相同程度的对立，因此，我把革命定义为阻止改变的动乱。这是一种关系导向的能量，它在同一个点上来回移动，每一方的问题都是由对方的立场决定的，对方决定了自己的立场。

处于中等自我分化水平的人有最强烈的过度感受。关系取向使他们对他人敏感，并且对感受的直接行为表达也非常敏感。他们一生都在追求理想的人际关系，希望与他人进行亲密、直接、开放的情绪交流。在他们对他人明显的情绪依赖中，他们可以读懂他人的情绪、表情和姿势，并直接表达自己的情绪，或冲动地做出公开回应。他们一生都在追求理想的亲密关系。当亲密关系实现后，就会出现情绪的融合，他们会用距离和疏远来应对这种亲密，这又刺激了另一个亲密关系的周期循环。如果不能实现亲密关系，他们可能会走向退缩或抑郁，或在其他关系中追求亲密关系。当关系系统失衡的时候，一些症状和人类问题就会爆发。这个群体中出现人类问题的比例很高，包括各种各样的身体疾病、情绪疾病和社会功能紊乱。他们的情绪疾病包括神经层面的内在问题、抑郁、行为和人格障碍问题。他们越来越多地使用酒精来缓解当下的焦虑。他们的社会功能紊乱主要表现为各种冲动和不负责任的行为。

中上等分化水平的剖面分析。这是之前评分为 50～75 分的群体。这个群体的情绪系统和理智系统之间有足够的分化，这两个系统可以成为一个团体来共同工作。在这个群体里，理智系统得到了充分的发展，因此当焦虑程度上升时，它可以独立自主地发挥功能，而不受情绪系统的支配。评分在 50 分以下的人的情绪系统处于支配地位，它会在危急情况下告诉理智系统该想什么，该说什么，该做什么决定。这样的理智是一种假装的智能。只要理智不干涉整个生命进程的决定，情绪系统允许其进入一个小角落思考以后的事情。评分在 50 分以上的人的理智系统已经可以自主做出一些决定。它已经了解到，情绪系统在大部分功能领域都能有效地运行，但是在危急情况下，自动情绪决策会给整个机体带来长期的并发症。理智系统也明白，它需要一些纪律来管理情绪系统，这个过程是长期的，但值得为之努力。那些评分在 50 分以上的群体，在生活中的大部分问题里形成了一个合理的实体我。在平静期，他们运用逻辑推理来发展信念和原则；在焦虑和恐慌的情况下，他们用这些信念来管理情绪系统。情绪和理智存在一些微妙的区别，处于这一群体中较低层次的人虽然知道有更好的方法处理问题，但理智功能不足以帮助他们找到更好的方法，他们的人生轨迹与评分在 50 分以下的群体相似。

处于这一群体中较高层次的人已经建立了实体我。他们拥有良好的理智系统功能，不再是情绪世界的囚徒。他们能够更自由地生活，在情绪系统中也拥有令人满意的生活。他们可以充分地参与到情绪事件中，也可以在需要的时候，通过逻辑推理来解脱自己。在放松的状态下，他们可以允许情绪系统进行自动控制，但当出现问题时，理智系统可以接管情绪系统，平息焦虑，避免生活危机。分化水平较高的人更少地以关系为导向，更能遵循独立的生活目标。他们并不是没有意识到关系系统的存在，但他们的人生是由自己决定的，而不是由别人的看法和评价来决定的。他们更清楚情绪和理智的区别，能够更冷静地阐述自己的信念和原则，而不是通过攻击他人的信念来为自己的信念辩护。他们能够更准确地评估自己与他人的关系，而不用假装姿态来高估自己或低估自己。他们的配偶往往具有同等分化水平。在另一个分化水平上的配偶的生活方式会有很大的不同，可能会被误认为与另一方在情绪上是不相容的。婚姻是一种功能强大的伙伴关系。夫妻双方都可以享受到情绪上的亲密，而不会因对方而失去自我。他们可以在一起，也可以相互独立。妻子可以作为女性更充分地发挥功能，丈夫也可以作为一个男性更加充分地发挥功能，而不必就生理和社会角色的优劣进行争辩。分化水平更高的夫妻能够允许他们的孩子成长，发展自己的独立性，而不会过度焦虑，或按照他们自己的意愿来塑造孩子。夫妻和孩子各自对自己负责，而不需要把失败归咎于别人，也不需要把自己的成功归功于别人。自我分化水平较高的人无论在什么情况下都可以友好地与他人相处，或单独相处。他们的生活更加有秩序，可以更加成功地应付各种情况，而且他们明显摆脱了人类的问题。

在之前的文章中，我描述了评分为 75～100 分的水平。它更像是一种理想化的状态，而不是真实的。对于寻找工具来测量人类功能的思想家，它可能传递了人类现象的错误印象。我将对其中的细微差别做出一些一般性评论，而不做出极端的假设。一个常见的错误是，把分化水平更高的人等同于“近似的个体主义者”。我认为，近似的个体主义实际上是一个对抗情绪融合的、夸张的假装姿态。分化者总是意识到他人和他周围的关系系统。在分化中有非常多的作用力和反作用力，一个人必须以一个更广阔的视角来看待人类现象，以便能更清晰地看到分化。一旦有可能看到这种现象，那么它就在那里，在我们的眼前运行，而且我们就有可能将这一概念应用到数百种不同的情境中。如果在不了解它的情况下运用它，就是徒劳无功的。

基于分化的治疗不再是传统意义上的治疗。这个疗法和传统疗法的区别，就像这个理论和传统理论的区别一样。治疗的总体目标是帮助每个家庭成员从束缚我们所有人的情绪共性中走出来。分化的本能力量是有机体内部构建的，就像反对它的情绪力量一样。不管有多少共性力量的反对，我们的目标是帮助有动机的家庭成员朝着更好的分化水平迈出微小的一步。当一个家庭成员掌握了这一点，其他的家庭成员将会自动采取类似的步骤。共性力量在维持现状方面是非常强大的，以至于任何走向分化的一小步都会遭到整个团体的强烈反对，这就是治疗师或指导者最有帮助的地方。如果没有帮助，努力分化的一方就会为了暂时获得情绪上的和谐而回归团体。传统治疗的目的是倾诉或解决冲突，虽然这样或多或少地达到了减少冲突的目的，但它也会剥夺成员从家庭团体中分化的努力。分化的过程中有许多陷阱，如果个体在没有自己信念的情况下尝试分化，他就是在盲目地听从治疗师的建议，并陷入与治疗师失败的合作中。我认为，一个人的分化水平主要取决于他离开父母并尝试独立生活的时间。此后，他倾向于在所有的关系中复制原生家庭的生活方式。一个人的基本自我水平只可能发生微小的改变，但从临床的经验来看，我可以确定，这种基本自我水平存在缓慢改变的可能，任何一个小的改变都会引发一种全新的生活方式。在我看来，当一个人开始了解情绪功能和理智功能之间的差异，并用毕生努力利用这些知识解决未来的问题时，就进入关键阶段了。在人生的平静期很难评估分化水平。在临床上，我是根据自我在压力和平静时期的平均自我功能水平来评估分化水平的。当人们再次受到长期的严重压力时，分化的稳定性会遭受考验。

将情绪系统和理智系统的功能与大脑的结构和功能相比较，是合理准确的。我设想有一个大脑中枢控制情绪，另一个大脑中枢控制理智。这种情绪与理智系统的融合表明这两个中枢在一定程度上是并列的，或者说是生长在一起的。从解剖学上讲，更准确的说法是，这两者是由神经束连接的。在功能差的人身上，这两个控制中枢是紧密融合的，情绪中枢几乎完全支配着理智中枢。在功能更好的人群中，中枢之间的功能有更多的分离。两个中枢的分离程度越高，理智中枢就越能阻挡或屏蔽来自情绪中枢的一系列刺激，并且能够自主地发挥功能。这种屏蔽过程可能是生化过程，在焦虑程度较低的时候，屏蔽效果较好。情绪中枢控制着自主神经系统和所有其他自主功能。理智中枢是理智和推理的中枢。情绪中枢处理来自消化系统、循环系统、呼吸系统和身体内所有其他器官系统的无数感觉刺激，以及来自感知环境和与他人关系的所有感觉器官的刺激。在平静时期，当情绪中枢从它的感知网络接收到较少的刺激时，理智中枢就能更自由地自主运作。当情绪中枢被刺激淹没时，理智功能几乎完全受情绪中枢的控制。在某些领域，理智是为情绪中枢服务的。

有很多临床案例表明，在决定生命历程时，情绪系统支配了理智系统。理智中枢要么依附于情绪中枢，要么受情绪中枢指挥。在各种精神病或神经症的状态下，理智要么被情绪抹杀，要么被情绪扭曲。偶尔可能会出现这样的情况，即存在一个相当完整的理智活动的孤岛，例如在一个拥有计算机头脑的精神病患者中。在各种神经症的状态下，理智受情绪支配。有一种人是理智化的，但其表面的理智化是由情绪过程指导的。在这些行为问题中，自动冲动行为是由情绪引起的，而理智会在行动后试图解释或证明其合理性。这种冲动行为可以从幼稚的不当行为到犯罪行为不等。家长和社会系统会问为什么，假装有一个合乎逻辑的答案。个体会立即给出一个自己和他人都能接受的借口。同属于这一类的还有大量由情绪中枢主导的行为，通常被称为自我毁灭行为。这些行为是为了缓解当下的焦虑，即想要摆脱现状的冲动压倒了对长期并发症的觉察，其中最严重的就是酗酒。在一些情况下，理智有助于情绪导向的行为，例如，理智规划有助于情绪导向的犯罪。很大一部分人因为情绪系统的压力而选择自己的人生观和意识形态。在另一部分人中，理智可以在非个人议题上运作良好，这部分人在学术上可以非常出色，但个人生活可能很混乱。即使是那些情绪和理智分化水平较高的群体，或是那些在大部分时间里，理智可以和情绪系统保持一致的群体，在遇到长期压力时，情绪系统也会占据主导地位。

三角关系。我从 1955 年开始研究这一基本概念。在 1956 年，研究小组开始讨论和思考“三人组”。随着理论概念的发展，这个概念开始包括比传统术语“三人组”更多的内容。和那些认为自己知道“三人组”含义的人交流时，我们遇到了问题。我之所以选择“三角关系”一词，是为了表达这个概念特有的含义，该理论指出，三角关系（三个人的情绪配置）是所有情绪系统的基本组件，无论是在家庭还是任何其他群体中。三角关系对于关系系统来说是最小的稳定单位。两人系统也有可能是稳定的，只要它保持平静状态。一旦焦虑程度上升，它立刻会将最脆弱的其他人牵扯进来，成为一个三角关系。当三角关系中的紧张程度对三人组来说太高时，三角关系就会继续牵扯其他人进入关系，成为一系列交错的三角关系。

在平静时期，三角关系是由舒适亲密的两人组和一个不太舒服的局外人组成的。"二人组"致力于维持融洽的关系，免得一个人不舒服，而在其他地方形成了更好的融洽关系。局外人寻求与两人中的一人建立关系，并且可以采取许多众所周知的方法来实现这一目标。三角关系内部的情绪力量时刻都在运动，即使在平静时期也是如此。二人组适度的紧张状态是一人有感觉，而另一人浑然不觉。其中不舒服的一人倾向于朝着让自我更舒适的融洽关系的方向找到一个新的平衡。

在压力时期，局外人的位置是最舒适也是大家最想要得到的位置。在压力下，每个人都会努力获得局外人的位置，以逃避二人组中的紧张感。当情绪力量无法在三角关系中继续转移时，二人组中的一人会牵扯第四个人进来，形成两个三角关系，他们将之前的局外人放在一边，以便之后再与其建立三角关系。情绪力量在新的三角关系中准确地运作着之前的模式。随着时间的推移，情绪力量不断从一个活跃的三角关系转移到另一个三角关系。只要保持总系统的平静，情绪力量最终会停留在一个三角关系中。

当家庭关系非常紧张，可用的三角关系被耗尽时，家庭系统就会将家庭以外的人卷入进来，如警察和社会机构人员。当外部人员在家庭问题上发生冲突，而家庭较为平静时，这种紧张关系就会被成功外化。在办公室职员这样的情绪系统中，两个最高级别管理者之间的紧张关系会被不断三角化，直到冲突在两个级别较低的管理者之间表现出来。管理者往往通过开除或撤换其中一个参与冲突的人来解决冲突，之后，冲突就会在另一个二人组中爆发。

一个适度紧张的三角关系有一个特点：有两方很舒服，而另一方则处于冲突之中。由于模式在各种三角关系中一再重复，人们之间就会形成相互关联的、固定的角色。最好的例子就是父亲 – 母亲 – 孩子的三角关系。虽然模式各有不同，但最常见的一种是父母之间的基本紧张关系，父亲获得了局外人的位置，通常是被动、软弱和疏远的，留下母亲和孩子彼此冲突。母亲通常是有攻击性、支配和阉割性的，在冲突中，母亲赢得了孩子，导致孩子逐渐出现慢性功能损害。这种模式就是家庭投射过程。家庭多年来反复玩着同样的三角游戏，谁输谁赢是不确定的，但最后的结果总是一样的。随着年龄的增长，孩子越来越容易接受这种失败的结果，甚至自愿接受这个位置。这个模式的一种变式是：父亲最后攻击母亲，让孩子处于局外人的位置。然后，这个孩子学会了通过让父母互相竞争来获得局外人的位置的技巧。

三角关系中的每一种结构模式都可以预测家庭和社会系统中的动作和结果。与传统的恋母情结的解释相比，三角关系可以更精确地理解父亲－母亲－孩子的三角关系，而三角关系在处理此类问题的治疗上，也提供了更多的灵活性。

三角关系的知识为个体治疗和家庭治疗提供了理论视角。一般在患者－治疗师的两人关系中，情绪卷入是不可避免的。从理论上讲，家庭治疗可使紧张的关系保持在家庭内部，而治疗师可以置身于复杂的情绪之外。这是一个很好的理论前提，但在现实中很难实现。如果治疗师没有付出一些特别的努力，家庭就很容易把情绪包裹在治疗师的周围，把治疗师放在一个至关重要的位置，让治疗师为治疗的成功或失败负责，并被动地等待着治疗师改变家庭。我已经讨论了其他治疗师处理治疗关系的方法，也讨论了我在家庭情绪系统之外持续工作的方法。最初的方法包括让家庭成员为彼此负责，避免家庭对我过度重视。要保证只有通过家庭自身的努力来了解自己和改变自己，家庭才能从中受益。最重要的是，治疗师要保持对个别家庭成员的情绪中立，这其中有很多微妙之处。除了这一努力之外，正是关于三角关系的知识为努力走出复杂情绪困境提供了重要的突破口。

在学习三角关系的过程中，有一个经历对我来说是非常重要的。有段时间，我的家庭治疗主要是针对父母双方和有问题行为的青少年孩子的。我可以看到父母和孩子之间三角关系的细节。我越是置身于这个三角关系之外，就越有可能清楚地看到这个家庭的情绪系统模式，因为它在父亲、母亲和孩子之间形成了明确的情绪回路。在治疗方面，消极的父亲变得不那么消极，有攻击性的母亲变得不那么咄咄逼人，孩子的症状也逐渐消退，但这个家庭并没有改变其最初的模式。一般来说，有积极性的家庭会坚持 30～40 次周常预约，结束时会对“好的治疗结果”给予极大的赞扬。在我看来，这个家庭并没有改变，但我学习到了很多关于三角关系的知识。我可以仔细地观察一个家庭，并在事情发生之前，就知道这个家庭的下一步行动。

从三角关系的知识出发，我将孩子排除在治疗之外，将治疗范围限定在父母和治疗师之间，这样的治疗会有所不同。我不再是泛泛地说要置身于家庭情绪系统之外，而是掌握了具体的知识，了解了父母为了让治疗师参与其中而采取的三角化策略。在治疗上，其结果远远优于之前的任何结果。自20世纪60年代初以来，这一直是一种基本的治疗方法。在广义的理论治疗层面上，如果治疗师能与两个最重要的家庭成员保持可行的情绪联系，通常是父母或夫妻，就可以相对处于核心三角关系的情绪之外，家庭将会慢慢解决成员之间的融合，所有其他家庭成员将自动改变与家庭中父母的关系，这是基本理论和方法。无论讨论的内容或主题是什么，这个过程都可以继续进行。关键问题是夫妻之间的情绪反应，以及治疗师能否保持自我相对脱离情绪性的能力。这个过程可以由任何第三方进行，只要他们可以保持自我位于三角关系的情绪之外，但很难找到这样的外部关系。在短期危机下，这种方法和其他方法一样成功。在最初的几年里，我积极参与家庭情绪咨询，处理短期危机。但现在我发现，用平静、低调、去三角化的方法，对一次或多次的治疗更有效。

核心家庭情绪系统。这个概念描述的是一个家庭在一代人中情绪的运作模式。父亲－母亲－孩子之间的某些基本模式是对过去几代人的复制，并将会在接下来的几代人中不断重复。有几个相当明确的变量决定了这一代家庭的运作方式，这些变量可以通过直接观察来测量和验证。仔细回顾历史，结合对这一代人的细节的了解，我们可以较好地重建过去几代人的运作模式。根据家庭模式在多代人中传递的知识，我们可以预测，这样的模式可能会投射到后代，并在一定范围内对后代的特征做一些合理的预测。没有人有足够长的时间来检验预测未来的准确性，但是历史上有足够多的关于一些家庭的详细知识，足以检验预测过程的准确性。根据我对家庭研究的经验，10～20年前的预测是相当准确的。

一般来说，核心家庭的开端是一段婚姻。当然也有例外，就像万事万物都有例外一样，这些都是整个理论的一部分。在特殊情况下的基本过程类似于低分化水平人群中更混乱的模式。夫妻二人开始了一段婚姻，他们的生活方式和分化水平都是在他们的原生家庭中发展起来的。交配、婚姻和繁殖在很大程度上是由情绪和本能力量控制的。通过了解夫妻双方在约会、求爱、安排和规划婚姻时处理问题的方式，我们可以合理地评估夫妻双方的分化水平。分化水平越低，未来的潜在问题就越大。人们会挑选有相同分化水平的配偶。在求爱期间，大多数夫妻都可以拥有最亲密、最开放的成年关系。两个伪自我融合在一起，成为一个共同自我，这发生在他们向对方做出永久承诺的时候，无论是在订婚、举办婚礼，还是他们建立第一个共同的家的时候。在同居的时候，他们的关系是和谐的，但结婚后出现融合的情况是很常见的。这就好像，只要他们仍然有终止关系的选择，融合就不会发展。

分化水平越低，婚姻的情绪融合就越强烈。夫妻中的一方成为共同自我的主导决策者，而另一方则适应这样的情况。这是在亲密关系中借用和交换自我的最好例子之一。一个人可能扮演主导的角色，迫使另一个人适应；也可能是一个人扮演适应的角色，迫使另一个人成为主导角色。如果双方都试图扮演主导角色，就会导致冲突；或者双方都试图扮演适应角色，就会导致决策瘫痪。主导者以牺牲适应者的利益为代价获得自我，而后者则失去自我。分化水平较高的夫妻，融合程度较低，并发症也较少。主导位置和适应位置与性别没有直接关系。这是由夫妻各自在原生家庭中的地位决定的。根据我的经验，占据主导地位的女性和男性一样多，占据适应位置的男性和女性也一样多。这些特征在最初选择对方作为伴侣时发挥了重要作用。这种融合会导致夫妻一方或双方焦虑。夫妻应对融合的方式有很多，最普遍的机制是拉开彼此之间的情绪距离。融合在某种程度上存在于所有的婚姻中，而在大部分婚姻中表现得更为突出。

除了情绪距离之外，婚姻中的未分化现象还表现在三个主要方面，分别是婚姻冲突、夫妻一方的疾病或功能紊乱和将问题投射在孩子身上。就好像在核心家庭中有一定量的未分化要被吸收，它可能主要集中在一个方面，或平均分布在三个方面。处理未分化的各种模式来源于夫妻的原生家庭模式，以及在混合共同自我中所涉及的变量。以下是三个方面各自的一般特征。

婚姻冲突。冲突型婚姻的基本模式是双方都不向对方让步，或者双方都不能发挥适应性作用。在这些婚姻中，每个人投入的情绪能量都非常强烈。这些能量可能是思维的能量，也可能是行动的能量，可能是正向的能量，也可能是负向的能量，但夫妻各自的自我都投入在对方身上。这种关系会经历亲密无间期、冲突期（冲突会带来一段保持情绪距离的时期）和和好期（和好会开启另一轮的亲密无间期）。这一循环在冲突型夫妻关系中可能表现得最明显。冲突中愤怒和消极情绪的强度不亚于积极情绪。即使是在疏远的时候，夫妻二人也在思念着对方。婚姻冲突本身并不会伤害孩子。在大部分未分化的婚姻中都会发生冲突。夫妻双方对彼此的投入太大，孩子基本游离于情绪过程之外。当婚姻冲突和问题投射到孩子身上时，这个投射过程对孩子就是有害的。婚姻冲突所吸收的未分化的量会减少在其他地方吸收的量。

夫妻一方的功能紊乱。这是夫妻一方以适应者的姿态吸收了大量未分化的结果。适应者的伪自我与主导者的伪自我相融合，主导者对二人承担越来越多的责任。夫妻双方的适应程度是由彼此长期的姿态决定的，而不是由口头报告决定的。双方都做了一些适应对方的让步，但通常双方都认为自己比对方让步得多。长期处于适应状态的一方会逐渐失去自我决策的能力和功能。只要压力增加，就会引发适应者的功能障碍，这可能是身体疾病、情绪疾病或社会功能紊乱，例如酗酒、冲动行为或不负责任的行为。这些疾病往往是慢性的，并且很难逆转。

功能不足的配偶与功能过剩的配偶之间的关系模式存在不同的强度。它可以作为一种偶发现象存在于混合使用三种机制（即前文的三个方面）的家庭中。当这种机制被用作控制未分化的主要手段时，上述疾病往往是慢性的，并且是最难以逆转的。患者或丧失能力的一方的功能受到严重的损害，无法与其依赖的功能过剩的配偶一起努力恢复功能。这种机制在吸收未分化方面非常有效。唯一的缺点是一方的功能紊乱需要由另一方来弥补。如果有一对功能紊乱的父母，只要有其他人可以替代父母，孩子几乎不会受到影响。孩子的主要问题是继承照顾生病父母的生活模式，且这种模式会在将来继续出现。这些婚姻是持久的。无论是身体上还是精神上的慢性疾病或残疾，都可能是未分化强度的唯一体现。功能紊乱的人感激别人的关心和照顾，而功能过剩的人不会抱怨。在这些婚姻中，夫妻几乎是不可能离婚的，除非功能紊乱之外还掺杂着婚姻冲突。在某些家庭中，功能过剩的一方意外过世，而功能紊乱的一方却奇迹般地恢复了功能。但如果功能紊乱的一方以后再次建立婚姻，就会沿用前一个婚姻模式。

一个或多个孩子的功能损害。在这种模式中，父母以一种“我们”（we-ness）的方式将他们的未分化投射到一个或多个孩子身上。这种机制在整个人类问题中非常重要，它被列为一个单独的概念，即家庭投射过程。

在核心家庭中，有两个主要变量控制着这个过程的强度。第一个变量是情绪阻断程度，也就是与扩展家庭或关系系统中重要他人的疏离程度。我将在后文中讨论这个问题。第二个重要变量与焦虑程度有关。核心家庭中的任何一种症状，无论是婚姻冲突、配偶的功能紊乱，还是孩子的症状，在焦虑程度低时都不那么强烈，而在焦虑程度较高时则会非常明显。一些最重要的家庭治疗工作都是为了减少焦虑，恢复阻断的情绪。

家庭投射过程。这一过程描述了在父亲 – 母亲 – 孩子三角关系中，父母的未分化损害一个或多个孩子的过程。它主要以母亲为中心，母亲是繁殖的关键人物，通常也是婴儿的主要照料者。它导致孩子原发性的情绪疾病，或者叠加在某些缺陷或慢性身体疾病、残疾上。它的程度有轻有重，轻则损伤极小，重则导致孩子的功能终生严重受损。这个过程非常普遍，在所有家庭中都有一定程度的存在。

中等程度投射的家庭可以很好地体现这个投射过程的运作方式。似乎有一定量的未分化会被婚姻冲突、配偶的疾病和对孩子的投射吸收。夫妻在冲突或疾病中吸收的未分化的量，会减少投射到孩子身上的未分化的量。有少数家庭的大量未分化都投射到了婚姻冲突中，还有一部分投射到了配偶的疾病中，只有极少一部分投射到了孩子身上。最显著的例子就是，在孩子患有自闭症或严重功能紊乱的家庭中，婚姻冲突很少，夫妻双方都很健康，全部的未分化都投射到了受损最严重的孩子身上。我从没见过一个家庭对孩子完全没有投射。大多数家庭都会运用三种机制的组合。家庭问题从一个领域转移到另一个领域的可能性越多，这个过程在任何单一领域造成损害的可能性就越小。

未分化分配给孩子的方式有明确的模式。它首先会集中在一个孩子身上。如果投射的量对这个孩子来说太大了，那么投射过程就会选择其他参与程度较低的孩子。在一些家庭中，未分化的量太大，以至于会损害大多数的孩子，而把一两个孩子排除在情绪过程之外。在这些家庭中有如此多的无序和混乱，很难看到其中有序的步骤。我从来没见过一个家庭可以让孩子平等参与家庭情绪过程。这里所描述的过程可能会存在一些例外，但总体上的模式是明确的，理论也能解释例外的情况。孩子如何成为投射过程的对象？简单地说，它与母亲对孩子的情绪开放或闭塞的程度有关（两者在情绪系统方面是相等的）。这是一个自动的情绪过程，不会因为采取相反的行为而改变。在更具体的层面上，它与父母的未分化水平、怀孕和分娩时的焦虑程度，以及父母对婚姻和孩子的定位有关。

早期对婚姻和孩子的想法在女性中比在男性中更突出。她们在青春期之前就开始有了有序的想法。女性如果主要考虑的是自己将要嫁的丈夫，那么在婚姻中她往往会把大部分情绪集中在丈夫身上，丈夫的情绪也会集中在她身上，那么症状则往往集中在婚姻冲突或配偶的疾病上。如果女性的早期想法更多的是关注将来的孩子，而不是她们要嫁的男人，她们的孩子往往会成为功能受损的孩子。这个过程在一些女性身上可能表现得非常激烈，以至于丈夫只是这个过程的附属品。分化水平较低的夫妻对婚姻和孩子的具体要求较低。在家庭投射过程中被选择的孩子是那些在母亲生活压力较大时孕育和出生的孩子，第一个孩子、长子或长女、独生子女、在情感上对母亲有特殊意义的孩子，或者母亲认为在情感上对父亲有特殊意义的孩子，往往是被投射的对象。在常见的特殊孩子中，大都是独生子女、长子、多个孩子中性别不同的那个或有某种缺陷的孩子。还有一些是从一开始就焦躁不安、闹腾、僵硬、对母亲没有反应的孩子。母亲最初对这些孩子的特殊情绪投入是巨大的。大部分母亲对男孩或女孩有一种偏爱，这取决于其在原生家庭中的定位。无论母亲多么努力地想要做到一碗水端平，她们也不可能在两个孩子身上投入同等的情绪。

在更具体的层面上，投射过程与母性本能有关，也与焦虑使投射过程在生育期和孩子婴儿期发挥作用的方式有关。父亲通常对投射过程起着支持作用，他对母亲的焦虑很敏感，他倾向于支持母亲的观点，并帮助她实施因焦虑而做出的育儿行为。这个过程始于母亲的焦虑。孩子对母亲焦虑的反应，让母亲误认为这是孩子的问题。焦虑的父母努力对孩子投入同情、关心和过度保护的能量，这更多是由于母亲的焦虑而不是孩子实际所需。在这种模式下，母亲像对待婴儿一样对待孩子，孩子的功能逐渐受损，要求越来越高。母亲的焦虑和孩子的焦虑都可以引发这个过程。在一般情况下，孩子在压力期可能会有症状发作，在青春期或青春期后症状加重；母子之间可能存在强烈的情绪融合，母子关系一直保持着积极的、无症状的平衡状态，直到青春期，孩子试图独立发挥功能。这时，孩子与母亲或父母双方的关系会变得消极，孩子也会出现严重的症状。在孩子年幼时，较为严重的母子融合可能不会表现出症状，但当孩子试图离开父母，独立发挥功能时，他可能会崩溃成精神病。

家庭投射的基本模式是相同的，不管孩子最终是发展成严重的终身功能紊乱，还是从未出现严重症状，也从未被诊断，投射模式只是在形式和强度上有细微的变化。在投射过程中受损最多的是那些生活状况较差的人，他们的分化水平低于他们的兄弟姐妹，他们的孩子可能在几代之后才会出现严重的症状受损。该理论认为，精神分裂症是几代人的症状不断叠加的产物，随着分化水平越来越低，直到有一代人产生精神分裂症。在临床工作中，我们已经用“被三角化的孩子”来指代家庭投射过程中的重点对象。几乎每个家庭都有一个孩子比其他孩子更多地被三角化，其生活适应能力也不如家庭中其他的孩子。在研究多代家庭历史的过程中，通过获取每个兄弟姐妹的关于生活适应的历史数据，可以相对容易地评估家庭投射过程，并确定“被三角化的孩子”。

情绪阻断。这个概念是在 1975 年被添加到这个理论中来的，在之前的几年里，它一直是对其他没有明确定义的概念的扩展。后来，它成了一个单独的概念，来包括其他地方没有说明的细节，它是关于代际情绪过程的一个独立概念。人们处理对父母未解决的情绪依恋的方式，决定了这种阻断的生活模式。所有人对父母都有一定程度上的未解决的情绪依恋。分化水平越低，未解决的依恋就越强烈。这个概念说明了人们为了开始自己这一代的生活，而将自己从过去中分离的方式。我花了很多心思来选择一个词以准确地描述这种分离、孤立、退缩、逃避或否认原生家庭重要性的过程。然而无论“阻断”这个词听起来多么像是非正式用语，我都找不到更加精准的词来形容这一过程。治疗的目标是将阻断转化为自我与扩展家庭的有序分化。

与父母未解决的情绪依恋的程度等同于未分化的水平，这种程度必须以某种方式在个人的生活和未来几代人中加以处理。未解决的依恋可以通过以下方式来处理：在与父母一起生活时，否认和隔离自我的内部心理过程；在身体上远离父母；既与父母保持情绪隔离，又保持身体距离。与过去的阻断越激烈，个人在婚姻中就越容易出现夸大版的原生家庭问题，其子女也越容易与其做出更激烈的情绪阻断。基本过程的强度和处理阻断的方式有很多不同的变式。

逃离原生家庭的人和从未离开家的人一样，都有情绪依赖性。他们都需要情绪上的亲密，但他们对这种亲密过敏。留在家里，并通过内部心理机制处理依恋关系的人，往往与父母有一定程度的支持性联系，总体过程不那么激烈，但他们在压力下会出现更多的内化症状，比如身体疾病和抑郁症。更为激烈的情况则是功能严重受损者会崩溃成精神病，与父母生活在一起时，他们会在心理上孤立自己。逃离原生家庭的人则更倾向做出冲动行为。他们往往认为问题出在父母身上，而逃离原生家庭是为了独立于父母生活。阻断的程度越强，他们就越是容易在另一个人身上重复与父母相处的模式。他们可能会因一时冲动而结婚。当婚姻出现问题时，他们也倾向于逃避。他们可能经历多次婚姻，最终依靠更为临时的同居关系。再夸张一点，这种人际关系就像游牧民、流浪者和隐士一样，他们要么与别人建立浅显的人际关系，要么放弃建立关系，并独自生活。

近年来，由于社会焦虑，由来已久的情绪阻断变得更加明显，这种情绪上的阻断被称为代沟。焦虑水平越高，低分化水平的人的代沟越大。逃离原生家庭并开始同居和集成生活的人的百分比有所增加。这些替代家庭非常不稳定。该群体大都是由逃离自己家庭的人组成的；当替代家庭中出现紧张关系时，他们就会与之断绝关系，转向另一个家庭。当情况较好时，替代家庭和外部关系是原生家庭的拙劣替代品。

情绪阻断存在各种水平。当今社会，一般的家庭状况是人们与原生家庭保持着一种疏远的、形式上的关系，人们偶尔回家履行职责。核心家庭与上一代人保持的情绪联系越多，两代人的生活过程就越是有序且无症状的。比较两个有相同分化水平的家庭，其中一个家庭与原生家庭保持联系，并终生相对没有症状，下一代的分化水平变化不大。而另一个家庭则与原生家庭断绝关系，这个家庭后来出现了症状和功能紊乱，其后代的分化水平也有所降低。有症状的核心家庭进行了周期性的、长期的家庭治疗，但情况没有改善，因其在情绪上与原生家庭隔绝了。如果父母一方或双方能与原生家庭重新建立情绪联系，核心家庭的焦虑程度就会减轻，症状就会变得温和、更容易控制，家庭治疗也会更有效果。仅仅告诉一个家庭要与原生家庭建立联系是没有什么帮助的，有些人对回到自己的原生家庭感到非常焦虑。如果没有系统的辅导，问题可能变得更糟。还有些人回到了原生家庭，但继续他们在家庭中的情绪阻断，结果一无所获。我们已经发展了相关的技术，帮助家庭与原生家庭重新建立联系，这已成为一种家庭治疗方法。在另一篇论文（Bowen, 1974b）中，我提出了这种个体在家庭中自我分化的方法。这是基于这样一种经验：如果夫妻一方能在其原生家庭中合理地自我分化，效果会比夫妻双方一起参与定期的家庭治疗效果更好。

多代传递过程。家庭投射过程会在多代人中延续。在任何一个核心家庭中，都有一个孩子是家庭投射过程的主要目标。与父母相比，这个孩子的分化水平更低，在生活中的表现也更差。较少卷入这个投射过程的孩子与父母的分化水平差不多。那些脱离家庭情绪过程长大的孩子则比父母发展出更好的分化水平。如果我们连续追踪几代功能受损最严重的孩子，会看到其后代的自我分化水平越来越低。这个过程可能会迅速地传递几代人，也可能在一代人的时间里保持静止，然后再加速。我曾说过，至少要三代人才会生出一个损伤严重的、后来患上精神分裂症的孩子。这是基于这样一个概念：一个表面功能良好的起点，以及一个在几代人之间快速进行的投射过程。然而，我现在知道了这个过程可以在一两代人中减慢或保持静止，因此，现在我会说，也许需要八到十代人才会出现一个损伤严重的、后来患上精神分裂症的孩子。这个过程造就了大多数处于社会底层的功能不佳的人。如果一个家庭在十代中的第五代或第六代遇到严重的压力，就可能会出现一个社会功能紊乱的孩子，其功能受损程度比精神分裂症患者要小。精神分裂症患者的受损程度来自那些分化水平较低的人，这些人能够在几代人的时间里，保持关系系统处于无症状的平衡中。

如果我们分析有相同分化水平的孩子们的轨迹，就会看到家庭功能在各代人中显著的一致性。家族历史可以讲述家庭传统、家庭理想等。如果我们分析那些分化水平较高的人的多代世系，我们将看到一系列高功能和非常成功的人。一个分化水平高的家庭中可能会有一个孩子的分化水平较低。一个处于最低分化水平的家庭中可能有一个孩子的分化水平较高。很多年前，我从现象学的角度出发，把精神分裂症描述为一种有助于保持种族强大的自然过程。家庭的弱点固定在一个人身上，而这个人不太可能结婚生子，更容易早逝。

同胞位置。这个概念是根据托曼关于兄弟姐妹位置影响其人格特征的观点修改的。他在 1961 年的第一本书中阐述的观点，与我的一些研究方向非常接近。虽然他从个体的参考框架出发，只对健康家庭进行研究，但他以一种别人没有做过的方式整理他的数据，我们很容易将其纳入自我分化和家庭投射过程中。他的基本观点是：重要的人格特征与其成长过程中的同胞位置相匹配。基于他的十个基本的同胞剖面分析，我们可以确定所有同胞位置的概况。而且在所有事情都相同的情况下，我们对任何人都有一套推测性的知识体系。托曼的观点为理解“如何选择一个特定的孩子作为家庭投射过程的对象”提供了一个新的思考方向。一个人的人格特征与正常人格特征的吻合程度，为理解一代又一代的分化水平和投射过程的方向提供了一种途径。例如，如果一个年龄最大的孩子看起来更像一个年龄最小的孩子，这就是表明他是被三角化最严重的孩子的有力证据。如果长子是独裁者，这就是他中度功能受损的有力证据。如果长子性格沉稳负责，就是分化水平较好的证明。通过使用托曼的剖面分析，再加上分化和投射，我们就有可能在没有推定性资料的情况下，对过去几代人的人格特征进行可靠的推测。了解人们符合这些特征的程度，就可以了解夫妻将如何处理婚姻中的冲突，预测他们对家庭治疗的态度。根据我的研究和治疗经验，我相信，没有任何一项数据比了解人们在当代和过去几代人中的同胞位置更重要。

社会退行。这是鲍文理论中的第八个概念，也是最后一个概念，于 1972 年首次定义，并于 1975 年正式加入理论体系。我一直对社会问题很感兴趣，但精神病学家和社会学家更倾向于从极少的具体事实中得出结论，导致我除了个人阅读外，对这方面的兴趣一直处于边缘状态。家庭研究为描述人类功能提供了一种新的方法，但我避免了从这些事实中归纳结论的冲动。20 世纪 60 年代，越来越多的证据表明，社会中的情绪问题与家庭中的情绪问题相似。一个小小的证据是，三角关系存在于所有关系中。在 1972 年，美国环境保护局邀请我写一篇关于人类对环境问题反应的论文。我期望撰写一篇关于各种各样的事实的论文，这些事实来自与人们有关的重大社会问题的经验。为了这篇论文，我花了一年的时间进行研究，并回到了旧文件中以确认数据。最后，我确定了家庭和社会之间的联系，这足以让我将关于家庭的基本理论扩展到更大的社会领域。这种联系首先与青少年犯罪有关，对此，其父母和社会均负有责任；其次，与父母和社会管理人员处理同一问题的方式的变化有关。

虽然我们尚不能对此进行详细描述，但该概念的整体结构已经以大纲的形式呈现出来（Bowen, 1974a）。这个概念指出，当一个家庭长期地、持续地受到焦虑的影响时，就会开始失去与其理智决定的原则的联系，并越来越多地依靠情绪来缓解当前的焦虑。这一过程会导致各种症状，最终使家庭退行到较低的功能水平。社会概念假设，社会中也会存在相同的过程演变，我们正处于一个社会慢性焦虑不断增加的时期；社会对此的反应是用情绪化的决定来缓解当下的焦虑，这导致了功能紊乱的症状；于是社会用更多情绪化的“创可贴”来缓解症状，这又增加了问题的严重性；这种循环不断重复，就像家庭经历类似情绪疾病的周期。在我对社会问题感兴趣的早期，我认为所有的社会都会经历好的时期和坏的时期，它们总是会经历兴衰。在 20 世纪 50 年代，社会的周期性现象是另一个周期的一部分。到了 20 世纪 60 年代，社会动荡问题似乎加剧了，我开始寻找解释这种慢性的、长期的焦虑的方法。我一直在寻找与人类本能存在相一致的概念，而不是与人作为社会存在相一致的概念。现在，我的假设是，这种慢性长期的焦虑是人口爆发的产物，是由维持人类在地球上生活所必需的食物和原材料越来越少，环境的污染也在慢慢威胁着人类生存所必需的生命平衡造成的。

从家庭到越来越大的社会群体，再到整个社会，这个概念都是合乎逻辑的。它太过复杂，无法在这里进行详细介绍。我在这里概述它，是为了表明鲍文理论中的理论概念确实允许家庭逻辑扩展到关于社会作为情绪系统的初始理论中。

总结

大多数心理健康专业人士对情绪疾病的本质理论兴趣不大，也不了解。我提出了一个关于情绪功能的家庭系统理论。近十年来，我一直在努力尽可能清楚地阐述这个理论，以便我能够定义它，但只有一小部分人能真正听到。早年，我认为问题主要在于，我无法用别人可以听懂的方式来交流自己的想法。随着时间的推移，我开始意识到，主要的困难在于，人们无法完全脱离传统理论，以致无法听到系统的概念。在每一次报告中，我都会了解到一些人听不到要点的原因。我在这次报告中用了将近一半的篇幅来讨论那些广泛的背景问题，希望这样可以帮助人们听到更多的信息，并在一定程度上澄清我的家庭系统理论和一般系统理论之间的区别。

我从来没有为自己努力提出自己的理论感到高兴过。我在自己的脑海里可以非常清楚地思考这个理论，但总是有一个问题，就是为了让别人听到它而重述。如果理论过于简单，人们就会认为它过于静态和简单化。如果我试图用更多的细节来填充概念，它往往会变得冗长和重复。最后，我决定用临床案例来说明每一个理论概念，但那将是一本很长、很复杂的书。我相信这些系统理论在理解情绪疾病方面具有光明的前景。最终系统理论是这种还是另一种，仍有待观察。经过 20 多年的实践，我对这个理论有了很大的信心。它确实意味着，治疗师必须立刻在他的头脑中考虑所有的变量，但是，在积累了一些经验之后，治疗师对这些变量的了解就足以让他自动知道，家庭成员在什么时候失去了平衡。

Family Therapy
in Clinical Practice

第 17 章

对默里·鲍文的采访（1976）

贝伦森： 当我第一次听到默里·鲍文的演讲时，我不知道他在说什么。我听到他说，不要把自己变成现在这个样子的原因归咎于你的家人，你要为自己负责。我被他所说的话吓坏了。我花了两年的时间准备，才打算仔细地研究一下，这次，我终于听懂了他说的话。我现在很幸运，或者说很不幸，我发现鲍文博士提出的那些令人困惑的想法，是显而易见、一目了然的。

其他人似乎也有类似的经历。鲍文博士，人们不再对你说的话感到震惊，你也越来越受到人们的尊敬。这样被人接受会有什么弊端吗？

鲍　文： 对我个人而言，没有。当人们真正了解这种理论，可以接受它，而不是盲目相信时，我感到很高兴。

贝伦森： 那要是人们不仅开始受你所说的，还开始有点儿把它当作教条呢？

鲍　文： 我花了 20 多年的时间试图建立一种理论，这种理论是对人类现象的真实描述，其对新的科学知识持有开放的态度，并且可以超越教条。我不希望人们把它当作教条，但在生活中一定会有一部分人这样做。

贝伦森： 现在人们不加批判地接受某种知识体系会有什么样的危险呢？你是

否遇到过这样的情况，人们相信你说的话，却不能理解它？

鲍 文： 是的，的确如此。从一开始，我就很担心那些成为“信徒”的人，他们不经过自己的思考就接受某种理论。多年来，我一直非常努力地反对这种情况，并取得了相对的成功。我发现这其中存在两个变量，一个变量是信念体系的封闭程度，无论是对于我的理论还是任何一种理论；另一个变量是人们错误地将其视为封闭系统的程度。例如，我认为精神分析像哲学、宗教或教条一样，是一种封闭的信念体系。我的理论也有相当大的风险将成为封闭的信念体系。我认为有一种方法最终可以避免这种情况，如果它能像我希望的那样成功的话。

让我回溯一下，试着解释一下我的意思。在我的职业生涯早期，我开始质疑精神分析理论中的一些不一致之处，并怀疑关于人类动机和行为的传统解释。不一致的基本模式暗示了基本假设的问题，而不是细节定义上的错误。这导致我开始涉猎社会科学以及进化论和自然科学。在我看来，情绪疾病是深层次的现象，不能用一代人的人际关系失调来解释。我有一种预感，情绪疾病不是人类特有的现象，而是与人类和其他生命共有的那一部分存在某种关系。但目前还没有任何确凿的证据来支持这个观念。在近十年的时间里，这一观点一直被搁置在遥远的背景中。在同一时期，我也试图理解精神病学为什么没有成为一门科学，以及需要什么才能让它成为一门科学。

现在让我来谈谈关于精神分析的一些观点，这些观点影响了我未来的决定。我认为，弗洛伊德对精神分析的发现是20世纪最重要的发现之一。针对情绪疾病的本质和起源，他发展了一个全新的理论。基本上，他认为情绪疾病是早期生活中人际关系失调的产物。该理论发展的原因是，患者会记住自己的早期生活经历，并且在与心理分析师之间建立强烈情绪联系的情况下交流这种经历。在分析过程中，我们发现患者的情况有所改善，并且这种关系经过了明确的可以预测的阶段，患者最终可以更好地适应生活。无论在过去的几个世纪中存在过多少“谈论问题”的情况，是弗洛伊德为治疗关系提供了概念结构，我相信这催生了心理治疗这一职业。我认为弗洛伊德和早期的心理分析学家做出了两个巨大的贡献：一是将情绪疾病定义为与他人人际关系失调的产物的理论；二是发现治疗关系并将其概念化，从那以后它就成为一种近乎普遍的治疗情绪疾病的方法。

我认为，弗洛伊德的主要不足是他将自己的发现概念化的方式，也可以说是他所处时代的不足。他处理的是功能性障碍，早在没有结构性病因的疾病概念出现之前，他就已经在处理功能性障碍了。他曾接受过神经病学方面的培训，为了描述他的发现，他尽可能地使用医学的疾病模型。他的精神病理学概念就是一个例子。之后，他混合使用了其他模型来描述其他的观察，包括来自艺术和文学的模型。文学中的恋母情结就是一个例子。他发现了有关人体功能的大量重要事实。他的发现意义重大，最终被纳入精神病学以及涉及人类动机和行为的社会科学的理论基础。精神分析在艺术领域也具有很强的感染力。在早期的文学和艺术作品中出现的精神分析主题就反映了这一点。概括地说，精神分析作为一种关于人类功能的重大新事实体系而出现，它被框定在一个概念的困境中。它是一个被分割的知识体系，与医学或任何公认的科学都没有概念上的联系。弗洛伊德的后继者接受了“基本真理”的概念，这就进一步阻碍了精神分析与科学的接触，阻碍了它利用新的科学发展来扩展和修改理论。从功能上讲，它是一个封闭的信念体系，等同于用于真理的宗教、哲学和教条，它们既不能从内部产生新的知识，也不能从外部获得新知识。

在我看来，主要的问题之一是弗洛伊德使用了不同的理论模型，这使得他的继任者们很难朝着医学或者任何一门公认科学的方向去思考。20 世纪曾有一场关于精神分析是否是一门科学的争论。从某种意义上说，它是一门科学，因为它界定了一套以前从未被描述过的人类功能的事实。从另一种意义上说，它不是一门科学，因为它永远无法与现代科学联系，也不会被现代科学所接受。科学方法的使用使精神分析和精神病学误以为其有一天可以成为一门科学。科学方法是一种以科学的方式对随机和有差异的数据进行排序，以寻找共同点和科学事实的方法。研究人员花费了数十年的时间研究和验证精神分析的内部事实，他们在封闭的空间内发现了一些新的信息，但他们还未能与公认的科学取得联系。使用科学方法并不会将知识体系变成一门科学。

我最近从系统理论中习得的知识，支持了精神分析是一个封闭的信念体系这一观念。随着时间的流逝，封闭系统内的紧张情绪增加，系统内的人开始产生分歧、分裂和分离，并开始形成不同的宗派和思想流派。他们在情绪上陷入了彼此的分歧中，以至于他们不再认为他们拥有相同的根源。大家都知道，过去50年来，在精神分析和精神病学中有多少不同流派。一个很好的例子是关于移情和其他形式的治疗关系之间的差异的辩论。一个精神分析学家可以就细微的不同点进行详尽的辩论。当然也有文献上的差异，但在关于差异的辩论中，双方都忘记了他们都是从共同的根源中产生的这一事实。在精神分析和“精神病学”中存在许多细小的差异。关注差异是一个封闭的过程。在此过程中，实践者失去了与基本理论的联系，人们将基本假设视为真理和经过验证的事实，人们的思维从理论转向教条，实践者不再能质疑基本假设，也不再能着眼于不符合信念体系的新事实。关于精神病学和精神分析学之间差异的争论是一个热门话题。在过去的50年里，精神病学已经纳入精神分析的基本概念。现在，除了细微的差别外，精神病学和精神分析几乎是相同的。学派越来越多，促进了折中主义时代的到来。新人进入这个领域，但无法概念化地理解许多差异。越来越多的人自称是折中主义者，这意味着他们选择最适合自己个性的思想，而不是选择最适合临床问题的思想。团体治疗的差异很有意思。我认为，团体治疗及其所有的修改和变化，都是直接从弗洛伊德最初的治疗关系理论中产生的。团体治疗师关注的是源于治疗关系理论的概念，而精神分析理论的主体则存在于其思考背景中。我深信，精神病学和所有社会科学的基本思维，都根植于精神分析的两个基本理念。

我相信，理论远比人们普遍认识到的重要。曾经有一个时期，原始的医学家们认为问题是由邪灵造成的。只要他们持有这样的基本信念，治疗就只是为了让人摆脱邪灵。这个原则在今天也同样适用。理论确定了问题的本质和起源。虽然实践者可能已经不涉足基本理论问题，但它仍然支配着治疗方法的选择和社会努力以改善问题。

贝伦森：你是说，大多数心理健康专业人士都不了解他们所依据的理论吗？

鲍　文：没错，大部分心理健康专业人士对理论的认识很少。我想，这可能是过程的一部分。随着时间的流逝，大家将许多精神分析理论视为真理。大多数心理健康专业人士可以引用一些理论，但这不是发自他们内心的。就好像他们只是在背诵一些在专业培训最初几个月里需要学习的东西一样。如果一个人从一个非常广泛的理论观点出发，不卷入关于细微差异的情绪化争论，我们就会从关于情绪疾病本质的精神分析理论和关于治疗关系的理论中走出来。

贝伦森：这其中也包括你吗？

鲍　文：也包括我。精神分析的思想远远超出了精神病学和心理治疗的范畴。它是所有人思考人类问题的主流方式，是社会的组成部分之一。它决定了制约法院、学校、福利机构和其他社会机构的规则和法律。从这个层面上来看，它不仅是真理，也是法律。社会对理论的接受，促使理论成为一种教条。我自 1954 年开始研究家庭以来，已经进行了近 30 年的理论思考，并朝着不同的理论方向努力。但我不可能迅速抛下一种思维方式，采取另一种思维方式，尤其是在新的思维方式定义不清的情况下。

贝伦森：当你在发展一种新的理论时，你是否有一段时间还在试图将它融入以前的思维模式，即精神分析取向？你花了多长时间才意识到它不合适？

鲍　文：大约六年。一开始，我从事精神分裂症的治疗工作，在精神分析方面投入了很大的精力。我认为家庭研究可能最终会为精神分析理论做出贡献，因为它适用于精神分裂症。我不知道这项研究是否会朝着正确的方向发展。这些不是简单的问题，因此没有简单的答案。这些变化是一个具有多种决定因素的演变过程的一部分。我将尝试介绍一些主要趋势。例如，自 20 世纪 40 年代后期以来，我就有一个预感：情绪疾病与人和低等生命形式共有的某个部分有关系。但我不知道该如何验证这种想法，它在早期的家庭研究中也没有发挥作用。在研究开始前的几年里，我和其他开始进行家庭研究的人员的思维方式发生了根本性的变化。在研究开始后不久发生了更为重大的变化。在 1954 年至 1956 年间，早期的家庭研究人员描述了一种全新的观察方式，这是文献中从未有过的。我想，这与最终将思维从个体取向转向家庭取向的能力有关。没有身处其中，不了解理论的人是无法体会家庭研究对理论和治疗的影响的。在我的研究中，在精神分裂症患者和他们的家人一起住进研究病房后不久，我突然发现了这种变化。这有可能是我们第一次真正看到家庭现象。在精神分裂症家庭中看到这种现象后，我就自然而然地在所有人身上都看到了不同程度的相同现象。我和同类型的患者及其家属一起工作了很多年，都没有看到这种现象。为什么这个重要的观察拖延了这么久？这其中肯定有一部分与精神分裂症的情绪过程强烈程度，以及工作人员与家庭的关系的亲密程度有关。我认为最主要的因素是“理论盲点”，这使我无法看到一直存在的东西。在这之前的几个月和几年里，我的理论取向逐渐向家庭取向转变。当思维转移得足够远、观察到的刺激足够大时，我终于可以看到以前被传统思维遮蔽的全新视野。我以达尔文和他的进化论为例说明这一点。进化的证据一直存在，但没有人能够看到它们。对精神分裂症家庭的研究始于家庭运动，这对于家庭治疗以及理论发展起着重要作用。1957 年，家庭治疗的概念吸引了数百个新的治疗师。每个人都开始在以前的理论上叠加自己的治疗方法。我把它称为“健康的、非结构化的混乱状态”。为什么我认为它是“健康的”？因为我相信继续与家庭接触，很快就可以让治疗师们看到家庭现象，这将引发新的理论发展。但这种情况没有发生。在将近 20 年后，只有少数人看到了理论并对其产生兴趣。从整个领域来看，家庭治疗仍然是一种植入旧思维方式的经验方法。这个故事太过复杂，在此不做讨论。

对我而言，1954 年至 1956 年是理论高速发展的时期。在进行家庭研究之前，我花了多年时间寻找理论线索，但收效甚微。然而突然之间有了如此多的线索，我们无法知道哪个是最重要的，或哪个应该成为研究的重中之重。我相信，如果能将这些线索有序地组织起来，最终会发展出一个完全不同的人类适应理论。另一个早期的家庭研究人员也认为新理论具备这样的潜力。他就是唐·杰克逊（Don Jackson），在开始家庭研究之前，他也曾在精神分裂症领域工作多年。从那时起直到 1968 年去世，他一直致力于基于沟通概念的系统理论研究。从 20 世纪 60 年代初到 20 世纪 60 年代中期，利兹是该领域的主要贡献者之一。在开始家庭研究之前，他是一个实践型的精神分析学家，他的理论思想一直停留在这个领域。阿克曼是一个训练有素的精神分析学家，也是所有治疗师中最有天赋和创新精神的一个，之后他发展出自己的家庭治疗直觉方法。他是家庭治疗的伟大先驱之一，但他的理论思想仍然是关于精神分析的。贝尔根据来自精神分析的团体治疗理论，发展了早期的家庭团体治疗方法。1957 年以后进入该领域的家庭治疗师，往往是在精神分析理论的基础上发展治疗方法的。现在有少数人正在向系统理论发展。

在家庭研究的早期，我做了一些严谨的决定，这些决定影响了我理论思考的进程。早期的家庭研究人员开始使用各种不同的理论模型来描述他们的观察结果。有非常简单的机械模型，如用“跷跷板”“联锁机构”“接口”和“橡胶围栏”来描述这些模型；同时，也有物理学的更为复杂的能量模型来描述吸引和排斥的能量，或者相互对立或补充的能量。还有来自数学、化学、文学和神话的模型。研究观察者会自动用他们最熟悉的知识领域的模型来思考。将人类的行为与歌剧的主题、动物的行为、电子电路、数学的概念或照镜子时的心理事件（当人们看着镜子里的镜像时，每个形象给人的启发是不同的）进行类比，可能同样有效，但每一种模型在听众或读者身上激发的思维是不同的。在我的研究中，基于对使用不同模型的思考，以及情绪疾病与人类和低等生命形式共享部分的背景思维，我做出了一些决定。我选择使用生物 – 自然科学中一致的模型，排除来自艺术和文学的模型，也排除来自无生命事物科学的模型。这主要是基于这样的信念：如果精神病学要与公认科学进行概念上的衔接，那就必须与处理活物的科学进行关联。我希望使用一致性的生物学模型，因为这样可以帮助研究人员对科学进行思考。而在未来几代人中，研究人员可以更轻松地将精神病学与公认科学进行联系，并将精神病学提高到公认科学的水平。除了我身为研究人员的背景思维外，这个决定什么都不支配。这种努力产生的结果比我预期的要快。在不到20年的时间里，我的助手们发现我的理论和生物学、细胞生物学、免疫学和病毒学之间都存在关联。虽然简单的类比不是真正意义上的概念关联，但我相信这个思维方向是健全的。

另一项决定针对的是研究观察员的“理论盲点”。他们拥有精神分析的背景，只能基于精神分析理论去观察家庭。我认为，如果他们能清除头脑中的理论偏见，真正看到正在发生的事情，就会看到更多的东西。我相信这在任何时候都适用于任何人。如何清除头脑中的理论偏见呢？我们针对研究报告中精神病学术语的使用进行了一项长期的工作。我们要求观察者将精神病学术语“翻译”成简单的描述性语言。只要试着去掉一个简单的词，例如患者，就能体会到这个问题的严重性。大多数工作人员都在去掉诸如抑郁症、精神分裂症、病态、歇斯底里、强迫症、偏执、紧张、无意识、本我、自我、超我、被动的父亲、支配型的母亲以及类似的词时，感受到了挑战。有人抱怨说：“你在玩语义游戏。无论你怎么说，他仍然是一个精神分裂症患者。”从很多方面来说，这的确是一场语义学上的游戏，但它确实帮助人们去思考，去看清。一开始，避开“患者”这样的词似乎很奇怪，也很不合适。最后，避开这个词变得很自然，也很正确，而使用这个词就不合适了。久而久之，我们就形成了一种新的、更准确的语言。但后来，在撰写论文并向不懂我们语言的外界介绍研究时，这成了一个问题。使用六七个简单的词来避开一个众所周知的术语，这是奇怪而尴尬的。因此，有必要将其“翻译”、编辑为听众可以理解的语言。为此，我们开发了中层语言，尽量少用传统术语，并经常用形容词加以修饰，以使它们略微准确一些。这项工作的长期效果很难评估。它最大的作用是帮助我和工作人员发展出了一种不同的思维方式。

还有一点。从 1948 年到 1960 年，我是精神分析研究所的候选生，由于搬家和进行研究活动，某些阶段的训练中断了。甚至在 1954 年移居华盛顿之前，对于理论上的每一个小观点，我们都经过详尽的辩论。我从关于研究的辩论中学到的精神分析理论，比在研究所的课程中学到的还要多。偶尔有一个精神分析理论家会明白其中的道理，但不知要如何去实践。主要的问题不在于理论，而在于那些实践理论的人，他们看不到教条之外的东西。辩论变得循环往复，但没有成效，还花费了我开展研究的时间。我的成员身份成了支持我和反对我的人之间的一个问题，支持者说服我接受成员身份，然后跟踪研究。一个高级分析师说："我不再担心你和精神分析学了。它现在需要你，而不是你需要它。"最后，一个支持者要求我再做一轮辩论。我同意了。第二天，他打电话来取消。后来，我提交了辞呈。这个阶段大约花了六年时间。我本可以在精神分析领域内探索一生，但进展甚微。我决定把问题留给后人，让他们把新的事实纳入精神分析，如果这最终能够成为生产力的话。我努力保持自己的系统路线，避免"反"精神分析的立场。一个"反"精神分析的咨询师是精神分析流派的，因为他从精神分析中获得了他的参照点。我很好地避免了"反"的立场，但这并没有阻止精神分析学家将我视为"反"精神分析的人。这是情绪系统两极化的一部分，它认为，"如果你不支持我，就意味着你反对我"。

贝伦森： 你的"未分化家庭的自我混乱"说法可以作为"翻译"回传统语言的一个例子吗？我注意到你不再使用它了。

鲍　文： 从某种意义上说，确实如此。我第一次在一次会议上使用它，试图向听众传达这一想法。它是传统理论中的词语组合，人们听了很喜欢。它变得很流行，因此我继续使用了一段时间。最近，我已经避免使用它，因为它在概念上是不准确的。几年后，关于这个术语发生了一件有趣的插曲。一个心理学班的学生向教授请假去听我的"未分化家庭的自我混乱"的演讲。这个教授说，他不会给任何人假去参加精神分析讲座。

这里应该提到另一个常见的误解。许多人认为，我所发展的家庭系统理论来自一般系统理论。这是完全不准确的。当我开始研究时，我对一般系统理论一无所知。它是一种“关于思维的思考”的方式，与科学方法在对待有分歧的和不一致的事实时所占据的地位相同。在20世纪40年代，我参加了冯－贝塔朗菲的一次讲座，但我什么都不记得了；还有诺伯特·维纳的一次讲座，我记得的也很少。这些讲座中的任何内容是否能进入我的思维，都是臆测的问题。我广泛阅读了生物学、进化和国家科学方面的书籍，我认为这使我形成了基于自然界“系统”模型的情绪系统理论。

让我们回到精神病学和科学的问题上来。精神病学、社会科学和研究人类行为的行为科学还远未成为公认的科学。人类行为有可定义的、可预测的、可重复的事实，只要有事实，就有可能将大量事实扩展为科学。精神科医生定期告诫彼此“变得更科学”，这意味着回到属于生理科学的医学科学。但他们不认为人类行为会成为一门科学。当人们开始思考自己的行为时，会把主观性、动机、感觉、自由意志和其他无形的东西引入到事实的混合物中。我的长期目标是在人类行为已知事实的基础上建立一个理论，并在此基础上进一步发展。关于人类生理部分的直觉只不过是一种有根据的猜测，而生物学概念模型的选择支持了这些猜测。我只是想说我曾经努力做过的事，而不是说应该这样做。

“分化”和“缠结”这两个概念是一般性的术语，在生物学中也有特定的用途和意义。我最初使用“共生”这个概念，是因为它在精神病学中指代强烈的母子相互依赖关系。在研究过程中，我考虑过放弃这个词，直到我意识到它在生物学中有非常特殊的含义。从那时起，我们就完全按照生物学中的用法来使用它，而生物学已经详细描述了寄生和共生之间的30多个独立阶段。在寄生关系中，一种生物完全依附于另一种生物生活，对宿主没有任何贡献。这一过程要经过许多阶段才能形成两种生物相辅相成的共生关系。“本能”一词在精神分析中具有特殊的含义，它等同于力比多的原始力量。在这个理论中，我使用的“本能”（instinct）和“本能的”（instinctual）是完全按照生物学和自然科学的含义使用的。有些术语只是描述性的，没有任何特殊知识体系的内涵。例如“家庭投射过程”和“多代传递过程”，它们只是意味着一种自然过程。

贝伦森：你是从哪里得到“三角关系”这个概念的？这个概念并不能简单地融入生物学。这听起来好像是数学上的概念。

鲍　文：你是对的。这可能是我最不喜欢的术语。很多人一听到这个词就会想到几何学。我关于这个问题的思考是从 1956 年开始的，我当时使用了“相互依存的三人组”这个表达来描述父亲、母亲和精神分裂症后代之间的情绪“粘连”。文献中对于“三人组”这个词定义得很清楚，它也在研究的可接受范围内。由此，我们继续使用了三人组约两年。关于这个概念的研究进行得很快，因为我们看到家庭成员和病房医护人员不断形成稳定的结构，分解，再重新形成稳定的结构。在治疗的情况下，我发现，当治疗师不是情绪反应的一部分时，这种三人组的分组是不同的。于是就有了在治疗中运用研究观察所获得的知识的想法。我们很快就超越了文献中对“三人组”的定义，将其作为一种精确的治疗技术。人们对我们使用“三人组”的反应，就像他们知道它的意思一样。与此同时，我们一直在阅读文献，以寻找一个更精确的术语来描述这些在关系系统中运作的周期性情绪能量。但遗憾的是，我们没有找到它。我们曾想使用布朗运动中的微观运动，或单细胞动物和更大形态的各种运动，但似乎都不合适。最后我用“三角关系”代替了“三人组”这个术语，以表达其中重要的区别。如果让我重来一次，我可能会找到另一个术语，但我仍然不知道它会是什么。“三角关系”的概念来自观察人们的舞蹈、训练或固定的运动模式。三角关系会一直持续到焦虑感增强，或者减少。突然，在一个可观察的提示下，他们开始去三角化或形成另一种固定模式。这都是可观察、可知道、可预测的。三角关系是如此精确，治疗师可以引入正确的情绪提示，以开始下一个阶段的去三角化。在早期的研究中，我就说过，如果一个人的观察足够准确，他就可以真正了解这个系统，可以控制自己的情绪输入，最终可以控制这个系统。三角关系和系统的精确性一样，是可以预测的。我无法证实这一点，但我相信三角关系的情绪能量一定适用于所有形式的生命体。生命体原生质的舞蹈太精确了，我们准确的观察一定是可以描述这种舞蹈本质的。当我开始思考三角关系时，我想到的是情绪的流动和反流动。但我的确没有预料到，很多人会把它当成几何学。

贝伦森：我们还是继续说说三角关系吧。在你的著作中，我从来没有弄清楚这一点。你有时说到二人组的互动有时会导致三角关系。有时你又假设三角关系是家庭的基本构件。因此，我不太清楚三角关系是一种“自然的存在方式”，还是一种失败的二人组互动。

鲍　文：三角关系是人的一种“自然的存在方式”。把三角关系看成是失败的二人组互动并不准确，但这是对更大的关系系统的狭义看法。当焦虑程度较低，外部条件理想时，两人间的情绪交流可以使人保持冷静和舒适。这可以说是两人关系的理想或“健康”状态。然而，人类的情况并不能长时间保持理想状态，即使在最好的条件下，两个人都相当稳定，但两人的关系也可能是不稳定的。两人关系的不稳定性在于它对焦虑的容忍度很低，它很容易受到二人组内部情绪能量和外部关系能量的干扰。当焦虑感增加时，二人组中的情绪流动就会加剧，关系会变得不再舒服。当强度达到一定程度时，二人组会可预见地自动将脆弱的第三人卷入情绪问题中。二人组可能会“伸手”拉住对方，情绪可能会“溢出”给第三人，或者第三人可能会被情绪程序化，主动参与其中。随着第三人的参与，二人组内部的焦虑程度会降低。在三角关系中，当焦虑从一种关系转移到另一种关系时，焦虑就被稀释了。三角关系比双人关系更稳定、更灵活。它对焦虑的容忍度更高，能够处理相当多的生活压力。当三角关系中的焦虑消退后，情绪形态又回到了平静的二人世界和一个局外人的结构。焦虑的消退甚至可以造就出三个独立的功能性个体。如果焦虑的增加超出三角关系的处理能力，那么其中一个人可能会牵扯到另一个外人。情绪能量就会按照原来的两个人和一个局外人之间的三角关系模式流转。原有三角关系中的另一个成员在情绪上不再活跃。如果焦虑感仍然很高，情绪过程可能涉及另一个局外人，或者可能转回原来的三角关系。如果焦虑感继续增加，三角关系就会扩散到家庭之外，涉及邻居、朋友，以及学校、社会机构和法院中的人。当焦虑消退后，就会回到原来的三角关系。

广义上说，两个人建立的关系在情绪上是不稳定的，其应对焦虑和生活压力的适应性有限。它会自动变成一个三角的情绪系统，这个情绪系统具有更高的灵活性和适应性，可以忍受和处理焦虑。当焦虑涉及三个以上的人时，这种配置就会以一系列交错缠结的三角关系蔓延开来。当一个大的群体或团体参与到一个突出的情绪问题中时，多个人分别将自己附加到三角关系的每个角落，情绪的力量会延续基本的三角关系模式。我认为真正的两人关系是指两个人主要投入到对方身上的关系。这些都是比较少见的，要让他们保持情绪的平衡，是一个艰难的过程。所谓的两人关系，大多是在已经运作的三角关系中，以牺牲与三角关系中另一人的负面关系来维持两人情绪的平静。

贝伦森：有人说你用三角关系概念，是因为它对于你自己来说比较简单。你在这里的意思是，这才是人们真正的操作方式。

鲍　文：也有一些人说整个理论是我想象的产物。我希望我已经回应了大部分这样的评论。我对于人们对理论的了解程度和对“理论”这个词的滥用感到很惊讶。有些人说，“我有一个理论”，而准确的说法应该是“我有一个想法”。对整体理论的批评主要来自那些将精神分析视为真理并且无法理解另一种思维方式的人。一个有效的理论是关于可验证的自然事件的抽象概念表述。一个理论家不可能运用这个理论中的所有事实。他提出各种假说和假设，以帮助他选择事实，这些事实将一起构成他的理论。但任何理论都有例外。理论要想成立，还必须能够解释例外的情况。说三角关系概念是我思维的产物的人，实际上是一个看不到三角关系的人。我们遵循情绪能量的网络，按照三角关系的模式生活。大家看不到三角关系的原因主要有两个。第一个原因是这个系统是平静的，三角关系无法操作。但看不到三角关系的更可能的原因是，人们的情绪沉浸在无意识的“生命之舞”中，因此他们看不到三角关系。我们必须成为观察者，才有可能看到三角关系。很多的新学员都看不清现象，他们对自己的情绪掌握不够，观察力不够，除非三角关系跳出来打到他们自己身上，否则他们不会看到三角关系。我记得有一个年轻的学员说，“我想我已经在我的家庭中找到了一个三角关系”。

贝伦森： 你的理论中有一部分似乎让人感到难以理解，他们最终要么拒绝这一部分的内容，要么过度接受。那就是“自我分化量表”。人们不理解它，就写信来要复制一份。不知道你是否可以给我们澄清一下。

鲍　文： 这个概念是理论的核心，也是经常被误解的概念。早年我以为是我的问题，在别人不能理解的时候，我没有解释清楚。后来我才知道，失败的原因大部分是出自听众或读者的思维偏差。为了更清晰地沟通，我将其简单化，把它表述为“自我分化尺度”。我只是想告诉大家，人与人在处理情绪和认知功能之间的混合方式上肯定是不同的，而且这种差异是在一个从最强烈到最平静的连续体上的。我用“尺度”一词来说明从0到100分的连续体。在连续体的低端，是分化最少的人，而在另一端则是分化最多的人。我在一篇论文中详细描述了尺度的四个部分。在那篇论文中，我小心翼翼地指出了基本分化水平和功能分化水平之间的微妙差异，澄清了估计分化水平的不准确性，除非是要基于这个尺度评估人们长期的生活，甚至是人们的一生。之后，人们可以接受“尺度”这个词了。我逐渐收到信件，要求提供尺度的副本。很明显，他们不是没有读过原文件，只是没有理解这个词。本来有几封信是不会引起注意的，但信的数量不断增加。我不知道我们这个社会在多大程度上倾向于用“量表”和“工具”来判断和归类他人。研究生在导师的催促下，不断地在寻找研究“工具”。同学们不甘示弱地索要材料。有一组信件是这样的，一个大学生想对州立医院慢性病房的患者“施测量表”，以确定他们在夏季社交活动中得到了多少改善。一个学校心理学家想对问题学生的家长使用该量表，以确定他们的“分化”程度是否与孩子的行为相匹配。另一组信件是这样的，一个精神病学研究主任正在收集一份用于测量成熟度的“工具”档案，他希望得到一份我的“量表”的副本。还有一部分信是研究生写的，他们希望得到这个“工具”用于他们的研究。其中大多数人都没有掌握这个概念。我怀疑有图书管理员把我的“量表”和其他“工具”的清单一起放在了电脑上，学生们找到了清单。有一组学生给出了已经阅读和理解部分论文的证据，并进行了合理的质疑。过于简单的信我就简单地回答了。对那些比较有思想的询问，我常常寄去论文的重印本或复印件。其中有少数人又来信请求获得更详细的内容。对于那些提出知识性问题的人，我做了知识性的回答。其中一些人正在做家庭系统治疗。在刚开始收到来信的时候，我已经为确定各种层次的分化做了大量工作。如果把一个“工具”交到不懂理论的人手里，那就太混乱了。我停止了定义各种尺度层次的工作，最后，我把“尺度”这个词从概念中删除了。最近我试图更精确地描述这个概念。与那些相当有知识的人沟通这个概念已经很困难了。人们对“分化”的曲解太大，我常常希望自己从来没有听说过这个概念，但问题在于这个概念所定义的是情绪过程，而不是这个概念本身。

这个概念背后的一个基本前提是，神经症和精神分裂症，以及人类适应问题的所有其他变式，都可以放在同一个连续体上。神经症和精神病之间的区别是心理健康专业人士研究的一个关键问题。大多数人仍然支持这样的前提：这些在本质上是不同的过程。这些人决定了专业协会的政策、社会的态度和研究经费的分配。精神分析定义了神经症和精神分裂症之间的基本区别，但它也有针对精神分裂症的精神分析心理治疗方法。在症状明显恶化的状态（称为精神分裂症）与症状轻微的状态（称为神经症）之间有很多的灰色地带。有的人在神经症范围内变成了精神病，有的人似乎有严重的精神分裂症，但很快就康复了。从早期开始，就有很多关于“灰色地带”的研究，主要是为了确定精神分裂症和神经症之间的诊断界限，了解其中的不同状态，比如“初期精神分裂症”“潜伏性精神分裂症”等术语，还有一些更流行的术语，如“边缘状态”。一些轻微的精神病也被细分为新的类别。精神病学家成为谨慎诊断的专家，而一批心理学家成为从心理测试中发现细微差异的专家。

贝伦森：而且还基于你是否喜欢这个人。

鲍　文：这也是一个原因。甚至在进行家庭研究之前，我就认为，各种问题都遵循相同的基本过程，区别只是强度的不同。家庭研究增加了一个新的维度，它关注的是整个家庭而不是患者。我对家庭研究中新的观察维度感到欣喜，也为能够自动地在所有家庭中看到同样的关系模式感到高兴，尽管这种关系模式的强度不同。这足以证明精神分裂症和神经症都属于同一个连续体。我不再需要关注精神分裂症与神经症有什么不同，或者神经症与“健康”有什么不同。其他专业人员的反应则不同。一个极端的例子是，有一个全美知名的精神分裂症研究专家，他对我的研究印象深刻，后来，我们发现这些新的观察结果在没有精神分裂症患者的家庭中也存在。他就建议我们终止精神分裂症的研究，因为这些发现不是针对精神分裂症的。其他人则被鼓励对“健康”家庭进行研究，以验证这些关系模式是否也存在。各种研究的新结果是，这些模式也存在于“健康”家庭中。精神病学从来没有充分定义过“健康”这个概念。它通常被定义为摆脱症状，或成功实现生活目标，或两者的某种混合。研究人员很难在不关注患者“病态”的情况下研究“健康”。我认为用传统的概念框架来定义“健康”是不可能的。

我在精神分裂症的研究中有一个发现，它后来成为分化概念的核心。如果没有首先在精神分裂症中看到它最强烈的形式，我们可能会错过这一发现。这与家庭在多大程度上卷入了以患者为中心的感受过程有关。这个家庭生活在一个被情绪主导的世界里。对于他们来说，做出与感受相反的有原则的、坚决的决定是困难的，甚至是不可能的。他们做出生活决定是为了缓解当下的焦虑，而如果他们当时可以想到的话，就会知道这些决定会导致严重的生活并发症。多年的基于情绪的决定使家庭生活变得错综复杂。在精神分裂症的研究开始后，我开始研究各种程度的有轻微问题的家庭、“健康”家庭，以及我能找到的整合程度最高的家庭。人们在感受–思维功能的融合或相对分化方面存在显著差异。处于其中一端的人，他们的感受过程抹杀了思维功能，并支配他们的生活。这类人有的没有症状，但适应性很弱，很容易引发功能紊乱。分化不良的人在生活中的所有问题里，包括情绪和身体疾病、社会适应不良和失败的比例都很高。在另外一端是那些感受–思维功能分化程度较高的人。他们在情绪和理智功能上都有更多的自由。他们在生活中更成功，生活中的问题更少，有更多的精力投入到自己的生活过程中，他们的情绪关系更自由、更亲密。我们其余的人则介于这两个极端之间。当我开始“量化”这个想法时，在试图在一个连续的范围内，概念化全部人类功能，从可能的最低水平到完美的最高水平。我基于直接观察、家庭治疗中对各种问题的大量实践，以及对“健康”的人和我能找到的具有最高功能的其他人的研究，描述了三个分化水平较低的剖面图。第四种情况是针对那些分化程度最高的人，对此的描述主要是对其他情况已知特征的假设。完全的“分化”在理论上和实践上都是不可能的，但是我希望对此进行描述，以完成整个概念。

在对自我分化进行概念化的过程中，以及人们试图学习它、使用它并就它与他人交流的过程中，都存在一些问题。从积极的方面看，它比其他任何一种已知的东西对人类总现象的思考都有更多的广度。它比我所知道的任何其他东西都更有助于思考整个人类现象。一开始，我以为人类在尺度上的分布会比较均匀。但根据经验，大约 90% 的人属于下半部分，不超过 10% 的人属于第三部分。到目前为止，我还没有看到它足够多的需要修正的缺点。对我来说，最大的问题是从传统思维转向系统思维。十年前，我认为我已经掌握了相当程度的系统思维。但此后的变化表明，我还有很多东西需要掌握。交流和教学这一理论时的主要问题是，人们在传统理论中自动思考，将系统概念与旧概念混为一谈。这个理论没有新的想法，它的运作是如此简单，每个人都一直知道这些事实。这个理论的独特性与包含的事实有关，也与那些被排除在外的事实有关。我把这个理论比作人们一直听到的遥远的“鼓点”。远处的鼓声通常被嘈杂的前景鼓声所掩盖，但它总是存在的，它向那些能够将注意力集中在远处的鼓声而坚持忽略嘈杂前景的人讲述关于它自己的故事。这一理论特别地排除了传统理论中等同于前景鼓点的某些项目。新人很容易开始倾听前景噪声，并相信他们仍然在系统框架内。传统的理论概念有其自身的相关性，但它们往往会抵消广泛的系统观点所讲述的简单故事的独特效力。人们总会混淆概念，但对于那些有动机和经过训练的人来说，他们最终是可以亲眼看到一个迷人的理论和治疗的新世界的。

用自我分化概念来概念化人类现象的主要问题，是自我功能层次的广泛转变。新人在试图评估自己和他人的“分化”程度时，往往是具体化的。他们把功能转变误认为是基本变化。我用实体我和伪自我这两个词来表达一个重要的变量。实体我是由明确的信仰、信念、观点和人生原则组成的。其中的每一点，都是个体通过自己的生活经历，经过仔细的理智推理和权衡，并为自己的选择承担责任而融入自我的。每个信念和原则都与其他的信念和原则相一致，即使在高度焦虑的情况下，自我也会根据这些原则采取负责任的行动。伪自我是在情绪压力下获得的，它可以被情绪压力所改变。它是由随机的、不一致的信念和原则组成的，获得这些信念和原则是因为它们是必需的，或者是相信它们是正确的，相信做的事情是正确的，或者是为了提升自我在社会融合中的形象。实体我可以意识到信念的不一致，但伪自我意识不到。实体我被纳入自我中，与之相对的是附属于自我的伪自我。伪自我是一个"假装"的自我。它的获得是为了顺应环境，或与环境抗衡，它假装与各种不同的群体、信仰和社会制度保持一致。"假装"的形式各种各样。一个人可以假装比一致的或现实的更重要或更不重要，更强或更弱，更有吸引力或更没有吸引力。伪装粗劣的例子很容易被发现，但我们每个人身上都有足够的伪装，因此很难发现别人身上较小程度的伪装。从这个概念的经验来看，在我们所有人身上，实体我的程度要低得多，而伪自我的程度要高得多，这是我们任何人都无法轻易接受的。正是由于伪自我卷入了与他人的情绪融合，"功能性"自我才会在互动中获益或受损。伪自我参与了与他人之间进行的自我的给予、接受、借出、借用、交易、讨价还价等过程，以获得利益；它使用微妙的操作、操纵、谋划、阴谋等，以牺牲他人为代价来获得利益。当人们试图评估分化水平时，正是这种伪自我的活动导致了错误的评估。如果基于过去几代人以及这一代人的背景，去评估一个人长期或一生的生命历程，是可以做出相当准确的评估的。

我的理论中还有一组变量让有些人很难掌握。概括来说，理论中有两大变量。其一，与一个人的自我整合程度有关，这与自我分化概念有关。其二，是焦虑程度。自我分化水平越低的人，对焦虑的反应越强烈。分化水平低的人，在无焦虑的情境中可以显得很"健康"，但是当焦虑增加时，他通常是第一个出现症状的人。分化水平最高的人，对焦虑的反应最小，在焦虑情境中出现症状的可能性也最小。了解对焦虑的反应性，可以为评估一个人的功能提供信息，也可以为治疗提供有用的线索。

在这次讨论中，我试图谈论理论，而不是用更广泛的原则来描述它。文献中已经呈现了更多的细节。我想回到我们开始讨论的问题，这个问题与“理论成为一个封闭的信念体系或教条”有关。我试图将理论指向科学的方向，希望后人能够继续进行基础研究，使其最终能与科学有足够的关联，能够利用科学的新发现来扩展和完善理论。我相信，面向公认科学的基础研究，会让它在未来很长一段时间内保持“开放”。如果有一天它与科学有了真正意义上的关联，那么它就能与科学分享知识，并对其他科学做出贡献，它便会成为一门科学。到目前为止，大多数学习了这个理论并正在实践这个理论的人，仍然依靠我对这个理论的表述，并以此作为他们的知识来源。如果这种情况一直持续，那么这个理论也将成为另一个封闭的信念体系。

贝伦森：还有最后一个问题。人们得到的一个刻板印象是，你对自我分化尺度的区分，一端是感受，另一端是思考，这样就变成那些一直在思考的人可能是没有感受、冷漠、没有情绪的。我知道你说的不是这个意思，我希望你可以澄清一下这个观点。

鲍　文：这一直是对这一治疗理论和方法最常见的批评。我在 20 世纪 60 年代初开始听到这种说法，当时分化概念已经有了相对完善的结构，可以开始谈论这个问题了。在理论层面上，这个问题主要是由以精神分析思维方式进行思考的人提出的，他们认为所有情绪问题的治疗关键在于治疗关系。这类人可能没有听过我的理论，他们和患者一起深深地卷入了情绪系统。这类人认为我的“理智”概念与精神分析中熟悉的“合理化”概念相似，而合理化是一种对情绪的防御机制。在精神分析知识体系中，情绪的表达是健康的，而合理化则是不健康的防御。但我所定义的知识体系与所谓机械化的防御机制是完全不同的。只要人们还停留在精神分析理论取向上，他们就没有办法听懂这个观点。有趣的是，这个经常出现的问题，原本是在理论的背景下提出的，但其通常是基于治疗技术的。对于这个问题，我无法简单回答。我认为最根本的问题是，我的一些理论假设与提问者所持的基本真理相左，在提问者能听到我的假设，或接受他们的真理其实是假设的事实之前，他们不可能进行概念上的关联。我发现围绕这个问题的相关讨论大都是无效的。我做了我的解释，提问者也不再提问，但这并不能改变他们的思维。

贝伦森：我还有很多想要了解的，包括家庭过程和三代人过程。（现在，观众可以开始提问，我们将花大概五分钟的时间。）

提问者：鲍文博士一直在谈论症状学，那你是如何理解神经症和精神病的致病源的？

鲍　文：致病源来自精神分析的参考框架。你在一个框架内，我在另一个框架内。没有办法在几分钟内解答这个问题。

提问者：你会把自我分化程度等同于权力吗？

鲍　文：不会，它们不在同一个范围内。我在过去20年里花了很多时间去思考“权力”这个概念是什么。“权力”通常是在关系的意义上使用的，与他人有关，特别是与对他人施加控制和支配有关。这是一个关系术语，它与其他人有关。“分化”则与自己有关，与他人无关。分化涉及对自我的努力，涉及控制自我，涉及成为一个更有责任感的人，并允许别人成为他们自己。

提问者：为什么有些人比其他人分化程度更高？

鲍　文：一个简单的答案是，“因为这就是人类作为一种生命形式的进化方式”。在另一个层面上，准确地说，你的分化水平是由多方面因素决定的，例如你出生时父母的分化水平、你的性别以及你在家庭计划中的适应程度、你的同胞位置（出生顺序）、你的基因构成的正常与否、你父母各自的情绪氛围以及他们在你出生前后的婚姻状况等。你父母各自与原生家庭的关系质量，在你出生前和出生后几年的生活中出现了多少现实问题，你父母应对当时情绪和现实问题的能力，以及其他适用于大体配置的细节等也都会影响到分化水平。

此外，你父母各自的分化水平是由他们出生和成长的情况中相同的因素决定的，祖父母各自的分化水平也是由他们原生家庭中相同的因素决定的，再往后就是上几代人了。在我看来，繁衍和生育过程中的生物、遗传和情绪编码是一个非常稳定的过程，但当事情出错时，它在一定程度上受到运气、不幸和偶然情况的影响。在所有的条件都是平等的情况下，你会达到和你父母一样的基本分化水平。这是由你出生前的过程和婴幼儿时期的情况决定的。然后，这种情况又因以后的童年和青少年时期的幸运与不幸而发生一定程度的变化。在所有条件相同的情况下，大约在年轻人从原生家庭中独立出来时，基本的分化水平最终会被确定。我说的是基本层次的分化，它是在几代人之间稳定运行的。还有许多叠加在基本层次之上的功能层次的分化。基本层次的分化程度越低，功能适应性问题越明显。功能分化水平受到众多我们所了解的因素影响，这些因素会导致功能水平的大范围波动。在系统治疗中，我们强调要提高分化水平。大多数时候，这指的是功能层面的分化。如果我们能够控制焦虑，以及对焦虑的反应性，功能水平就会提高。除此之外，我相信经过长期的努力，基本分化水平有可能也会得到一定程度的提高。系统疗法无法重塑大自然所创造的东西，但通过学习有机体的运作方式，控制焦虑，学会更好地适应生活中的幸运与不幸，可以给大自然一个更好的机会。

提问者：这与遗传学有什么关系？

鲍　文：严格意义上说，这与遗传学无关。我的“多代传递过程”概念，定义了一个非常宽泛的模式，即某些孩子的分化水平比父母低，其他孩子的分化水平较高，而大多数孩子继续保持与父母差不多的分化水平。分化水平较低的人，所遭遇的人生不幸比一般人多；分化水平较高的人，人生的好运也多。这些幸运和不幸更多的是由家庭情绪过程决定的，而不是由社会通常定义的优点和缺点来决定的。从严格的遗传学定义来看，这一过程遵循一种类似遗传学的模式，但它与基因没有任何关系。在过去十年中，出现了一些不同的基因观点。新的医学专业——遗传咨询，就是该领域发生变化的一个证据。在过去的十年里，社会生物学家一直将程序化的动物行为视为由基因决定的代代相传的行为。多年来，我一直用“程序化行为”这个术语来描述这种现象。现在，社会生物学家正在用“遗传学”的概念来解释同样的事情。这并不意味着他们已经发现并识别了新的基因。这意味着他们假设基因是这种行为的决定因素。现在遗传学领域对此还存在分歧。这对我来说意味着生物科学等自然科学领域的科学家们正在努力扩展他们的知识体系，他们正在朝着我在理论中定义的几个概念的方向努力。“多代传递过程”是我提出的最不细致的一个概念，也是最需要关注的一个概念。我正在为我的乔治敦项目寻找一个家庭治疗师－研究员，他要对遗传学有足够的兴趣，并且能够设计出可以“触及”遗传学的一些新发展的家庭研究。这就是我之前谈到的：如果我们能不断朝科学的方向拓展，也许有一天，我们会与已知的科学在概念上产生坚实的联系，那么精神病学就会成为一门科学了。到目前为止，我们关于人类行为的理论还未能超越封闭的信念体系。在这个时期，我只能说分化水平是以类似基因的模式代代相传的，这与遗传学目前的定义无关。

第 18 章

社会、危机和系统理论（1973）

这是我第一篇关于社会情绪过程论文的一个修改版。1972 年，我应美国环境保护局的邀请，为一个关于环境危机的研讨会撰写了一篇题为《文化神话与解决问题的现实》的论文。参与研讨会的科学家来自直接涉及环境问题的多个不同领域。其他人写的论文涉及人口爆炸、能源危机、空气和水的污染，以及为迅速增长的人口提供食物的问题。我则是写了一篇关于人类对危机局势的可预测性反应的论文。我在这个问题上有许多不一致的想法，但它们没有被组织成一个有序的概念框架。我原本计划围绕不连贯的想法组织这篇论文。这篇论文使我进入了一个思考领域，一个因其太过复杂和艰巨导致我长期以来一直回避的领域。

多年来，我一直对社会问题非常感兴趣，因此保存了有关该主题的专业和主流文章的档案。我相信系统思维总有一天会为解决社会问题提供一种新方法，但是我似乎从来没有足够的数据，我想避免从小范围数据中得出概括性的结论。我认为，这是将精神分析理论应用于社会问题的主要缺陷。我花费了几个月的时间来思考如何写这篇论文，其间写了多个不同版本的草稿。每份草稿都有明显的概念性错误，尽管这些错误可能对环境研讨会没有什么影响，但我不能接受。我回到旧文档中寻找线索来解决问题。在回顾过去的文档、病例以及临床材料的过程中，我发现了一个之前忽视的环节，这个环节使得在家庭的情绪过程与社会的情绪过程之间，建立起逻辑上的概念联系成为可能。这个环节来自对有青少年罪犯的家庭的临床研究。一个犯罪问题从一个涵盖多代人的家庭问题开始，它可以发展到涉及学校、社会机构、警察、法院、司法程序和处理人类问题的整个社会结构。这些临床记录足足追踪了16年的时间。在这一时期，家庭和整个社会对违反社会行为的概念和处理方式有了明显的变化。这是家庭变化过程和社会互补性变化的事实证据。我很高兴发现了家庭和社会情绪过程之间缺失的一环，但论文的截止日期越来越近了。我深入地思考，这需要详细的家庭系统理论知识，而这篇论文是为那些难以理解系统理论前提的人而写的。在截稿前的最后两周，我又写了一篇论文的草稿，重点讨论了一些宽泛的理论问题，以便在传统理论和系统理论之间建立起概念上的联系。关于情绪反应，我的看法是基于不同的思维方式形成的，我想传达系统理论的逻辑思维，如果没有系统理论的逻辑思维，就无法得出结论。《文化神话与解决问题的现实》勉强成功定稿。对我来说，这篇论文的标题与内容之间并不匹配，但它的作用已经超过了当初写作的初衷。我惊讶地发现，科学家比心理健康专业人士更能听懂系统思维。对于听众来说，家庭中的情绪问题细节太多，而社会问题太少。对我来说，这是我职业生涯中最重要的论文之一。它帮助我弄清楚了家庭和社会情绪过程之间的联系，但我并没有像我想的那样成功地传达这一点。

在环境保护局这一经历之后的几个月里，我花费了很多时间在澄清我称之为“社会退行”的问题上。在1973年的乔治敦家庭年度研讨会上，我第一次就这个问题向心理健康专业人士做了演讲。演讲过于简短，听众对系统理论的了解也没有我预期的那么深。因此，人们对“退行”的概念有情绪化的反应，他们无法真正听懂。

1975年，当我们即将发表1973年和1974年的研讨会论文时，我试图写出足够详细的社会性论文，这让任何对系统理论有一定了解的人都能理解这一概念。如果认为社会退行没有相反的过程，即“社会进步”，那是不准确的。因此，我将标题改为《社会中的情绪过程》。这份手稿需要像书一样详细，但我没有足够的时间来完成它。发表截止日期过后，我又深入参与规划和启动我们新的乔治敦家庭中心，手稿又被搁置了一年。1976年，我试图缩短手稿，使它易于理解，可惜我没有足够的时间来实现我的目标，另一个截止日期又过去了。1977年，我一直忙于有关精神分裂症和个体在原生家庭中的自我分化的论文，无法花很多时间来研究社会中的情绪过程。我不可能在没有其他压力的情况下充分处理复杂的社会问题。我希望尽可能准确地定义社会情绪过程的概念，并掌握它现有的知识，然后转向其他需要关注的领域。

为了继续发表这篇本应于 1975 年就发表的研讨会论文，我同意发表 1973 年初次撰写的该篇论文的早期版本。它从未以论文的形式发表过，也从未被提供给心理健康专业人士过，它对家庭系统理论的基本概念进行了相当详细的阐述，而社会过程的概念正是基于这些基本概念提出的。

人的系统观代表了一种不同于我们传统理论所代表的思维秩序。首先，我将介绍系统思维与传统思维的一些主要区别。人很难从传统思维向系统思维转变。我不确定当他们在考虑自己的时候，他能不能转向系统思维。为了尽可能清晰地介绍传统思维和系统思维的区别，我将介绍一些我在转向系统理论时的个人经验。然后，我将介绍关键的理论概念，这些概念环环相扣，构成了这个完整的家庭系统理论。之后，为了让这个理论更加生活化，我将用一些临床资料来说明这个理论。之后，我会介绍一些社会中许多类似于家庭关系模式的关系模式。最后，我将总结人类对危机的可预测的情绪反应、找到不由情绪决定的解决方案的困难、由情绪决定的解决方案仅仅维护现状的倾向，以及由情绪决定的解决方案如何加剧问题。系统思维没有提供任何神奇的答案，但它确实提供了一种不同的概念化人类问题的方式。它可以更现实地评估改变人类困境中基本模式的难度，并提出了一些避免传统思维陷阱的方法，从而向长期目标迈进。

传统思维与系统思维的差异

本节的目的是向读者介绍系统思维所依据的一些广泛的概念。这种理论侧重于人际关系系统中的运作事实（facts of functioning）。它关注发生了什么（what），以及如何（how）、何时（when）、何地（where）发生的，只要观察是基于事实的。它谨慎地避免了人类自动关注“为什么”（why）。思考“为什么”会自动从系统理论回归到传统理论，从而丧失系统概念中的独特优势。系统理论关注的是人的所作所为，而不是其对自己为什么这样做的口头解释。

近 20 年前，在一项家庭研究中，我们关注了功能受损最为严重、被送进精神病院的年轻精神分裂症患者，由此开始了我对情绪疾病的另一种理论的关注。在这项研究中，患者和他的整个家庭一起无限期地生活在一个研究病房里。这种共同生活的经历揭示了一个迷人的新世界，其临床观察结果以前从未在文献中报道过。现有的文献只是基于对单个人的研究，没有考虑到关系。其他一些中心正在进行不同形式的家庭研究。这一新领域的调查者往往将研究结果报告为现有理论的延伸，或以描述性的方式进行报告。在研究之前的若干年里，我一直在广泛阅读所有科学，尤其是进化论、生物学等自然科学方面的书，以促进精神病学成为公认的科学，但没有成功。目前的理论已经使用科学模型来概念化心理和情绪功能，以努力实现科学的客观性，而医学科学也试图扩展神经生理学来概念化情绪功能，但领域之间并不存在坚实的联系。关于情绪疾病的理论仍然是一个独立于其他科学的知识体系。我期望这些值得注意的新观察能提供一些线索，最终帮助精神病学成为一门公认的科学，并帮助研究者拓宽观察的视野，我们对情绪疾病的本质做了一些广泛的假设，以指导整个研究。研究中的观察者都接受过传统精神病学理论的训练，他们往往只看到理论教他们看到的东西。我们希望这些广泛的假设能够帮助观察者通过更宽广的视角来观察，“看到”他们眼前的其他现象。本节余下部分将专门讨论一些背景假设和假说。

○ 背景假设与假说

第一个假设是在研究初期就提出来的。它来自以前的研究和经验，基于这样的理念：情绪疾病不仅仅是父母与子女关系的产物；如果考虑不同文化下人们对待情绪疾病患者的方式，我们会发现，在不同文化下，人们养育子女的方式大相径庭，但情绪疾病的发生率大致相同；有迹象表明，情绪疾病甚至可能存在于野生动物中；在理论背景中加入这一广泛的假设是有益的。其他假设的定义也应当尽可能地宽泛，但它们与研究中的早期观察有更直接的关系。最早关于人际关系的研究模型是基于系统思维提出的，但当时人们并没有具体意识到这一点。随着时间的推移，人们自发地使用“系统”一词来指代家庭成员之间自动的可预测的行为。

（1）情绪疾病在一定程度上与人类的生理直接相关。这是基于这样的假设：人与低等生命形式的关系比一般人所认识的更为密切，情绪疾病是人类功能紊乱的表现，这是人类与低等生命形式所共有的。在达尔文之前，人类一直存有这样的观念：地球创造之初就是现在的样子，所有理论思考都基于人类的独特性。达尔文提出自己的观点是一个多世纪前的事，但在 60 多年后人们才能够认识到并认真对待这个观点。对地球形成和演化过程的时间估计是不同的，它们不断被修改，但是这个时间太长了，代表时间的数字已经超出了一般人的理解范围。人们很容易相信，进化是一个缓慢的过程，但是如果人们仔细观察整个时间表，就会意识到它是迅速进行的。如果说地球的形成也许是在 40 亿年前，生命第一次出现在地球上是在 5 亿年前，那么地球有 7/8 的时间是没有生命的。如果 75 万年前进化出第一个直立行走的人，如果在 20 万年前人类成为有思想的生物，在 2 万年前成为“文明的生物”，在 1 万年前学会了阅读和书写，如果地球还有 100 亿到 150 亿年的时间才会成为一个死亡的星球，那么我们面临的时间跨度是可怕的。如果我们把 40 亿年的时间跨度计算成一个世纪，我们就可以发展出一个易于理解的时间单位，基于这个时间单位，地球是在 100 年前形成的，第一个原始生命出现在约 12 年前，第一个直立行走的人出现在约 7 天前，他成为一个有思想的生命是在约 2 天前。他在约 4 小时前开启文明的世界，他在约 2 小时前学会了阅读和书写，哥伦布在约 6 分钟前发现了美洲，而地球还有约 350 年的时间才会步入死亡。

人类是迄今为止最高级的生命形式之一。其最快速的进化是“大脑体积的快速增加”。一个过度专业化的假说认为，越是高级的物种灭绝得越快。20 年前，当我对此做进一步的研究时，我便断定，人的大脑是一种我们称为脑细胞的特殊原生质的过度专门化的发展结果。显然，我不同意当时流行的一些理论，这些理论认为，既然人类已经解开了自然界的许多秘密，就能够掌握环境，能够使自己永生。20 年前，人口过度增长并不是这些假设所考虑的变量之一。提出这些关于进化论的观点，并不是因为它们与本文或系统理论有什么直接的关系，而是为了传达系统理论一直在努力将人类视为地球生命中不断进化的一个组成部分。

（2）情绪疾病是一个涉及多代人的过程。早期有一些经验和观察结果支持这个工作的一般假设。后来我们对此进行了详细的界定，并将其作为理论概念之一纳入整体理论。这种假设认为，患者的问题是父母不完美的产物，而父母是祖父母不完美的产物，这种不完美延续了多代人，而且每一代都在考虑压力和可用资源的情况下尽了最大努力。这个假设最重要的作用是帮助观察者摆脱个体理论中将孩子的问题归咎于父母的狭隘观点，以获得更客观的全局观。

（3）人的所作所为与他描述的所作所为之间存在着很大的差异。这一点是基于早期的研究观察提出的。这是另一个指导原则，它使观察者能够与家庭保持一定的距离，并开始对每小时观察中的多重信息和行动有了一定的认识。第二年，研究小组的成员写了一篇题为《激烈关系中的行动对话》的论文，该论文讲述了一个仅基于行动的故事，它似乎比口头对话更具说服力。

（4）将“难以界定”的概念结构化为功能事实。这是在不断变化的人类经验、主观世界中找到一些结构和事实所进行的部分努力。在一个家庭关系系统中，这种情况要复杂得多。在一段时间内，我们开始制定一个公式，它可以帮助我们更快地进入系统思维，并使研究观察更加客观和可衡量。将功能概念融入治疗中，其治疗效果远远优于传统治疗。例如，有这样一个功能概念：“人做梦是一个科学事实，但他所做的梦不一定是事实。”同样的公式也适用于各种其他的功能概念，如“人感觉（或思考、说话）是一个科学事实，但人感觉（或思考、说话）的内容不一定是事实”。当同样的公式应用于爱和恨的时候，也产生了有趣的结果。人们轻描淡写地谈论爱，仿佛它是一个定义明确的实体。但更准确地说，它是一种主观的感受状态，发生在对各种刺激的反应中，有多种体验方式和强度，并在关系系统中发挥作用。在与家庭成员进行了大量的接触之后，当他们使用这个术语并对此做出反应时，我得出了将爱作为一种关系事实的功能性定义：“我无法准确地定义爱，但它是一个事实，即向另一个重要的人陈述自己或对方是否有爱，并可预见性地在关系中产生情绪反应。”

（5）因果思维。自从人类成为有思想的生物，并开始寻找原因来解释生活中的事件时，人类就一直是因果思维者。当我们回顾原始人的思维时，会对其将不幸归咎于邪恶和恶势力感到好笑，我们也可以回顾近几个世纪的历史，会对因缺乏科学知识而导致的错误指责哑然失笑，我们可以得意地保证，如今新的科学突破和逻辑推理可以使我们为人类的大多数问题找到准确的原因。

本研究试图摆脱因果思维，以系统的观点看待人类现象，用系统思维看待人际关系。在试图实施系统理论和系统疗法的过程中，我们在医学科学和所有的社会系统中都遇到了强烈而僵化的因果思维。人在与自己和社会有关的所有领域中，都深深地固守着因果思维。系统思维对人类来说并不陌生，其首先在宇宙理论中得以使用。很久以后，人们开始在物理科学等自然科学中进行系统思考。随着计算机时代的开始，系统思维得到迅速的发展，现在，我们听说许多新的应用科学领域也在采用系统思维。医学模式一直是良好医疗实践的基石之一。它以因果思维为基础，以仔细检查、确定病因（原因）、做出准确诊断，以及针对病因进行具体治疗为原则。该医学模式对患者体内的所有疾病都起到了良好的医学和社会作用。精神病学的理论和实践也采用了医学模式和因果思维。该理论基于对个体的研究，假定患者的疾病是在与父母或其他近亲的关系中形成的。它要求做出诊断，并针对患者进行治疗。这种模式将疾病“归咎”于父母，尽管精神科医生可能否认他们将疾病归咎于父母，而且这种模式将其他家庭成员排除在治疗过程之外。于是，医学模式在应用于情绪（功能性）疾病时，就陷入了两难境地。家庭研究试图找到这个困境的答案。系统理论和治疗的发展在治疗情绪问题方面具有优越性，但它在概念和治疗上与医学和传统精神病学脱节。实践家庭取向最为成功的医疗中心是那些传统的精神病学治疗没有过于严格地执行医学模式，家庭治疗师也没有过度宣传其观点的医疗中心。

在一个家庭或者其他共同生活或工作的群体中，情绪反应以连锁反应模式从一个成员传递给另一个成员。总的模式类似于电子线路，其中每个人都以“有线”或“无线”的方式与所有其他人建立联系。每个人就成了一个节点或电子中心，脉冲通过这个节点或电子中心快速传递，甚至同时传递多个脉冲。一个重要的变量与不同种类的脉冲有关，而每一种脉冲都有不同的强度和重要程度。还有一组更重要的变量与每个节点或人在系统中发挥作用的方式有关。每个人从出生起就被设定了一套“感觉”，服务于一组特定的功能和需要或期望，这种被设定的感觉主要受系统在他周围的运行方式的影响，而不是某种可以自由地按自己喜欢的方式运行的口头信息。每个人或每个节点，都有不同程度的处理脉冲的能力（本能）、处理脉冲的风格（个性特征）、在拒绝或传递脉冲方面狭窄的选择范围，以及理解系统运作的理智认识（智力）。还有一组重要的变量与家庭单位共同运作的方式有关。每个人都会意识到自己对所有其他节点的依赖性。要记住的是，每一个节点都是用双向电路与其他节点“连线”的。其中有各种各样的微妙联盟，如互相帮助、拒绝帮助或伤害对方等。较大的家庭单位可以惩罚单个成员，处于关键位置的单个成员也可以伤害整个家庭单位。另一种可预见的模式是把功能失效的“责任”放到某个成员身上（因果思维），要么责怪对方，要么责怪自己。在紧张的气氛下，每个人都倾向于将“责任”置于自我之外（指责者），或者置于自我之内（自责者），或者在两者之间交替进行，这就是因果思维的模式。如果家庭单位的带领者是冷静的，整个家庭单位就能平静，电子系统就能顺利运行。当带领者进入恐慌状态，传递恐慌冲动时，其他成员就会发回恐慌信息，这会进一步使带领者恐慌，在恐慌的循环中，信息会处理不畅，发生信息紊乱和冲突，功能越来越紊乱。任何单位都可以从周期性的恐慌或超负荷中恢复过来，但当恐慌变成慢性的时候，一个或多个单位可能会崩溃（生病），有几个变量可以帮助处理这种情况。还有一组非常重要的变量与家庭单位和其他家庭、更大的社会系统以及整个社会系统的连接方式有关。

电子模型似乎很有潜力和灵活性，可以准确地解释人类关系中几乎所有可以结构化为运作事实的项目，除了那些由生物学、生殖与进化决定的项目。我相信，这可能是计算机科学家在十年或二十年前对人脑的构造进行理论研究时形成的观念。这种家庭系统理论假设，在“情绪反应性”下所描述的所有特征，包括人似乎拥有的“选择”，都是人与低等生命形式共有的那一部分。这些项目都可以理解为功能事实，并可以放入电子模型中。人类确实有一种超越其他原生质生命的能力，那就是他们观察、思考、抽象、洞察自然秩序的能力，他们能了解自然界的秘密，并能用不同的方式管理自己。然而，大脑的极大部分属于情绪系统，以至于人类的思维大多被情绪所控制。即使是最客观的思维，也是用所有原生质的脑细胞来完成的，人不可能完全客观，大脑的未来最终将由自然秩序决定。

什么是“情绪反应性”？它是如何运作的？我用了“情绪反射”这个术语，它是很准确的，也更像是生物学的同义词。在激烈的情绪二人组中，如在婚姻关系中，最容易观察到情绪反射，在这种情况下，情绪反射主要是在二人组内运作，没有从更大的系统中引入变量。在适度紧张的情况下，情绪反射是最容易被观察到的。在低度紧张的情况下，它们是无法被观察到的，而在高度紧张的情况下，反射太过混乱，也看不出什么秩序。“情绪反射”这个术语是准确的，因为它自动发生并在意识之外，但像反射那样，它可以在有限的观察范围内和有限的意识控制下产生，就像一个人可以用特定的能量控制膝跳一样。这些反射作用于直觉，就像所有感觉方式的延伸，但很大一部分作用于视觉和听觉刺激。例如，夫妻一方下班回来后，紧张程度可能高于平均水平，这反映在他 / 她忧郁的“表情”上，这也会增加另一方的紧张感，反映在他 / 她的言语反应中嗓音增加了一到两个八度。而第一个人对声音敏感，从而导致更高的紧张度，等等。系统治疗可以帮助配偶发现反射，并让每个人对自动的情绪反应有一点儿控制。能否观察和“看到”情绪反射，取决于情绪的紧张程度。一个在工作中了解系统的分子科学家，如果在工作中超越了因果思维，就会失去所有的客观性，而在情绪系统中回归到因果思维。一个家庭系统的治疗师如果相当了解情绪系统，就可能在情绪紧张程度处于正常范围内时保持客观，不“责备”，但在较高的紧张程度下，会立即恢复他以前的因果思维。

虽然人类可能已经从科学中获得了一些系统思维的知识，但凡是涉及情绪系统的事情，人类仍然是因果思维者。这里我想要传达的观点是，因为人是因果思维者——在平静时期的大部分时间是这样，在紧张时期就一直是如此——我们对自己的问题追求因果关系的解释时就像我们的祖先一样不准确、不现实、不理性、过于正义，他们追究的是不同邪恶力量带来的负面影响、消灭的是不同的的巫师和龙、建造的是不同的庙宇来供奉神灵。

理论概念

这一理论的一些背景知识将有助于理解这些单独的概念。这是一个关于人类情绪系统功能的理论。从广义上说，情绪系统被认为是自人类发展过程中继承下来的生命力量的功能，人类与较低级的生命形式共享这一功能，情绪功能支配着人类的其他功能。如果本能具备自主运作的力量，那么情绪功能就与本能同义。理智系统是人类高度发达的大脑皮层的功能。情绪系统和感受系统是相互联系、彼此影响的。感受系统是情绪系统和理智系统之间的一座桥梁，通过它，大脑皮层可以捕捉到情绪系统上层的主观意识。这一理论假设，人类的生活和行为更多是由自主的情绪力量控制的，但人们并不容易承认这一点。

在早期的家庭研究中，一些关于感受和思维的观察后来被扩展为该理论的一个核心概念。那些情绪受损的人无法区分主观的感受过程和理智的思考过程。就好像他们的理智被情绪淹没了，他们无法脱离情绪进行思考。他们通常会说“我觉得……”，而不是更准确地说“我认为”“我相信”或“这是我的意见”。他们从周围的人那里吸收了他们的生活原则，这些原则以“感受”的形式表现为绝对的同意或愤怒的不同意，以处理自己与他人的关系。他们认为，谈论情绪是真实和诚实的，而谈论思想、信仰和信念则是不真诚和不诚实的。他们在与他人的关系中总是努力寻求团结，并避免使用“我的立场”的说法，他们认为这样会使自己与他人分开。这一点在功能受损患者的父母身上表现得尤为突出，他们在自己的信仰和信念方面是“无我”的，但善于与他人相处，因此他们在事业上、职业上、社会生活中都很成功。基于这种经验，我们针对所有情绪问题不太严重的家庭和健康家庭开展研究，仔细观察不同家庭的这些特征。基于这些研究，我们发展了自我分化尺度，而这成了这一理论中的一个重要概念。该尺度根据人们在亲密关系中自我相互融合的程度，或即使在强烈的感觉状态下也能从情绪系统中分离出来并发挥作用的程度来进行评分。在治疗中，治疗师主要帮助人们区分感受状态和理智功能，促使他们敢于发展更坚定的意见、信仰和信念，尽管有来自关系系统的压力，企图让他们保留前一层次无形的“无我”。

该理论假设了两种对立的基本生命力量。一种是内在的生命成长力，这种力量走向个性和独立“自我”的分化，另一种是同样强烈的寻求情绪亲密的力量。

家庭系统理论是由六个独立的、相互联系的理论概念组成的，每个概念都涉及适用于整个系统或系统中不同部分的特征。其中，我们将详细介绍一些对社会系统最重要的概念。

（1）自我分化。这一概念是该理论的基石。它将所有的人，从人类功能的最低水平到最高水平，放在一个共同的标准下来定义。这与人如何处理情绪和理智功能之间的混合状态有关。最高水平的是那些在情绪和理智功能之间具有最高“区分度”的人。他们更自由地享受他们的情绪生活，在面对现实问题时，他们有能力根据理智和推理做出决定。低水平的人的情绪和理智“融为一体”，理智功能被淹没在情绪中，他们的生活被情绪所支配。他们可能能够“思考”自己以外的问题，或者在焦虑水平低时思考自己的问题，但在压力下，他们的思考会被自动的情绪反应所取代。有一些相对固定的分化水平，被称为“实体我”，由自我内部的力量决定。还有大量的“伪自我”和功能自我，这是由关系力量决定的。个体可以为个人、整个家庭分配功能性的自我水平，这是由家庭中带领者的自我水平决定的，也可以由整个社会中的主要环境力量所确定。

（2）三角关系。这是一个关键的概念，它描述了任何三个人之间可预测的情绪力量模式。三角关系是最小的稳定的情绪单位，可以将其称为情绪系统的分子。两个人的关系是不稳定的，因为它在压力下会自动变成三个人的系统。当压力增加，并且涉及更多的人时，情绪力量就会在系统中的三个极点之间持续运作。情绪系统是在不断地运作的，因为最不舒服的那一方会试图建立一个更舒服的情绪亲密 - 疏远状态。当一个不舒服的人达到平衡时，就会扰乱其他两个人之间的平衡，而这种微妙的活动会转移到另一个最不舒服的人身上。“三角关系”一词说明了情绪力量在三角之间来回流动的事实。这种运动重复着、重复着，重复着的动作是如此精确和可预测，懂得三角关系的人可以在系统下一步动作发生之前就预测到它。我们基于三角关系发展了一种治疗方法，就像三角关系一样可以预测。治疗师可以利用他的知识，在治疗中引入情绪线索，从而使情绪流发生可预测的变化。这些情绪力量是在意识之外自动运作的，我们已将其纳入一个理论概念，来描述情绪系统的微观组织。在非常大的群体中，或整个社会中，也存在同样的自动情绪力量，这种力量一直运作，影响着大部分有情绪问题的人。

（3）核心家庭情绪系统。这一概念描述了核心家庭中多年来的情绪力量运作模式。这一过程的强度受到个体未分化程度、与原生家庭的情绪阻断程度和系统中的压力程度的制约。随着时间的推移，情绪问题可以表现为：①配偶之间的情绪距离；②配偶一方的功能紊乱，表现为身体疾病、情绪疾病或社会疾病；③婚姻冲突；④将问题投射到一个或多个子女身上。将家庭问题投射到子女身上的概念是非常重要的，我们已将其作为一个独立的理论概念。

（4）家庭投射过程。这一概念说明了父母将自己的问题投射到一个或多个子女身上的过程。作为整个理论的一部分，这一概念阐述了家庭情绪过程从一代传给下一代的最重要方式。

（5）多代传递过程。这一概念描述了家庭情绪过程通过多代人传递的模式。在每一代人中，情绪卷入度最高的孩子向较低的自我分化水平发展，而卷入度最低的孩子则向较高的分化水平发展。

（6）同胞位置。这一概念基于托曼关于在不同同胞位置下成长的儿童的人格特征的研究，我们对此进行了修改。除非有变数阻止这一过程，否则儿童会形成某些固定的人格特征，而这些人格特征是由他们所处的同胞位置决定的。了解这些特征，可以帮助我们确定孩子在家庭情绪过程中扮演的角色，其对于预测下一代的家庭模式，帮助家庭在治疗中进行自我重建，都具有重要意义。

1975 年，该理论又正式增加了两个概念：

（7）情绪阻断。它描述了代际情绪过程中最主要的机制。此前，这一方面的内容部分包含在核心家庭情绪过程中，部分包含在家庭投射过程中。但我们认为这一机制非常重要，应当有一个单独的概念。

（8）社会中的情绪过程。本文对此有部分描述，其说明了家庭情绪过程向更大的社会系统和整个社会的延伸。

临床概况和实例

一个家庭的临床概况。提出这些临床实例是为了帮助说明，自我分化尺度在评估家庭中目前的问题和预测未来问题方面的价值。我们不可能计算出个体在所有月份或年份的自我分化水平，但可以估算出个体在一段时间内的总体分化水平，并由此可以相当准确地预测未来的情况。我先举一个母亲的例子。这个母亲有两个年幼的孩子，一个孩子长大后分化水平较低，另一个孩子分化水平较高。同一个母亲可以生出两个差异很大的孩子。这里我将夸大两个孩子的差异，以说明问题。

这个母亲怀上第一个孩子时，她的生活还没有安定下来，充满了焦虑。焦虑和婚姻不和谐在怀孕期间有所减少（这很好地证明了家庭投射过程已经在进行中）。这个孩子是个女孩，情绪紧张、焦躁不安，需要母亲给予更多的关注。18 个月后，第二个孩子出生了。除了母亲担心大孩子对第二个孩子的反应外，怀孕期间一切都很顺利。她想知道自己能否在不“伤害”大孩子的情况下为第二个孩子提供足够的照顾（这是更多的投射过程的证据）。这个母亲意识到了一些不同。她向她的儿科医生和朋友们提到了这个问题，他们向她说明，这对于第一胎来说并不罕见。她得出结论，如果她能成为一个冷静、耐心、“乐于奉献”的母亲，这个问题就会消失（将母亲的焦虑投射到孩子身上，并将其视为孩子的问题，这使孩子的问题长期存在。比较好的办法是在她和丈夫的关系上下功夫，或者在她和自己母亲的关系上下功夫）。第二个孩子是个儿子，是个容易相处的孩子（说明大部分的问题都被大孩子“吸收”了）。这个母亲一直在尝试解决第一个孩子的依恋问题。

举一个学龄前的例子来说明母亲与每个孩子的关系的关键品质。给孩子们穿好衣服出去玩时，小的孩子急于穿好衣服出去，而大的孩子则磨磨蹭蹭。在外面，小孩子独自跑着探索和玩耍，大孩子的注意力都集中在母亲身上，没有精力玩耍。母亲试图让大孩子玩耍。只要有母亲在，大孩子就可以玩耍。但当妈妈想偷偷溜走时，大孩子就会停止游戏，跑向妈妈。大孩子对母亲的投入和母亲对孩子的投入一样多，她能够“读懂”母亲的面部表情、语调、身体姿势和脚步（这些都是目标导向型儿童和关系导向型儿童的例子）。

第一个转折点出现在孩子们开始上学的时候。大孩子有中度的“学校恐惧症”。她对学校感到害怕，对学校里会发生的事情有许多疑问。母亲试图带她去学校，带她去看学校的建筑和场地，想让她做好上学的准备。开学了，一个老师终于成功安抚了泪流满面的大孩子并处理其分离焦虑，这个老师允许母亲在教室里坐上几天，同时给予孩子额外的关注。当任务完成时，母亲很高兴。在家里，母亲的思绪依然牵挂着孩子。她经常与老师通电话、开座谈会，并为孩子取得的好成绩而高兴。小的孩子到了上学年龄后就不再焦虑了。他感兴趣的是他什么时候能去学校，什么时候能学会读书写字。他的老师和姐姐的老师是同一个，非常“善解人意”。老师和母亲在讨论女儿的问题时关系很好。母亲认为老师的辅导有助于解决大孩子的问题。老师报告说，那个年纪小的孩子“没问题。他对学习比对我更感兴趣”。

对于大一点的孩子来说，这是一个从家到学校的平稳过渡阶段。孩子与老师的关系模式就像她与母亲的关系模式一样。老师是一个害羞的女人，分化水平很差，以人际关系为导向。据说她对害羞的孩子有一套“办法”。对于大一点的孩子，她说："我和这样的孩子相处得很好。我可以把他们带出来。我给他们一些东西，他们也给我一些东西作为回报，我们相处得很好。"大孩子被老师迷住了，在孩子就读的六年里，这个老师也会帮助大孩子与其他"善解人意"的老师相处。在家长会和学校活动上，老师总是询问大孩子，但从来没有询问过有上进心、在学习和社交方面表现良好的小孩子。他在男孩中有许多朋友，成绩优异。大孩子在学业上也很不错，但她的表现不太稳定。当她和一个她"喜欢"的老师在一起时，她努力取悦老师，在班上名列前茅。但对于那些对她关注较少的老师教授的课（人际关系导向，互相"给予和接受"较少），她表现不佳，她经常因病缺课，抱怨老师。她更加依赖母亲，学习成绩下降。母亲把这段糟糕的日子归咎于因为生病而错失的时间以及老师对孩子太"苛刻"。与其他小学生相比，这个孩子更容易与成年人建立联系（这是过度依赖父母的孩子的共同特征）。母亲很关心她，希望将其培养为女孩子中的领导者，以帮助她与其他女孩交朋友。当她母亲在场时，她会顺从地参加女孩子们的活动，但当母亲不在时，她会找理由不参加。

这个女孩生活中的第一个重大变化发生得相当突然，那是在七年级，也就是初一的时候。问题发生在年中，大约在她 13 岁生日的时候。那时同时出现了两个变化。从孩提时代起，母亲就与女孩保持着"开放"和诚实的关系，女孩在双方都喜欢的"给予和接受"的关系中告诉母亲"一切"。七年级初，这个女孩开始越来越少地倾诉。母亲怀念以前与孩子心与心的对话，此外，她还想知道在这个女孩身上发生了什么。由此，母亲的焦虑增加了，她越是逼问，孩子就越是简短地回答，并退回到自己的房间。母亲试图保持冷静，并告诉自己，女孩从未对她说过谎，这只是孩子成长中的一个阶段，会过去的。第二次变化是因为一张糟糕的成绩单。母亲又想知道发生了什么事，她们第一次生气地争吵起来。女孩越来越退缩，开始和朋友们打很长时间的电话。这是母女之间公开冲突的开始。这个母亲不敢问许多问题，唯恐引起一场争吵。母亲尽量克制自己的焦虑，但她也很善于读懂女儿的面部表情、语调和动作，当她"感到"女儿难过或焦虑时，她会再次催促女儿解释。女儿学会了回避和疏远，她会用一些"善意的谎言"解决母亲眼前的焦虑。女孩的学习成绩很不稳定，但只要在考试前稍加努力，她就能在大多数科目中达到平均成绩。在社交方面，这个女孩成为一群"快活"女孩中的一员，母亲将女儿变得越来越极端和逃离家庭的行为归咎于这个朋友圈子。在焦虑发作时，母亲会定期向学校寻求信息和建议，但现在已经没有一个老师或者学校的辅导员与女孩有直接接触，老师们先是安慰母亲说这是正常的，后来又建议让女孩去看心理医生。当母亲向女孩提及此事时，引起了女孩最愤怒的反应。母亲自己去看了一个心理医生，心理医生解释了青春期叛逆和青春期性冲突的原因，并建议母亲进行评估和可能的心理治疗，以帮助她在自己身上找到答案。女孩拒绝与“心理医生”建立任何联系，最终，母亲终止了心理治疗。

对于这样一个以关系为导向的孩子来说，她在青春期是快速发展的，并且困难重重。这个女孩的生活开始于母亲与自我的强烈融合。母亲的大部分精神能量，包括担心、关切、“爱”和愤怒等，都投入到女孩身上，而女孩也在母亲身上投入同样多的自我。这种自我的投入或融合，具有很多种强度，对应于自我分化尺度的各个水平。一旦孩子在与母亲的关系中被“编码”一定的“给予和接受”的水平，这个水平在整个生命中都会保持相对固定。只有当这种自我投入得到满足时，孩子才能拥有一种开放而充满爱的关系。有一些变量制约着“条件”的满足，我们将在其他地方讨论。母亲与孩子缠结的未分化程度是由她的未分化总量和在其他地方吸收的总量决定的。如果母亲的未分化被这个孩子吸收了，母亲与其他孩子的关系就会比较正常。比如这个母亲对另一个孩子就没有过度的担心和关切。在一些家庭中，其他孩子在父母与卷入的那个儿童的相互缠结之外“成长”，他们可以自由地朝着目标导向的生活成长。

这个母亲在整个童年时期“成功”地处理了与女孩的关系，使两人的关系相当平静。她找到了一个相当好的学校环境，可以保证孩子不出现症状。因为在这个学校里，大孩子的老师也有类似的低水平的分化，她在接下来的六年里与孩子的关系非常融洽。而一个不太高的“契合度”会导致孩子在学校出现更多的早期症状，而且可能随着孩子上小学，症状会越来越严重。这个孩子在学业上的表现要好于平均水平。更好的学校适应应该是，这个孩子表现得很出色，会付出足够的努力来取得学业上的优异成绩，以“获得”老师和父母的认可。另一个有着同样分化水平但智力水平更低的孩子则可以成为一个学业成绩不佳的孩子，以减轻学业成功的压力，同时还可以获得接受糟糕的学习成绩的心理能量。我们将在本文其他地方讨论学习成绩优异，但分化水平较低的孩子的问题。这样的孩子在与其他孩子的交往中通常会遇到困难，他们无法与其他孩子建立联系，功能受损的孩子除了来自成人的“给予和接受”，没有什么能量来源。学校适应期的崩溃出现在初中阶段，一个功能受损的儿童通常会在这个阶段崩溃。因为在初中阶段，他们不再有单独的空间和单独的老师。孩子们从一个房间搬到另一个房间，每个科目都有不同的老师。这个系统对综合素质较好的孩子来说效果不错，但对功能受损的孩子来说，找到与老师之间有效的“给予和接受”关系的概率并不高。孩子们的身体也在不断成熟，这使他们逐渐远离父母。

年龄和环境促使学生进入第一个“自然选择”个人朋友的过程。这是一个庞大的群体，其中很大一部分人对父母有严重的依赖性依恋，他们通过远离父母来处理这种依恋。他们按照母亲设定的“给予和接受”的生活方式将自己分成不同的群体。那些自我分化水平最低的人对父母的排斥最大，因此在群体中需要满足的情绪“需求”也最多。还有一些群体是由有着连续的更高的整合水平的人组成的。该群体是围绕“领袖”和“最好的朋友”的原则组织起来的。群体很快成为一个活跃的三角关系网络。所有的学生都有以关系为导向的经验，他们习惯寻求并给予“爱”和认可。他们在群体的人际关系中投入的精力与其以前投入在母亲身上的精力一样多，主要精力投入在当前的“最好的朋友”身上，他们会与最好的朋友频繁联系，进行无休止的电话通话。通常，这些群体会避免向父母倾诉“秘密”，每个人都有自己指定的活动类型，其具体取决于与父母的负面“阻断”强度。该群体规定了语言、着装和行为。群体成员必须接受最低限度的过分行为，最被认可的成员是在冒险被抓时表现得最“酷”的人。对他们来说，在父母和权威面前“站起来”会让他们感觉良好，“站起来”意味着做或说一些足够让父母“做出反应”的事情。他们从父母的震惊和反应中得到满足，并不是因为他们喜欢伤害（如通常所认为的那样），而是来自“成为一个成熟的自己”的满足。这就是具有这种未分化程度的人的思维方式。

青少年群体有一个重要的方面，与在家中和父母的关系有关。他们在经济上仍然依赖父母，父母在情绪上也依赖青少年，而青少年有能力消解父母的自我。父母很容易屈服于青少年对金钱和特权的过度要求，希望青少年最终改变。

在这一临床案例中，女儿加入了她学校中的一个中层“团体”。有些反体制的事情是她的团体不会做的，而这些事情在较低层次的团体中是司空见惯的。在她的小组活动中，有一些活动是综合素质较高的小组不会做的。在初中阶段，她的活动包括在外面待到很晚，和她“最好的朋友”在一起过夜而不告诉她的父母，参加“很酷的”派对，入店行窃，以及使用会震惊别人的脏话等。这群人高度认可喝啤酒、葡萄酒的人，她们也非常擅长与男孩“亲热”。在高中阶段，她的穿着变得更加极端，性行为、吸毒和使用淫秽语言更是家常便饭。在与母亲争吵后，她曾多次离家出走，与她的男朋友生活在一起，以至于家里人对此司空见惯。她对男朋友提供的烈性毒品有一定程度的毒瘾。她因为药物注射而得肝炎，还出过两次严重的车祸。高中毕业时，她和男朋友住在一起。她试过上大学，但辍学了，然后和她的男朋友搬到另一个国家，在那里他们有一辆车，一套公寓，除了在反体制活动中做兼职来谋生外，他们并不想去工作。

在此期间，目标明确的小儿子一直过着有序的生活。他是高中的荣誉毕业生，他在功能上没有受到他姐姐不稳定发展的影响。他与父母保持着密切的联系，而没有受到他们对他姐姐情绪的影响。他现在已经快要大学毕业，即将攻读研究生学位。他和女朋友在高中阶段在一起，已经很多年了，她上了另一所大学，他们计划在教育和经济条件允许的情况下结婚。

在这个临床案例中，还有一点是很重要的。女孩的男朋友也是父母家庭的受害者，他的自我投射模式与女孩最初和母亲的投射模式完全一样，并表现在随后的关系中。他们能从面部表情、声音和动作中“读懂”对方的感受；只要对方有任何内心痛苦的迹象，他们都会感到怜悯，而且只要双方都不工作，他们就能以某种方式保持激烈的“相互给予”的平衡。根据对他们过去关系的观察，我们发现，他们都无法应对严重的疾病、伤害或其他严重的现实情况，而且任何一方都会逃离功能紊乱的一方。只要他们能保持对彼此的投入，只要两人都不工作，只要这个“茧”不受内部或外部的威胁，他们的情绪就能继续保持稳定。这个女孩如果早生一代，可能会成为一个定期住院的、勉强适应的精神病患者。

用系统理论来预测个体的生命模式。大量的生活模式都在合理的可预测范围内，有证据表明，可预测的范围和准确性可以通过相对较少的研究大大增加。一个人对人类现象了解得越多，他就越能够最终利用其来解决重大问题，这些重大问题剥夺了他在影响他自己和所处环境的决策中有意识的选择。

从两个人结婚时获得的信息中可以预测一个家庭未来的走向，这将说明一些可能的概念，以及当前的社会趋势。其中最重要的一个信息是合理、准确地估计配偶双方的自我分化水平。另一个重要的信息是准确估计配偶双方在原生家庭中的情绪功能、各自在该家庭中的功能及其发挥功能的效率。下一个信息是每个配偶内部的总体功能模式。实际上，我们难以获得合理准确的估计。除了评估个体在几年内或整个人生的一段时期内的自我分化水平，我们不可能对自我分化水平进行评估。因为有太多不同的自我功能水平，在这些水平上，自我的功能比基本水平高，或者比基本水平低。而那些自我水平较低的人会发生功能转变，且变化的程度可以很大，它们会持续很长一段时间，我们很难找到一个平均基线。功能转变包括将一个自我附加到另一个自我上，或允许其他自我附加到自己的自我上。然而，对于大多数临床和理论目的来说，在很长一段时间内对个体平均功能水平的估计是准确的。

家庭中最重要的功能模式之一与未解决的对父母的情绪依恋强度，以及个人处理这种依恋的方式有关，对男性和女性来说，最常见的就是对母亲的依恋。所有人都对他们的父母有一种情绪依恋，这种依恋比大多数人以为的更加强烈。在一个极端，人们继续生活在父母的情绪场内。有一些人在住在父母附近时会否认这种依恋，他们比其他生活在远处的人更明确地与父母“断绝关系”。另一个极端是那些与父母断绝关系的人，他们离开家庭，再也不回来，也不与父母交流。有的人与自己的父母断绝关系，而把自己依附在配偶的家庭中。最常见的模式是部分断绝关系，即自己的核心家庭在外面生活，并与父母保持象征性的联系。然而问题解决后，对过去的情绪依恋就会复制到配偶和孩子身上，可以这样说：一个人越是否认对过去的依恋，他在决定与自己的妻子和孩子相处模式上的选择就越少（好像他有很多选择似的）。可以准确地说，离婚或威胁离婚，或者孩子出现情绪问题，都是对父母家庭的情绪依恋未得到解决的隐性证据。

在结婚前，我们就可以预知一个家庭的所有模式。夫妻的未分化程度可以预测婚姻早期的情绪融合程度，即两个“伪自我”融合为“我们”。融合的症状出现在结婚时或婚后不久。几乎所有人都在某种程度上使用一种方法。这就是彼此间的情绪距离，它很难长期保持。在处理这个问题方面，主要有三种重要的模式。一种是婚姻冲突，这允许他们在大部分时间内保持合理的情绪距离，而在“和好”时保持强烈的亲密。另一种模式是继续融合。夫妻中的一方自愿或被胁迫成为依赖者或“次要人物”，让另一方成为“我们”的功能性决策人。处于依赖地位的人在开始时可能相当舒适，但如果长期持续下去，依赖者会功能紊乱，出现身体疾病、情绪疾病，或社会功能紊乱，如喝酒或不负责任的行为。还有一种模式是将问题传递给孩子。我们将在下一节详细介绍这一模式，因为它在家庭和社会系统中都很重要。所有这些模式都是人类处理过度亲密关系的方式。所有这些都与家庭成员为维持自我的生活空间而影响其他家庭成员的方式有关。拒绝和切断与父母和扩展家庭的情绪联系会增加一个家庭的症状强度。与父母和扩展家庭建立有意义的关系会自动减轻整个核心家庭的紧张程度和症状。这对人类和人类在社会中的生存空间都有影响。

家庭保护过程（family protection process）。这里是为了详细阐述上一节中更理论性的描述。从描述上看，家庭投射过程是一个三角化的情绪过程，通过这个过程，三角关系中的两个强者通过选择第三人的缺陷来减少自己的焦虑和不安全感，他们诊断并确认这个缺陷是可怜的，需要仁慈的关注，然后他们会为这个可怜的无助的人提供服务，这导致弱者变得更弱，强者变得更强。在某种程度上，这一过程存在于所有人身上，对于综合能力差、情绪化程度高的人，他们通过过度的同情和仁慈的过度帮助为动力，使强者比受帮助者更受益，他们会以善良和自我牺牲的正义之名为自己辩护。这个过程在社会中普遍存在，说明了对他人的伤害更多是出于虔诚的帮助，而不是出于恶意。

在这个过程中，大多数父母在某种程度上永久性地损害了他们的孩子。具体来说，它开始于一个过度焦虑的母亲致力于成为最好的母亲，并拥有最好的孩子。母亲的焦虑使孩子也变得焦虑起来。她不是控制自己的焦虑，而是焦虑地试图通过以自己更焦虑的方式来缓解孩子的焦虑，这会使孩子更焦虑，从而进一步推动了母亲的焦虑，如此循环。母亲从不放慢脚步去观察自己的角色。相反，她会寻找孩子出现问题的原因，并去找医生寻求积极的诊断和新的治疗途径，以便通过这些途径来体现自己的母性。在平静的时候，她可能会忽视孩子的现实需要。这个过程会持续数年，直到孩子的功能受损。这个过程在后来发展为精神分裂症的孩子身上表现得最为强烈，而精神分裂症是最严重的精神疾病。最后，她寻求精神科医生的帮助，医生会实施合理的医学原则，检查患者、诊断疾病，母亲则同意将孩子作为患者进行医学治疗。医学模型再现了家庭投射过程中的另一个步骤。这个过程中的一个重要因素是，母亲认为孩子是可怜的。当这个严重的过程发展到晚期时，患者的功能就会受到损害，并被设定为扮演可怜者的角色，可悲的是，这个过程是不可逆转的。父亲则在母子关系中扮演着被动的角色，他赞同母亲的行为。一开始，这个过程是一个三角关系，母亲是一个强者，她寻求另一个强者的赞同，然后对第三个强者采取决定性的行动。在这个过程中，父母双方作为代理人，征求和获得另一个精神科医生与法律的同意，以针对患者采取治疗。

在许多不太严重的家庭投射过程中，儿童受到的损害不太严重；将孩子从投射过程中移除是一个相对简单的过程，方法是要求父母认可工作前提：问题在父母身上而不是在孩子身上。在这个过程中，孩子从未被看作是一个“患者”。看到孩子的行为时，治疗师可能有某种程度的自动确认，认为孩子是“病了”。但系统治疗的重复经验是，如果孩子不参与任何旨在改变父母的过程，治疗效果会更好、更快，尽管这种工作方法受到了传统精神病学的批评。

推动家庭投射过程的力量是强烈的。它是一种自动的情绪力量，其功能是使患者保持症状。在功能严重受损的患者的家庭中，当家庭焦虑程度很高时，这种力量在“非言语行为”中表现得最为明显。只要治疗是为了患者，家庭就会过度扩展自己的功能，为患者做任何事情。在昂贵的私立精神病院里，经常会有这样的经历：家属为了使患者得到改善而散尽钱财，但这是徒劳的。有许多人从不抱怨费用问题，只要患者没有改善，他们就会对医院的努力表示赞扬。如果患者确实有所改善，家庭会变得不满，并将患者赶出医院。这个过程可以用下面的比喻来恰当地描述：家庭带着一个家庭成员的问题去找精神科医生，从系统的角度来看，这个问题是整个家庭多年“犯罪”的产物，但这个群体坚决要求清除“犯罪”的产物，而不做任何干扰家庭模式的事情。

同样的投射过程在精神病学中也有所运作。近20年来，文献中一直有关于家庭治疗的报告。过去十年最好的家庭研究之一就是为了让精神病患者不进医院而设计的。它是经过精心设计和控制的，它证明了大约 80% 已经被批准进入公共精神病院的患者其实可以留在家里接受治疗，而所需的专业人员、时间和费用仅为对照组的一小部分。经过五年的跟踪调查，其最终结果比控制组要好得多。关于它的科学报告定期出现，直到五年前出版了最终的图书报告。专业杂志对这项工作的评论是“有趣，值得进一步研究”等。可以说，人们需要时间来接受思维和程序的创新。有证据表明，精神病学中的这种力量是所有家庭以及社会中同样力量的一部分。社会可能花了更多的时间和精力来消除“犯罪”的产物，而不是试图阻止“犯罪”。

治疗期间的临床模式。成功的治疗中发生的变化对于理解情绪系统的全部功能至关重要。当情绪系统中的任何一个关键成员能够控制自己的情绪反应，能够准确地观察系统的运作和他在其中的作用，能避免在受到挑衅时进行反击，并与其他关键成员保持积极的关系而不退缩或变得沉默时，整个系统将在一系列可预测的步骤中发生变化。这是情绪系统变化的本质，事实证明，这甚至比同时与多个家庭成员一起工作更有效。治疗师可以教导个体系统的可预测的功能，并监督他在持续的关系中努力修改其功能。它不是通常意义上的“治疗”。这些基本原则已成功用于各种小型社会系统。

一般来说，当焦虑程度高时，一个系统中的所有模式都会更加明显。这涉及每一种模式，从更微观的三角关系模式，到导致情绪爆发和症状的更大的模式，再到涉及投射过程的更广泛的模式。同样的道理，任何降低焦虑的过程都会降低模式的强度。例如，在一个完全平静的系统中，我们无法观察到三角关系的运作。平息一个紧张系统的最有效的方法之一是找到一个有动力的系统负责人，这通常是最有动力的那个家长。当一个不确定的、易变的家长能够更加确定自己的行事原则，并且能够平静地陈述自己的立场，而不试图强迫他人时，系统将会发生较大的变化，这种平静的力量是很大的。小型社会和工作小组的负责人也是如此。在焦虑系统中，团队成员彼此隔离，团队成员之间会私下交流。任何能改善公开交流的方式都会减轻紧张程度，成为修改系统的明确的第一步。

分化变化的一个原则可能比其他原则更为重要。当一个家庭成员开始更清楚地定义和公开陈述他自己的内在生活原则和信念，并且开始根据信念采取负责任的行动时，分化就开始了。这与家庭其他成员的原则相反。这个人可能需要几个月或更长的时间来确定自己的内心。家庭的其他成员会以强大的情绪反击来反对这种为分化做的努力，这种反击会以连续的步骤进行。①“你错了”，并用大量的理由来支持这一说法；②“改回去，我们会再次接受你”；③“如果你不这样做，会面临这些后果”，然后列出这些后果。指责者通常会列出冷漠、卑鄙、缺乏爱、自私、冷酷、对他人的虐待等罪则。当分化者为自己辩护，或者反击或沉默时，他就会滑回到原来的情绪平衡中。当他终于可以不顾共性力量而保持自己的平静时，指责会达到顶峰并迅速消退。这时，反对者会赞赏分化者的信念和力量，而整个团体则提升到第一个人所达到的新水平。后来，群体中的另一个成员将开始他自己的分化努力，对自我进行更好的定义。共性的力量会反对个体化或分化，这是可以预见的，如果没有共性力量的反对，分化就不会发生。

过度宽容的父母。在美国社会中，放任型父母似乎在迅速取代严格的管教型父母。无论涉及什么力量，过度宽容的父母倾向于将他们孩子的不当行为归咎于社会。这包括指责学校，指责政府未能消除毒品等有害力量，以及指责救助机构未能及早改变问题。纪律严明的父母往往会相互指责自己。放任型父母的子女倾向于指责父母缺乏爱，管教型父母的子女则指责父母的残忍。最终的结果是，越来越多的父母将问题归咎于社会，并期望社会能找到解决方案。这些都是总体趋势。

过度宽容的家庭的基本模式与本节第一个临床案例中描述的模式相似。这些父母一般都是聪明的、过度投入的，他们一生都在为帮助孩子成为最好的孩子而努力。他们学习、阅读并尝试实施最好的育儿方法。最初，母亲们试图缓解对孩子完全给予爱的症状，这也是家庭投射过程的核心。无论结果是精神病症状还是行为问题，这个过程都有相同的模式。对于那些成为精神病患者的人来说，这个过程更激烈一些。他们的被剥夺感和对爱的要求被淹没在精神病中。有行为问题的孩子如果不能得到他所设定的完全的爱，就会感到被剥夺了。这个过程一直持续到家庭为满足需求而精疲力竭为止。孩子在社会中也存在同样的模式，孩子“感觉”到他的攻击是由于社会未能满足其基本“权利”。社会的态度也推动了这个过程。父母可以声称孩子“不受父母的控制”，少年法庭就可以解除父母的责任，继续关注孩子。

一个有趣的观察在理论上是很重要的。偶尔过分宽容的父母，通常是父亲，会试图“坚定”地对待行为有问题的孩子。处于这种情绪整合水平的人，并不理解分化和以目标为导向来发展自己的生活原则。他是一个以关系为导向的人，认为“控制”就是控制对方的生活。他试图通过武力来控制孩子，他对孩子的惩罚和刻薄就像他对另一个孩子的过度宽容一样。对一方非暴力的过度宽容可能会变为对另一方同等的暴力、残忍、刻薄的未分化。这在社会层面上是很重要的。

情绪系统视角下的社会问题

曾经是或现在是家庭成员的人，在社会中也复制了同样的情绪模式。家庭和社会的情绪力量相互平衡，相互影响。本节将专门讨论一系列的社会模式。

自我分化的功能水平。只有少数几个领域的社会模式与家庭模式略有不同。其中大部分都与领导人成为或被选为政策制定者的方式有关。在过去的 25 年中，社会似乎已经陷入功能分化的较低水平，也就是情绪退行。在 20 世纪 60 年代的大部分时间里，社会功能分化水平有上升也有下降，在 20 世纪 70 年代初，这种水平有明显的上升趋势。这些观察是基于估计家庭功能的相同标准，即由原则决定的“自我”的数量与“感受取向”的数量相比较，后者为当下的焦虑寻求短期的情绪解决方案。在过去的十年中，总体的运作模式类似于，不确定的、过度紧张的、“无自我”的父母处理其不成熟的青少年孩子的情绪需求时的模式。这种中等分化的模式处于两类家庭之间，一类是分化较差的家庭，仍在一个相当有序的过程中，相对没有症状，另一类是混乱瘫痪的家庭，被情绪和冲动淹没。这种中等分化的模式类似于父母和不知所措的孩子之间激烈的三角关系，孩子在顺从的好脾气、关于他的权利的肤浅的理智论述、中等程度的报复和威胁之间徘徊。最初，这种缠结主要是和母亲一起进行的，父亲在关系的外围。他本来与母亲有不同的观点，但当他站在母亲的立场，进入情绪场时，他的伪原则和责任观念还不够坚定，不足以抵挡强烈的情绪力量。在父母与子女的激烈对立中，他的伪自我输给了母亲。他关于责任的观念在这个更激烈的情绪场里被冲淡了。

一个大的家庭中的三角化过程将有助于说明社会中的这个过程。它可能始于父母和孩子之间的冲突。当另一个人在情绪上偏袒一方时，他就有可能被三角化。当他说话（影响他人）或根据感觉采取行动时，他就会主动被三角化。每个参与其中的人都可以让其他人参与进来，直到团队中有相当比例的人积极支持自己这一方。争议被定义为“对”和“错”的问题，而且往往是伤害者和受害者的问题。在社会冲突中，那些站在“受害者”一边的人更有可能示威并采取积极的姿态。那些感觉对整个群体“更有责任”的人将站在父母一方。他们更有可能保持沉默，或者采取行动，如给编辑写信，或者积极抵制活动分子。专业和科学组织的成员组成了有趣的激进分子团体，他们试图利用知识和社会地位进一步纠缠三角情绪系统。总结一下这个过程，它始于两人状态下的情绪紧张，它通过卷入情绪脆弱的其他人而扩散，它由情绪反应和对否认与指责的反应所滋养，当情绪能量耗尽时，它就会静止不动。有几种方式可以开始、加强、减弱或停止这一过程。它可以由一个人开始，这个人可能有意或无意地触动了第二个人的情绪触发器。被触发的人会进行防御或反击，这就增加了系统内的情绪燃料。如果一个冷静的人保持着“低调”的接触，而不进行自我防御或反击，就可以减少或阻止这种行为。在三角情绪交流中，对方通常不会听到基于理性思考的话语，除非是为了辩护或准备反驳。只有在情绪缓和后，对方才能听到这些话。在焦虑情绪高涨时，三角情绪系统表现得最为强烈。当系统平静时，它就消失了。

还有其他证据表明，在过去的几十年里，美国社会的功能分化水平一直在降低，而情绪混乱的数量和强度都在增加，如重大犯罪、骚乱等。我们如何解释分化的功能水平，或者成熟度或责任感的降低？事实上，一个人的功能水平可能每天都在变化，或者在一生中大部分时间都在上升，或者下降。家庭单位的功能水平也可能会有高低波动。有充分的证据表明，人在逆境中或受到挑战时会发挥最大的功能。直到 20 世纪 60 年代中期，我认为社会的功能衰退可能是一个周期性的现象，这也许与 20 世纪 30 年代的萧条或二战有关，二战后，美国人处于其生存中物质最丰富、免于匮乏的自由时期，人们变得懒惰而贪婪，社会功能水平由此下降。我认为社会可能会遇到另一项挑战，促进功能水平的提升。20 世纪 60 年代中期以后，有更多证据表明社会功能水平的降低。社会主要以感觉为导向行动，较少制定长期的原则性规划，更多的是“权力”思维，较少思考“责任”。社会总体模式更接近于一个有问题孩子的家庭，父母屈服于孩子的情绪需求，希望孩子的问题能够消失。

与 25 年前不那么强烈的情绪融合相比，现在的社会似乎更像一个有着强烈的“未分化家庭的自我混乱”的家庭。社会成员相互融合，在情绪上更加依赖彼此，个人的操作自主权更少。社会情绪事件更类似于“自我融合”，而不是相对自主。一个相对分化的自我，无论是独自一人，还是身处人群中间，都能过着更有秩序的生活。一个低分化的人，独自一人时是没有行动力的。强大的情绪“共性”力量将他引向融合的不适，伴随着自我对自我的冲击，以及处理过度亲密的反机制。社会已经吸引了大量的人来到大城市中心，那里的人可能比以前更加疏远他们的同伴。群体活动，包括进入群体都成了借口，只是为了克服与他人过多融合的紧张。过去，人类利用物理距离来缓解情绪融合的紧张。随着人口的爆炸性增长，物理距离更难实现。

我相信，与人口爆炸相关的一系列问题，在人类更深层次的焦虑中起着重要作用。技术的迅速发展，为越来越多的人提供技术所带来的高质量生活，维持一个大众为维持技术运作的产品提供市场的经济，供应技术的世界自然资源的迅速耗尽，以及技术和人类的副产品对环境的污染，这些都是明显的螺旋式上升的问题。这个过程已经发展到某些自然资源接近枯竭的地步，自然界的平衡遭到破坏，人类正在一步一步靠近危险。这些问题不属于我自己的专业领域。

我在这里提出的主要观点是，社会在情绪功能方面似乎比 25 年前分化更少，这可能与陆地边界的消失有关。长期以来，人类一直将物理距离作为“摆脱”内在情绪压力的一种方式。知道有新的土地对他们来说很重要，即使他们从未去过那里。二战的结束是一个重要的节点，在这个过程中，世界在功能上发展得尤为迅速。那是在人类充分认识到人口增长之前。战后，殖民国家允许他们的殖民地独立，公民前往殖民地变得更加困难。战后，即时通信和快速出行方面的技术进展迅速。人们不需要等很久就能看到下一个巨大的社会进步。在短短十年多的时间里，飞机出行发展得如此之快，人们很难再坐船漂洋过海，电视把遥远的事件带到人们的客厅。

人类在认识到某事物是其整体存在的一部分之前，就可以在理智上“认识”它很长一段时间。在人际关系的情绪反应中起主要作用的感觉是视觉和听觉。而电视兼具这两种模式，这可能使其成为人在理智和情绪上认识他们所处的地球的最重要因素。1969 年之后，当电视屏幕带着人们以地球为背景进行“月球之旅”时，我们更难怀疑地球是一个“殖民地”了。

现在，我们“知道”最后的土地边界已经消失，我们不能再“摆脱”旧的地方，到新的地方去，让我们回到人和人的情绪反应。自我分化的概念很重要。在自我分化尺度较高的一端，是那些能用他们的理智“知道”的人，他们也可以用自己的情绪系统“知道”“理解”或“意识到”自己的处境。他们有足够的能力区分理智和情绪，并根据理智推理的事实采取行动，这与他们的感受和主观性的事实相反。只有小部分人具有这种分化水平。再举一个分化水平较低的例子来说明另一个功能水平。这种人理智功能良好，但理智与他们的情绪系统密切融合，他们的理智中相对较小的部分可以在操作上与他们的情绪系统有所区分。他们可以准确地“知道”那些与他们个人无关的事实，如数学和物理科学，但他们的大部分“理智”都在情绪系统的操作控制之下，他们的大部分知识可以更准确地归类为理智的情绪的“认识”，它们在理智和情绪之间没有太大的区别。从学校和科学展览中，他们可能已经有了一些遥远的理智认识，即地球是一颗行星，但是当他能够以自己的理智和全部情绪、细胞自我来“体验”地球时，他才第一次真正地“认识”到地球。同时，在阿波罗太空计划期间，处于这一分化水平的人通常没有一个明确的事实概念，或者真理和事实之间、事实和感受之间、理论和哲学之间、权利和责任之间或理智功能和情绪功能之间的关键区别。个体哲学和社会哲学是建立在主观性事实基础上的，而生活决策则更多地基于感受和保持主观和谐。很大一部分（可能是大多数）人都属于这一大类。在较低的分化水平上，是那些理智被情绪系统淹没的人，理智更多是为情绪服务而不是单独运作。他们通过融合的理智 - 情绪系统中的情绪来“体验”世界，而不是通过理智“认识”世界。通过“体验”新知识，他们的学习效果最好。对于理智的观点或信念，当他们说“我感觉……”时可能比说“我相信……”更为准确。他们生活在主观世界中，当焦虑程度较高时，他们的生活容易出现症状。在这一大类人群中，有很高的比例，可能超过 1/3，属于这一类的亚群。

当我在 20 世纪 50 年代末首次提出自我分化尺度时，我预计人们会平均地分布在尺度的各水平上。随着对广泛人群的经验积累，有证据表明大多数人都处于尺度上低于 50 分的位置。人群的分布情况是，大多数人在 20 分到 45 分的范围内，有一小部分人在 50 分以上，少数人在 65 分到 70 分的范围内，最高水平的群体比例极少。

社会中的功能分化水平比 25 年前要低。据推测，这是一种与人类对陆地边界消失的焦虑有关的“功能性”转变，“地球面积缩小”和人口增长的证据越来越多，人类逐渐认识到了这一点。人类对被困在地球上的反应，与在其他情况下感到“被困”的情绪过程相似。有一些常见的综合征，如“周末神经症”“幽居病”等，指的是丈夫和妻子之间“过于亲密”的不适。常见的情况是，双方都期待着有这样的相处时间，一个人享受，另一个人则对其过敏，整个过程都是不舒服的。在较大的群体中也有类似的过程，比如一起度假等。这可以用一个度假酒店里“分化”团体的评论来描述：“这就像一艘游轮上的人群。在我们到达下一个港口之前，我们没有办法摆脱这些人。”在过去的 25 年里，人类已经找到了其他方法来处理过度亲密带来的焦虑。人口流动性增加了。家庭现在可以选择需要全家频繁搬家的工作，或其他需要配偶一方大量出差的工作。在地球上任何地方都很难有机会建立新的“殖民地”。

社会投射过程。家庭投射过程在社会中和在家庭中一样具有活力。其基本成分是焦虑和三个人。两个人聚在一起，以牺牲第三个人，即“替罪羊”为代价，增强他们的功能。社会学家使用“替罪羊”这个词。我更喜欢用“投射过程”这个词来表示同样的过程，在这个过程中，两个人可以迫使第三个人屈服，或者这个过程是相互的，又或者第三个人可以迫使另外两个人把他当作脆弱的一方。社会中最大群体的替罪羊，就是机构中成千上万的精神病患者。人们可以违背自己的意愿被关在那里，也可以自愿留下来，或者他们真的可以迫使社会把他们作为怜悯的对象留在那里。社会能从对这部分人的仁慈姿态中获得一些好处。有相当比例的“囚犯”因为功能太过受损而无法在机构外生存，他们将作为投射过程的永久受损对象而终身存在。

有一个例子可以说明一个重要的原则，帮助我们理解被当作替罪羊的人。一个住院的精神病患者获得了城镇通行证。在回医院的路上，当他试图登上一辆公交车时，他幻听了，幻觉的声音导致他无法动弹。公交公司抱怨医院允许“生病”的患者进城。精神病学的做法通常是告诉患者，他“病得很重”，不能去镇上，在他“好转”之前应暂停通行。相反，治疗师告诉这个患者，他会暂停镇上的通行证，直到患者学会在公共场合控制自己。患者努力练习，试图学会在有声音的情况下表现正常。一周之内，他又得到了一张通行证。这次去镇上很顺利，又过一周，他就出院了，回到工作岗位上来供养他的家庭，但他仍会幻听到一些声音。在经过短暂的门诊治疗后，这些声音消失了。如果他当时被告知因为“生病”而暂停通行证，直到他“好转”才能获得通行，他就会面临两种不受他直接控制的情况。如果告知其行为冒犯到了其他人，他就可以控制这样的情况，而他也确实做到了。面对“疾病”和“好转”，他可能会陷入慢性疾病，被动地等待好转。避免诊断的系统治疗方法在处理各种问题上都有优势。大多数被送进精神病院的患者是因为古怪的或无法控制的行为。那些因为“不可接受的行为”而被送进医院的患者，住院时间明显短于因“疾病”而住院的类似患者。

作为医学、精神病学和所有环环相扣的医疗、法律和社会体系的一部分，对“精神病患者”进行检查、诊断、住院和治疗的常规步骤是如此固定，很难改变。其中还有其他的投射过程。社会正在创造更多的“患者”，这些人有功能紊乱的症状，但他们的功能紊乱是投射过程的产物。酗酒就是一个很好的例子。就在人们试图把酗酒理解为家庭关系的产物时，“酗酒是一种疾病”的观念被普遍接受。将其视为疾病而不是社会犯罪可能会有一些好处，这有助于解决患者的问题，并免除家庭和社会对他们症状的责任，但是在诊断中加上标签会引发社会投射过程的弊端。其他类别的功能紊乱也逐渐被理解为疾病。

在这群新的“患者”群体中，最有趣的是罪犯。社会在处理严重影响社会的人时，遵循了与焦虑的父母在处理困难的青少年孩子时相同的模式。像父母一样，社会（组成社会的人）对有缺陷的孩子有一种过度的情绪卷入，这为孩子以后的犯罪行为埋下隐患。当孩子的第一个反社会行为发生时，社会遵循同样的感觉导向，采取“创可贴”类型的临时行动，就像父母那样希望孩子的问题会消失。在连续的犯罪行为、多次逮捕、审判、监禁、失败的“康复计划”等方面，存在同样的模式。在过去的 20 年中，过度宽容的美国社会通过了法律并制定了规则，这进一步促进了罪犯的发展和保护。这种整体趋势是社会中自我水平较低的产物。如果社会被拉升到一个更高的功能水平，这些问题将自动改善以适应新的分化水平。在社会上讨论这样一个特定的问题，会引发激烈的情绪，导致无益的两极分化和对现行政策和程序的进一步固定。

投射过程的一个普遍目标是将弱势的少数群体作为替罪羊。这其中的必要成分是焦虑和人。一个多世纪以来，黑人一直是少数群体投射过程的主要对象。现在，这一点已经有了很大的改善，但这个投射过程将找到新的对象。看来，这个过程将集中在另一群“不幸的人”身上。

对于投射过程的对象来说，最脆弱的新群体可能是福利领取者和穷人。这些群体符合长期缓解焦虑的投射的最佳标准。他们很容易成为社会中仁慈的、过度同情的那部分人的可怜对象，这部分人以牺牲可怜人的利益为代价来改善自己的功能。就像当家庭中最不健全的孩子成为家庭怜悯和过度同情的帮助对象时，会变得更加不健全一样，社会的最底层人群也会因为旨在帮助他们的关注而长期受到损害。无论这种方案背后的原则有多好，如果没有投射过程的内在复杂因素，这种方案基本上是不可能实施的。这样的方案吸引了那些对不太幸运的人过于同情的工作者。他们自动将受助者置于一个“低一等”的劣势地位，他们要么让这些低等人待在那里，要么对他们发火。

最近的一项立法提案得到了审议，该提案有可能继续在社会上引发广泛的投射过程。这是一项经过儿童专家长期审议后制定的《儿童权益法案》，是 1971 年白宫会议的重点。它建议建立一个昂贵的、广泛的儿童护理和治疗中心网络，为儿童的所有问题提供尽可能好的护理。它从专业的高度考虑了儿童身上每一个可以想象到的问题。但它忽略了社会对儿童的强烈关注，一些专家认为这种关注对社会是一种危害。从系统的角度来看，它将试图诊断和治疗儿童身上无数的问题，这些问题是家庭投射过程的产物，它将绕过那些最容易扭转问题的父母，很有可能在社会中复制家庭投射过程。

美国社会中过度宽容的公职人员。总的来说，美国社会中过度宽容的公职人员的比例与过度宽容的父母相一致。这包括学校、学院、法院、公共机构等的管理部门。这些官员在处理社会问题时，会采取与父母一样的关系感觉取向。这就提出了一个问题：家庭模式是积极影响社会，还是消极影响社会。一种假设是，社会要么选择与社会处于同一水平的官员，要么向官员施加压力，让他们按照社会的方式运作。过去几年的大学骚乱就是一个很好的例子。在处理危机方面，大多数校长都与家中过度宽容的父母一样无能为力。有一种说法是，骚乱者选择了管理不太明确的大学，这就导致骚乱不可能发生在其他大学。有些校长被过度宽容的拥有终身教职的人员束缚住了。大多数证据都支持这样的论点：情绪取向是由社会设定的，这样的公职人员是慢慢被迫进入这种模式的。有一群法官的决定经常受到社会力量的攻击，社会要求他们采取“无自我”的感觉取向。警察在社会制度中占有特殊的地位。他们的职责是在一个更加散乱的社会中维护法律和秩序。这就需要一个高度分化的人，来满足完全坚定公平的要求。只有通过剥夺其他职业，才会有足够多的高分化水平的人做到这一点。分化水平较低的人会自动选择宽容或残忍。如果没有一些反作用的残忍行为，警察是不可能开展工作的。社会很快就会提出“残暴”的指控，并强迫警察照此办理。

人道主义的（humanitarian）、反应迅速的（responsive）、敏感的（sensitive）。现在的美国社会强调公职人员应当具备这些品质。这些术语都适用于母亲和孩子之间的关系系统，她将情绪过度投入到孩子身上。在另一个人身上投入如此多的自我被认为是“人道主义的”，自动了解对方的需求被认为是“反应迅速的”，不断意识到对方的感受被认为是“敏感的”。所有这些都是关系导向的术语，都忽略了目标导向的活动。一个自我分化良好的人会自发拥有这些品质，但对这些品质的关注排除了目标导向，并且更多地证明了社会分化水平较低。根据家庭工作的长期经验，以关系为导向的人如果继续走自己的路，最终会遇到一个危机。在这个危机中，他会走向仁慈的对立面，其惩罚的残酷程度与其之前的宽容程度是同等的。也许这就是战争爆发的原因之一。

小结。有什么样的证据可以支持分化的理论概念，并表明分化水平越高越好呢？过去 20 年间，系统理论和系统治疗已经用于数百个家庭。“无自我”的父母在任何家庭中都是一个持续存在的现象，他们在家庭的任何领域都会表现出情绪决定的主要症状。只有小部分受干扰的家庭出于情绪压力会向更高的分化水平发展。那些能够实现更好的分化的人，其功能远远超过社会水平，并可以找到在社会的情绪系统中平静而有成效地生活的方法。

人类与环境危机

系统思维在天文学、物理科学等自然科学中的应用并不新鲜，但在人类的情绪和关系运作中的应用很少。尽管系统思维的这一领域已经在专业文献中存在了 15 年，人们对它仍知之甚少。从向专业人士介绍这一系统理论的长期经验来看，最多只有 1/3 的人能够真正“听到”系统思维。其他大多数人的反应是情绪上的怀疑或对立。因此，我带着挑战和恐惧来做这个报告。这种恐惧部分来自向观众展示的难度，但主要来自将系统思维延伸到社会关系系统的难度。我对大型社会系统几乎没有直接的工作经验，而是冒险涉足这一领域。然而，我“意识到”系统思维也适用于社会。这个挑战足以让我继续努力，希望能鼓励其他人找到更明确的答案。为了尽可能清晰地向新的听众讲解，我花了相当多的时间来介绍背景数据，以说明发展这些想法的基础。本文的主要部分可能听起来像一份精神病学的临床报告，但这里的目的是提供可供类比的材料。

这种系统方法认为，环境问题是由生物性的人（与理智人相反）在进化、发展和繁殖过程中产生的；人类允许环境问题发展到如此地步，已经开始威胁到他们自己的未来生存；人类的生物 - 本能 - 情绪导向不会在寻找解决方案方面提供持续的帮助；对问题的建设性解决方案取决于理智人的最高功能，将整个人类引向解决方案。系统方法努力将环境问题视为社会其他问题的一个功能部分，而不是把环境问题与其他问题分开。

在本文中，我提出了一个研究假设，即社会正处于退行之中，这种退行可能是周期性的，但似乎自二战以来，社会分化水平在逐渐下降，不管这种低水平的功能是如何形成的，它是整个社会所有团队合作努力的关键因素。

从系统的角度来看，社会可以做哪些事情来改变环境问题？各种方法又有哪些合理的可预测的结果？社会上最常见的做法是针对特定症状采取紧急的、以感受为导向的零散措施。它甚至可以采取“强硬”的具体立法来逮捕违规者。这种类型的方法类似于心急如焚的家庭采取以危机为导向的措施来缓解当下的症状。这可能会导致错觉，以为问题已经解决了，产生自满情绪，继续我行我素，然后又由于新的和更严重的危机猛然觉醒，导致基本问题越来越严重。这些都是纠正措施的一些特点，这些措施使问题越来越严重。现在可以很容易看到一些纠正措施，其中大多数是好的，这些措施在这里解决一个症状，在那里解决另一个症状，这使人们相信他们可以找到解决方案，而基本问题仍然没有改变。各种“生态学”程序限制农药的使用，控制空气和水污染，回收废物和清理垃圾等，这些措施都是积极的，但是当所有程序都只是针对表面的症状时，很可能导致人们忽略更多的基本问题，长此以往，会“使问题恶化”。

任何解决环境问题的方法都必须考虑到目前较低的社会功能水平。任何通过公开辩论和美国国会行动解决的问题都会自动反映出社会的平均水平，并出现基于情绪决定的纠正行为。社会倾向于选出具有社会平均功能水平的公职人员，从地方一级到国会一级都是如此。有一些明显的例外，但大多数代表了由情绪决定的社会平均水平。无论发生什么，提出的解决方案都应该来自社会中最聪明、技术和情绪功能水平最高的人，他们可以发挥领导作用和树立榜样。将关键问题暴露在社会的情绪平均水平上，会使整个计划暴露在较低水平的情绪决定的因果思维中。也许一个类似于航天局的机构可以完成这个任务。

从家庭长期的分化努力来看，可能会有一些指导方针。一开始，症状较严重时，可能需要使用缓解焦虑的措施，如与整个家庭单位或与父母、单位负责人会面，以重新建立沟通，解决冲突。如果目标是朝着长期稳定和自我分化的方向发展，这最终会成为一个人的努力，他可以对自我给予主要关注。这里涉及一个原则，即所有家庭成员在家庭发生的一切中都扮演着某一种角色。要真正改变另一个人是不可能的，但要改变自己所扮演的角色是可能的。要想改变自我就必须在涉及自己和家庭的所有生活原则上更加坚定、确信、有勇气为自己的信念采取行动，并努力成为一个最负责任的人。大多数人都在对自己定义不清的原则下运作，从来没有花太多时间在自己的信仰上。有的原则反复出现，难以澄清。在这种犹豫不决的时刻，人们通常会与配偶或其他亲密的家庭成员讨论相关问题，他们利用这个机会推销自己的价值观，如果这些价值观被接受，就会使分化者的自我向“家庭自我”转变。在这种情况下，如果一个人想要成功地分化出一个自我，就应该与那些情绪上远离家庭的人进行讨论，或者他可以去查阅文献，或者进入孤立状态，自己解决这个问题。一个对自己负责的人总是意识到他对他人的责任。当他把主要精力投入到自己身上时，他会自动地对别人更负责，并减少对他人不负责任。随着分化之人的分化程度增加，其他人会进入短暂的攻击期，旨在重新建立旧的共性水平。当分化的那个人成功通过了他的第一个节点后，然后是通过另一个节点，再另一个，其他家庭成员也开始同样的努力。这样的家庭是一个更健康的有机体，没有旧的退行症状。家庭是平静的，达到了一个新的、更成熟的共性水平，家庭获得了新的能力来负责任地处理出现的问题。

一个更加分化的社会不会出现像我们现在这样严重的环境问题。如果社会在更高的分化水平上运作，我们将有更多的人对自己和他人以及对环境负责，而有更少的人关注权利和力量，以及保障权利的法律机制。一个更加分化的社会可以处理目前的环境问题，并找到比我们目前分化程度较低的状态下更好的解决方案。

社会层面上的自我分化是很难实现的。在一个家庭中，分化始于一个处于关键位置的负责任的家庭成员。当这个人达到更高的功能水平时，另一个人就会随之达到更高的功能水平，然后其他人就会自动达到同样的水平。在这样的家庭里，每个人都专注于对自己的责任，自然也会对他人更负责。每个人都对自己负责，就不会再出现影响某些家庭成员的激烈的情绪三角关系，也不会再出现家庭投射过程，在这个投射过程中，更强的家庭成员以牺牲更弱的家庭成员为代价来提高他们的功能力量。在美国社会中，中高产阶级会把他们相当一部分的时间、精力和金钱花在关心和帮助那些弱势群体上。这一努力激活了家庭投射过程，而社会富裕阶层通过投射过程进一步损害了弱势群体。他们觉得自己对那些弱势群体负有责任，并会自动地履行这些责任。如果社会中最有影响力的群体能够努力实现自我分化，它将自动扩散到影响力较小的群体，并真正造福于弱势群体，最终提高整个社会的功能水平。强大的共性力量迫使社会反对任何分化自我的努力。分化水平越低，就越难开始进行分化的努力。目前共性的力量是非常强大的。然而，社会中任何关键人物的任何分化都会自动影响到其他人。朝这个方向前进将造福社会。

人口增长是环境问题中的一个重要因素，也是受人类情绪系统直接控制的一个因素。性和繁殖是一种本能。在任何控制人口增长的努力中，都必须考虑到这一点。目前出生率的下降与许多因素交织在一起，环境问题的许多方面也是如此。

最后，我认为应该把“危机”这个词从“环境危机”这个词中删除，取而代之的是一个含有“长期过程”意义的词。我们的社会倾向于使用因果思维，制定针对症状的崩溃式解决方案，让人们相信问题已经解决。人与环境的不和谐是一个长期的进化过程，如果它继续下去，人类可能会自己毁灭自己。我想要说明的观点是，人类对环境的改变不足以解决人与环境的不和谐问题，最终的改变需要人类自身的改变，而人类还无法意识到这一点。

第四部分

应　　用

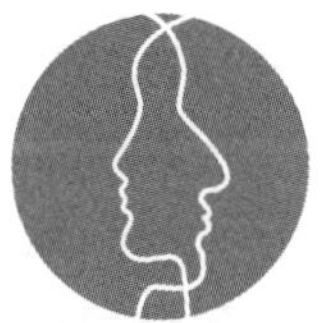

Family Therapy
in Clinical Practice

第 19 章

精神分裂症患者家庭中的医学实践问题（1959b）

罗伯特·戴辛格医学博士和默里·鲍文医学博士

在特殊精神科病房进行全科医疗实践一直存在困难，这些困难似乎与模式化的情绪过程有关。这项医疗实践是某临床服务的一部分，在该临床服务中，一些有精神分裂症患儿的家庭参与了一个项目，这个项目旨在从长期心理治疗的有效性来研究家庭中的情绪问题。考虑到医疗实践中的困难，研究者们对家庭成员的关系特点进行了描述和概念化，就像我们研究情绪过程时，把在心理治疗中遇到的困难视作情绪过程的衍生物来进行研究一样。

我曾经在其他文献和著作中详细地描述过这项研究（Bowen, 1957, 1959, 1960）。一共七个家庭参与到了为期 4～33 个月的心理治疗中，每组家庭包括父母双方和一个患有精神分裂症的孩子。我们的临床工作集中于以家庭为单位设计的心理治疗。在临床治疗期间，家庭成员们住在由项目工作人员管理的特殊精神病房中。

治疗工作在一个临床中心中进行，这个中心由一个在本项目中的精神科医生来管理。这项治疗服务还增加了咨询和其他临床服务，这在大型医疗研究中心是很容易获得的。我们对该临床中心进行了新的调整，使它能够尽可能像普通门诊服务一样运行。我们也仔细明确了该中心的职责，使之能够与精神科的功能区分开来：当患者出现情绪问题需要医疗护理时，如果医护人员能够认识到问题的本质，那么中心就不该对患者的情绪问题负责任。这是因为治疗情绪问题是精神科的责任，心理治疗所要关注的则是许多常见症状的处理。医生有必要处理那些影响中心医疗功能的情绪问题，因为三年来的经验表明，强烈的情绪力量会持续存在，这可能导致治疗变得困难。

在这样的临床中心中，我们可以持续地、直接地观察个体在其家庭及人际关系中的功能，在心理治疗和病房中都可以做到这样。这提供了一种持续的家庭功能的视角，在这种视角下，我们可以在当前的背景中看到与医疗情境相关的问题：求助于医生和使用医疗服务的过程，似乎在很大程度上也是一种外化的情绪过程，这种情绪过程表现为患者对诊断和治疗的兴趣。

这一问题具有实际意义，因为明显的、定义不明确的医疗问题并不罕见，尤其是对父母而言，但是医生们往往清晰地阐明了医疗服务的范围。家庭成员如此热切地为了解决情绪问题而使用医疗环境，以至于医生难以负责任地发挥本职作用。无论是否存在严重的医疗问题，这种情况都是存在的，但在实际的紧急医疗情况下，这种情况是较为罕见的。即使是微不足道的医疗问题，要想以一种令人满意的、合理的方式解决，过程也常常是艰苦和困难的。这些困难是在与父母和精神分裂症患儿的医疗工作中出现的，但在与健康的兄弟姐妹的工作中很少出现。经验表明，这些家庭在过去寻求医疗帮助时也涉及类似的情绪问题。

举例来说：

一个母亲在月经期间经历了下腹疼痛，她曾回避认为这是严重的疾病，几年来，这种疼痛感逐渐加重，她焦虑而犹豫地去就诊。一个妇科医生给她检查，发现了一个盆腔肿块，然后建议她在麻醉条件下进行检查、扩张宫颈及刮宫，如果有需要，可以进行剖腹检查。这个母亲在病房里没有向医生提到，在来就诊之前她已经咨询了几个执业妇科医生。其中一个医生打来电话描述了他的经历，他说，这个母亲不愿意提供病史，只在检查完后征求他的专业意见，在如此困难的情况下，他已经尽了最大的努力来帮助她，如果做了手术，他请求得知手术结果，以便印证他的临床诊断。后来，这个母亲做了剖宫手术，成功切除了一个相当大的子宫肌瘤。

当把医疗实践中的许多困难视作特定情绪过程的表现时，它们会呈现出某种顺序性。许多观察与医疗问题的证据都表明，父母和精神分裂症患儿很难区分强烈的无助感和焦虑感。他们的大部分心理功能似乎都遵循这样一个假设：感到无助就等于生病，没有感到无助就等于健康。例如，一个人可能会注意到一些异常的生理表现，然后认为它们无关紧要。这个想法可能准确也可能不准确，但在很大程度上是为了否认这种无助感。

通过定义家庭成员处理医疗情境中强烈无助感的典型方式，我们可以确定两种常见的心理功能模式：第一种也是最常见的一种，是基于无助感的行为；第二种是基于否认无助感的行为。

第一种心理功能模式是母亲和患有精神分裂症的子女的典型特征，在父亲身上也很常见。这种心理模式可能是显而易见的，也可能太过微妙，看起来反而像合理的举动。个体在与医生打交道的每一步，好像都在讲述自己的无助感：他们可能会避免做有关安排预约的决定，医生的注意力也被转移到诊所之外。这种无助感可能表现为：在社交问候语境中模糊地暗示健康问题；在医生在场的情况下，表现得像生病一样或和其他人谈论自己的症状；让医生从其他人那里听到关于病症的含糊消息。医生后来可能会发现，他的反应或无反应被赋予了专业意见的力量。在这种情况下，个体是否在医生的专业能力范围内与其打交道，就变得模糊了。这种模糊性经常出现在诊所预约中，也出现在人们讲述自己的问题的时候，就像他们在社交场合中表现出的那样。

患者谈到他的问题时，强调了自己的疾病。他的自述超出了他实际的困难，夸大了身体上的体验和无助感。医学术语被权威地使用，仿佛它们充分地定义了他的现状。他扭曲过去的病史，还引入以往的医学观点和诊断来作为其主要病症的证明。他的情绪基调通常是冷酷、急迫、严肃的，这种情绪也可能体现为专横的要求、计划，或简单的坚持。这种感觉是十分有感染力的，可能会让医生认为这个问题的确是一种紧急情况。医生针对特定的点进行医学询问、尝试确认诊断时，往往会遇到患者的迟钝、含糊、不相关的回答、无助的无反应状态及治疗压力。

当医生陈述了对患者最初的临床诊断时，患者往往会变得更加深思熟虑，有时会决定推迟医疗工作。在诊断过程中，如果医生没有发现患病的证据，临床关系往往会遭遇一个关键点。当医生做出明确诊断时，它往往被视为所有病症的根源。治疗往往因症状的模糊性和延长药物使用的压力而复杂化，随着治疗的完成，医患关系又到达了一个相似的关键点。

在这样的关键时刻，患者会产生一种明确的印象：这个医生不令人满意。这是一种巨大的压力，迫使医生改变医学观点来适应情绪目标。医生似乎不得不面临这样的选择：要么失去这段医患联系，要么对他正确的判断做出妥协。当治疗走到了这个时刻时，医疗情况中的情绪用途就显而易见了。这种情绪过程和医学判断之间的交锋产生的焦虑，是可以处理的，一旦这种焦虑得到处理，患者将会对实际问题有更充分的认识。

在整个医疗关系中，患者表现出来的无助感似乎维持着一种情绪压力，促使医生为疾病诊断引发的强烈情绪承担很大的责任。患者的行为好像传达出这样的信息："我感到非常无助，因此我生病了。医生必须认识到这一点，当他认同这一点时，我就有了解决难题的答案。"发现任何躯体状况是医生所能做的事情之一，这似乎被认为至少是一种象征性的赞同。

举一个典型的例子：

一个 50 多岁的母亲在她的家人到达病房几个星期后预约了一次会谈。在最初几周内，她经常谈论各种各样的疾病。在初次会谈中，她说自己说话时脖子疼得厉害。医生通过坚持不懈的努力，从她冗长的谈话中整理出了一段可信的病史。经过局部检查，医生向这个母亲传达了初步的临床诊断。作为回应，她重复了一遍她对自己的诊断结果，好像在征求医生的认可。当医生说他的诊断有点儿不同时，这个母亲又提出自己有另一个问题。几周后，进一步的诊断研究发现了一个轻微的慢性症状，但这与她曾抱怨的、长期经受的痛苦无关，并且这一诊断支持了她的症状基于情绪的观点。这个母亲把自己表现成一个患慢性病的无助妇女，这使她难以评估自己的实际医疗情况。

我们称第二种功能模式为"基于否认无助感的行为"。这是父亲的典型特征，也会出现在母亲身上，但不会出现在儿女身上。这种模式表现为，患者会强调自己身体健康。他们会弱化自己的症状和身体的无力感，使其与自己实际遇到的问题相去甚远。患者会扭曲过去的病史，并强调以前医疗检查的阴性结果，最小化以前接受的治疗的价值，以此来证明自己身体健康。此时我们应该重视，患者的问题可能是心理层面的。患者的语气通常是随意的、友好的、诙谐并带有恳求意味的，倾向于哄骗医生早早下结论说他没有任何问题。在医生对患者的询问中，患者在简单的事实上表现出模糊性，使用合理的解释来说明自己的情况，并做出医生无须担心的保证，当焦虑来袭时，患者就会退缩。当患者认为存在医疗问题时，这种想法可能导致临床关系中出现焦虑。患者表现出来的否认可能会延续到治疗过程中，表现为对治疗措施的漫不经心和对医疗过程的不信任。

在这种功能模式下，患者情绪压力的作用似乎是诱使医生做出健康的诊断，对引发无助感的问题承担责任。患者的行为就好像在传达这样的信息："我可以肯定我并没有感觉到无助，因此我很健康；医生必须认识到这一点，当他认同我的观点时，我就可以确定我对自身问题的答案。"

以一个父亲的病史为例：

这个父亲注意到他的一个重要的感觉器官出现了问题，在几个星期之后，他随意地向一个医生朋友提起了这些问题。他的朋友显然感觉到问题有点儿严重，于是对他进行了检查，很快就发现了一个严重的问题。这个医生朋友立即安排了一个杰出的专家进行诊断和治疗。种种迹象表明，患者严重的功能丧失在很大程度上是由于没有及时安排适当的医疗服务。

在许多情况下，两个或更多的家庭成员会积极处理医疗问题。在这些情境中，我们可以发现家庭在表达无助感方面的变化，不同之处在于，家庭成员认为问题存在于他人身上，而并非自己身上。最常见的形式是父母对患有精神分裂症子女的关心，母亲的关心比父亲更为常见，母亲对父亲的担忧也更明显。

有些时候，家庭成员出于关心让他人来做心理治疗。但其他时候，已经由一个家庭成员发起的医疗需求，可能会成为另一个成员行动过程的焦点。第二个家庭成员甚至可能会采取行动代替第一个人，在他的位置上去与医生讨论第一个人的问题。一种相对温和的形式是，他可能只是出现在另一个成员的会谈中。自身健康受到家庭中其他人担忧的成员，可能会接受另一家庭成员的担忧，可能会口头上表达赞同但实际上并不接受，可能会防御性地反对这种担忧，也可能坚持自己的观点。这种情况下，人们常常指望医生来解决两人间的严重分歧。

这种情况下，成员的情绪压力似乎在促使医生诊断另一个人的疾病，从而为无助感承担更大的责任。这个人好像在说："我感到无助，因为他病了；医生必须同意我的意见，医生同意的话，我的无助感就有了答案。"在所有涉及多个成员的情况中，最突出和最强烈的情况通常是，父母一方或双方表现出强烈的无助感，这种无助感的外化表现就是子女的医疗问题（身体健康问题）。

总结

我们进行了一项包括七个有精神分裂症患儿的家庭的研究，这项研究在医疗实践的评估和治疗方面经常遇到困难。父母和子女在医疗服务中深深卷入到了激烈的情绪过程中。其中存在两种功能模式：基于无助感的行为和基于否认无助感的行为。其中的一种变式则是：出于无助感而对他人表示关心。

面对情绪压力，医生可能会做出不准确的过度诊断和过度治疗，以应对患者表现出来的无助感；医生也可能会对患者的健康状况做出不准确的医疗评估，以应对患者表现出的否认。当医生发现与患者个人的情绪化观点不同时，临床关系可能会遇到难题。医疗经验中出现的问题似乎是家庭情绪生活一般过程的明确证据。

第 20 章

在行政系统中实现自我分化（1972）

这是我在 1972 年乔治敦家庭研讨会上的论文摘要。在研讨会上，它的标题是“在乔治敦‘家庭’中实现自我分化”，更准确的描述性标题应该是，“我在乔治敦大学作为家庭学部和家庭项目的负责人时，为实践行政职能中的自我分化原则所做的努力”。我想强调的是，自我分化的原则适用于人际关系的所有领域——无论是家庭内部，还是社会或工作关系中。我想通过亲身示范来说明这一点，而不是单纯用言语来解释，因为成功的自我分化必须发生在实际行动中，它会是谨慎的个人计划的结果，且这种计划不需要提前宣布。这次研讨会提供了一个机会来总述行政系统中的分化，我在大约 1100 个听众面前，与家庭学部的成员谈论，我在乔治敦大学与和我有关的人士进行分化时所做的努力。这次演讲获得了部分成功，大家的情绪十分高涨。在研讨会上，人们对系统疗法有着高度的热情。我在演讲过程中试图将这种高涨的情绪转向现实。一些听众“听到”了这个信息，但大多数人并没有意识到，反应也比较情绪化。现在已经是两年之后，我希望更多的人能了解这篇论文的主题。

为适应家庭，个体会在童年时期发展出一种基本关系模式，并将其用于其生命中的其他关系。这种基本关系模式在社会和工作中与家庭关系模式是一致的，只有强度不同：总的来说，在社会和工作系统中的情绪过程没有在家庭中那么强烈。不过也有例外，有时工作系统中关系的强度近似于原生家庭。这在分化程度较低的人群中更为明显，他们对父母的未分化情绪依恋程度较高。为了能像其他成年人一样发挥功能，他们会否认自己的依恋需求，并在情感上疏远父母。要达到这种情感上的距离，有三种途径：调整与父母住在一起时的内部情绪机制，改变与父母的物理距离，抑或是通过两者的结合来实现。那些利用物理距离与父母“断绝关系”的人，往往会与家庭以外的人建立最密切的关系。很多人认为在满足情感“需求”方面，工作关系比社会关系更有用。对于旁人而言，如果不特别注意，这些亲密的关系通常是隐蔽而不明显的。分化得更好的个体可以通过目标导向的兴趣来驱动自己的工作和生活，而分化较差的个体倾向于在工作中寻求能满足自身情感需求的关系。在行政管理政策和鼓励让工作环境成为“幸福家庭”的老板的影响下，这些为了满足情感需求而投入工作关系（而非家庭关系）的过程会得到进一步强化。这也就是为什么有些人把工作关系系统称为“家庭”。而我的观点是，工作系统给人的感觉可能类似于家庭，但它不是家庭。使用“家庭”这个词来指代工作系统的趋势，导致这篇论文的原标题使用了“家庭”这个词。

分化程度较高的个体会将家庭成员的情感“需求”充分地包含在家庭内部，因此他们几乎不需要将情感需求转移到家庭之外的关系中。分化程度更高的父母通常更包容，他们对自己更有把握，更清晰地知晓自己和他人的责任，也会基于实际情况做出重要的家庭决策，而不是情绪化地做决定。这些父母在做一些“管理”家庭的决策时，与优秀的管理者在工作环境中使用的原则相同。我们可以认为，个体在工作环境中和在家庭中的分化程度一致。分化程度较低的老板更倾向于根据当时的感觉（而不是原则和现实）做出决定，就像家庭中分化程度较低的父母一样。

在乔治敦大学，我运用了来自研究、理论和家庭治疗实践的知识与经验，努力让自己分化的程度达到最佳水平。自 1959 年以来，乔治敦的家庭学部和多种教学培训项目慢慢发展起来。这种行政系统最容易卷入各种情感联系和激烈的情绪过程，而这又让它更像一个家庭。很多这类组织持续运作不了几个月或几年，其核心组织就会出现重大分裂和破坏，就像那些分化程度较差的家庭一样。在专业同事之间找到一种达成合理分化水平的方法，这是一个有趣的挑战，因为对我来说，这些同事比其他情境中的大多数员工要重要得多。我尝试使用家庭系统理论中的原则来完成这种分化，因为我发现这些原则在临床情况下对家庭是有用的。我的目标是尽可能地成为“自我”，以尽可能多地关注我自己和我的功能，并尽可能给别人更多的空间来发展他们的自我。追溯20世纪50年代的家庭研究以及随后的家庭临床工作，除了那些众所周知的、良好的行政管理中存在的原则（例如明确界定的合同）之外，也有其他的一些指导性原则。在家庭研究的早期阶段，我花了很大一部分时间去思考员工团队和家庭中的问题，并提供解决方案。这很有效，但每个人都依赖于我提出解决方案，员工在为自己负责的方面缺乏成长。就在那时，我发现自己在某些方面对员工过于负责，而实际上在其他方面对自身的工作还不够负责。于是，我努力的方向转变为澄清自己作为研究带头人的责任与功能，而不为他人承担责任。很快我就意识到，如果组织中出现了情绪问题，我也是其中的角色之一，如果我能修正我扮演的角色，其他人也会这样做。多年来，这一原则在我自己的家庭、我的临床工作和我的行政工作中都得到了应用。任何时候，只要一个组织中的关键成员能够对自己负责，组织中的问题就会迎刃而解。

乔治敦大学家庭学部存在一个明显的问题，就是研究所中教师的焦虑可能会传染给学生。当教师在各种培训项目中对学生过于苛责时，就会出现一些初步的症状。教师会定期评估学员的学习进度，但当系统中紧张焦虑的情绪加剧时，教师往往会对学员更加苛责。当我倾向于批评教师对学员过于挑剔，而非给予他们这方面的帮助时，我首先注意到了这一点。在这些时候，我所做的努力是克制自己对教师的批评欲望，这样做的目的是确认我在这个焦虑情绪过程中起到作用，并将时间花在我自己身上。还有另一种方法可以用于探查系统中不断增加的焦虑，即倾听“三角关系语言”。随着紧张情绪的增多，教师之间的情绪问题也越来越多：他们倾向于退出群体或变得沉默，或在教师之间形成小团体或联盟，或谈论、八卦不在场的同事。当我们关注这种现象时，我们的目标是注意这些现象发生的频率，而不是专注于他们所讲的内容。我总是努力去关注过程，避免无意中关注问题的内容。有时，当我表达了一些某个不在场教师的信息时，我能够“抓住”自己。在这些情况下，我主要的目标是评估我自己的功能，并在出现错误时努力修正它。我时常能够知道我的功能在哪些方面没有发挥应有的责任：我常常太投入于自己的工作，以至于与某些教师沟通不足；还有一些时候，我没有阐明我的立场，或是没有把自己从其他教师之间的情绪问题中抽离出来。我必须时刻意识到，教师个人生活中的情绪问题如果处理不好，会将不良情绪传递给团队。

但即使在这种情况下，如果教师团队运作良好，它也可以在不需要管理者干预的情况下处理好情绪问题。“对自己负责，情绪问题就会自己解决”，这一原则中最大的隐患之一，与自我的内在定向有关。处于这种境地的人很容易说，这种情况是他的“错”，他会接受“指责”而不承担责任。这也可以看出，人们在为自己扮演的某种角色承担责任和为自己犯下的错误接受“责备”之间，有一条微妙的界限。

总的来说，本文想表明：第一，情绪问题在行政组织中和在家庭中有相同的基本形式；第二，我们可以像在家庭中那样，准确地考虑工作环境中不同的自我分化水平；第三，在工作环境中自我分化的原则可以和在家庭中一样有效。在工作环境中，致力于达成自我分化的人不一定是老板或整个组织的领导，但是他的努力会在他负有行政责任的领域起效。我已经概述了自己在乔治敦大学家庭研究中心为分化所做的基础的工作。无论是在我自己的家庭，还是在乔治敦大学，我的工作总还是有很多待完善的地方。这是一项具有挑战性的工作，我对结果非常满意，并将继续不断努力。准确地说，如果一个人能够合理地定义问题，并能够进行一些自我修正，那么在他的责任范围内的问题，将会自动解决。

第21章

论自我分化（1972）

在家庭研究会议召开几个月前，我就一直在想，如何做一个有效而简短的演讲，让更多的人“听到”我们的家庭理论和家庭治疗方法。我过去的经验是，在我的听众中，很多人听到了与家庭治疗理论相关的词，却没有真正掌握它们的含义，而且他们常常将心理治疗视为一种与我的个性相适应的直觉性方法，而不是一种基于理论的方法。在培训家庭治疗师的过程中，我发现有些受训者能很快地掌握理论，而有些受训者甚至在经历长时间的培训后也没有真正“了解”理论。我相信这个问题主要与治疗师的理论取向和情绪功能有关。如果治疗师能够从一个家庭情绪场之“外”的位置上倾听、观察并发挥作用，他们就会很好地理解我的理论，传统理论和心理治疗方法教导并训练治疗师在家庭情绪场的“内部”工作。在本文中，我希望能够更清楚地表达我对情绪系统“内部”或“外部”的理解。由家庭领域的重要人物组成的家庭研究会议，充分激励了我努力寻找一种更有效的方式来表达我的想法。

在会议召开前几个月里，我一直在紧张地工作，以使自我从父母的扩展家庭中分化出来，这个长期努力过程到达了新的阶段。就在会议召开前一个月，这一努力取得了巨大的突破。接下来的一个星期，我考虑做一个关于我自己家庭的演讲，很快这个想法就被我自己否决了。但随着时间的推移，支持我做这个演讲的因素又超过了拒绝它的因素。这次演讲将包含我的理论和治疗体系中的主要概念及其实际应用，而且，相比其他家庭，我更了解我自己的家庭，因此我决定用我自己家庭的例子加以说明。我相信并想教给各个家庭治疗师的是：家庭治疗师通常会在自己的家庭中，遇到与接受治疗的家庭相似的问题，如果治疗师想在自己的专业工作中准确地发挥作用，就有责任去界定自己在自己家庭中的位置。同时，这个演讲也是“只有一个家庭成员的家庭治疗”的优秀示范，我以前很少听说关于这个主题的演讲。随着时间的推移，这项工作的一个方面变得越来越有吸引力。多年来，我意识到杰出的家庭治疗师中存在着“未分化家庭的自我混乱”现象：这种混乱存在于家庭治疗师群体所构成的“家庭”中，治疗师们在该群体中表现得就像他们在会议上面描述的“有问题的”家庭。治疗师在会议室里讨论“有问题的”家庭关系模式时，他们对彼此所做的事与“有问题的”家庭成员相同。他们甚至一边谈论，一边重蹈覆辙。最后，为了处理这种现象，我需要不断努力地将我的“自我”与家庭治疗师们组成的“家庭”进行分化。附带说一句，我知道我将会从与会者那里看到和我家人相同的反应。

在准备演讲的过程中，我有两个主要目标。第一，只展示临床资料，而不解释理论和逐步研究计划。现实情况下，这个目标比较好实现，因为30分钟的演讲时间十分紧凑，我没法儿把时间留出来回顾理论。虽然很多与会参与者可能并不真正了解我的家庭心理治疗的理论和方法，但我可以无愧于心地假设，他们听说或读过我之前发表的论文。同时，我希望不加解释的临床资料，能比另一篇关于理论的论文更能让人间接地理解我的理论。我的第二个目标是惊喜的元素，如果想让一个分化过程成功完成，有必要安排一些出人意料的“意外惊喜”。我不想在这里解释这一点，而是留给读者自己在体验和阅读中理解。这个计划我甚至没有和我的挚友讨论过。我准备了一份关于家庭理论的常规说教论文，并在会议前将所需的副本邮寄给了会议讨论者。在这次演讲的舞台上，我要么分享正式的论文，要么分享我与自己家庭的经验。我在演讲前焦虑不安，彻夜难眠。我的理智倾向于陈述家庭经历，但情感要求我放弃这种愚蠢的想法，选择读正式论文这种简单的方法来完成这次演讲。倘若我不记得在我的家庭中，每一次做出分化的努力前我都有过类似的焦虑，那么我的焦虑感将足以让我放弃这次演讲。读正式论文的冲动一直持续到演讲开始的那一刻，甚至在演讲过程中，我也比预期中还要焦虑。从过去的经验来看，我想这种焦虑来源于我和其他家庭治疗师的“秘密”

行动，而不是来源于我需要报告自己家庭的“秘密”。

我在编写本报告以供出版时，遇到了一些特别的问题。这一定稿写于1970年，即会议召开三年之后。在分化的所有阶段起过作用的情绪力量，都在走向出版的最后一步起了作用。我将在这一章后面详细描述这些情绪力量。一方面，是原编辑和出版商对出版我个人材料的焦虑，我也可以理解他们的防御姿态和对风险的过度担忧。而积极的姿态能够促进我自己的进一步分化，这比发表文章更重要。最后，我们以匿名作者发表作品的方法解决了这个问题。

这篇报告的每一个版本对我来说，都是一个新的情绪跨越，因为我一方面必须尊重出版所需达到的现实要求，另一方面我要保持自己的基本姿态。我在不加解释的情况下，在会议上展示临床资料是有特殊目的的。这篇论文可能会被缺乏特定知识的人阅读，读者可能对多年来指引我与自己家庭工作的理论缺乏认识，他们也可能会有各种各样的理论取向，因此如果按照我汇报展示时那样发表这篇论文，将会导致不同的人基于自己的理论偏见产生不同的解释和误解。这篇书面报告的目的是在我使用的理论的基础上，介绍心理治疗的理论和方法，然后用我和自己家人的例子来说明这个理论的临床应用。

理论背景

总体描述。整个理论由六个相互关联的概念组成，我们这里只讨论其中一个——“三角关系”。其中一个基本概念认为“三角关系”（三人系统）是任何情绪系统的“分子”，无论这种三角关系是存在于家庭还是在更大的社会系统中。选择用术语“三角关系”，而不是更熟悉的术语“三人组”，是因为后者有固定的内涵，并不适用于这个概念。三角关系是最小的稳定关系系统。二人系统是一个不稳定的系统，会在压力下形成三角关系。三人以上就会组成一系列相互交错的三角关系，其中的情绪力量不断变化，每时每刻都在一系列的连锁反应中，像情绪反射一样自动运作着。了解三角关系功能的知识后，我们就可以通过改变三角关系中某个人的功能来修正这个三角关系。治疗系统的目标是修正家庭系统中最重要的三角关系的功能。如果核心三角关系发生了变化，并仍然保持与其他三角关系的联系，那么整个系统就会自动发生变化。实际上，整个系统可以随着任何三角关系变化而变化，但是系统更容易忽略外围的或不那么重要的三角关系。各个系统中的关系模式是建立在三角关系基础上的，在整个家庭系统中，三角关系长年累月地发挥作用，该理论中的其他概念将进一步描述这一过程。由于本文后半部分所描述的临床案例，需要以三角关系理论为基础进行理解，因此我们将在这一理论的后半部分进一步讨论三角关系。

背景原则。一些发展这一理论的基本原则和家庭心理治疗的方法将有助于理解这个理论。我的主要努力是让心理治疗尽可能地科学化和可预测化。让我很困扰的是，早期的精神病学会依据“直觉”和“临床判断”而改变心理治疗或其他形式的精神治疗计划。例如，在危机时刻，医生或治疗师情绪化地做出反应，使治疗计划发生改变，这种改变更多地基于“感觉”和“临床预感”，而不是科学知识和理论原则。对那些心理治疗师来说，更多地基于感觉、感知和主观性，而不是临床事实和客观情况来做出改变，是司空见惯的事。

这个理论是在家庭研究的过程中发展起来的，最初的关注点是母亲和患精神分裂症的子女之间的共生关系。基于前几年的临床经验，我们提出了第一个研究假设：精神分裂症的起源和发展是母子（女）二人关系的产物。这个假设非常详细，它预测了每一个关系问题和可能出现的每一种临床情况，进而针对每种临床情况制定了心理治疗原则和技术。这个假设也预测了心理治疗可能会发生的变化。当研究中的观察与假设不一致时，我们会对假设进行修改，来适应新观察到的事实，我们也会修改心理治疗方法，以适应新的假设，并且对心理治疗的结果做出新的预测。当出现意外的临床危机时，我们基于临时的“临床判断”处理这些危机，但先前做出的假设会被认为是错误的，因为它并没有提前预测到这种情况，也没有预先确定治疗原则。除紧急情况外，治疗方法一般不会根据情况而改变。我们的目标是改变假设来解释意外的危机，改变疗法来适应假设，并对治疗做出新的预测。心理治疗中任何失败的改变，就像任何其他无法预料的改变一样，都可以促使我们重新检查和改变假设。严格遵守这一原则推动了理论－治疗系统的发展，即心理治疗及其理论是一个完整的单位，如何进行心理治疗由理论决定。这样有一个主要的优势，即系统利用心理治疗中的变化作为新假设形成的标准；但也有一个主要缺点，它需要一种比一般情况下更一致和更高级别的心理治疗。

然而，研究的严谨性提高了治疗师的技能。最后，我们对工作人员和治疗师对家庭产生的影响也做了类似的假设和观察。

设计研究计划时，应将其设计得尽可能与其他结构化的科学研究相似。用来发展国家空间计划的原则就是一个例子：第一个太空探测器是基于当时最为尖端的科学知识设计出来的。该探测器带来了新的科学事实，科学家将其纳入了现有的知识体系，以制造下一个太空探测器。这是一个以互相配合的方式发展科学技术的例子。

我们最初关于母亲 – 患者关系的假设，在预测这二者之间关系的细节方面是非常准确的，但它完全忽略了对母子（女）与其他个体之间关系模式的观察。因此我们扩展出一个新的假设，将父亲也纳入研究，并设计了一种家庭心理治疗方法来适应这个假设。我们假设在精神分裂症患者的家庭中观察到的关系模式，是精神分裂症患者的家庭特有的模式。但后来我们发现，一旦我们“看到”精神分裂症患者的家庭的模式，就有可能在所有情绪障碍较轻的人身上，看到形式不那么强烈的相同的模式。我们甚至可以在“健康”家庭、工作人员和我们自己身上看到这种模式。这一进展促成了该研究的一个重大变化，研究的重点随后从精神分裂症转向了各种程度的有轻度症状的人和没有临床问题的人。这为新的假设开辟了新的前景。由于在家庭心理治疗中，问题较少的人改变得更快，新的观察和假设的进一步改变也更快了。因此这里呈现的理论，是原始研究假设进行了数百次修改和扩展之后的产物，每一次修改都在临床情况下进行了多次检查。当一种理论思维足够准确，不再需要重大修改，能够准确地描述和预测人类现象，并能够解释差异和一致性时，它就可以称为“概念”。“理论”一词的使用要更为严格。在有了几个一致的概念之后，这个词就被用来指整个理论体系。

理论概念

该家庭理论是由六个相互关联的基本概念组成的。我将充分地阐述所有这些概念，以便读者能够将其作为整个理论的一部分来理解。对于本次演讲最重要的部分，我会进行最详细的描述。我将在最后讨论三角关系。

自我分化尺度。自我分化尺度是对所有级别的人类功能水平进行分类的一个尺度，在一个单一维度上，分出可能存在的最低级别到有潜力达到的最高级别。从广义上讲，它与情绪成熟度量表类似，但它测量的因素与“成熟”概念不同。该尺度删除了“健康”概念，因为这个尺度与情绪健康、疾病、病理无关。有些处于低分化水平的人，可以保持情绪稳定，并没有出现心理症状，而有些处于高分化水平的个体会在严重的压力下出现症状。然而，总体来说，分化水平较低的人还是更容易受到压力的影响，恢复起来更慢或不能够恢复，而分化水平较高的人往往恢复得很快。该尺度与智力或社会经济水平没有直接联系，有一些智力超群的人，其分化水平很低，而不那么聪明的人分化水平却很高。大多数社会经济地位较低的人都在尺度的低分段，但也有一些社会地位较高的人在这个范围内，还有一些社会地位较低的人处在高分段。

这是一个评估“自我分化”水平的尺度，从最低的“未分化”水平（在尺度上是0分）到理论上最高的“完全分化”水平（在尺度上是100分）。未分化（无自我）的程度越深，自我与他人的情绪融合（未分化的自我混乱）程度就越深。这种情绪融合发生在与他人的私密或共享关系中，在婚姻的情绪相互依存中达到最大的强度。同一分化层次的个体的生活方式、思维方式和情感模式与其他层次的人有很大的不同，所以人们在选择配偶或亲密朋友时，会选择那些具有同等分化水平的人。在婚姻的亲密关系中，双方的部分“自我”融合成一个共同“自我”而融合的程度取决于婚前的基本分化程度。双方都想要情绪上的亲密融合，但要维持这种平衡是极其困难的。共同自我中的一方占主导地位，另一方变得顺从且具有适应性。换句话说，占主导地位的人获得了更高层次的功能性自我，显得“更强”，而这以牺牲具有适应性的一方为代价，他们会放弃自我，在功能上变得“更弱”。配偶在适应融合时会使用一系列的机制，我们将在核心家庭系统动力学的概念中讨论这些机制。配偶的分化水平或“基本自我”水平越低，维持恰当的情绪平衡就越困难，适应机制失效时功能紊乱的时间也越长。

自我分化尺度是为评估个体基本自我水平所做的一种努力。基本自我具有明确性，可以用“我的立场”来表述，如：“这些是我的信念和想法，这就是我、我的身份以及我要做什么、不做什么。”基本自我可以基于新的知识和经验从自我内部进行改变。在关系系统中，基本自我是稳定的，它不会因受到胁迫或压力而改变，也不会为了获得认可或提高自己在人群中的地位而改变。还有另一个流动的、不断变化的自我，我称之为“伪自我”，这使得为基本自我确定固定的标准变得困难，而用功能性概念来理解它是更合理的。“伪自我”是由大量的事实、信念和原则组成的，而这些事实、信念和原则是通过关系系统中占主导地位的情绪获得的，包括因一个人理应了解而学习到的事实，以及为了提高自己在人际关系中的地位，而从他人那里学到的或接受的信念。在关系系统的影响下获得的“伪自我”，也可以在关系系统中发生变化。在当下情绪的影响下，“伪自我”可以接受一种听起来似是而非的人生观，也可以轻易地采用一种相反的人生观来反对关系系统。在一个强烈的情绪场中，“伪自我”会与他人融合。在尺度的低分段中，存在着很多的伪自我的借用和交易，我们只能从经年累月或终身的观察中，估算出个体的分化水平。

处于低分段的个体生活在被“感受”控制的世界里：大多数时候，主观的感受经常压倒理性客观的逻辑。他们无法区分感受和事实，基于“什么感觉起来是对的”来做主要的生活决定。他们生活的主要目标是追求爱、幸福、舒适和安全；当与他人的关系处于平衡状态时，这些目标最容易实现。他们将大量的生命能量投入到寻找爱和认可，或攻击那些不提供爱和认可的人中，以至于他们没有多少能量来进行自我决定和目标导向的活动。他们无法区分“真理”和“事实”，认为内心的感受状态可能是对真理最准确的表达。他们认为一个真诚的人应当自由地交流感受，其重要的生活原则之一是“给予和接受”爱、关注和认可。只要关系系统处于舒适的平衡状态，生活就可以处于无症状的正常状态，而破坏或威胁关系平衡的事件会导致不适和焦虑。人际关系系统的长期破坏会导致功能紊乱和各类问题的高发生概率，包括身体和情绪疾病以及社交功能紊乱。在该尺度的高分段，人们的“基本自我”越来越明确，“伪自我”也越来越少，每个人都是一个更自主的自我：在亲密关系中有较少的情绪融合，在融合中维持自我所需要的能量更少，他们会将更多的能量用于进行目标导向的活动，并从中获得更多的满足感。处于高分段的个体区分感受和客观现实的能力越来越强。例如，尺度得分在50分到75分之间的人，在大多数重要的问题上越来越明确自己的信念和观点，但他们仍然对周围人的意见很敏感，可能会根据自己的感受做出一些决定，以避免受到重要他人的反对。

根据这一理论，亲密关系中存在一定程度的融合，低于100分的个体都存在一定程度的“未分化家庭的自我混乱”。最初设计这个尺度的时候，100 分是为那些在情绪、细胞和生理功能的所有层次上都完美的人而保留的。我认为历史上可能会有一些不寻常的人物，或者可能会有一些在世的人符合 90 分的标准。越来越多的经验表明，所有人都有生活功能良好的领域，也有生活功能不佳的领域。目前还不可能判断出高分化水平人群的具体比例，但我的经验是：75 分已经是一个极高的分数，只有一小部分人可以达到 60 分以上。

分化水平较高的人群的特征说明了这一概念的一个重要方面。他们在操作上可以明确区分“感觉”和“思考”。对他们来说，基于思考做决定是很容易的，就像低分化水平的人靠感觉行事一样。感觉和思考的相对分离，让他们的生活更多地处于深思熟虑的控制之下，而低分化水平个体的生活则像情绪起伏过程中的一颗棋子。在与他人的关系中，高分化水平的人可以自由参与目标导向的活动，或在亲密关系中可控地失去“自我”；相反，低分化水平的人要么避免自动陷入一段不舒服的融合关系，要么别无选择，继续追求亲密的情绪关系以满足“需求”。高分化水平的人对表扬或批评反应较少，他们对自己有更现实的评价，而低分化水平的人对自我的评价要么远远高于现实，要么远远低于现实。

最重要的是，这个尺度是理解整个人类现象的理论概念，是一个可靠的工具，可以全面评价个体的生命历程，并准确预测个体未来可能的生活方向。但它不可能对个体进行每天或每周分化水平的评估，因为低分段个体的伪自我功能水平在不断变化，其自我功能水平会因赞美而提高，因批评而降低。基于几个月到几年的信息，我们才可以做出比较准确的一般性估计。例如，一个家庭在一段时间内功能转变的详细过程，可以相当准确地传达出家庭成员之间的关系模式。这个尺度让我们可以定义不同分化水平的人之间的许多差异：某一个人的生活方式与那些和他只差了几分的人可能是天壤之别，他们不会与对方建立关系。有很多生活经历可以提高或降低自我的功能水平，但很少有生活经历可以改变人们在原生家庭中获得的基本分化水平，除非有一些不寻常的情况。一个人的基本分化水平在婚姻中得到了巩固，在这之后，唯一的转变是功能上的转变，而这种转变可能是惊人的。例如，一个在婚姻中的功能水平与丈夫相当的妻子，可能会变得失去自我，以至于到慢性酗酒的地步。她的功能水平远低于最初的水平，而丈夫的功能水平远高于他最初的水平。这些功能中有许多已得到充分的巩固，因此在没有经验的人看来，它们与基本分化水平十分相似。

核心家庭情绪系统。这一发展性的概念处理的，是从计划结婚开始，贯穿整个婚姻历程的情绪模式，包括与原生家庭的关系类型、生育之前夫妻双方的相互适应、有了第一个孩子之后的亲子三人关系，以及之后的孩子加入这个系统的过程。配偶的自我分化水平在该模式的强度中起着重要作用。我最初用“未分化家庭的自我混乱”这个术语来描述核心家庭中的情绪“粘连”或融合。这个术语在应用于核心家庭时是准确的，但不太适用于扩展家庭中的相同现象，而将这个术语应用于工作中的情绪系统或社会系统中的相同现象就更加不合适了。最近，我用术语“情绪系统”来指代在所有亲密关系中运作的、相同的三角化情绪模式，另外还有一个术语用来指代系统的位置，例如核心家庭情绪系统。

自我分化水平决定了夫妻间情绪融合的程度。夫妻处理融合的方式决定了未分化的领域和可能在压力下表现出症状的领域。核心家庭的症状主要表现在三个领域，分别是：①婚姻冲突；②配偶一方的功能失调；③投射到一个或多个孩子身上。夫妻的分化水平决定了未分化的程度和数量，这种未分化会体现在上述某个领域或三个领域的结合中。在一些婚姻中，大部分的未分化将会流向一个领域，剩余从主要领域中“溢出”的未分化将流向其他领域。大多数家庭使用这三个领域的结合。当夫妻双方在融合中都不向对方“屈服”，或者已经屈服或适应的一方拒绝继续下去时，就会导致婚姻冲突。此时，大量的未分化将被夫妻间的冲突吸收。

最常见的机制之一是，两个“伪自我”融合成一个共同自我，一个人放弃“伪自我”，另一个从融合中获得更高水平的功能自我。这样可以避免冲突，让双方更加亲密。占主导地位的一方往往没有意识到适应性配偶让步的问题。适应性配偶可能产生适应性障碍或功能紊乱，可能是身体或情感疾病，或者社会功能紊乱，如酗酒或不负责任的行为。吸收未分化而导致的功能紊乱是难以逆转的。功能紊乱通常发生在夫妻中的一方身上，而另一方在情绪交流中获得力量。配偶的功能紊乱可以吸收大量的未分化，从而保护其他领域不受症状影响。

第三个领域是父母的未分化投射到一个或多个孩子身上。我相信在某种程度上，这种机制在所有的家庭中都存在。这种机制非常重要，因此在下面的单独概念中进行描述。这里所描述的总体概念是：在核心家庭中要吸收特定数量的不成熟的未分化，这种未分化在某种程度上是流动和变化的，在压力之下会增加到症状水平。在这种未分化的水平上，"伪自我"的借用和交易是我想在这里强调的重点。

家庭投射过程。这是父母将自己不成熟的一面投射给一个或多个孩子的过程。最常见的模式是通过母亲来实现这个过程，即母亲通过关注孩子而减少自己的焦虑。父母的生活方式、偶然事件（如在怀孕期间或孩子出生时破坏家庭的创伤事件）以及与子女的特殊关系，都可以在一定程度上决定要"选择"让哪个孩子接受投射。最常见的模式是，一个孩子是投射的主要接受者，而其他孩子较少被投射。作为投射对象的孩子是最依恋父母的孩子，也是最终自我分化水平较低的孩子。在家庭投射过程之外成长的孩子，会出现比父母更高的基本分化水平。

多代传递过程。这一概念描述了一种经过几代人发展而形成的模式，即孩子在原生家庭中成长，最终基本分化水平高于父母，或与父母相当，或低于父母。当一个孩子的自我分化水平低于父母，并与一个和自己分化水平相似的配偶结婚时，这段婚姻中生育的孩子的分化水平更低，这样一代又一代，分化的水平越来越低。根据这一理论，最严重的情绪问题，如顽固型精神分裂症，是数代人不断降低自我分化水平的产物。多代传递过程会造就分化水平降低的孩子，但同时也会造就分化水平相当或更高的孩子。

同胞位置的人格特征。正如托曼（Toman, 1961）所描述的那样，家庭中处于不同同胞位置的兄弟姐妹的人格特征，为这一理论取向和治疗体系增加了一个重要的维度。我发现托曼的工作成果和我自己对"健康"同胞的观察结果非常一致。在他最初的工作中，他没有研究作为家庭投射过程接受者的"不健康"的同胞。投射过程越强烈，投射对象就越像一个最年幼的婴儿，不论他的出生顺序如何都是如此。在评估一个家庭时，父母双方的同胞位置以及父母双方的形象是否典型，可以传达出这个家庭如何适应生活的宝贵信息，包括家庭中的情绪力量，以及如何在家庭心理治疗中处理家庭的问题。例如，一个家庭中的大女儿和另一个家庭中最小的儿子组建家庭，他们组成的"自我的融合"自动传达了关于这个家庭的大量信息："所有的事情都是平等的”。此外，这种组合在婚姻冲突、配偶一方的功能紊乱和家庭投射过程中的表现也有所不同。关于这一概念的许多细节与本次演讲无关，所以我们也不再赘述。

三角关系。三角关系的概念为理解所有情绪系统的微观功能提供了理论框架。最重要的是，对三角关系的深入理解，为治疗师或任何家庭成员都提供了一个即时有效的答案，治疗师或任何家庭成员都可以基于此，可预见地改变一个情绪系统的功能。在所有的情绪系统中，三角关系的作用模式都是一样的。分化程度越低，该模式越强烈；一段关系越重要，该模式也越强烈。同样的模式在更高层次的分化和较边缘的关系中则表现得不那么强烈。

两人情绪系统是不稳定的，因为它在压力下会形成一个三人系统或三角关系。大于三个人的系统就变成了一系列相互交错的三角关系。以下是单一三角关系功能的一些特征：当两个人的关系越来越紧张时，通常会有一个人比另一个人更不舒服，而不舒服的那个人会引入第三个人，通过将这个新成员的故事讲给原先舒适度高的个体来形成三角关系。这就缓解了原先两个人之间的紧张感，并改变了原先舒适度高的个体和新成员之间的紧张情绪。处于平静状态的三角关系由一个舒适的二人组和一个局外人组成，最有利的位置是成为二人组中的一人。如果局外人产生了紧张感，那么我们可以预测他的下一个动作就是，和两人中的一个人组成二人组，让另一个人成为局外人。所以在较长的一段时间里，三角关系内的情绪力量会一直移动变换。当三角关系处于紧张状态时，局外人就是最佳位置，这个人的姿态将会是：“你们两个打架，别把我弄进去。”二人组通过三角关系来获得亲密感，或者逃避紧张感。三角关系也提供了一个更加生动的概念，来阐释情绪力量的变化，三角关系中每个人的角色会不断移动变化，以获得更亲密的舒适感或从紧张感中撤退出来，每个人的移动都需要另一个人的移动来进行补偿。在紧张状态下，当三角关系内部的力量不能随意转移时，最初二人组的成员会找到另一个易得的第三人（引入第三人进入三角关系），现在情绪力量将在这个新的三角关系中运行。此时先前的三角关系会处于静止状态，但人们可以在任何时候重新使用它。而在非常紧张的时期，一个系统会越来越多地将外部人士引入，形成新的三角关系。一个常见的例子是，处于巨大压力中的家庭使用三角关系系统，将邻居、警察，学校、诊所等机构中的人员，以及其他一系列外部人士牵涉进来，作为家庭问题的参与者。在这种情况下，家庭内部的紧张感会降低，但这么做实际上会造成一种局面：来自家庭外部的人在与家庭的紧张感做斗争。

经过很长一段时间，三角关系就会形成长期的态势，成员之间也会确定长期的运作位置。一个常见的模式是，母亲和孩子组成亲密的两人组，父亲是局外人。在这个三角关系中，情绪力量时刻在三角关系周围运动，但当这些力量停止运动时，成员总是各自处在相同的位置。三角关系的特点是有两条积极的边和一条消极的边。例如，亲密二人组中的一人对局外人有积极的感觉，而另一个人可能对他有消极的感觉。与传统的恋母情结概念相比，三角关系概念在理解三人体系时更具灵活性。例如，同胞之间的冲突几乎普遍存在于母亲和两个孩子之间的三角关系中，其中母亲与每个孩子都有积极的关系，而孩子之间则是斗智斗勇、冲突不断。相较于恋母情结理论，三角关系的概念提供了更多关于如何改变同胞关系的线索。即使在最“稳固”(fixed)的三角关系中，积极与消极的力量也会不断地来回移动。“稳固”这个词是指最典型的位置。三人系统是一个三角关系，四人系统是四个主要的三角关系，五人系统是九个主要的三角关系，以此类推。当系统变大时，三角关系增加的进程会迅速加快。此外，还有各种次要的三角关系，即两个或两个以上的人可能会在一个情绪问题上联合起来，占据三角关系的一角，而在另一个问题上，配置会发生变化。

三角关系的这些特征特别适用于心理治疗，或任何其他改善三角关系的工作。三角关系内的情绪力量像情绪反射一样，是可以预测的，这种力量以连锁反应的方式运作，按照可预测的顺序依次进行。治疗系统的基础是能够准确地观察到自我扮演的角色，并有意识地控制这种程序化的情绪反应。这种观察和控制同样困难。个体只有充分控制自己的反应，才能做到准确观察。观察的过程促进更多的控制，反过来，通过一系列缓慢的步骤进行控制，我们可以进行更好的观察。能够观察的过程是朝着让自己“走出”情绪系统迈出一小步的缓慢开始。只有当一个人能略微地走出情绪系统时，他才有可能开始观察和改变这个情绪系统。在三角关系中，当有一个人最终可以控制自己的情绪反应，不袒护其他两个人中的任一方，并与他们保持频繁的联系时，另两个人之间的情绪强度会降低，且这两人都将达到一个更高层次的分化水平。除非这个人能与原先的两个人保持情绪联结，否则这两个人将会另寻他人形成新的三角关系。

治疗系统

我将对治疗系统进行非常简短的回顾，以从总体上呈现下文中的临床报告在整个理论和治疗系统中的位置。该理论系统构想了一个“未分化家庭的自我混乱”，而治疗系统旨在帮助一个或多个家庭成员走向更高层次的分化。“三角关系”的概念提供了另一个理论维度，即情绪系统是由一系列缠结的三角关系组成的。最重要的治疗原则是，在家庭中的一个重要三角关系中，如果其三角情绪模式发生了变化，并且三角关系的成员与其他家庭成员仍然有情绪联系，那么其他三角关系也会随之自动发生变化。这一原则在治疗中有序地、可预测地反复出现。

与父母双方或配偶双方的家庭心理治疗。这是家庭心理治疗的主要结构。治疗方法用到了“自我分化”以及家庭中运行的“三角关系情绪系统”这些概念。我们的目标是努力改变家庭中最重要的三角关系，从经验来看，这种关系一般源自父母或夫妻双方。我发现，修改核心三角关系的最快方法是，在家庭的两个主要成员和治疗师之间构成一个新的三角关系。如果家庭三角关系包括自然家庭的三个或三个以上成员，情绪系统就会运行它自己内置的情绪回路，这时我们就需要更多的时间来观察或修改家庭的三角关系模式。如果家庭结构允许，家庭心理治疗通常是与夫妻或父母双方进行工作，无论最初的问题是婚姻冲突、配偶一方的功能紊乱，还是孩子的问题。如果有可能改变这个核心三角关系中的情绪模式，那么所有其他家庭成员都会随之发生改变。

这种心理治疗方法的一个基本原则是，治疗师要让自己处于“去三角化”的状态，或者说要让自己处于夫妻二人的情绪场之外。这两个人在与治疗师相处时，会自动使用与任意第三人相处的机制。如果治疗师能置身于他们的情绪场之外，不对情绪化的两个人做出像其他人一样的反应，那么夫妻之间的相处模式就会得到更快的修正。我相信，只要治疗师保持处于“去三角化”的状态，并且二人组处理的问题可以暴露出关键的三角关系，不管聚焦于什么问题，这种方法都会奏效。

在配偶或父母双方在场的情况下，我主要做四件事。第一是保持他们之间的情绪系统足够活跃，足够有意义，并足够缓和，让他们可以客观地处理事件，而不产生不适当的情绪反应。治疗师会不断问问题，首先问一方，然后再问另一方，了解一方对另一方向治疗师传递的信息的反应。这阻止了配偶之间的情绪冲突，使每个人都能“听见”另一个人，且这个过程不受自动产生的情绪束缚，不会让夫妻之间的情绪冲突升级。第二是让自己从两个家庭成员之间的情绪过程中“去三角化”，这当中有很多细节。第三是建立我所说的“我的立场”，这是自我分化的一部分。治疗师采取与他们相关的分化行动，然后允许他们开始对彼此做同样的事情。第四是教授给他们情绪系统是如何运作的，并鼓励他们双方都努力与自己的原生家庭分化。这个步骤有很多重要的细节。心理治疗必须以治疗师不介入配偶双方情绪系统的方式进行。通过这种方法，只要治疗师不介入情绪过程，并能让夫妻双方的情绪过程保持活跃，配偶双方就可以彼此分化。

与配偶一方进行家庭心理治疗，为与配偶双方进行治疗做准备。这种方法是为配偶一方消极且不愿意参与家庭心理治疗的家庭而设计的。与配偶一方进行家庭心理治疗类似于下一节中描述的，只有一个家庭成员参与的家庭心理治疗。这种方法的目标是，帮助有动机的一方理解自我在家庭系统中扮演的角色，直到无动机的配偶愿意合作并加入治疗。

只有一个有动力的家庭成员的家庭心理治疗。这种方法已经持续使用了大约八年。它是为那些与父母住得很远或者父母拒绝参与治疗的未婚年轻人设计的。这种方法与我将在后文提到的我在自己家庭中使用的方法非常相似，所以我在此只简单地提及。最初的几次会面是为了了解家庭系统的特点。接着，我们会对单个成员在整个系统中扮演的角色进行推测。然后，治疗师会鼓励这个成员学着观察自己在父母系统中的情绪反应模式。这个计划需要成员较为频繁地联系原生家庭，以便寻求新的观察来证实或反驳推测，并发展出改变反应的方法。这种方法最适用于家里最大的孩子，因为他们通常觉得自己对家庭负有更多的责任，也更有动力去做出这样的努力。它要求这一个单独的家庭成员必须自力更生，否则他们就没有勇气做出改变，因为这可能会威胁到家庭对他们的态度。成员与扩展家庭的最佳物理距离为 200 至 300 英里，这样的距离足够近，只要成员愿意，就可以经常联系家人，这样的距离也足够远，成员可以远离家庭的直接情绪范围。当距离不允许经常探望时，预约会谈的间隔越长越好。成员也可以使用工作和社会关系系统来学习情绪系统的特性。在四到五年的时间里，一个有动力的年轻人平均会花

100 个小时来做这件事。更频繁的会谈并不会增加他观察和控制情绪反应的能力。该方法的平均效果远优于传统心理治疗。

临床报告

这里报告的是关于我自己的一个临床案例，这个案例持续了几个月时间，在此期间，我实现了从原生家庭中分化自我的一个重大突破。在此之前，我花了 12 年的时间，在家庭理论的框架下去理解我的家庭。在那一阶段的最后七八年间，我一直在积极地改变自己与家庭的关系。这种缓慢的试错与我在家庭研究、家庭理论和家庭心理治疗方面的专业工作交织在一起。自从我和自己的家庭达到了这一进阶的状态，我就能够“指导”有动机的家庭治疗师，在短短两到三年时间里，也让他们与父母的家庭出现明显的分化。通过专注于具有创造性的领域，避免陷入浪费时间的陷阱，这些治疗师达到了与父母分化的目标。为了帮助读者理解这一努力的基本原理，我将按照其发展步骤来介绍这个临床案例，并基于已提出的理论来解释每个步骤。

个案背景信息。在我接受的传统的精神病学训练中，几乎没有什么能让我对自己的家庭有一个可行的了解，大多数有用的概念来自我的家庭研究的经验。然而，我的一些早期经历可能对我的思维发展起到了一定的作用，下文会对此进行简短的总结。由于很多人会问我研究自己家庭的动机，因此我将从我生活中的一些早期事件开始讲述。在我的童年时代，我拥有两种财富，它们在一定程度上影响了我对未来的选择。其一，我可以解决困难的谜题，并能够为难以解决的问题设计可行的解决方案；其二，我可以熟练运用自己的双手。在 12 岁时，我决定从事法律或医学行业，这两个选择对我来说是平等的。12 岁之后，我更倾向于选择医学。而 15 岁时发生的一件事使我坚定地决定从医。当时我是救护车上的助手，需要把一个昏迷不醒的少女送到医院。这个女孩整个下午都昏迷着躺在那里，傍晚时分就去世了。当时急诊室里医生们茫然无措、不知所措、手忙脚乱的情景历历在目，这激励了我从医，以找到更好的解决方案。在医学院，我的兴趣自动地被最紧迫的未解决的领域所吸引——首先是神经病学，其次是神经外科，然后是医学鉴别诊断的挑战。直到实习期间，我才对外科手术技术所带来的智力挑战感兴趣。经历了一系列的手术台上的死亡，我磨砺出了一颗坚韧的心脏，并在之后获得了一份外科研究奖学金，再之后，我服了五年兵役。我在军队中观察到军人精神疾病的严重程度，以及这些问题没法得到很好解决的状况，都让我决定接受精神病学的学习和训练。我马上就参与了精神分裂症的相关训练，然后探索了所有已知的精神分裂症的理论和治疗方法，直到我对家庭治疗产生了兴趣。这些关于家庭研究的假设，促使我在几年后全身心地投入到关于家庭的精神病学研究中。

当我刚刚进入精神病学领域时，我并不是非常了解心理或精神分析的概念。对这些概念的浅显认识，让我认为它们只适用于那些“生病”的人。我亲密融洽的家庭没有冲突、婚姻问题、酗酒问题，或者我所知道的任何可以诊断的神经症或行为问题。大家都认为我的家庭关系和婚姻关系是幸福的、健康的、理想的。当我在学习精神病学的头一两年里，听到那些合乎逻辑的关于人类行为的解释时，我简直兴奋不已。但后来我意识到，在这个领域中，有一些专家们无法解释的理论中的逻辑差异，于是这种兴奋渐渐消退了。大多数精神病学家似乎没有被这种矛盾所困扰，而这种矛盾是我后来研究的核心。

从本质上说，早期在精神病学领域度过的时光，以及我自己的精神分析经历，帮助我意识到了一个迷人的隐藏着动机和冲突的新世界。我学习了这些概念，并熟练地将它们应用到自己、员工、朋友、家人，甚至是我从未见过的出现在新闻中的杰出人物身上。我看到的每个人都是“病态的”，那些否认这一点的人更是“病态的”。我开始思考自己的家庭成员，分析他们的心理动力，为他们做出诊断。这加强了我先前对我的家庭出身的看法：我作为家中的长子和一个医生，长期以来都以一个明智的专家形象示人，我向无知的人说教，即使是打着发表意见或提供建议的幌子。家人会礼貌地听着，然后把它当作“精神病学”放在一边。在我进行精神分析的过程中，有足够的情绪压力促使我与父母陷入愤怒的对抗，在舒适的移情关系里，我童年的委屈得以暴露出来。当时，我认为这些对抗和冲突是情绪上的释放。如果我能更好地察觉自己的感受，并学会向父母“大声说出来”，我可能会有一些短暂的收获，但这么做的长期结果是强化了以前的模式。最终的结果是：我确信我的父母有他们的问题，我也有我的问题，他们永远不会改变，而我也无能为力。我觉得需要和他们保持正式的距离，维持表面的关系。直到我在家庭研究中的新概念发展之后，我才尝试去研究我的家庭关系。

一种来自家庭外部系统的情绪现象对理解这个家庭概念尤为重要。我在一家规模较大的知名精神科诊所工作过，在那里，员工之间的情绪系统与任何家庭中的情绪系统都是相同的。可以说，所有情绪系统的模式都是一样的，不管它们是家庭系统、工作系统还是社会系统，唯一不同的是情绪的强度。工作中的情绪系统为我提供了有价值的观察结果。我注意到，当我外出旅行休假时，我对工作关系的态度会更清楚、更客观，而当我回到工作岗位时，我就失去了客观性。发现这一点之后，我更仔细地观察了这一现象。坐一个小时的飞机远离工作之后，我就重新获得了客观性，但是当我一脚迈进医院大门，回到工作岗位时，我又失去了客观性。当我进入诊所的大楼时，情绪系统仿佛"封闭"了起来。这就是后来我称之为"未分化家庭的自我混乱"的情绪现象。我想知道如何在情绪系统中保持情绪的客观性。"分化的自我"是指在情绪系统处于混乱状态时，仍能保持情绪客观，同时积极与系统中的关键人物保持联系的人。我还对工作中的情绪系统做了其他观察：旅行结束后的周六，当我回到工作所在的城市时，这种情绪客观性可以一直保持到周一早上上班之前；有一次，在回去工作之前，我与一个同事打了电话，那时我察觉到自己失去了客观性；在其他场合我也会失去客观性，像是在进入大楼前，在停车场向工作人员打招呼的时候。这种与情绪系统的"融合"，在最常参与谈论八卦的人身上表现得最为强烈。谈论八卦是将一个第三人纳入两人情绪场、构成三角关系的主要机制之一。我们将在本报告的其他地方讨论这一现象的细节。在这种工作系统中，许多"三角关系"存在于咖啡休息时间、社交聚会和自由讨论中，在这些讨论中，"善解人意"的人会"分析"和谈论那些不在场的人。这种机制传达出这样的信息："我们可以完美地理解彼此（这也是三角关系中共性的一面）。我们对病态的'第三人'的看法是一致的。"在社交聚会上，人们会三五成群地聚在一起，每个人都在谈论小群体之外的某个人，而每个人显然都没有意识到，所有人都在做着同样的事情：当他们谈论其他人的八卦时，也有人在另一个三角关系之内谈论他们的八卦。

我认为，曾参与到上述工作情绪系统中，是我生命中幸运的经历之一，那里有足够的情绪强度来让我进行观察。我在那里观察到某个现象之后，在所有其他的工作系统中就更容易看到同样的现象。该工作系统也为我面对原生家庭中同样的现象（即情绪融合）提供了一种"控制"。我努力在我的原生家庭中进行“自我分化”的那些年里，我偶尔会回到曾经的工作系统看一看，我的一些最好的朋友还在那里。虽然我已经离开了两三年，但平均来看，和系统中的重要人物见面不超过 30 分钟，我就会立即“融合”到系统的情绪问题中，选边站队。最后，在我掌握了与自己家人相处的经验后，我回到旧的工作系统中进行了长时间的拜访，那个时候，我已经可以在没有发生任何“融合”的情况下，与系统中重要的人建立密切的联系。

家庭历史

我自己的原生家庭就是这次演讲的临床案例。我的家庭和睦融洽，我是五个孩子中的老大，我的家庭世代都住在同一个小镇上。我的父母现在年事已高，活跃在社区生活中，他们都在家族企业工作。我的形象是一个过度负责的长子。我的妻子是三姐妹中的老二，她在家庭中更像是个老大。我们有四个孩子，最小的 14 岁，最大的 20 岁。我的二弟比我小 2 岁，是个外向、精力充沛的商人，大学一毕业就在另一个州立足了，他娶了他的大学同学——一个热爱社交的独生女，他们育有一个女儿。三弟比二弟小 3 岁，他是家族企业的老板，在家里也是一家之主，在服兵役期间，他娶了另一家排行老二、有个哥哥的姑娘，他们育有两个儿子和一个女儿。四妹比三弟小 2 岁，她是家庭中在情绪上被三角化最严重的人，是家里唯一没有上过大学的人，现在适应生活的能力最差，她嫁给了家族企业的一个雇员，他们有一个女儿和一个儿子。五妹比四妹小 4 岁，大学毕业后，她在另一个城镇工作，并在那里结婚，育有一个女儿，几年后，她的丈夫转手了生意并回到家乡，他们在那里的家族企业工作。在我们五个孩子以及各自的配偶或孩子中，都没有人得过任何致残疾病、发生过事故或受伤。

在这个家庭情绪场 50 多年的历史里，贯穿着一件又一件逐步发生的事情。我父亲是家里唯一的孩子，是负责任的老大。他的父亲在他还是个婴儿时就去世了。他由母亲抚养长大，直到 12 岁，母亲再婚并有了其他孩子。他从小就自食其力。我的母亲是家中负责任的长女，比她弟弟大 7 岁。她的母亲在她 1 岁的时候去世了，之后她和她的父亲回到爷爷奶奶那里生活，直到她 6 岁时，她的父亲再婚。接下来的 17 年，她和她的父亲、继母以及一年后出生的同父异母的弟弟生活在一起。我父母在城里工作时认识对方。他们结婚时，父亲是铁路的车站代理人，而母亲和外公一起在外公创办的家族企业（一家百货公司）工作。婚后的五年里，我的父母一直住在他们自己家里。婚后一年半我出生了，两年后我的第一个弟弟出生了。

我二弟出生后不久，发生了一系列事件，对这个家庭的未来产生了深远影响。我母亲的弟弟在离家几百英里外上大学，我外公的身体状况开始恶化，而我的父亲在自己的全职工作之外，开始在生意上花越来越多的时间。我外公在他的大家庭中是一个负责任的长子，但在我二弟 2 岁的时候，他去世了，这是我们家族的一个转折点。我的父亲辞去了之前的工作，我母亲的弟弟也待在家里，不上大学，他们两人在家族企业中合作，变成了工作伙伴。我的父母搬进了我母亲原来的家，家里有我的父母（那时他们快 30 岁了）、我和我二弟、我的外婆（那时她已经 50 多岁了），还有我的舅舅（那时他刚 20 岁出头）。家庭成员的性格特征会传递家庭情绪场的一些信息。我的父亲是家中长子，一个“行动派”，我的母亲是家中长女，负责任，“注重实干”。他们属于家中的“长老”，让婚姻关系成为平稳运作的伙伴关系。我的外公，也作为他家庭中的“长老”，娶的两任妻子都是家中的小女儿，适应力比较强。我的外婆是他的第二任妻子，她很文静，也很支持他。我的舅舅和我的母亲相差 7 岁，因此在我母亲的原生家庭里，他是唯一在功能上作为“孩子”的人，他的身上有一个聪明的小儿子应有的性格特征。这些特殊的性格特征造就了一个和谐的、冲突极少的家庭。

在外公去世后大约五个月，我母亲怀上了她的第三个孩子，我的三弟。几个月后，我的舅舅第一批征召入伍，我的父亲承担了家族生意的责任。我的三弟是母亲在外公去世、公司重组、合并成一个家庭几个月后怀上的，又是在我舅舅离开后一个月内出生的，似乎他生来就是要接管家族生意的。我和我的二弟是在我的父母住在自己的小家庭时出生的，也是仅有的两个离开家的、与家族生意没有任何牵连的孩子。对这个家的任何人来说，离开或留下都没有特别的压力，我和二弟就离开了家。差不多两年后，我舅舅从战场上回来了，那时母亲正怀着她的第四个孩子，我们家的大女儿。母亲一直想要一个女儿，这也让这个孩子变得“特别”、被过度保护，她是在家庭情绪过程中参与最多的人，也因此受到伤害。几乎每个家庭都有这样的孩子。虽然在四妹的生命历程中，她所受的伤害并没有导向比整体功能不良更糟的情况，但她的情绪模式受到了严重伤害，就像其他在家庭中最受牵连的孩子一样。由于父母的基本分化水平更低，家庭情绪系统的压力更大，这个女儿可能在后来发展出严重的情绪障碍或躯体问题。为什么这种情绪模式发生在女儿而不是儿子身上？为什么是这个孩子？我相信这种模式在家庭中是可预测的，而且托曼的著作中也隐含着关于牵涉其中的一方可能是儿子还是女儿的暗示。在我的家庭中，有一些现实因素影响着情绪过程。父亲负责家族企业，而母亲在家负责家庭事务。但生意和家务总是需要额外的帮助，孩子们帮大人打打下手是理所当然的事。男女性从事的工作存在明显的区别，这使得我妹妹被归入一个特殊的类别。我妹妹在情绪上仍然依赖我的父母。上学对她来说也很困难，她是家里唯一一个没有上过大学的人。她也会表现出如老幺一般的依赖的性格特征，而老幺往往就是那个最被卷入到家庭情绪过程中的孩子。五妹在四妹出生四年后出生。她在家庭情绪系统之外成长，表现出负责任的大女儿特征。

最后一个孩子出生后，家庭构成相对稳定，这也是概述家庭功能的最佳时机。我们这三个男孩的适应能力大致相当。我们花了很多的时间和父亲在一起工作、娱乐，而母亲则更多地提醒我们要努力工作、公平竞争、帮助他人和取得成功。我的母亲在家里是积极主动、负责任的人。我的外婆帮助家里做固定的家务，她特别关心我的舅舅。结合了家庭和生意的主要三角关系的成员包括我的父亲、母亲和舅舅。在一个相对固定的三角关系中，任何成员都认为自己是“被夹住的”。我父亲夹在妻子和小舅子之间，我舅舅夹在他姐姐和姐夫之间，我母亲夹在自己的丈夫和弟弟之间。我的父亲是最积极参与商业活动和社区公民活动的人。在家族生意中，他主张扩张和“进步”。而我的舅舅更加谨慎，他扮演着质疑“进步”的反对派角色。在平静时期，三角关系按照舒适二人组和局外人的结构发挥作用。我的舅舅是局外人，这对他来说并没有什么问题，因为他和他的母亲保持着很好的关系，而他的母亲也一般不参与商业问题。在紧张时期，三角关系也有积极的一面和消极的一面。消极的一面是：我的父亲和舅舅之间在生意上有分歧时，他们通常会通过与我的母亲沟通来表达不满。然而，他们之间的压力很少达到需要公开表达愤怒的程度。

家庭三角关系说明了家庭理论与某些传统精神病学概念的重要区别。有些人会说，我父亲和舅舅之间的差异，代表了被适应不良的压抑所控制的深埋在心底的敌意，而良好的适应来源于寻找并公开表达这种敌意的过程。家庭理论认为，三角关系消极的一面，仅仅是整体家庭问题的症状表达，如果只关注单一关系中的事件，就理解错了问题所在，这种理解会传达这样的观念：这个问题只存在于某单一关系中。这样的想法也会使三角关系变得更加固着且不可逆。直接表达愤怒可能会短暂地缓解焦虑，但聚焦于这个方面会导致家庭适应不良。只有在压力下才表现出的轻微症状，是良好的情绪补偿的证据。

在我和我的兄弟们去上大学的时候，我们家又发生了一个重大变化。就在我三弟去参军前的几个月，我外婆突然去世了。在接下来的 5 年里发生了一系列变化。舅舅结婚了，建立了自己的家庭；我的父母和两个妹妹搬到了城里的一座房子中，原来的房子被租了出去；我的二弟离家定居，在参军前不久结了婚；战争期间，先是我的三弟，然后是我，都在军队里结婚了。几个月后，四妹结婚，和她在军工行业工作的丈夫住在一起。战争期间，五妹在上大学。我的父母老两口儿结伴在家。公司在战争期间很难雇到员工，所以我母亲把全部时间都用来帮助我父亲和舅舅打理生意。他们发展了一个不同版本的家庭三角关系，这是家庭系统十分熟悉的结构。我的舅舅和他的妻子构成了这个三角关系的一个角，舅妈总是在家庭以外的地方表达她的不满。

战后，这个在战争期间勉强维持下来的企业，需要年轻的思想和旺盛的精力来重建。我的三弟带着他的家人回来了，开始当一个员工，他明白自己最终将拥有一定的企业股份。四妹和她的丈夫也回来工作。几年后，五妹也和她的丈夫搬回来帮忙做生意。我的三弟，在公司和社区活动方面和父亲一样精力充沛，是促进公司成功发展的动力。情绪力量让这个男人成为“家族的首领”，也让五妹接替我母亲成为下一代负责任的女人。在家庭内部，在一些次要的问题上，情绪联盟不断变化，形成了各种不同的三角关系，但在重大问题上，原有的三角关系模式仍然存在。现在的这个三角关系中，我的父亲和弟弟在一个角，我的母亲和妹妹在一个角，我的舅舅和他的妻子则在另一个角。在压力时期，消极的问题存在于我的父亲、弟弟和我的舅舅、舅妈之间。在公司扩张的问题上，当我的弟弟要求得到他的股份时，压力就出现了。由于这个大家庭分住在五个不同的家中，因此大家更倾向于把家庭问题透露给处在局外的朋友。在每一段压力时期，大家都会讨论分割股权的问题，对我弟弟的贡献有一些新的认可，然后就会进入一段新的平静时期。这样的循环一直持续，直到有一天，在一段新的压力时期，舅舅把他的那一半公司股份卖给了三弟，然后退休了。公司重组了，我弟弟持有一半股份，我父亲和母亲各持有 1/4。家庭成员把这个新的安排视为最终的解决方案。这是情绪系统的另一个可预测的特征：当症状的焦点从系统中移除时，整个系统就会像问题已经解决了那样运作。如果系统能够思考而不只是做出反应，它就会知道，症状在其他地方出现只是时间问题。这些事发生在我从研究中学到了许多家庭理论之后，但当时我还没有开始在我的原生家庭中积极地运用这些知识。然而，我对症状接下来会出现在哪儿做了一些假设。在该临床报告的下一部分，我将陈述公司重组后的十年间发生的事情。

在这段时间里，对我的原生家庭，我所采取的姿态像是在自欺欺人，似乎我是"超然""客观"的，是"置身于家庭问题之外"的。当人们刚开始成为家庭中更好的观察者，并在自己的家庭中减少情绪反应时，就会出现这种最常见的错觉。事实上，我几乎像以前一样在情绪上卷入，并且用情绪上的距离和沉默来制造一种无反应的假象，但距离和沉默并不能愚弄情绪系统。

自我分化中的重要概念

来自家庭研究和家庭心理治疗的新概念，为我理解自己的家庭提供了令人兴奋的新方法，这是个体概念无法带来的。我把这些新想法应用到自己的家庭，以及其他直接的情绪系统中，直到我能够很好地准确表达这些新想法。我对自己生活情况的观察和体会，也为家庭研究做出了贡献。我大部分的努力都花在了我自己的核心家庭（我的妻子和孩子）上，而我的家庭本身就有着许多可以讲述的故事。我认为我的原生家庭对于理解我的核心家庭是很重要的，但对于帮助解决核心家庭的问题来说并不那么重要。在早期的家庭临床工作中，我试图将核心家庭中的每一种模式与原生家庭中相似的模式联系起来。在这之后，我对我自己的核心家庭进行了短时间的密切关注，并假定：对原生家庭的关注避免了核心家庭中最重要的问题。渐渐地，我把注意力集中在我的原生家庭上，这种努力达到了我目前所描述的顶峰状态。下面是一系列我努力与自己原生家庭分化过程中的重要概念。

多代家族历史。我最初在这一领域的努力是出于研究兴趣。在家庭研究的早期，我开始进行结构化研究，来追踪家族特征的代际传递。这是定义

“多代传递过程”这一概念的部分工作。然后我对疾病模式的代代相传产生了特别的兴趣。这项研究的每个方面都提供了有趣的新线索。我花了数千小时对几个家庭进行微观研究，其中一些我追溯到了两三百年前，还有许多家庭的历史我追溯到了100多年前。我发现所有的家庭似乎都有相同的基本模式。这项工作非常耗时，所以我决定研究自己的家庭，这似乎更为明智。我的目标是获得真实的信息，以便了解每个核心家庭的情绪力量，我尽可能多地回溯了几代人。在这之前，我对家族史或家谱没有特殊兴趣。在不到十年的时间里，我每周研究几个小时，便获得了24个家族的家谱知识，其中包括追溯到300年前的一个家族、250年前的另一个家族，以及追溯到150至200年前的几个家族。在工作的过程中，我接触了一些家谱学家，他们惊讶于我对落魄和出众的家庭成员一样感兴趣。开始时这是一项乏味的工作，但一旦进行下去，我们就可以获得大量的细节。

目前，我很难估计家族历史信息对了解一个人的家庭所起的直接作用，但我相信间接的影响足够大，足以让所有渴望研究这个家庭的学者为之付出努力。在短短150到200年的时间里，一个人是64到128个家庭的后代，每个家庭都对这个人有所影响。在所有的传说、伪装和带有情感偏见的说法中，我们很难真正了解“自我”，也很难了解身边的家庭成员。当一个人重建一两个世纪前的事实时，更容易剥除流言，找到真相。追踪一个200年前的核心家庭，从夫妻结婚到每增加一个新生儿，然后追踪每个孩子的生命历程，这样可以让人们对人类现象有不同于审视当下紧迫性的看法。人们更容易看到与当时相同的情绪模式，并获得一种连续感、历史感和身份感，这是其他方式无法实现的。了解家庭起源可以帮助我们意识到，一个家庭中并没有天使或恶魔，他们都是人，每个人都有自己的长处和短处，每个人都对当时的情绪问题做出可预见的反应，每个人都在自己的人生道路上尽其所能做到最好。在写本文的大部分时间里，我的多代家族史研究工作仍在进行中。

原生家庭中未分化的自我混乱。前面我已经提到，我对工作系统中情绪现象的早期观察，我后来将其称为“未分化家庭的自我混乱”。同样的机制也会在我回原生家庭探亲的时候起作用。我对这一现象进行了越来越多的观察，但如何有效地在与家人联系时保持客观，我对此毫无头绪。我很久以前尝试过一些处理家庭情绪状况的传统方法，比如以个人或团体的形式与家庭成员公开谈论问题。这种方法来自家庭心理治疗的早期经验，即在家庭心理治疗中，公开讨论问题似乎很有效。讨论家庭问题似乎使家庭系统更加平静，但也让融合变得更加强烈，以后家庭成员也更难以回到客观的立场。当家庭关系平静时，人们可能会在几个小时或一天后才会融合到情绪问题当中，并选边站。如果家庭关系紧张，这种融合就可能发生在与家庭关键人物的第一次接触之后。通常在探亲结束后一两个小时内，在离家的途中，人们才会重新获得客观性。接下来要说的是“未分化家庭的自我混乱”的理论概念和一些早期的“自我分化”原则。这些原则将在后面进一步讨论。基于经验，我了解到，一个人在情绪系统之外，或在融入该系统之前，定义或分化自我是最有效的。由于回家的次数很少，所以我的目标是在回家时尽可能地保持客观，并想办法让自己从这种融合中解脱出来，并且我想让这些在同一次回家的过程中完成。其中一次尝试是，我去城里探亲时，把妻子和孩子留在我自己家里。当我即将“融入”到原生家庭的系统中时，我就会回到自己家里，再次与我的核心家庭建立密切联系，希望这能让我从与原生家庭的融合中解脱出来，并让我在其他时间里对扩展家庭保持客观。但这个计划从来没有成功过。在与家人聊天时，我的妻子会转述一些我妹妹或者弟媳说过或做过的可怕的事情，这表明我的核心家庭也“融入”了原生家庭系统，尽管我自己的家庭相对于更大的原生家庭系统是相对独立的。通常在探亲结束后一两个小时内，我就恢复了客观性。基于这一经验，我尝试了另一种脱身的方法。我计划回之前的大家庭探亲两天，然后带着我的妻子和孩子们“离开”，到离家 100 英里左右的地方度过两天假期；设计这种方法的目的是将我自己从“融合”中解脱出来，并允许我保持一段时间的客观，再进行第二次探亲。但是这个计划也从来没有成功过。在那次探亲结束之后，我在回家的路上走了将近一个小时，却一直无法从融合中脱身。我想最后尝试一次。这一次我基于这样的经验行事：对我来说，一个人面对“融合”好像比和妻儿一起面对更容易。如果有出差的机会，我会在去某个遥远的州出差开会前，拜访我的父母家人一天左右，然后在会议结束后再做一个简短的拜访。这比之前我和妻儿共度假期的计划稍微好一些，但直到第二次拜访原生家庭结束一两个小时后，我才真正恢复了客观。在我尝试这些技巧的这些年里，我也通过和原生家庭的信件与电话来努力“定义自我”，同时我也在其他情绪系统中“定义自我”，例如与家庭治疗师们构成的“家庭”一起努力。在较边缘的情绪系统中取得的部分成功，对我在原生家庭情绪系统的努力有所帮助，但更重大的成功，出现在我更好地掌握了三角关系这一概念之后。

我自己与原生家庭中未分化的自我混乱融合的经历，与我在教学和实践中观察到的许多整合良好的家庭的情况是非常一致的。我目前还从来没有见过没有“情绪融合”的家庭。从理论上讲，情绪融合会普遍地存在于所有人身上，除了那些完全分化的人（而这种人目前是不存在的）。通常来说，大多数人都没有意识到这种现象。有些人如果能学会多观察，减少对家人的情绪反应，他们就能意识到情绪融合。还有一些人的“融合”非常强烈，他们可能永远无法了解与父母之间保持情绪的客观性是什么样的。很少有人能客观地看待自己的父母，把他们当成常人看待，而不贬低或仰视他们。有些人的融合是“舒适的”，有些人的融合是“不适的”，他们用憎恨或隐蔽的消极态度（两者都是融合的证据）来避免与父母接触。有一些“积极融合”的人对家庭的依恋非常强，他们从未离开过原生家庭。也有一些孩子，他们会欺骗自己已经“解决”了与父母之间的关系，并在没有交流的情况下，简短而正式地探访原生家庭；他们把不见父母作为自己成熟的证据。在我的家庭工作中，我努力帮助人们意识到这些现象，然后让他们经常回家，去观察和研究家庭中的分化。这种频繁的短期拜访比不频繁的长期拜访要有效很多倍。

自我分化。个体走向自我“分化”的每一小步，都会受到“共性”的情绪力量的反对，从而使情绪系统控制理智系统。共性的力量让家庭成员拥有相似的信仰、人生观、生活原则和感受等。这种力量不断强调共性，不断使用“我们”这样的词来定义“我们认为或感觉”如何，或定义他人的自我，例如“我的妻子认为……”，或使用指代不明的“这”来定义共同的价值观，比如“这是错的”或“这是应该做的”。这种共性通过一些积极的价值观来把家庭成员束缚在一起，包括为他人着想，为他人而活，为他人牺牲，对他人的爱、奉献和同情，以及对他人的舒适和幸福负责。如果对方不开心或不舒服，这种共性的力量就会使人感到内疚，并问：“我做了什么导致了这一切？”它会让人因为自己的不快乐或失败而责备对方。

分化的力量在定义上述特征时强调“我”。“我的立场”以“这是我所想的或相信的”和“这是我会做的或不会做的”来定义原则和行动，而不会把自己的价值观或信仰强加于他人。“负责任的我”为自己的幸福和舒适负责，避免产生责怪别人的想法，不会让别人为自己的不幸和失败负责。“负责任的我”以“我想要，我应得，这是我的权利或特权”的方式来避免“不负责任的我”对他人提出要求。一个适度分化的人能够真正关心他人，而不期望得到回报，但共性的力量将分化视为自私和敌对。

处于情绪平衡状态的家庭系统，在任何分化水平上都是无症状的。当家庭成员发生退行时，家庭系统会受到干扰，如果可能的话，系统会运行起来，以恢复到之前无症状的平衡状态。当家庭成员向稍高的分化水平移动时，家庭系统也会受到干扰，系统会自行运作以恢复到先前的平衡状态。因此，任何成员走向分化的一小步，都伴随着家庭系统中一些小的情绪波动。这种模式是可预测的，因此情绪反应的缺失是分化未成功的良好证据。在家庭对分化的反应中，有三个可预测的步骤：①“你错了”或者类似的说法；②“变回你原来的样子”或者其他不同的表达；③“如果你不这样做，后果就是……”。如果分化的一方能够在不自我防御或反击的情况下坚持下去，那么这种情绪反应通常是短暂的，然后其他人会对此人的分化表达赞赏。分化步骤最清晰的例子出现在夫妻参与的家庭心理治疗中。下面是一个典型的例子：一对接受家庭治疗的夫妇，花了几个月的时间讨论婚姻中的共性问题。他们讨论了如何满足彼此的需求，如何获得一段温暖友爱的关系，如何会让对方失望，以及如何共同做出决定。随着这一过程继续进行，他们出现了新的意见分歧。然后丈夫花了几个星期的时间，思考他自己和他的事业，以及在他和妻子之间的一些核心问题上，他该持有什么样的立场。他对自身的专注激起了妻子的情绪反应。她的焦虑状态持续了大约一个星期，她恳求他回到“共性”的状态，然后泪流满面、愤怒、情绪激动地攻击他，指责他自私、自我中心，没有能力爱任何人，是个不称职的丈夫。她确信唯一能解决问题的方式就是离婚。丈夫仍然保持冷静并陪伴着她。第二天，两人的关系平静下来。在下一次治疗时，她对丈夫说：“我喜欢你做事的方式，但这让我很恼火。我想控制自己说的话，但我不得不一吐为快。我一直看着你的所作所为，希望你不要屈服于我的怒火。我很高兴你没有让我改变你。”这时，他们处于一种新的、不那么强烈的共性水平，随后妻子开始了自主决定的过程，丈夫也对她努力进行分化的行为做出了情绪上的反应。

在这个例子中，丈夫的努力代表着向更好的分化水平迈出了一小步。如果他屈服于妻子的要求，或者攻击她，他会退行到妻子的水平。当丈夫坚持他自己的立场时，妻子的情绪反应代表着把自己提升到丈夫的分化水平。这种理论取向认为，这一过程中双方的分化水平会有一个基本的提升，并且再也不会回到以前的水平。在新的分化水平上，他们对“共性”和“个性”有着与之前不同的态度。他们会这样说："我们更加独立了，但我们也更亲近。旧情已逝，有时我很想念它，但新的爱情更平静、更好。我知道这听起来很疯狂，但事实就是如此。"

当一个人在他的原生家庭中尝试自我分化时，分化的过程可能就不会那么顺利有序了。其中一个原因是，家庭中每个人能采取的"我的立场"不同，这会导致各种各样的问题。但分化不可能在真空中发生，它必须发生在与他人的关系中，并集中在对双方都很重要的问题上。一段婚姻包含了无穷无尽的问题，这些问题对夫妻双方而言都很重要，他们需要脱离情绪系统来定义这些问题。分化也必须在有意义的关系中进行，在这种关系中，一个人必须尊重另一个人的信念和支持这一信念的行动立场。一方如果在一些可以被忽视的事件上强调"自我"，就会被当成傻瓜。当一方与原生家庭成员的联系很少或根本没有联系时，就很难在原生家庭中找到有意义的事件。

在原生家庭中，我长期致力于定义自我，虽然这产生了重大影响，但每年的结果都令人失望。因为很多时候，家人会忽视这种努力。然而，我的尝试确实使这些原则能够成功应用于专业实践中，我后来在我的原生家庭中使用了这些原则，后面我会讲到这个案例。相较于一个处于紧张或压力下的家庭系统，一个处于平静的情绪平衡状态的家庭系统更不容易讨论情绪问题或发生改变。我做过最有意义的拜访是在一个重要家庭成员生病或住院期间看望他。在指导其他人和他们的家人时，我鼓励他们在系统中有情绪波动或家庭混乱时进行探访，如死亡、重病、团聚、婚礼或者其他紧张或重要的家庭事件。

父母的"我们"。在我有家庭研究的经验之前，我赞同这样的原则：父母应该"在孩子面前展现统一战线"。这个信念是如此普遍，以至于它已经被认为是一个基本的心理学原则。当然，在我自己的专业培训中，我也经常听到这句话，而且在有关育儿的文献中，它也总是作为一个合理的原则而被提出。理由是：统一战线是必要的，"防止孩子利用父母中的一方来对抗另一方"。在进行家庭研究之前，我认为父母在对待孩子的态度上往往会出现分歧，我有必要提醒他们私下讨论这方面的分歧，在对待孩子时尽量保持统一战线。但随着家庭研究的开展，我形成了这样的信念：这句话是最不健全的心理学原则之一。

我所接触过的所有家庭，都自己建立了父母统一战线的原则。大多数见多识广的家庭倾向于把这句格言作为现代育儿原则，而不那么老练的家庭则把它作为一种受文化约束的原则，即孩子要服从父母。有证据表明，父母自动使用这一原则是因为它让父母更舒服，而不是因为它对孩子有好处。在父母和孩子之间的三角关系中，这一原则有许多变体，但最常见的模式是：母亲不确定自己与孩子的关系，而寻求父亲的认可和支持。在家庭心理治疗中，对家庭的观察表明，随着家庭的改善，父母往往会与孩子建立更多的个体关系。

我们可以从几个不同的层面来考虑这种现象。在临床层面上，"父母的'我们'"给孩子呈现出一种既不阳刚也不阴柔的父母组合，它剥夺了孩子通过与父亲的关系了解男性、通过与母亲的关系了解女性的权利。从三角关系的角度看，"父母的'我们'"给孩子呈现了一种锁定的"二对一"的情况，它无法提供任何情绪上的灵活性，除非孩子能以某种方式迫使三角关系的另一边出现裂痕。从理论的角度看，父母定义不清的自我融合成了一个共同自我，这就成了"父母的'我们'"。在家庭心理治疗的早期，我就开始致力于发展父母与孩子之间的个体关系。从这个原则出发，结果都是好的。一旦努力去发展每个父母和孩子之间的个体关系，就可以看到父母努力重建"父母的'我们'"的力度。有些情况下，父母会自动融入一个共同自我，以至于难以建立个体关系。如果能及早将"父母的'我们'"分离开，孩子通常会迅速而显著地发生变化，即使是很小的孩子也能处理好与父母任何一方的关系。

在研究出"父母双方与每个孩子之间都有各自的个体关系"这一原则后，我就开始将其应用于我的核心家庭。然而，直到我知道"个体与个体"关系原则，并对三角关系有了更多的认识，我才意识到这一原则的全部含义。我将在另一节介绍这些努力的结果。

"个体与个体"关系和相关原则。我将一起讨论"个体与个体"关系和产生它的其他原则。在早期家庭研究中，我观察到在混乱、不安的家庭中，当一个家庭成员可以开始"分化自我"时，家庭会出现惊人的平静和快速的变化。当焦虑的家庭被各种症状所淹没，无法达成一致的行动决定而瘫痪时，这种现象就发生了。最终，一个无法代表整个家庭发言的成员会开始确定他在某个问题上的立场，以及他打算做什么和不做什么。整个家庭几乎立刻就会变得平静下来，然后另一个家庭成员会开始同样的过程。这些家庭的功能严重受损，任何成员都无法长期保持这个过程，但这些观察结果为我们提供了思路，即如何在受损较小的家庭中进行有关这一现象的理论和临床实验。在对家庭的这些观察中，我注意到研究人员内部的混乱不安，研究人员之间互相抱怨，他们努力在小组讨论中解决分歧，也没能成功。利用从研究中发展出来的原则，我作为主任开始定义自己的角色，并尽可能明确地说出自己的长期计划和打算。这终止了“缠结”的小组会议。在完成这个相当严苛的自我任务的过程中，我意识到自己对他们进行指导，甚至为他们工作，像是把员工当成婴儿，而我却不负责任地没有做好属于自己职责的事情。员工的紧张情绪几乎立刻就平息了，然后有一个又一个的员工开始明确自己的职责。此后，员工的不愉快都能在几个小时内得到解决。从那时起，这个原则被频繁地运用到各种临床、工作和家庭情境中。

后来，我修正了定义自我的原则，并在我的整个扩展家庭网络中使用。扩展家庭系统中的各个核心家庭往往把自己分成一个个情绪集群，交流往往发生在“家庭与家庭”之间，而不是“个体与个体”之间。信件的署名经常是“某某夫妇及其家庭”或“某某夫妇”，而且往往每个核心家庭都有一个写信人为整个家庭写信。例如，我曾用碳素复写纸向多个家庭成员传递家庭信息。在从事多代家族史研究工作期间，我使用过这种方法，当时我有比平时更多的机会来写作。但后来我制定了一个新的计划，尽可能地把自己定义为一个个体，并与广大的扩展家庭成员进行单独交流；我尽可能多地在家庭内部建立起个体与个体的关系。我利用一切可能的机会给每个侄女和侄子写私人信件。分化程度较低的家庭仍然倾向于给我的整个家庭回信，但越来越多的人开始写个人信，寄往我的办公室，由于这些信是写给我个人的，所以我的家人从来没有看到过。这项工作的回报就像长期的红利，它改变了我在整个家族中的形象。

另一个计划是，与我的父亲、母亲以及扩展家庭中尽可能多的人建立“个体与个体”关系。“个体与个体”关系是一种理想的关系，在这种关系中，两个人可以就他们之间的全部个人问题进行自由交流。在这种关系中，大多数人不能容忍超过几分钟的时间。当任何一方变得焦虑时，他就会开始谈论第三人（引入三角关系），或者交流变得非个人化，他们开始谈论一些其他的事情。我的直接目标是，努力与父母建立“个体与个体”关系。虽然我通过给个人写信的方式，努力发展与扩展家庭成员的关系，但我在与父母建立个体关系时付出了更多的努力。在这样的努力中，我们会遇到情绪系统中处处存在的每一种拒绝、联盟和阻抗。在控制自己这么做的过程中，我们会在所有的关系中发展出灵活性和面对情绪的勇气，会比在其他大多数情境中更了解对方，我们的家庭也从中获益。在一些家庭中，无论是对整个家庭还是对最初做出努力的人来说，这一努力都会带来全面的积极结果。这些经验在临床实践中得到了运用，反过来又为我自己的家庭做出了贡献。我家庭中的大部分模式在所有家庭中都有一定程度的体现。例如，在实践中，与原生家庭失去有意义情绪联结的核心家庭更容易出现强烈的症状，而且和与原生家庭保持联系的家庭相比，这些症状更容易是慢性的。核心家庭通常不愿意面对导致孤立的情绪力量，但如果他们知道成功建立有意义的情绪联系（不经常的、义务性的探访不在此列）通常会降低核心家庭的紧张程度，他们就会更有动力去做出这方面的努力。与原生家庭保持联系的核心家庭要比隔绝无依的核心家庭进步得更快。

父母三角关系中的“个体与个体”关系。在与其他家庭的临床工作中，我发现我自己的家庭模式是所有家庭中最常见的模式。在与孩子有关的大多数问题上，我的母亲是最积极的，她会去了解孩子们在各处发生的事情。我的父亲在他活动范围内的某些问题之外，扮演了一个更次要的角色。他必须处理钱的问题，尽管按照我们家的系统规则，与我父亲说话之前，要先与我母亲交谈。当母亲和孩子们之间出现焦虑问题时，父亲总是会做出一些行动，他会给出有效的意见和行动来缓解我母亲的焦虑。我从小就和父亲一起参加一些特殊的活动，但我的母亲并不参与这些活动。很多事情都是围绕工作的琐事，但我们也经常去打猎和钓鱼，在我十几岁的时候，我经常和他一起乘车出差。我们会就特别感兴趣的问题进行长谈，但花在个人问题上的时间较少。他拥有大量有关自然界的知识和对野生动物的观察，在多年的城市生活过后，我已经将这些知识忘得差不多了。母亲是家庭中的书信人。在我上大学的时候，父亲的信言简意赅，通常都是关于钱的问题。在我离开大学后，他给我的信就少了。母亲一般都是为整个家庭写信，并签上自己的名字，我给父母的信都是写给“鲍文先生和太太”的。

这是一个理论上的想法，而不是个人的经验，它指导我多年来努力将自己与原生家庭分化开来，并把“个体与个体”关系作为重点研究的问题。当时我对“三角关系”有一点儿了解，但我并不知道如何使用这些知识，将自己从情绪系统中解脱出来。要摆脱三角关系的情绪束缚，需要的不仅仅是建立“个体与个体”关系，我们将在后面介绍这一部分。我对改变与父母的三角关系的第一次努力是给他们每个人分别写信，这种方法并没有改变家庭的基本模式。尽管母亲的信变得更加个人化，但她仍然代表他们夫妻二人写信。然后，我利用电话做出了进一步努力。当我打电话时，通常的顺序是父亲接电话，几秒钟内他就会给母亲打电话，而后母亲会在分机上与我交流很长时间。我的目标是想让父亲多聊一会儿，但从来没有成功过。我提前准备了一些旨在与父亲直接对话的话术，但很快，他要么把问题交给母亲，让母亲发表意见，要么母亲会插进来替他说话。如果我要求父亲让母亲安静下来，让我们父子交谈，她会就此发表她的意见。我从来没有成功地利用电话完成这项工作。总是有其他人在分机上，这让我无法得到有效的反馈。

与父母双方单独相处的时间对于建立个体关系是至关重要的，但仅仅与父母单独私下交谈则收效甚微。人们必须意识到，个体早已被“编入”家庭系统，亲子相处过程中，双方会自动回到熟悉的模式里。建立个体关系的最佳条件是找到一个双方都感兴趣的、不涉及家庭其他成员的话题。但在这样的过程中，每个人都会有自己的阻抗。我曾让人到自己的原生家庭去执行一些特别的任务，他们回来报告当时的情况：父母双方不可能分开，或没有一个“理想的时间”来交谈，或者他们一直拖延到最后几个小时，结果最后也没有成功。这与我们家的经历是相似的：和我父亲待在一起时，我很难找到个人话题，也很难让谈话持续下去。当我真的开启某个个人话题时，他就会引用“父母的‘我们’”，然后回答说：“你妈妈认为……”和我的母亲在一起时，保持对话很容易，但她会通过谈论其他人来引出三角关系，而保持“个体与个体”的谈话也很困难。我的总体目标是保持与父亲的对话，并消除其中存在的与母亲的三角关系。对于父亲，我试图提前准备好长长的话题清单，但这并不能解决问题。对于很多问题，他会用最简短的话语来回应，清单上的话题很快就聊完了，之后，我们又陷入令人不适的沉默。

在一些特殊的场合中，我在“个体与个体”关系上取得的进展比其他所有时间加起来都要大。其中有两次是家人生病的时候。第一次是我父亲中度心脏病发作住院的时候。这个场合提供了一个机会，让我们可以谈论他对死亡的恐惧、他的人生哲学，以及他可能不会以其他方式表达出来的人生目标和愿望。另一个场合是我母亲做重大的选择性手术的时候。有几天，我白天在医院里陪着她，晚上和父亲在家。也是这一次，我发现了将过往经历作为个体交流主题的价值。大多数人都热衷于向有兴趣倾听的人讲述自己从前的故事。当时我正在研究多代家族史，我希望得到所有可以回忆的信息。一两年后，我和母亲之间又出现了一个交流的机会。我在调查家庭过去几代人的信息时，发现在她的整个家族中，有她不知道的一个部分，这段历史覆盖了1720 年到 1850 年这一时期，这段时间里，这部分人已经迁往西部。那个地区记载着家族的名字，那里有家族墓地，有他们去做礼拜的教堂，有他们的土地，有他们建造的房屋，还有其他个人和家族实业与财产。我和她开车去西部那边旅行了一周，去参观这些地方。那是实实在在的一周，我们有许多“个体与个体”的紧密联结，并且很少谈及他人。我将在后面对个人经历的报告中提及这次与母亲的旅行。

除了与父母建立“个体与个体”关系之外，我还得继续努力把自己从父母的三角关系中“去三角化”。由于“去三角化”在后来的家庭事件中表现得更为突出，所以我在这里只简单描述这一过程。将自我从原生家庭中分化出来的过程主要包括两个步骤：第一步是发展“个体与个体”关系，这一步有助于让人际关系更加活跃，也有助于让人们认识到已经淡出视线的、旧的相处模式，最重要的是，它能使家庭更积极地为“去三角化”或改变旧模式付出努力。如果关系疏远，原生家庭就会忽视这种去三角化的努力。在这份报告中，我把更多的重点放在“个体与个体”关系或三角关系，而不是我目前“指导”他人与他们家庭的工作上。之所以这么强调这种关系，有两个原因：第一，作为整个计划的一部分，“个体与个体”关系具有很重要的意义；第二，人们理解去三角化过程之前，就已经在使用“建立‘个体与个体’关系”这种方法了。

到目前为止，在我对自己家庭的努力中，我一直误认为，我可以通过完成自我与父母的分化，来完成自我与原生家庭的分化。我相信，如果我很好地完成了这一步，就不必费心去处理我父母所处的其他三角关系。“缠结的三角关系”这一概念已经使用了近十年，但我还没有把这方面的理论整合到我对自己家庭所做的工作中。之后，我发展了三角关系这一概念，但没有达到预期的结果，很明显我需要做出一些不同的尝试。

对我的原生家庭中未分化的自我混乱所进行的初步观察，一直全面地指导着我的后续举动。我会记得，我的总体目标是，能够在不融入情绪系统的情况下拜访原生家庭。虽然我与家人的各种努力的结果都是令人满意的，尤其是在发展“个体与个体”关系方面，但我和原来一样容易和家人发生融合，也没有找到在探亲结束前使自己在情绪上从中抽离的方法。这份报告的其余部分阐述了我在家庭中所做的新的努力。

家庭历史（续）

家族企业重组后，我父亲、母亲、三弟组成的主要三角关系并没有出现明显的不和谐。我最初的假设是，我三弟和母亲之间的关系一定是三角关系中的消极一面，但这种假设完全是基于三角关系理论而不是基于过去的经验或对家庭的观察提出的。我的父亲、母亲和三弟之间的关系一直都很融洽，很难想象他们之间会有什么摩擦。即使我已经成为一个专家，可以在企业的组织问题上做兼职顾问，即使我与这个家庭有比较密切的联系，并对下一个不和谐的领域进行了预测，也没有确切的证据来证实我的假设，我也无法提出其他的假设。在一些问题上，孩子们和他们的配偶之间，或者表亲之间，多多少少表达了表面上的不满，但这种表达没有一个明确的模式，这些问题也似乎更多的是日常的小问题，而不是核心的家庭三角关系的基本问题。我甚至在代际研究中寻找到了一个共同的模式，我的猜想是，兄弟姐妹之间的冲突会在他们的后代中得以延续，并持续到很久以后。过了一段时间，我的家庭才出现一个明确的模式。影响这个模式出现的因素包括：家庭的基本适应性（如果适应性好，人与人之间就不会发生冲突），没有过大的压力使症状表现出来，以及有一定数量的子三角关系来吸收较小的不和谐。

我的家庭中的模式也存在于企业和机构员工中，在这些企业和机构中，存在于最高行政级别的基本问题一次又一次地被三角化，直到行政级别较低的两个职员之间的冲突浮出水面。在一个核心家庭中，吸收“未分化”的三个领域分别是婚姻冲突、配偶一方的疾病或功能紊乱，以及对一个或多个子女的投射。由家庭基本分化水平决定的未分化总量，主要分布在一个领域，或三个领域的任意组合。在我的原生家庭中，冲突水平很低，主要机制就是对孩子的投射（四妹的生活适应性较低），另一个机制是身体疾病，通常是短暂的内科或外科疾病。这些领域提供了家庭压力提升时的症状线索。

除了每个核心家庭中普遍存在的焦虑和担忧的子系统外，我整个家庭的主要压力都与生意有关。早些时候，我的三弟出现了轻微的症状，表明他可能有恶性肿瘤。家庭的重担一直在他身上，因此在排除恶性肿瘤可能的前一周，他的焦虑情绪非常强烈。此后，带来压力的更多是我父母的健康问题，以及如何处理他们的后事。我的父母年纪已经相当大了，每一次看起来很严重的病情都像在发出警报，并会引发出某种家庭反应。此时，核心的家庭三角关系是这样的：我的父亲在一角，我的母亲、最小的妹妹和妹夫在一角，我的三弟和他的核心家庭在另一角。在后组织时期（从我的角度来看），首先发生的变化就是我和三弟之间的距离疏远了——这最初是他引起的。我回想起来才发现，直到企业重组，我和他的关系一直很亲密。此后，在我们短暂的交流中，他还是很友好的，但他的业务和社区活动都让他很费力。在我致力于建立家庭中“个体与个体”关系时，他的状态让我无法与他发展这种关系，尽管他是一个重要的家庭成员。原本计划单独见他的时间里，我们的会面会变成一场社交活动。当他明显在躲避我的时候，我更加坚持不懈地努力去见他，他也同样坚持不懈地躲避我。当我夏天回家的时候，他们夫妻二人在我探亲的整个期间都在外面度假。那时的情况就是，家庭系统中两个最重要的人物不能聚在一起！他在家里很重要，而我是家里的“长子”，也因为我通过各种努力让自己变得更重要，所以我在家里也是很重要的。随着我和三弟之间的距离越来越远，我听到的关于他的故事也越来越多。我听到了关于他的一切，他也可能从家庭网络中听到了关于我的事，但我依然见不到他。他很少写信，所以我们之间的交流就断掉了。有一年夏天，我努力想和三弟见一面。我预料到，他可能会在我去找他期间再次回避，所以我一直等到最后一刻，也就是在去之前大约两天，才告诉他我要回家探亲。他和他的妻子次日踏上了旅途，在我离开前几个小时才回来，这个会面的时间只够互相问候，说些表面上的话。本报告的主题是此次事件发生六周后的发展趋势。

当时我努力工作的三角关系，就是母亲、三弟和我之间的三角关系。我一直很努力地在与父母的三角关系上工作，以为我的问题会就此得到解决。现在，一个新的问题已经转移到了新的三角关系上：当生意上出现冲突时，母亲会通过某种方式说我站在她那边（即使她并没有直说），而三弟会把这视作现实来做出回应。我开始在旅行中感知到这种发展。这个过程会以八卦故事的形式出现，在情绪系统中传达："我们俩在这个问题上的意见是一致的，我们对第三人的看法也是一致的。"想要脱离这种三角关系中的"秘密"沟通，一个比较好的方法就是去找第三人，以中立的方式报告信息。我当时和三弟断掉了有效的联系，我唯一能做的事情就是告诉母亲我是中立的。她说她会尊重我的立场，我也认为她对我和别人的关系表现出中立。但我离开小镇时，家人的反应就好像我是站在母亲那边的。

当言语无法帮助我从情绪系统中去三角化时，我就需要采取一些行动。我的母亲总是用"秘密"沟通的方式来增进她在情绪系统中的地位。我早期对她沟通的反应之一就是倾听，我以为我可以不偏袒任何一方地倾听。现在回想起来，这种倾听正是我早期融入情绪系统的关键诱因之一。听着母亲说话而不做回应，假装自己没有参与其中，这是骗不了情绪系统的。当我意识到"不回应"没有效果时，我开始做出一些评论，像是"这个故事挺不错的"，这种方法更有效一些。现在回想起来，我无疑是一边回应，一边自欺欺人地认为自己是中立的。我在父亲、母亲和自己的三角关系方面做了一些更积极的工作，"去三角化"的效果更好。我们有过几次交换"秘密"的交流，让"去三角化"有了转机。第一次是母亲在信中说了一些我父亲的坏话。接下来我给父亲写信说，他的妻子刚刚告诉了我这些关于他的故事，我想知道她为什么告诉我而不告诉他。父亲把信给我母亲看，她为不能信任我而不安。这样的几封信，再加上我和父母双方共处时类似的交流，我已经相当有效地完成了和他们的"去三角化"。那段时间，母亲说我说出来太多没必要的事，我说是她写得太多了。

我原生家庭中的三角关系模式在所有情绪系统中都很常见，在有压力的时期最为强烈。各个家庭成员被分到主要三角关系的角上，根据情绪问题的不同，分组也会有不同。三角关系中缠结的两个人会谈论局外的第三人。四个不同的家庭分别讨论不同问题的不同版本，我和他们都有相当不错的关系，所以我可以很好地了解家庭情绪的紧张程度。这份报告中几乎没有提及我的二弟。他在家庭中一直适度参与，表现得无牵无挂，他说如果我需要他，他愿意随时帮忙，但他不想"只是聊天"。

家庭经历

开场白。这一连串的事件，是从我三弟妻子的弟弟因突发心脏病猝死开始的。他和我的三弟一样，是一个精力充沛的商人，他在另一个州他自己的家族中，也是“家族首领”。他的去世，使得我三弟的妻子成为她原生家庭中最需要担起责任的人。如此重要的家族成员过世，可以让一个家庭系统“震荡”数月。这就是我在早期的一些研究中所调查到的“冲击波”现象，即有人死亡之后，整个家庭系统中可能会出现一系列明显不相关的问题。目前的情况就具有导致这种冲击反应的特点。我推断，按照顺序，这次死亡将“波及”我三弟的妻子，三弟会帮助她承担她家庭的责任，并深深卷入她的焦虑中，我的家庭又会对他的焦虑做出反应，而这种焦虑可能会在某个脆弱的点上，放大我们家庭中的小问题。我首先想到的是仔细观察，如果真的发生这样的情况，我可能也会提供一些帮助。大约两个星期后，有朋友间接告诉我说，我的四妹处于一种焦虑不安的状态。她对家庭中的情绪力量非常敏感，因此她身上的某种症状往往会是家庭系统紧张的早期迹象。有迹象表明，她很可能是在应对一个更大的家庭系统带来的压力，而不是自己核心家庭的压力。我们注意到这件事情大约两周后，核心的家庭三角关系中出现了一次明显的分歧，其紧张程度足够强烈，成为整个家庭讨论中的“活跃”问题。当时我的三弟正向我的父母施压，要求得到一部分股票，这样他就可以控制整个家族企业。我父亲在与三弟的三角关系中处于融洽的一方，所以他是同意的，但我母亲持反对意见。我以为那年秋天的“焦虑浪潮”主要会表现在躯体疾病上，我在想，如果需要的话，该如何处理这种焦虑。应对公开的冲突比对付内化的症状更容易，而公开的冲突在我们家比较少见。我开始思考如何利用这个冲突事件，中断家庭中的“焦虑浪潮”，同时也利用这个分歧，进一步促进我的“自我分化”。在这样的焦虑期，心脏最脆弱的人可能会心脏病发作，慢性疾病可能爆发，十几岁的孩子可能会撞车或骨折……任何症状都有可能在家庭的任何成员身上出现。家庭中公开的冲突带来了新的想法和挑战，但我没有一个应对它的明确计划。我计划在两个月后回家，所以我有时间仔细考虑这个问题，并制定一个工作计划。这就是三角关系的奇妙之处：如果三角关系中，自我分化的人可以控制自己的情绪功能，我们就可以构建一个极其准确的假设，并能从这个假设中推测出一个可预测的结果。关于股票的冲突发生后大约三周，我的三弟因为椎间盘突出，不得不在家休息几周。

计划。人们对待家庭非常谨慎，以免打破家庭内部的平衡。但有些情况会自动扰乱家庭，就像暴风雨打破平静的湖面一样，但如果有人想故意扰乱湖面，他会发现这是非常困难的。我为了这次回家探亲，耗时大约八个星期，精心制定了具体的计划。在我多年的家庭研究和治疗中，我已经通过三角关系网的方式，为许多家庭绘制了成功的蓝图，找到了解决问题之道，所以我特别希望这种方法也在自己的家庭中发挥作用。我的总目标是聚焦于涉及我母亲、三弟和我的三角关系上，最好还包括我父亲。按照这样的计划，这是我研究得最多的三角关系，即我的父母和我自己，再加上发展出冲突的新三角关系。其中我的三弟和母亲是核心人物。

这些年来，我的三弟一直在躲避我，而与一个逃避、拒绝处理问题的家庭成员接触，一直是我特别感兴趣的问题。因此，这个项目的一个直接目标是让三弟主动与我接触。母亲和三弟之间的冲突愈演愈烈，这首次促成了这个计划；在为此努力的过程中，处理冲突要比处理其他机制容易得多。我的目标是围绕一个有冲突的问题来工作。在探亲期间，关于生意的冲突依然足够鲜活，但如果我聚焦于这个问题本身，就会让它成为一个现实问题，而不是整个情绪系统的表现。而且，我将更容易被这个问题带入三角关系中。因此，我设计了一个计划，利用过去的旧问题来搅动家庭情绪系统。以另一种方式说，我的目标是在过往的问题中“小题大做”，以突出主要家庭成员之间的情绪模式。计划中的另一个项目是重点。以前我很擅长从一个三角关系中脱身，但结果是让紧张感进入到另一个三角关系中，其实这种模式一直是我失败的原因。我在准备面对所有可能与问题有联系的、困难的外围三角关系时，制定了一个计划，即不允许“盟友”出现在我的工作过程中。换句话说，我这么做是为了让整个家庭保持在一个大的情绪集群中，并为任何试图站在我这一边的盟友去三角化。在之前的实践中，我曾经对较小的情绪系统使用过这个基本原理，所以我知道这样的原则是可行的。该计划的最后一部分是让我的二弟参与进来。他也是家庭的一个重要部分，我想找到一种方法让他也参与进来。最初，我打电话告诉他家庭中出现的“可怕”冲突，说我需要他的帮助，告诉他我将在某日回家，并敦促他回家，为解决冲突而努力。我相信他将遵循他一贯的行为模式——把股票转让视为现实问题，但对他介绍律师、客观地决定哪一方正确的行为，我也做了准备来处理它们。

我最大的努力就是准备了一封给我三弟的长信。首先，我列出了一份旧的情绪问题清单，主要集中在我们之间的关系、家庭系统与他和与我的关系，以及他核心家庭内的关系上。我的目的是为所有关键家庭成员准备一个问题，特别是能准确地触及每一段关系的问题。这封信我改了又改，以消除带有敌意或贬损性的语句。如果自我分化的那个人变得带有敌意或愤怒，他就很容易失去客观性，当问题被推向他时，他就会进行辩护或反击。我反复斟酌这些问题，直到我可以相当客观地对待它们。我越是这样做，就越是不可能对任何人产生愤怒。事实上，我对我的三弟只会有更多的尊重，他在家里作为“家族首领”起到了很好的作用。我开发了一种特殊的技巧以避免批评他，这个技巧就是讲述我听到的关于他的“故事”，告诉他，除了他之外，每个人都知道这些故事，并指出家里人为了不让他生气，一直不让大家告诉他，再问他为什么不花精力去了解大家对他的评价。这样的事件序列存在于每一个家庭系统中——谈论不在场的人，并制定明确的规则来为八卦“保密”。在我的信中，我对这些“故事”的态度是，它们已经持续存在了好几年，有些故事很有趣，但大多数都十分无聊，在家庭更不安的时期，大家似乎更容易对这些故事添油加醋地进行描述，而且我早就放弃了在这些故事中区分哪些是事实，哪些是编造出来的，我也早已厌倦了被告诫什么能说，什么不能说，这封信代表我有权直接向他传达我想说的话，而不考虑家庭系统认为他应该听到什么。这种旨在以“故事”形式呈现事件的技术是非常有效的，因此我在实践中经常使用这种技术。在特定的情况下，我们总能有足够的、适当的故事可以使用。

信的开头，我说我一直想和他聊聊，但由于我最近几次探亲的时候他都不在家，我不得不把我的想法写在信里。我写到，人们在谈论他的时候总是连带着他的生意。我说我不明白为什么会这样，但事实如此。为了能接触到他的核心家庭，我说有一个关于他的“故事”：他和妻子担心他们的儿子有一些问题，但是因为他们对此非常敏感，所以我的家人告诫我永远不要在他面前说这件事。我在一段话中强调：我对谁控制家族企业没有兴趣，但我承认他对企业和整个家族的贡献。然后我写了一整段的“反转”，这是我长期以来一直使用的心理治疗原则，即通过说反话来说明一个观点。如果治疗师在情绪系统的“外部”，并且具有足够的灵活性，那么我们可以预测这种技术会带来较好的效果。我的三弟每天要为自己、他的核心家庭、他的父母、整个扩展家庭系统以及所有相关的人工作 16 个小时以上，而且他的工作完成得很好，除了在焦虑时期，他变得过于严肃、紧张。如果我告诉他放慢脚步，放轻松，不要对每个人都如此过度负责，这只不过是他一直在告诉自己并没能成功做到的事情。因此，“反转”来了。我写信给他，说我正在“改变原来的姿态”，并将做一些我通常不会做的事情——我给他提了一些合理的建议，恳求他更加负责任。我说，他对父母很负责任，但他们没有足够感恩。或许实际上他并没有努力去照顾父母，或者问题在于他并没有强迫他们感激自己。无论如何，他都应该做好准备全力以赴。我说，他需要解决生意上所有的问题，同时必须与他的父母建立良好的关系，他也需要给他的妻子和孩子更多的关注，他的亲家还有其他问题需要关注，而且他意志消沉的妹妹也是一个需要关注的问题。信的最后，我写到，我将在某月某日回家，但该说的我在信中都说了，所以除非他有话要直接对我说，否则也没必要见面。最后我在信上的署名是“你那爱管闲事的哥哥”。

经过计算，我正好是在回家前两周寄出这封信。同时，我给我的二弟也写了一封信，告诉他我回家的确切日期，并暗示他，如果他关心他的家庭，他应当按期回家，以帮助家庭解决目前的可怕情况。在这些信中，我使用了诸如“可怕的”“糟糕的”“紧迫的”和“恐怖的”等词语来描述目前家庭中的困境。这些词都是为了在这次探亲中“小题大做”。我还写信给我的妹妹，说我听说了她很难过，并已经写信给她的哥哥，让他在我到达之前帮助她解决。我在信上的署名是“担心你的哥哥”。之后我等了整整一个星期才给我的父母打电话，借口是我想知道我一周后到达时谁会来接机。实际上，我是想知道这些信的效果。我母亲说我弟弟对我写给他的“那封信”很生气。我假装不知道她说的是什么信，然后说他已经很久没有给我写信了，我不会给他写信。她说信末有我的签名，他要把它给家里人看，还准备复印出来，并说到时他会接机。我说，听到有些事让他生气，我也感到难过，但我会很高兴和他见面。获得了这个新信息之后，我在接下来的一个小时内又写了几封信。一封是给我的小妹妹，她住在我父母附近，是我们这一代中承担家庭责任的女人。我写到，刚刚和我们的母亲谈过，发现三弟对我在信中说的一些话很不满。我说我很费解，因为我只是把我的一些想法写在纸上再寄给他。我写到，这对我来说是一个谜，我脑子里的想法怎么会让他不高兴呢？如果他不高兴，我也会深感难过，因为这可能会扰乱整个家庭，作为家庭的“大母亲”，她有责任做一些必要的努力来安抚他，用“大母亲”能做的任何事情来安抚他的情绪。我请求她把我的信当作机密，因为我不想让母亲也不高兴，并请她立即告诉我，我能做些什么来补偿三弟。我说，如果我的想法让三弟不悦，也许我可以有些其他的或“正确的”想法。我在那封信上的署名是“你焦虑的哥哥”。在一个小时内，我在同一封信里给我母亲写了一条意思完全相反的信息。我告诉母亲，我一直都知道那封写给三弟的信，但我不敢让她知道，因为她可能会告诉三弟，然后破坏我到目前为止都很顺利的计划。我说，既然我知道我可以信任她（她过去曾替我保守过数以千计的秘密），我可以让她参与到我的计划中。我说，我的计划是惹火三弟，以便扑灭家中原有的火气。我告诉她，我已经用一些小的个人问题来激惹他，但是如果他能在这一周里冷静下来，我会用一些更严重的问题来激怒他。我在信的最后说，这一切都是保密的，一个人说漏嘴就会毁掉整个计划——当一个人在做计划时，邀请“敌人”来参与讨论是不明智的。那封信的署名是“你富有谋略的儿子”。后来我听说了我母亲对这封信的反应，她说：“这是我收到的最疯狂的信。我不知道该怎么处理它，所以最后我把它烧了。”在出发去探亲的前一天，我收到了妹妹的信，说我三弟在收到信后和父母在一起待了两个多小时，他们认为这封信很可怕，显然父母已经和三弟站在了一边。她说，也许这次，大哥回家时三弟不会离开家——他急切地要留下来。她说，当我到达时，他真的会和我好好谈谈，我四妹的丈夫要“把我逼到墙角，让我承认我一直在说有关他妻子的谎言”。然后她补充说，我真的把家庭搅得天翻地覆，希望我的策略能奏效。她最后说：“如果我能提供帮助，我会支持你。我很期待你这次回家探亲，应该很有意思。”

我希望读者清楚这些努力的目的。我设计这些相互冲突的信息，是为了防止家庭中的任何一部分人站到“我这一边”。在这样一个家庭系统中，这些信息就像心灵感应一样来回传递。唯一没有给其他人看的信是寄给我母亲的、那封署名“你富有谋略的儿子”的信。我的小妹是唯一完全脱离家庭情绪系统严肃性的人，这从她评论这次探亲“很有意思”的话语中就可以看出来。她说“我会支持你”，这是她站在我这一边的信号。于是我告诉她，我打算告诉家人，是她邀请我回家帮助她扮演“大母亲”的角色。最终，她没有站在我这边，而是装作我提出的问题都非常严重。

我的小妹和她的丈夫、女儿在机场迎接我们夫妻二人。这次旅行的计划是，我将花两天时间与家人待在一起，然后花三天时间参加一个需要我妻子出席的医学会议，然后再花两天时间待在家。我的妻子并不清楚我具体在做什么。根据长期的经验，我发现，如果有其他人知道计划中的任何一部分，那么分化通常会失败。为了计划的有效性，如何做出每一步行动都必须由我自己决定。这些决定和行动往往必须在瞬间做出，无论好坏，且做决定的人应该为此负责。与另一个系统内的成员讨论这个计划，会导致一定程度的失败。我们到达机场后，妹妹开始讨论家庭问题中的一些细节，那时我妻子才第一次知道发生了什么。在这次旅行期间，我的妻子没有问过一个问题，也没有对我的家庭发表任何积极或消极的意见，这是以前从未发生过的事。我们到父母家的时候是星期六的半夜。我母亲在周日早上提出了唯一的意见，她说希望事情能够顺利解决，不要有什么不愉快。我说我很高兴她仍然是一个为孩子担心的好母亲。周日上午，家里没有其他人发表意见。周日下午早些时候，小妹邀请我们到她家吃下午茶，来的人有我的父母、我妻子和我，以及我小妹一家三口。就在我们用完甜点和咖啡时，我的三弟打电话过来说，他一直在城里四处找我，几分钟后就会过来。现在，是三弟在找我，而不是我在追着他。三弟和他妻子加入这次我期待已久的、预先排练好的会面中，这使我们组成了一个完美的团体。家庭系统中每个重要的三角关系都有代表在场。我特意整个上午都待在我父母身边，就是希望能促成大多数人的会面，但当它以这种方式实现时，我觉得我是十分幸运的。我的直接目标是避免因为任何事情而自我辩护，或攻击任何问题，即使受到挑衅也控制怒意，并对任何意见做出随意的回应。

三弟到场之后寒暄了几句，但几分钟后，他拿出了“那封信”，说他今天是来讨论我喝醉时写的“那封信”的。我说我住的地方酒水价格便宜，如果他那里酒水供应不足，我可以为他争取一些好价格。家庭会议进行了两个小时，其中都是个人的言论和行为。处在问题中心的人是三弟、三弟的妻子和我；我的妻子和我的父亲游离于团体边缘；母亲在主要人物的后方游走。大部分谈话是在三弟、我以及母亲之间进行的，三弟的妻子也发表了一些意见。三弟对关于他的那个“故事”反应最激烈，威胁要对我提起诽谤诉讼。我认同地说，这样的故事是可怕的，我认为他应该找出是谁最初讲述这个故事的，并起诉这个人。之后我们接着聊这个“故事”，我对于他不知道别人怎么说他表示了惊讶，并且希望他今后能更多地关注这些故事，因为他一直住在家乡，而我只有在探亲时才能听到它们。三弟的妻子对有关她儿子的故事反应最大，她对我说："我总是对你的孩子说好话。"我回应说："我也听说过你们所有人的'好故事'，只是我没有时间去记住所有故事。"然后三弟夫妻俩开始讲关于我的负面故事，我回应说："这故事还挺有意思，但如果你能留心的话，我也有一些非常好的故事。"母亲在后面来回踱步，她发表了一些评论，例如"我可不希望我去世后留下一个四分五裂的家庭"。在这次家庭会议即将结束时，我的三弟指责我和母亲是一伙的，说整个事情是从我和母亲一起去看她祖先家乡的那次旅程开始的。我说："你对这些事情的直觉很好！你是怎么知道的？你说得没错，我们就是从那时候开始计划整个事情的。"母亲极力反驳说："这简直是胡说八道！有什么事我再也不会告诉你了。"我转身对三弟说："现在你看到了，当母亲被揭穿时，她是如何想方设法摆脱窘境的。"会议结束，当我三弟和他的妻子离开时，他的妻子说："我这辈子从没见过这样一个家庭。我觉得我们应该多和彼此交流，而不是谈论彼此的八卦。"

那个周日下午的家庭会议，是我整个生命中最令人满意的时刻之一。我积极地参与进了最强烈的家庭情绪之中，却完全置身于我自己家庭的"自我混乱"之外！在这次探亲过程中，我没有被卷入三角关系，也没有融入家庭情绪系统。在家庭会议进行了大约 2/3 时，我知道计划已经成功了，因为我注意到家庭系统已经失去了它原有的情绪冲击力，而且我知道，如果不发生一些完全在我意料之外的事，我在整个会议过程中都不会融入家庭情绪系统。即使我被轻微或适度地卷入三角关系中，我也已经完成了我这次探亲的主要任务——打断家庭中出现的"焦虑浪潮"。在家庭会议顺利进行的时候，我便知道主要任务已经完成；在家庭会议开始时，我也知道了我对互相缠结的三角关系的推测是准确的。在没有被三角化的情况下完成了这次家庭会议，这进一步证明我具备了将理论应用于实践的技术。这次行动的完全成功真的是令我既惊讶、又振奋，也让我十分疲惫。我花了十几年的时间来思考"未分化家庭的自我混乱"的结构和功能，我已经习惯每次做出新的努力只取得部分的成功，因此对于这一次的全面成功，我几乎是没有准备的。这相当于最终掌握了整个家庭系统的秘密，并在一次尝试中一路高歌猛进。因为我相信，一个人的生活适应能力如何，取决于在自己的原生家庭中锻炼出的"自我"，这就相当于百次失败的尝试后终于登上了顶峰。对我来说，最重要的长期成就是，证明了情绪系统有一个可知的结构和功能，而且人们可以按图索骥，找出针对其问题的可预测的答案。

在周一，也就是家庭会议的第二天，我还需要做一些后续工作。为了完成分化过程，我必须与家庭系统继续保持联系。换句话说，我有必要继续与系统保持对话。这时，感受系统会要求退缩和保持舒适距离，这将导致系统再次“紧张”。周一，我知道我的弟弟仍然很生气，而且会有所反应，所以我必须要约他出来。我并不想去见他，但我知道我不得不去，责任心战胜了感受。几年来，我第一次发现他愿意独自一人与我交谈。我们互相进行了肤浅的寒暄，等我确信他不会提起与生意有关的家庭问题后，我问他：“你还在生我的气吗？”他回答说：“当然不了！”然后我说在我去镇上的路上，听到了一些新的跟他有关的故事，我问他想知道别人对他的评价吗？他回答说：“我不想再听任何故事了。”我表示很惊讶，一个有他这样地位的人竟然不想知道人们对他的评价。为了让他了解情况，我愿意把这些故事写下来寄给他。他说他会退了这封信，不启封，不认领。我说我觉得他的态度让我难以理解，但我会尊重他，相反，我会在过马路时告诉他我曾听到的对他的赞美。有人说：大多数时候，他的意图都是好的。他咧嘴笑了起来，这是我几个月来第一次看到他以前那种“赢得朋友认可”的笑容。此后，我与他进行了多年来第一次“个体与个体”的交谈。他谈到了他为整个家庭系统、他自己的家庭和企业做出的努力。在这次谈话中，他谈到了我们的四妹，以及他是如何一直努力帮助她的，而她似乎让他所有的努力都失败了。他说：“有时我觉得她有点儿迟钝。”在与三弟的这次长谈之后，我立即开车去看四妹，并说：“嘿，妹妹，我一直在和你三哥聊起你的问题，他说你不听他的话。你到底对他做了什么，让他这么说？”在前几年，我总是被迫而尴尬地进行“去三角化”的努力。现在，这个过程可以自动且顺利地进行，我不再需要逼迫自己去做这些事。我又与我的父母进行了几次顺利的“去三角化”工作。在那个周一，我给我的二弟写了一封特别的信：他周末没来，我责备了他做得不对，对家庭缺乏责任感，并说我整个周末都在家里，试图恢复家庭的平静与和谐，但我越是努力，似乎越让他们生气。我说：“我一直在努力与他们进行自由、开放的沟通，让他们平静下来。我所做的只是告诉家人们一些你原来跟我讲的关于他们的故事，这并没让他们平静下来，反而让他们很生气。这个周末彻底失败了，但我不知道为什么会这样。既然我没成功，现在就靠你马上回家处理这个紧急状况了。”后来我发现他在那个周末出差了，离家不到 65 英里，但生意上的压力让他无法赶回家里。

我和妻子在周二一早就离开了家去参加会议，周四晚上我们回到家里，一直待到周六中午。这是我有生以来第一次，整个星期完全置身于家庭的自我混乱之外。在那最后的几天里，我没付出什么重大的努力，但是面对每一个新状况，我都轻松地完成了去三角化。我的小妹和她丈夫甚至比以前更加随意、超然了。他们谈到这件事令他们感到非常“有趣”和“愉快”。我的父母仍然对此表示担心，但他们比以前更冷静了。我弟弟的妻子找到我，我和她进行了多年来第一次认真的“个体与个体”的谈话。就在我离开之前，我三弟的小儿子过来跟我说再见，这很少见。他说：“非常感谢你这周能回家！”探亲之旅结束一周后，我的二弟打电话来，跟我谈了一个小时。我和他做了很多去三角化的工作，但很明显，他和他的妻子也比较随性，将自己置身严重的家庭问题之外。他的妻子后来给我写了几封信，盘问我的“计划和策略”。以前我的合作伙伴曾经坏了我的事，所以我不打算冒着破坏我成功的风险，和她认真谈论整个计划。我告诉她，我在背后花了这么多时间，为家人做出一些有益的思虑和行动时，她却指责我背信弃义，让我很受伤。我向她保证，我唯一的目标是恢复家庭中基本的爱和团结。探亲结束两周后，我收到了母亲的一封长信，她在信中简要地回顾了这次探亲。她在信中说：“尽管过程中有很多起伏，但你这一次回家是最棒的一次。”探亲结束后，我又立即给四妹写了一封信，责备她说我一直让她的家庭成员“照顾她和她的问题”。她跟我开了个玩笑，说我叫别人来照顾她，而我却没有帮过她什么。然后她说她完全有能力照顾自己，她不管过去 40 年来她是怎么过的，但她现在有了新的期待和新的生活。在那个属于家庭的周末之后，我父母和三弟之间关于股票和家族企业控制权的矛盾完全消失了。

在那个周末之后的近三年时间里，我的家庭的总体适应水平一直处于多年来最好的状态。虽然也有焦虑和较小的危机，但没有以前那么紧张。我在家庭中扮演了一个新的角色，我称之为“分化的个体”的角色。我对其他人身上的这种现象有了越来越多的经验，通常他们家庭的模式与我的家庭相似。在分化方面取得一些成功的人，对整个家庭都是有吸引力的。仿佛家庭中的任何成员都可以接近这个人，并拥有使情绪超脱于观点之外的优势，而这反过来又帮助他形成不同的观点。这其中起到更大作用的是行动，而不是语言，因为语言往往是消极的，而行动的亲密性则明显会更好。家里人都希望这个与众不同的人能够在他的位置上发挥好作用。例如，在家庭中还有一些轻微的情绪“紧张”期，有人会邀请我参与其中，或回来探亲，然后他们会严肃地告诫我：“但你要确保不会说任何让家人生气的话。”这句话传达的是对另一个“奇迹般的家庭周末”的微妙要求，但分化是一种自主的、自发的努力，它不可能在外部刺激下取得成功。

在“那次经历”两年后，发生了一件有趣的事情。在我持续进行的多代家族史的工作中，我发现附近的一个县有一个我父亲的家族分支，这个分支他从来没有听说过。我安排了两次旅行，和他一起去看他们拥有的土地和他们住过的房子。我认为在这些年里，我已经和他建立了良好的“个体与个体”关系，实际上在旅途中，和他共度的漫长车程也非常愉快，以至于我们没有时间去谈论所有自动出现的问题。在这个时候，我们可以在没有回避或防御的情况下，谈论所有重要的话题，并且建立了一种比以往任何时候都好的关系。这次经历给我带来了一种新的领悟，即我只是不知道是什么构成了真正牢固的“个体与个体”关系。在旅行回来的第二天，我的三弟问我晚餐前有没有时间喝一杯。我们俩又花了一些时间来讨论对我们两个都很重要的问题。在谈话中，他感谢我为我们父亲所做的一切，以及为寻找父亲的家庭分支所做的努力。他说：“和你刚开始寻亲那时相比，爸爸现在好像年轻了 10 岁”。但我的看法略有不同。我确实做了一些事情，改变了我与父亲之间的关系，这反过来又改变了所有与父亲有联系的关系。然而，我确实认为，我在他的家族上的努力是改变关系的关键。

最后是家庭对上文所描述的“分化步骤”的感受。任何参与了那次“家庭经历”或从远处观望的人，对发生的事情都有不同的看法。分化的步骤具有两面性。其中一面是只有分化的个体知道其中缜密的逻辑、有序的思考和周全的计划。如果让其他人知道这些，那么这种努力是否会产生分化也便不得而知了。另一面是感受以及情绪反应，我也很怀疑，如果这种情绪反应没有出现，分化是否还会发生。最初的家庭反应是负面的，表现为惊讶、愤怒和“你一定是疯了”的态度。当一个人在做分化的步骤时，其他人的反应是情绪化的，他们不假思索地做出这些反应。突破某个节点后，就会有某些家庭成员立即自发地表示“感谢”。如果分化的个体请求或要求这个家庭成员，详细说明他们最初表达的感谢，那么他们的反应就会和预期相反。在这一点上，分化的个体需要面对来自“共性”规则的评论，这些规则支配着行动的感受方面。这些评论很可能包括对事件重要性的贬低和否认，甚至可能会有一些批评。一个人成功的分化必须只为“自我”。如果是为了自我，而且做出了成功的努力，系统也会跟着受益。如果是为了帮助别人，或期望别人会表示同意或赞赏，那么这种努力是为了“共性”，而不是为了分化。情绪系统不会欣赏这种为“共性”服务的虚伪有害的做法。

会议之后的临床经验

在我的家庭关系取得突破之前的几年里，我一直在一种我称之为“与单一家庭成员的家庭心理治疗”的方法中，运用自我分化所涉及的理论、原则和技术。这种方法包括我“指导”其他人尝试我在自己家庭中使用的方法。虽然结果是好的，但我仍然认为，最有效的方法还是丈夫和妻子一起进行正式的心理治疗。我敦促心理健康专业人士自己接受正式的家庭心理治疗，为从事家庭心理治疗做好准备。在我的个人实践中，有很大一部分是专门为心理健康专业人士及其配偶做家庭心理治疗，我认为这种治疗也是对家庭心理治疗实践的培训。

我在自己的原生家庭中取得突破后，结合自己的家庭经历，把关于分化的新知识纳入对精神科医生的正式教学和其他家庭心理治疗的培训中。一些学员主动地在自己的家庭中尝试一些原则和技术。当他们陷入意料之中的情绪僵局时，我会首先注意到他们的努力，然后询问发生了什么，并“指导”他们摆脱困境。这种指导和教学是在同一个教学会议上进行的。接下来的几个月里，那些与家人相处最成功的人，作为家庭心理治疗师，发展出了不同寻常的技能和灵活性。在实践中，他们善于避免与家庭产生强烈的情绪缠结，并能够舒适地与心烦意乱的家庭工作。他们将这种能力归因于他们和自己家庭所做的工作，以及对“脱离家庭情绪系统”的新观点。我当时没有考虑这些受训者及其配偶的家庭治疗问题，他们在临床工作中表现得异常出色，由于我关注的是他们作为治疗师的效果，我很少关注他们与配偶和孩子之间的情绪功能状态。一两年后我意识到，那些主要关注自己原生家庭的受训者，与那些在同一时间段内与配偶一起接受正式家庭心理治疗的受训者一样，在与配偶和孩子的相处中自然而然地取得了同样多甚至更多的进步。关注原生家庭的新方法为我们提供了强有力的证据，即我们过去所认知的心理治疗，可能在未来有一天会被认为是多余的。

关于在父母家庭中定义自我的效果，我可以做一些试探性的推测。其中一个推测是，与个体需求更加紧密嵌入其中的核心家庭相比，在更为疏远但同样重要的父母家庭中，人们更容易对情绪力量进行有效的观察，也更容易采取行动立场。根据我的经验，父母家庭取得的任何进步都会自动转化为核心家庭的进步。另一个推测是，受训者要在父母家庭中做出努力，他就要更快地为自己的生活负起责任，他也需要接受这样的观念：通过自己的努力，他可以改变自己的家庭系统。比起和配偶一起接受家庭治疗，受训者在处理自己家庭中的情绪反应时，更多地依赖于他自己所拥有的资源。

这种培训家庭治疗师的方法在当时实在是过于前沿，我们只有一些早期的临床经验作为参考。当然，这种方法不适合所有人，它需要艰苦的工作和奉献精神。在受训者能够充分控制自己的情绪功能，以了解身处情绪系统内部和外部的区别之前，他们不可能取得进展。受训者在一定程度上脱离系统之前，分化技术要么是空洞无意义的话语，要么是对系统的敌意攻击，而情绪系统会判别其中的不同并做出相应的反应。如果受训者在一定程度上脱离系统，这将帮助他们节省时间，聚焦于有效的领域，并在我所需努力的一小部分时间内实现相当不错的初始分化过程。在我自己实现分化的突破时，我认为这是我个人生活中迄今为止最重要的事件之一。现在事实证明，它也是我职业生活中的一个重要转折点。

在家庭研究会议上的演讲，我大约用 15 分钟简述了我的家庭历史和一些背景原则，然后是大约 15 分钟的临床经验介绍。对于那些没有扎实掌握我的理论体系的听众来说，这个简短的演讲主要是一种情绪体验。从我自己的角度看，在这次演讲中，我和我的家人在当时的目标上取得了一定程度的成功。在家庭治疗师们组成的“家庭”里，我并没有取得像我在自己家庭那样的成功，但治疗师家庭对我来说，并不如我自己的家庭那样重要，我也没有动力对他们进行如此细致的工作[1]。在我看来，大多数参与者对这次演讲的反应是情绪化的（这是我预料到的），而且大多数人没有与之相关的专业背景，无法将其视为一种大胆的、富有想象力的方法，而这种方法是基于一种“知道什么时候该做什么事情”的直觉构成的。我希望这个演讲已经传达了足够多的额外信息，可以让大多数人知道：这是一个已被仔细思考过的概念系统，在多年持续的实践和对技术的修正之后，它发展出了执行理论假设的能力。大多数与会者对这次演讲的反应和我的家人一样积极。有一些人有情绪化的反应，他们认为这次演讲是自私、敌对的，造成了伤害，但即使是这些人，他们也大多保留了一个积极的总体意见。如果不是这样，分化就不可能完成了。

自 1967 年的会议以来，有些人对我公开这份关于我家庭的个人报告表示担忧。我相信我的家庭和所有的家庭都差不多，我的家人在总体上很感谢我所扮演的“麻烦制造者”给家庭带来的好处，并且我深信我们家的每个人都会以自己的方式，带着不同的保留意见，高兴地让我做一份关于“我们所有人”的公开报告，因此我对这份公开报告毫无保留。随着家庭成员从一个封闭的、不太成熟的世界中走出来（他们会认为自己之前在隐藏这些秘密和小缺点），并进入一个允许他们的私人生活更加开放的世界，成为其他人可以效仿的榜样，他们每天都会有一些成长。

讨论

注：与会者只听取了本文题为“家庭经验”一节。演讲后的讨论被原封不动地保留了下来，尽管与之对应的演讲稿略有不同，但人们提出的观点和表达的反应仍然符合修订后的版本。我特别希望这些评论能够反映出这些材料带来的新鲜感和惊奇感，以及它们对听众的影响——他们一直期待听到一个非常不同的演讲。

瓦茨拉维克（Watzlawick）主席： 我相信我是代表在座的每一个人说的，我们非常感谢鲍文博士所做的最具启发性也最具娱乐性的演讲——我们通常不同时使用这两个形容词。

就个人而言，我很钦佩他能够做到在 24 小时内置身情绪系统之外。换成是我，只能坚持 15 分钟。这印证了那句老话：在选择家庭时，再小心也不为过。这也让我想起有人说过的一句话：如果人们把一种情况定义为真实的，那么无论出于何种意图和目的，这种情况都会变得真实。

我现在可以请小组讨论这篇论文了吗？鲁宾斯坦（Rubinstein）博士，你愿意首先发言吗？

鲁宾斯坦博士： 我想首先对鲍文博士说，现在我明白他为什么迟迟不给我写信了。

我很着迷，因为我在你的整个演讲中被带入了三角关系，我发现自己一直在写笔记，试图脱离这种三角关系。我认为三角关系的概念，与我们昨天谈论的“三人组”和“二人组”概念之间有一定的连续性，这是一个迷人的概念，因为它把临床经验带入了我们的讨论中。我也曾有过这样的想法：“二人组”是一个抽象的结构，在临床实践中，我曾多次想知道“二人组”这种东西是否真的存在。例如，在母亲和患精神分裂症的孩子的关系中，人们会想知道是否总是有第三方在场。很难想象，两个人可以以共生的方式如此紧密地联系在一起，而不需要作为一个整体与第三方分化开来。第三方作为一个已分化的个体运作，巩固并保证了二人组的存在。因此，我完全同意你的观点，即人类关系的基石可能是三角关系，即三人组。

在与夫妻一起工作时，我了解到诺曼·保罗（Norman Paul）关于哀悼过程的一些想法，它们影响了我对婚姻治疗临床实践中使用的技术的思考。除了改变婚姻关系中的游戏规则外，一个有用的技巧是：在配偶在场的情况下打开情绪系统，在这些情绪系统中，每个人都在自己和父母构成的三角关系中行动。通过开放这些外部情绪系统，配偶会产生某种移情反应。配偶之间的移情关系，可以在不同的层面上建立一种新的三角关系。这就是为什么我想对你的术语“去三角化”进行限定。我们是在破坏三角关系，还是在脱离三角关系，或者我们是在改变三角关系，让它达到不同的功能水平？

我想知道三角关系在多大程度上是真正必要的，以便将移情带入配偶之间的关系。成为三角关系其中一部分的治疗师，必须让自己准备好分离的过程。治疗师怎样才能走出三角关系，或改变他的三角关系功能到一个不同的水平？我希望我们能有机会进一步讨论这个问题。

瓦茨拉维克主席： 非常感谢你，大卫（鲁宾斯坦博士的名字）。约翰·韦克兰德（John Weakland），你接着发言吧。

韦克兰德先生： 鲍文博士一开始就说了两件事，他说他要摆脱准备好的论文，并要讲述自己的体验。我认为聆听鲍文博士的演讲本就是一种体验，今天更是如此。

我的陈述会非常简短，因为我不想改变这份体验带来的直接影响。我认为我们这个领域的启发来自体验，而不仅仅来自想法和观点，所以我将只用一两分钟的时间，稍微回到他准备好的论文上，并提出几个一般性的观点。

当然，他给我看的那篇论文，以及我认为已经普遍流传的提纲，都详细地谈到了未分化的自我混乱和三角关系。我必须说，直到今天我才真正理解他的意思。但现在我想我明白了，因为鲍文已经如此生动地阐明了这些概念。

在我看来，他今天说的最重要的事情，也是他在准备好的论文中没有说的，就是强调了走出家庭的自我混乱，但仍然保持自己与家庭的关系的重要性。这种双向发展的做法贯穿了他今天告诉我们的一切。我认为这一点非常重要，不仅对我们研究家庭的内部关系很重要，对我们自己家庭的内部关系也是如此。任何在家庭领域工作的人都不可避免地借鉴自己的家庭经验，以这样或那样的方式使用这种经验，来指导自己的工作。我们的工作真的不是那种可以远远观望的、避免自己的生活被卷入其中的工作。

所以我认为，与自己的家庭保持一定的距离，同时保持一定的联系，这对我们所有人都非常重要。这个想法与他论文中的几句话有关，我想在这里引用这些话。他说他相信“支配人情绪功能的法则与支配其他自然系统的法则一样有序，我们理解情绪系统的困难不在于系统的复杂性，而在于人们对这一系统的否定”。他在这里提出了一个非常基本的观点。我认为这种否认往往与我们参与自己家庭时，所遇到的困扰有关。当他说“靠近点儿”的同时又说“保持距离”，这样的要求似乎超过了我们的能力所及。如果我们同时做到这两点，我们在治疗工作中和概念工作中，都会做得更好。例如，我们也许能够审视系统，而不是像我们对“精神疾病”或“家庭混乱”等概念所做的那样，把它们视为异类而加以否定。我们所有的工作已经越来越多地表明，即使是最“无序”的家庭也是高度组织化和系统化的。如果我们使用“混乱”这样的术语和概念，我们只会掩盖我们正在寻找的秩序。

瓦茨拉维克主席：非常感谢你，约翰。我现在可以请韦纳博士发表意见吗？

奥斯卡·韦纳博士（Dr. Oscar R. Weiner）：我真的着迷于鲍文博士的演讲。我抄下了他的框架，不禁思考着这对我个人意味着什么。我发现自己有点儿走神，想立刻回家在我自己的家庭中尝试一下。也许他已经教给了我一些东西，我以后可能会发现这对我自己的家庭也有用。

我希望鲍文博士稍后能回应：他在整个家庭系统中是如何看待自己的？我脑海中浮现的想法是，也许他正在成为家庭中的“治疗者”。他的母亲最后告诉了他这个周末对她的意义，这也证实了这一点。就家庭投射过程而言，我不太确定的是，在这之前他认为自己是什么样的角色？

在他讨论那些试图进行自我分化，但又与家人保持关系的个体时，我发现这个概念在我自己的实践中非常有用。你替我阐明了我已经在做的事情。我发现，对于处理那些正在努力分化，同时又继续表现出极大抵触情绪的个别患者，这个程序非常有用。我也开始把患者送回他们的家庭，与他们的家人联系，我觉得在某种意义上，这让我摆脱了存在于患者、我自己和患者家庭之间的这个三角关系。我之所以采用这个程序，是因为我感觉患者将重担放在了我身上，而这让我感到越来越不舒服。他们束缚着我，阻碍着我的成长、发展、进步，我发现把他们送回他们自己的家庭，在某种程度上使我处于一个更好的位置，以进一步处理他们的问题。从长远来看，这对患者来说是一个更令人满意的经历，因为我们都得以去三角化，他们与自己的家庭也建立了与以往不同的关系。

瓦茨拉维克主席： 惠特克博士，你愿意发表意见吗？

惠特克博士： 我是否愿意发表意见？天哪，这是个什么问题！鲍文博士，我希望你是我的兄弟！

鲍文博士： 阿克曼才是我的兄弟。

惠特克博士： 当你说你很无聊时，你的意思很明显。你实在太让我无聊了。这是我们昨天谈论的内容的另一面，也是我想研究的一个问题。

我认为你之前说到的另一件事是以前没有人敢说出来的，那就是，那些进入家庭治疗领域的人是真正的操纵者。我们所发表的那些“我们要真诚，我们要做我们自己”的言论，其实有另一面，即我们与这个系统有关。对我来说很有趣的是，我挣扎着试图把自己分化为一个“独立的”人，就好像我试图让自己相信我与这个整体无关一样。我在想，或许这两类人没有区别——一类人试图从家庭中分离出来，或者离开家不再回来，另一类人留在家里从不离开，而我们每个人都在试图解决这个不可能的悖论情境：我们总是在家庭内外来回。

另一件对我很有启发的事情是，这个想法帮助我解释了我和联合治疗师一起工作的重要性。我不必为两个人一起工作而挣扎，因为你就是这样做的。对我来说，与治疗师同事一起工作是快乐的。我有一种感觉，人们最初应该是通过和配偶一起工作来教授心理治疗的。我想到，当我做联合治疗时，我通过这样一个过程来完成去三角化：我们两人在某个时候作为一个整体发挥功能，又在另一些时候作为两个独立个体来工作。因此，我们随时可以自由地去三角化。

你说到了在家里陷入恐慌这件事，我对此越来越敏感，这也是我治疗中的焦点。我最初是从报纸上的一篇报道中了解到这个想法的。报道称，一个美国象棋大师和一个俄罗斯人下棋（俄罗斯人赢了），他说，在他感到困惑的时候，他就知道自己输了。当这种情况发生在我的治疗中时，我就会去找我的联合治疗师。我一直都很喜欢莱曼·温内（Lyman Wynne）关于橡胶栅栏的概念：家庭治疗的过程就像双脚分开，跨着站在橡胶栅栏两边。问题是，这个栅栏并不总是橡胶的，有时，这该死的东西是钢制的，而且它一直在变高，我总是担心它好像要切掉什么。如果我有一个联合治疗师，我就可以放心地用两只脚进去，并抓住他的手，这样我就可以灵活地进出；或者我可以留在外面，让他进去，然后在他被缠住的时候把他拉出来。

瓦茨拉维克主席：非常感谢你！鲍文博士，你想对这些评论做出回应吗？

鲍文博士：如果你们中有人想知道为什么我没有给你们写信，那是因为我在自己的家庭上花了几千个小时。我有一个装满材料的文件夹，是我谈到的那些信件的副本。我在这个项目上花了几个月的时间，我想充分利用这个家庭的不安。

我同意你们所有人说的许多事情。我不知道移情这回事，我也不太处理移情的问题。

谁能从三角关系中脱身？家庭中有一个人是有动机的，如果你能找到这个人，那就是他了。在一般的家庭中，如果我可以让一对夫妻合作，那么我就和他们一起进行工作，如果我不能，那么我就和有动力的那个人一起工作。

关于我在自己的家庭中如何看待自己的问题，嗯……每年都在变化。我曾经是我自己，走自己的路，我曾经有点儿疏离，不回家。我想这是任何人都会有的最大的错觉之一。我相信这也是精神分析的最大错觉之一，也就是，人们认为，在分析中，关于他们家庭的事情就已得到解决，他们不必再与家人建立联系。

你谈到了阻力——它是巨大的。我的意思是，强迫自己做这件事是我做过的最难强迫自己去做的工作之一。这让你更能理解家庭成员对这件事的抗拒。在我和我弟弟进行了那次谈话后，我知道第二天我必须回去找他。我真希望我不用去，但我知道我必须去，而且我一定会去。

这些就是我现在的全部回应。顺便说一句，我有更多关于家庭情况已经稳定下来的报告。例如，我的四妹正在节食减肥。我从未见过我的父母表现得如此活跃，他们生龙活虎，充满活力。整个家庭都是如此。

至于我自己在其中的情绪部分，我想如果一个研究三角关系的人，能够比其他人更少地参与其中，这是很值得期待的。换句话说，在我弟弟对我摇手指的时候，我几乎可以一笑置之，但我还是会有情绪。我在这里谈论它时也会情绪激动。我没有找到绕过这个问题的方法。

惠特克博士： 希望你不会。

瓦茨拉维克主席： 非常感谢你，鲍文博士。我可以请几个更注重研究而非治疗的与会者发表简短的评论吗？

贝尔博士： 1916 年有一篇非常有趣的书评，那时是精神分析的全盛时期。有人写了一篇评论，指出无论欧几里德做了什么，无论他取的是正方形、长方形、平行四边形还是圆形，这个该死的东西最终都会变成三角形。你在圆上取两点，最后再取第三点，你就得到了一个三角形。切分一个正方形就会得到一个三角形，这在那个可爱的、“证明”恋母情结的时代，是很流行的。但是，两个三角形并不构成一个长方形，而一个圆也不仅仅是一组三角形所组成的。

我想我对鲍文博士提出的问题，并不是质疑将这些现象概念化为三角关系的实用性，但我的想法是，如果不考虑更广泛的背景，你是无法让一个三人组形成三角关系的。另一个可能的策略是，采用比三角关系理论更大的模式来进行讨论，例如某种特定的聚类分析或模式分析。但这些想法也仅仅是想法。再往下看偏重感受的部分，我理解并欣赏这种三角关系的表述，但作为一个研究者，我总是想让这些内容更有组织一些，然后试着把它们归入一个类别，最好是归入一个可能实际操作和测试出来的类别。

我想到的是卡普洛（Caplow）等人所做的大量工作，他们借鉴了格奥尔格·西美尔（Georg Simmel）对各种关系中发生的不同过程的调查。卡普洛写了一篇关于三人组联盟理论的精彩文章。

我所面临的挑战是，人们是否可以确定一些变量、权力等，并证明这里所发生的事情本质上就是所谓的三角关系中的"惯例"。这些不仅仅是个人关系，它们也是一组权力关系，而这种权力关系中也是有情感的。我们可以对它们进行分类，并以一种更有秩序的方式来描述它们，也许甚至可以找到一些方法来测试它们。

米纽秦博士： 我不是一个研究人员，但我仍然想发表意见。我印象深刻的是，实际上，鲍文博士不是在谈论一个三角形，因为他不是在处理几何问题。他的行动是如此之快，在他处理一个三角关系的时候，他用另一个三角关系叠加在第一个三角关系上。因此，他不仅在处理一个长方形，即他家的七个成员，他还在处理镇上的1500个成员。

我不明白为什么，为了让我们理解他正在做的事情，他使用了一个几何比喻。实际上，他所做的是，不断地与所有家庭成员一起工作，利用他们，在帮助他们的过程中积极操纵他们。他就像一个使用蜡的雕塑家；有时雕塑家陷入困境，所以当他在做模型时，他也在破坏或创造新的东西。

我把他所描述的家庭，称为“缠结的家庭”。他是在与这个缠结的家庭进行分离和去三角化，但他的风格是一种包容性的风格，这是家庭的风格。在我们所做的工作中，我们区分了两种类型的家庭。显而易见，所有治疗师的家庭都是缠结的家庭。这就是为什么，我们立即对这个演讲产生了共鸣，但也有疏离的家庭，在这种家庭中发生的过程不是去三角化或分化，而是重建和创造整体。

莱温格博士（Dr. Levinger）： 我将立即发表我的评论，而不讨论我听到这篇论文时的喜悦。我确实想补充一点，三角关系的概念可以与许多著名社会心理学家的三角形研究密切相关——例如，纽科姆（Newcomb）的ABX三角，海德（Heider）的POX三角，奥斯古德（Osgood）关于理解沟通和改变态度方面的研究。如果A和B是两个人，X是第三个对象——可以是态度、物体或任何抽象的东西，也可以是治疗师这个人，或者一个兄弟或任何人——那么这个X就是和A与B都有关系的对象。而A和B对X的感受，以及这些不同感受的平衡，构成了一个已有大量研究的课题。

在我看来，当惠特克博士谈论“去三角化”时，他谈论的是为A和B提供替代的X。如果A和B与某个特定的X挂钩，他们的冲突可能陷入僵局，此时就可以提供其他选择。这是将这些概念与社会心理学现有理论联系起来的一种方式……

瓦茨拉维克主席： 非常感谢你。现在我们将直接进入会议的下一个环节，由阿克曼博士做短片介绍。

阿克曼博士想说几句话……

阿克曼博士： 我从未见过鲍文博士像今天早上那样伟大。我无法告诉你我有多喜欢他的那本精致的家庭小册子。我打算私下里和他谈谈这个问题，特别是他指出我是他的兄弟。(笑声)。

注释

1. 我想在这里提到，有一个出席会议的人感觉到，演讲的一部分针对的是家庭治疗师的“家庭”。卡尔·惠特克，我认为他是所有家庭治疗师中最有天赋、最多才多艺的人，他在会议上做出了最初的“三角化”举动，即他说他希望是我的兄弟（极强的“缠结”），我处理了这个问题（去三角化），说他不可能是我的兄弟，因为纳森·阿克曼已经是我的兄弟。这让我们的会议主题有了一个更加有趣的小插曲。我的印象是，这次演讲的情绪冲击确实对其他人太“过”了，以至于除了惠特克，很少有人会有准备好的回应。

Family Therapy
in Clinical Practice

第 22 章

原生家庭中的自我分化（1974）

家庭系统理论最为核心的理论假设在于：我们在何种程度上拥有“分化”较差的自我，或者说我们在何种程度上“未分化”，或者说我们与原生家庭在何种程度上存在未解决的情绪依恋。这些都是对同一现象的不同描述。家庭系统治疗最重要的目标是帮助家庭成员达到更高的“自我分化”水平。该理论是从关注核心家庭整体的家庭研究中发展而来的。这一理论概念描述了家庭成员在情绪上相互“粘连”的一系列方式，以及这种“粘连”在家庭背景中继续运作的方式，而无论人们如何否认它，或者无论人们如何假装自己与他人分离。作为研究的一部分而发展出来的第一种家庭治疗的方法，是针对整个家庭单位进行工作的。这种方法在缓解症状方面有惊人的效果，但它作为解决家庭潜在“粘连”的长期方法，并不有效。因此，我们修改了各种治疗方法，最终将治疗重点放在了父母双方和有症状的后代的身上。这在缓解症状方面更有效一些，但年轻的成年子女几乎没有能力将自己与父母分开，而父母双方也不太能与彼此分开。然后我们就发展出了“三角关系”的概念和利用夫妻与治疗师组成的三角关系进行家庭治疗的方法。这种方法非常有效，自 20 世纪 60 年代初以来，它一直是家庭系统治疗都会用到的方法。三角关系有一个合理的理论基础，即该理论所描述的“自我分化”只发生在三角关系中，而最有效的方法就是让两个最重要的家庭成员（夫妻双方）和治疗师组成三角关系。当治疗师能与夫妻双方保持相对的“分化”时，他们就能开始从彼此那里缓慢分化出一个自我。当夫妻之间的关系发生变化时，家里的其他家庭成员也会自动改变与他们的关系。这在文献中都有详细描述（Bowen, 1966, 1971, 1971a）。在今年的乔治敦家庭研讨会上，大多数的演讲都是关于“自我分化”理论的某些方面，以及家庭系统治疗基本方法的变化的。

人们早就认识到，配偶之间的情绪依恋与配偶双方在原生家庭中的情绪依恋是相同的。在任何治疗过程中，都存在一种常规做法，就是鼓励配偶双方系统地在原生家庭中进行自我分化。在一般的治疗过程中，我有时会主要聚焦于婚姻关系，有时则强调夫妻双方在扩展家庭中的分化。总的来说，对扩展家庭的工作是对配偶之间关系系统工作的补充。本文将报告当我只关注患者在原生家庭中的自我定义时，他们身上产生的惊人的临床变化。这是一个“意外”的发现。本文首先描述了导致我对家庭采取不同方法的节点事件，接着将涉及在原生家庭中定义自我的总体原则，最后则是关于这种方法取得成功的最新思考。

节点

本文主要围绕我职业生涯中最重要的一个节点展开。它始于 1967 年 3 月一次美国全国性会议上的一篇论文。在这篇论文中，我描述了我在原生家庭中为实现自我分化所做的努力。在大约 12 年的时间里，我一直在运用从家庭研究中获得的关于家庭情绪过程的知识，努力试错。我的注意力一直集中在我父母和我自己的主要三角关系上。每一次在情绪上的自我解脱，都被原生家庭中其他相互缠结的三角关系所阻挠。最终，了解了缠结的三角关系的功能之后，我在与父母的工作中获得了惊人的突破。这很重要，如果没有办法同时处理相互缠结的三角关系，我就不可能在任何单一的三角关系中分化出自我。我立即在乔治敦的教学中应用了那次全国性会议上获得的知识。在教授精神科住院医生和其他心理健康专业人士时，我会自动使用这些新的想法。我在教学中重点强调了自我和父母之间的三角关系，这是生活中最重要的三角关系，也是在与父母的三角关系中，一个人发展出在所有关系中都相对固定的三角关系模式。在教学过程中，“个体与个体”关系、将自己的家人更多地视为人而非情绪符号的能力、在三角关系中观察自己的能力，以及自己“去三角化”的方法也成了新的重点。我没有提前计划这些教学中的新重点，而是在 1967 年 3 月的会议之后，这些重点突然自动出现了。

在几个星期内，参加教学课程的学员开始在拜访父母时使用这些概念。这是个惊喜，因为它是自发发生的，我没有对他们提这方面的建议。以前的学员并没有这样做。探亲结束后，他们会回到会议上报告探亲的情况，以及过程中的成功和不可避免的僵局。通常有 15 至 20 个住院医生和其他学员在会议上讨论探亲情况，并为下一次访问父母的家庭提出建议。这种教学形式始于 1967 年春天，后来成为向学员传授家庭概念的标准形式。

在 1967 年末和 1968 年初，我注意到这组住院医生作为家庭治疗师的临床工作比以前的任何住院医生都做得更好。起初我只认为这是一群异常优秀的住院医生。随着时间的推移，我意识到这些住院医生和以前的住院医生之间的差异太大，不能用这种简单的解释。这种差异似乎与我正在做的事情有关，于是我开始向他们提问题。之后，我清楚地意识到，那些在与父母家庭的努力中做得最好的医生，在临床工作中也做得最好。住院医生们给我提供了一些线索。有些人说，当他们第一次听说家庭理论时，认为它只是另一种精神病学理论。当他们看到它在自己的家庭中发挥作用时，理论就变得生动和真实了。另一些人说，在他们自己家庭中的经验，使他们有可能更好地理解精神病院中的家庭，并与这些家庭建立更良好的联系。还有人说，当你在自己的家庭中有过同样的经历时，就有可能帮助家庭避免做一些无益的、有伤害性的事情。

在教学过程中，这些住院医生中没有人提到他们自己的核心家庭中的情绪问题。现在回想起来，这是不寻常的，因为住院医生通常很快就会为自己的情绪问题向我寻求咨询。我的任务是培训合格的家庭治疗师，而这一组人作为临床医生做得异常好。他们的优异表现似乎与他们在原生家庭中所做的工作有关，我也没有理由询问他们与配偶和孩子如何调整情绪问题。在这个过程开始大约一年后，也就是 1968 年底和 1969 年初，我开始询问有关他们的配偶和子女的问题。他们报告了婚姻中、亲子间的一系列常见的问题，但令我惊讶的是，他们在处理这些问题方面取得了很大的进展，他们所收获的就和那些在我这里接受一周一次正式家庭治疗的住院医生一样多。他们在与配偶和孩子的关系中自动使用了从原生家庭中学到的东西。这一惊人的发展是我职业生活中的一个转折点。

我在对心理健康专业人士及其配偶进行正式的家庭治疗方面有丰富的经验。这始于 20 世纪 60 年代初，当时我开始建议对住院医生及其配偶进行家庭治疗，而不是对他们的个人问题进行个体心理治疗或精神分析。在大约八年的时间里，我在兼职的私人所里投入了相当大的精力，对心理健康专业人士及其配偶进行家庭治疗。在这一过程中，我对做得好的人、做得不好的人以及处于群体平均水平的人都积攒了很多经验。通过与这群富有动机的、认真参与正式家庭治疗的人工作，我了解到他们在治疗过程中每一步所花费的平均时间。这些年来，我除了主要关注婚姻关系外，还非常强调确定原生家庭系统中的关系。事实上，我非常重视扩展家庭系统，以至于有些人问他们是否可以将回家旅行的费用作为医疗费来进行税务报销。尽管我认为这比一些获得许可的“医疗”费用更合理，但我不想与税务局争论这个问题。20 世纪 60 年代初，我设置了一个“对照组”，在这个组内治疗的重点是婚姻关系，我的研究假设是：夫妻在治疗过程中会与扩展家庭合作。结果是令人失望的。这些家庭中约有 25% 的人对原生家庭做出了一些重大改变，但该组中平均水平的家庭从未真正努力过。大多数人从来没有真正超越责备他们的父母或仁慈地宽恕他们。大多数人倾向于在婚姻关系中过度卷入，治疗要么提前终止，要么被拖得不能结束。除了那一个“对照组”，我在其他组都非常强调与扩展家庭的联系，并敦促夫妻双方尽可能频繁地拜访他们的原生家庭。在存在焦虑和症状的情况下，一个家庭很难“听到”扩展家庭的想法。通常这种治疗的第一部分主要关注婚姻关系，在夫妻的焦虑消退并具备更多的客观性之后，在治疗的后期阶段，我们才会逐渐关注扩展家庭。

在 1967 年至 1969 年期间，教学过程中与精神科住院医生的经验给了我惊人的启发。当时我提出了这样的理念：心理治疗中最快和最好的变化来源于确定自我和重要他人关系的过程。这是一个与核心理论和治疗前提相矛盾的经验。我们有一个小组，其中有 15 到 20 个学员，每周聚会一次，小组关注的重点是学员与其父母的三角关系，小组成员或他们的配偶都没有在接受任何形式的“治疗”，每周的聚会也没有“治疗性”的目标。每一到两个月，大家在任何一个学员身上花的时间为 15 至 30 分钟。对任何一个住院医生而言，这都不过是一段象征性的“私人”时间。在医院的走廊里，时常会有住院医生向我咨询要如何回应父母的信件或电话。这些住院医生和课程中的其他学员，在与配偶和子女的关系上取得了较大的进展，这些进展就和接受正式家庭治疗的医生一样多，甚至更多。根据我当时可以使用的、研究得最深入的标准来看，这些观察似乎是有效的。我有很多问题，但只能进行一些有根据的猜测，来解释这一观察结果。自 1969 年以来，我们花了很多精力来更仔细地观察，并设计了临床实验来澄清其中的一些变量。我在各种教学课程中使用了这种教学方法，包括大组和小组课程以及一对一的课程。课程的频率从每周一次到每年三或四次不等。大部分的工作都倾向于支持 1968 年和 1969 年的观察结果的有效性。这项工作正在迅速改变乔治敦大学所实行的家庭“治疗”课程。这篇演讲是在 1971 年 10 月乔治敦家庭研讨会上发表的。本文是在 1974 年 10 月重写的，距离最初的演讲已经三年了。现在已经有更多可靠的数据来支持这种方法。

自我分化尺度是整个理论中最重要的概念之一。简单来说，它说明人与人之间基本上都是不同的，我们可以根据这些差异对他们进行分类。最低的尺度分数代表最低的分化程度，或者说最高的未分化程度；最高的尺度分数则代表理论上的完全分化。每个分数等级的人在处理理智问题和情绪问题的方式上都有明显不同。尺度得分低的人可以在生活中保持情绪平衡，不出现症状，但他们容易感受到压力，适应生活更困难，而且这类群体中人类疾病和问题发生的概率很高。尺度得分高的人对压力的适应能力较强，生活问题较少，处理问题的能力较强。但该尺度具有误导性，因为人们的得分在该尺度上的分布并不均匀，我们不可能使用该尺度对人们日常的功能水平做出估计。人们会在情绪场中对他人做出反应，在不同的生活环境中，人们自我分化的功能水平也会经常发生变化。我们可以用该尺度来估计人们长时间内的基本分化水平，从而预测整个生命过程。三角关系是整个理论中的另一个重要概念，它与人们可预测的、在情绪场中相互联系的方式有关。三角关系的运作可能十分柔和，在平静的情绪场中几乎观察不到。随着焦虑和紧张的增加，三角关系运作的频率和强度也在增加。分化程度较低的人就像棋子一样被情绪压力所摆布，分化较好的人则不容易受到压力的影响。

处理未解决的情绪依恋问题

人们有各种各样的方式来处理他们对父母未解决的情绪依恋。要记住，这种依恋存在于各种程度的紧张关系中。未解决的情绪依恋的程度等同于未分化的程度。分化程度越低，对父母未解决的情绪依恋越多，处理未分化的机制就越强烈。在一个极端，那些与父母生活在一起的人，他们通过在情绪上孤立自己来与父母保持情绪距离。这些都是在内部运作的心理机制。当情绪压力较低时，这种人可以更主动、更自由地与人联系；当焦虑程度较高时，他们会变得更加保守，更加相互疏远。这些机制有助于维持家庭整体的情绪平衡；如果将这种机制视为病态，并试图在不考虑家庭整体的情况下消除“症状”，则会激起家庭整体的焦虑和不适应。在另一个极端，人们对对方的躯体存在如此敏感，以至于某种程度的物理距离对于维持情绪平衡是必要的。对这些人来说，就是“眼不见心不烦”。这方面的极端例子是逃离家庭，再也不回家或者不经常回家。这种物理距离存在各种等级，且不太明显。大多数人使用内部心理机制和物理距离的组合，并偏爱其中之一。例如，一个人可能用内部机制来处理一般水平的焦虑，如沉默或拒绝说话，且只有在较高的焦虑水平下才使用物理距离，如离开房间。临床医生对内部机制和物理距离的数百种不同组合都很熟悉。

情绪阻断

我们已经开始使用“情绪阻断”或简单的“阻断”来指代情绪疏远，不管这种阻断是通过内部机制实现的，还是通过物理距离实现的。用来实现情绪距离的机制类型并不能表明未解决情绪依恋的强度或程度。逃离家庭的人和待在家里的人一样有情绪依恋，并使用内部机制来控制这种依恋。离开家的人确实有不同的生活过程，他需要情绪上的亲近，但对它十分敏感。他逃跑时自欺欺人地认为自己正在实现“独立”。与父母的关系阻断得越激烈，他就越容易在未来的关系中重复同样的模式。他可能会在自己的婚姻中重复这种激烈的关系模式，即便他认为这段关系是理想的、永恒的，但物理距离模式仍然是他内部机制的一部分。当婚姻关系紧张时，他就会使用同样的模式来逃避。他可能从一段婚姻逃到另一段婚姻中，或经历多次同居关系，或者他可能会有更加短暂的亲密关系。一个明显的例子是关系中的“游牧民”，这类人从一段关系转移到另一段关系中，每次都切断与过去的情绪联系，把自我投入到现在的关系中。这样的模式同样适用于他的工作关系，以及他生活中的其他存在着情绪依赖的关系。用内部机制实现情绪距离的人，他们身上会出现不同顺序的并发症。一个能够在情绪压力的时期“留下来”的人，更容易出现内部功能紊乱，如身体疾病、情绪功能紊乱（如抑郁症）、社会功能紊乱（如酗酒和对他人不负责任的偶发事件）。抑郁症是一个比较好的例子。环境中的焦虑程度越高，他就越在情绪上将自己与他人隔离开来，同时他仍能在群体中保持正常的关系。很多人使用各种内部机制和物理距离的组合来处理对父母未解决的情绪依恋。

情绪阻断的主要表现是，否认对父母未解决的情绪依恋的强度，表现和假装得比实际的自己更独立，以及通过内部机制或物理距离实现情绪距离。青春期对父母未解决的情绪依恋成为人们关注的焦点。很多人对父母有大量未解决的情绪依恋，这得到了大多数心理学理论的支持，这些理论认为青春期的情绪混乱是“正常”的。家庭系统理论并不支持这种观点。一个分化较好的年轻人，如果在幼儿时期有序地开始远离父母的成长过程，就会在青春期继续平稳有序地成长。青春期会成为一个挑战和机会并存的时期，他们开始为自己负责，而不是与对父母未解决的情绪依恋做斗争。但对很大一部分人来说，他们在青春期否认对父母的依恋，并为了假装长大而采取一些相当极端的姿态。我们可以将人们在青春期否认依恋和假装长大的强度作为指标，它可以非常准确地表明对父母未解决的情绪依恋的程度。

生活模式

孩子对父母未解决的情绪依恋的程度，是由以下这些因素决定的：父母在自己的原生家庭中未解决的情绪依恋的程度、父母在婚姻中处理情绪依恋的方式、孩子在生命关键时期的焦虑程度以及父母处理这种焦虑的方式。孩子的情绪配置在生命早期就被“设定”为一种固定的模式，此后，除非父母的功能发生转变，否则孩子对父母未解决的情绪依恋的程度将相对固定。在有利的情况下，如果核心家庭整体足够幸运，这个程度可能会降低；在灾难性的情况下，随着父母的焦虑增加，这个程度也会增加。这里有一个变量是由父母处理焦虑的方式决定的。从广义上讲，焦虑的程度往往与家庭中未解决的情绪依恋的程度相同，例如未分化水平较高的家庭将是一个更无序的家庭，焦虑程度较高，而分化水平较高的家庭将更有秩序，焦虑程度较低。相较于父母更被动，并在应对焦虑时偏离生活轨道的家庭，那些父母能很好地处理焦虑，并能在焦虑的情况下保持在预定的轨道上运行的家庭，发展结果更好。在其他条件都相同的情况下，人们的生命历程是由未解决的情绪依恋的程度、由此产生的焦虑的程度以及他们处理这种焦虑的方式决定的。

减少家庭整体焦虑水平的最有效的自动机制之一，是在扩展家庭中建立相对“开放”的关系系统。与情绪阻断相反，在一个“开放”的关系系统中，家庭成员之间会有程度合理的情绪接触。人们必须时刻意识到，在阻断或开放的关系中，情绪接触的频率和质量存在很大的差异。相对的开放性不会增加家庭中的分化水平，但它会减少焦虑，持续的低水平焦虑会让有动力的家庭成员开始缓慢地走向更好的分化。相反，在一个持续高度焦虑的情绪场中，家庭整体的分化水平将缓慢地变得更低。下面的临床例证将有助于说明更开放的系统中的焦虑。核心家庭与原生家庭保持一定水平的阻断，这是相当普遍的情形。这些人与原生家庭的沟通不多，每年大约回家一次，进行简短、表面的“义务”拜访。这类家庭对压力的适应能力相对较低，焦虑程度相对较高，容易出现婚姻不和、子女问题等各种问题。如果努力提高与扩展家庭情绪接触的频率和质量，可以预见，这会提高家庭的适应水平，减少核心家庭的症状。这一点在与扩展家庭阻断较彻底的核心家庭中表现得最为突出。如果家庭对压力的适应性水平较低，焦虑程度较高，家庭就极易受到各种问题的影响。如果家庭治疗试图直接关注家庭内部问题，那么这种治疗可能是长期且无效的。对这样的家庭来说，开始与扩展家庭进行更多的情绪接触可能是困难的，但任何减少与扩展家庭阻断程度的努力，都会软化家庭问题的强度，减少症状，并使任意种类的治疗更有成效。本文的主旨是报告完全绕过核心家庭的临床工作问题，并聚焦于与扩展家庭的关系。这对治疗师来说是非常困难的，而且一些家庭不可能理解这个前提，或在这个方向上采取行动。在那些有可能这样做的家庭中，其结果优于直接关注核心家庭的问题的治疗。

家庭关系与社会关系的比较

与自己的父母家庭阻断的人，会最积极努力地从社会关系中创造“替代”家庭。一个越来越明显的趋势是人们与“坏”的原生家庭阻断，并寻找“好”的替代家庭。从我的理论角度来看，我认为这种趋势是情绪力量的产物，它推动着人们与过去进行情绪阻断。这在很多家庭和整个社会中都是一股强大的力量。基于我大约 20 年的家庭研究和家庭治疗经验，如果自己的家庭仍然存在，替代家庭会是自己家庭的糟糕的替代品。在灾难、家庭分裂和其他一些极端的社会情况下，可能会存在例外。这里更多是指个体拒绝现有的家庭，而去寻找替代家庭的情况。当人们与原生家庭阻断时，他们倾向于在社会关系中寻求更合适的关系。这可以减少他们当下的焦虑，在一段时间内会有不错的效果。

如果社会关系变得更重要，那么这些关系就是对他们与父母家庭关系的重复。当他们遇到压力，焦虑增加时，他们会切断现有的社会关系，寻求另一种更好的社会关系。这样循环几次后，他们往往变得越来越孤独。有一小部分人能够在众多表面的关系中勉强过好生活，且这些关系不会变得紧张。多年来，我曾尝试对卷入长期的、看似稳定的社会关系的人进行“家庭治疗”，包括普通法婚姻中的夫妻、多年来合租的单身人士、一生中最亲密的朋友，以及处于各种“同居”关系中的男女。我从未得到过我愿意称之为成功的治疗结果，即使患者是有孩子的普通法婚姻夫妻，治疗也不能算是成功的，就好像婚姻中没有足够的稳定性来维持变化。在这些情况下，治疗通常是由有症状的一方发起的。另一个人往往口头上同意家庭治疗，在几次会面后就找理由退出。通常，“同居”夫妇要么是想解决问题，以便他们可以步入婚姻，要么是想得到是否应该分居的建议。这些人中有一小部分在几次治疗后就结婚了，而大多数人继续进行了几次治疗后就分开了，之后其中一方自己前来接受治疗。总之，只要关系平静，这种“非家庭”的社会关系可以提供合理舒适的生活，但它对压力的容忍度很低。

在扩展家庭中定义自我的原则和技术

“定义自我”或“实现个性化”，这两个术语基本上是“分化”的同义词。我已经在其他论文中介绍了自我分化的过程，但由于它太复杂了，我在这里不做详细回顾。要做到自我分化，我们需要了解所有家庭中情绪系统的功能，并有动力对自己的家庭进行研究。这种研究要求研究者开始控制自己对家庭的情绪反应，尽可能频繁地拜访父母家庭，也要求研究者发展客观地观察自己家庭的能力。随着系统变得更加“开放”，研究者开始看到家庭中的三角关系和他在家庭反应模式中扮演的角色，由此，他可以开始更复杂的分化过程，将自己从以前没有看到的误解、意象、扭曲和三角关系中分化出来。这是一项艰巨的任务，不可能很快完成。在这一任务中，帮助或监督这些研究者的角色被称为“教练”，因为这一角色与研究者的关系，非常类似于教练与正在努力提高运动能力的运动员之间的关系。我们最初的目标是让学员开始学习，大部分的学习是在学员努力实现其目标的过程中完成的，而后学员将意识到进步取决于他自己。这个教学过程与传统的治疗有很大的不同。

“个体与个体”关系。我们鼓励学员在家庭中努力建立“个体与个体”关系。从广义上讲，“个体与个体”关系是指两个人可以单独与对方进行个人交流，而不谈论他人（三角关系），也不谈论非个人的“事情”。很少有人能在与人私下交谈几分钟后不感到焦虑，这会导致交谈双方沉默、谈论他人或谈论非个人的事情。从终极意义上说，没有人能知道“个体与个体”关系是什么，因为任何关系的质量总是可以改善的。在更实际的层面上，“个体与个体”关系是两个分化得相当好的人之间的关系，他们可以直接交流，对彼此怀有成熟的尊重，而不像不太成熟的人之间那样复杂。努力实现“个体与个体”关系，可以改善家庭中的关系系统，这也是认识自我的一种有价值的练习。

作为最开始的努力，我曾经建议人们：“如果你能与你的扩展家庭中的每个人建立起‘个体与个体’关系，这将比你在生活中所做的任何事情都更能帮助你‘成长’。”这个告诫是正确的，除非他们没办法活着完成这个任务。这个过程是否成功还取决于别人的反应。在朝着这个方向努力的过程中，人们了解了情绪系统，了解了人们相互紧密依附的方式，了解了人们在焦虑时期彼此疏远的方式，也了解了人与人之间相互排斥的情绪过程的力量。还有一个简单的告诫是，建议人们与父母中的任一方建立“个体与个体”关系。有些人认为他们已经与父母建立了这种关系。他们误以为在平静的家庭中，人会与最初分配给他们的、历史悠久的角色关系融洽。他们不知道“个体与个体”关系会揭示父母在他们的关系中，以及他们在自己的原生家庭中的所有情绪问题。

在努力发展与父母任意一方的个人关系时，会遇到许多不同类型的问题。在这种情况下，最好能有一个对自己的家庭已经有经验的“教练”。如果没有这样的帮助，人们就会不知不觉地基于情绪做出关键的决定，并可能在毫无结果的死胡同里浪费几个月的时间。一个有经验的教练至少可以引导学员远离无益的试验和不断的试错。更好的情况是人们独自去探望他们的家人。分化发生在一个自我与另一个自我之间，而家庭成员通常是团体的一部分，人们通常与团体而不是与个人建立联系。父母写信时署名“妈妈和爸爸”，子女写信给“亲爱的妈妈和爸爸”或“亲爱的家人”，这都是很常见的。当学员带着配偶和孩子去拜访自己的父母家庭时，父母家庭将作为一个团体与学员的家庭联系在一起，这进一步阻碍了双方关系向“个体与个体”关系的转变。有些人把“个体与个体”关系误认为“更好地了解自己的家庭”。有些人带着配偶和孩子去拜访父母家庭，最终在改进的团体治疗中谈论自己家庭的“问题”。这要么可以使家里的情绪氛围更加融洽，要么会激起焦虑。无论哪种情况，它都阻碍了人们建立“个体与个体”关系。

成为更好的观察者，并控制自己的情绪反应。这两项任务关联紧密，所以在这里一起提出。努力成为一个更好的观察者，并更多地了解家庭，这可以降低情绪反应性，反过来又帮助人成为一个更好的观察者。这是我们可以做出的最有效的努力之一。我们永远不可能完全客观，我们也无法在这个过程中，对家庭状况不产生情绪反应。但在这方面取得的一点点进展，可以帮助学员开始略微“脱离”家庭情绪系统，而这反过来又帮助学员对人类现象产生不同的看法。它使观察者能够“超越指责”并“超越愤怒”，达到远远超过理智练习的客观性水平。对大多数人来说，在理智上接受“在家庭中没有人应该受到指责”的观念是相当容易的，但这个观念仍然只存在于理智层面，直到他可以在自己的家庭中运用这个观念并从情绪上理解它。当一个家庭成员能够更自由地与家人联系，不偏袒任何一方，不卷入家庭情绪系统时，家庭便会受益。我们不可能在告诉家人自己想做什么的同时还让计划发挥作用。把计划告诉其他人可能会导致意见分歧，并将本就存在的阻力变为不可逾越的障碍。把计划告诉别人也会导致家庭中的“团体”活动，从而阻碍分化的结果。在与家庭做这种努力的过程中，会有一个人扮演对每个人都很重要的、受到高度尊重的独特角色，这有助于强化他的个性和责任感。一个人如果有能力成为一个观察者，并能控制自己的情绪反应，那么他就能获得一种能力，这种能力对生活中的各种情绪混乱都很有用。大多数时候，他可以过自己的生活，以恰当和自然的情绪做出反应，但他知道，在任何时候，他都可以从这种情况中退出，减缓他的反应性，并进行观察，帮助他控制自己和当下的情况。

从情绪状态中去三角化。如果目标是自我分化，这个步骤绝对是必要的。所有进入个人关系的工作，以及通过观察和控制自己的反应性以更好地了解家庭知识的过程，都有助于建立一个更“开放”的关系系统，并重新激活情绪系统，使其恢复阻断前的模样。这样才有可能看到自己所在的三角关系，并在与之相关的关系中做出改变。去三角化的过程基本上与对配偶进行家庭治疗的过程相同（Bowen, 1971, 1971a）。我们总的目标是不断地接触涉及另外两人和自己的情绪问题，不偏袒任何一方，不反击或自我防御，并始终有一个中立的反应。对方会将我们的沉默视为一种情绪反应。这个过程中有很多细节，其中的一个部分是个体在家庭中出现情绪问题时，通过比其他人更客观、做出更少的反应来实现的。家庭“知道”这个过程是如何发生的。只有在情绪问题中，个体才能够实现分化。我建议学员，只要有可能，当家庭中自然出现情绪问题时，应该回到家里。在家里有人患重病或死亡时回家，或者假期时回家，个体与家庭有关的焦虑程度往往会增加。当家庭处于平静状态时，不仅没有需要成员互相联系的情绪问题，家庭系统也在努力防止问题浮出水面。在这些情况下，人们有必要引入过去小的情绪问题，而不陷入情绪对抗。人们在与扩展家庭工作时犯的最大的错误可能是情绪上的对抗，这可能会短暂地让对抗者相信他取得了一些成就，但家庭的反应是消极的，可能需要几个月，甚至一两年的时间，家庭与对抗者的疏离才能得以缓解。

其他问题。在从原生家庭分化自我的过程中，还有一些其他的重要问题，但这些更多的是技术问题，而不是总体原则。在每个家庭中，有时学员在情绪上会被“锁定”在与父母的三角关系中。当这种情况发生时，继续对这个三角关系进行工作会适得其反。我们可以通过关注对父母来说在情绪上很重要的其他家庭成员，来找到可以继续工作的方向。工作的焦点可以是由父母一方、其他家庭成员和学员自己组成的三角关系。有些时候，学员可以通过自己的兄弟姐妹来有效地接近与父母的三角关系。但有时，这样做是没有效果的，这时与父母那一代的家庭成员联系，或者与父母上一辈的人联系（如果可以的话），可能会有帮助。其他有趣的问题则与父母一方或双方去世时，学员使用的原则和技术有关。大多数人拥有的亲戚比他们自己想象的更多。即使只有少数幸存者，人们也有可能利用这个理论系统来重建一个有效的家庭情绪系统，以实现自我的分化。我将以一篇完整的论文讲述这方面的细节。

小结。本节旨在介绍总体原则和技术，这些原则和技术可以有效地帮助人们在原生家庭中分化自我。我已在其他论文中对理论问题进行了更详细的介绍，因此不再于这篇简短的论文中介绍理论和技术的其他细节。

目前对结果的思考

我在 1967 年至 1969 年初的教学课程中，观察到了令人惊讶的结果，我一直对其保有严肃的质疑，并将其作为临床实验的主题。1971 年 10 月，我首次在乔治敦研讨会发表演讲，之后，大多数的后续工作都倾向于支持原始观察结果的有效性。1974 年 10 月，我重写本文时，发现进一步的工作结果也倾向于支持这些观察结果。我已将这种教学方法用于各种教学场合，从每周一次的 15 至 20 人的小团体聚会，到每月一次的 50 至 75 人的大型会议，这些会议的与会者主要是研究生在读的心理健康专业人士。我们不可能知道有多少人对自己的家庭有足够的兴趣并开始为之认真工作，因为人们现在已经听说了这种方法，而且会议已经吸引了有明确兴趣的人。在每周一次的小团体聚会中，大约有 50% 的人有足够的兴趣成为定期参与者，在会议中报告他们的工作。小团体中没有人在接受任何形式的治疗。这个小团体的观察结果与原来的观察一致。大团体的聚会太少，我无法清楚地了解团体的总体反应。来自大团体的人经常在默默参加了一年或更长时间后，提出工作上的重大成果。让我感到惊讶的是，他们能在没有更多教学理念，而仅仅是旁听十几场、每场约三小时会议的情况下，自己完成这些工作。最大的变化是在我的兼职私人诊所。我将更多的时间用于指导个人了解他们的原生家庭。这些人要求进行私人“辅导”。他们是心理健康专业人士，听说过这种方法，希望自己的家庭得到帮助。我与这群人大部分是每月见一次，每次一小时。一些住在较远城市的人每两三个月见一次面，每次约两小时。越来越多需要正式家庭治疗的心理健康专业人士开始接受这种方法，我们分开接诊了夫妻双方，以进行原生家庭的工作。在我的实践中，一些非专业人员已经开始接受或转向这种治疗方法。鉴于这种实践和教学的广泛传播，我们很难知道有多少人合理地接触了这种方法，并认真地对自己的原生家庭进行了研究。此外，一些在乔治敦接受过培训的人，现在正在以他们的版本进行该方法的实践。据我估计，大约有 500 人在教学课程中合理地接触了这种方法，其中约有 100 人在我的直接监督下，在教学课程中持续介绍他们的经验。我对于自己的实践有确切的统计数据。评估实践的主要问题来源于我需要将只关注原生家庭的治疗，与对婚姻关系也有相当程度关注的治疗区分开来，判断哪些可以计入实践次数。我大约一半的实践仍然是与配偶双方一起进行的，但我越来越多地关注配偶双方的原生家庭。当我对这些数字进行更仔细的分析时，我就有必要将其分为几个不同的类别。总的来说，我可以说，自从我在这里报告了最初的观察，我的工作已经在很大程度上转向了对原生家庭的关注。我们需要记住，在此之前的家庭治疗除了主要关注婚姻中的相互依存关系外，还包括对扩展家庭的关注。现在最准确的统计显示，自 1969 年以来，在我的私人诊所中，大约有 95 个家庭持续进行了一年以上的治疗，我对他们的关注点几乎完全是在原生家庭上，对婚姻关系只有简单的提及。这里的介绍主要是基于教学课程和私人实践的辅导。

在评估结果时，我们必须注意那些以相对较少的努力而获得较大成效的人，以及那些经过长期坚持不懈的努力却变化甚微的人。在一些家庭中，问题似乎太困难了，我们不能指望有多大变化，但这些家庭中也可能存在明显的变化，还有一些家庭的问题看起来相对容易，但变化很慢。这里，我谈论得更多的是平均数而不是极端值。总的来说，1969 年以来的经验，与 1967 年至 1969 年期间的初步观察结果非常相似。由此，我得出的总体结论是，关注原生家庭中的自我分化的家庭，在处理与配偶和子女的关系方面，会自然而然地取得与接受关注婚姻中相互依存的正式家庭治疗的家庭同样的或更多的进展。我的经验是，对于那些有积极性的家庭来说，最富有成效的改变途径是，努力在原生家庭中定义自我，并特别避免关注核心家庭的情绪问题。我还没有想好要如何规定这一点，但我确实有一个团队在做这件事，他们更有纪律性，避免把焦点放在核心家庭过程上。如果目前的这种想法最终被证明是准确的，那么它对家庭治疗的理论和临床实践都有全面的影响。这适用于那些在物理距离上远离原生家庭的人。但不适用于住在父母家中的人，或与父母同住的人，或在日常生活中与原生家庭密切接触的人。在与原生家庭分开居住的普通核心家庭中，配偶彼此之间以及亲子之间密切接触，处理日常生活中的情绪和现实问题。夫妻之间以及亲子之间，在情绪上“融合”在一起，我们很难超越这种融合，只能在情绪上做出更多的反应和反击。因此，在核心家庭中保持客观性和控制情绪反应十分困难，可能会长期停留在情绪博弈的水平上，在这种情况下，夫妻双方的博弈会抵消双方的潜在改变。

当然，关注婚姻中的情绪相互依存会有很多收获，20 年的家庭治疗经验也支持了这一点。但现在有一些确凿的证据表明关注原生家庭会更有成效。那么为什么不同时关注婚姻中的相互依存和父母家庭，并从这两种方法中获得更大的成效呢？我相信这其中最重要的决定性因素可能是与过往阻断的、强大的隔代情绪力量。有很多临床经验支持这样的观点：当人们参与到一个为当下情境提供解决方案的过程中时，他们不会有动力去解决过去的问题。有一些人似乎能很好地使用组合方法，但也有一些人，他们与原生家庭的努力只不过是象征性的，几乎没有取得任何进展。后者似乎变得如此“沉迷”于继续他们定期的家庭聚会，敦促自己在扩展家庭中做更多的工作，但结果是，这只是另一种象征性的努力。这与那些只对扩展家庭做出努力的家庭形成了鲜明对比。除了在教学课程中，我仍然没有勇气和信念把注意力完全集中在原生家庭上。这在一定程度上与我长期以来对解决夫妻关系问题的信念有关，也与我正在寻找成功结合这两种方法的办法有关。这个问题有待在未来几年解决。

当我第一次开始考虑关注原生家庭时，我认为只有一小部分家庭会采用这种方法。我认为对于一个在核心家庭中存在重大问题的家庭来说，讨论原生家庭中的关系是没有任何意义的。但家庭的阻力并不像我预期的那样大。我想起了 1954 年，当我第一次开始考虑如何让整个家庭参与研究时，我认为只有那些失业或退休的父亲愿意参与。我不相信让父亲们参与进来会像事实证明的那样容易。在这一点上，我不确定这种聚焦于原生家庭的方法会有多大的适用性。迄今为止的经验表明，它比我最初想象的要容易得多。我很难将更传统的家庭治疗方法与这种关注原生家庭的方法进行比较。对家庭来说，做一到三年的定期家庭治疗，比花时间、费用和在情绪混乱中去拜访原生家庭要容易得多，后者所要付出的代价是不可估量的。然而，有动力的人愿意在这方面真正努力。对于治疗师来说，与传统疗法相比，扩展家庭的方法需要更多的技巧，更持续的自我体验，以及更多对细节的关注。另一方面，使用扩展家庭的方法时，治疗师与家庭直接接触的时间要少得多。扩展家庭方法的预约频率由家庭成员在两次会面之间所能做的工作量决定。有些人可以通过一个月一次的预约来保持工作的持续性和成效，有些人的预约频率低至一年一次或两次。总体来看，当会面频率很低时，治疗结果并不令人满意。这类人往往会让努力付诸东流，他们可能会在会面前才去拜访家人。总的来说，对于一个有动力的人来说，每年六次、每次一小时的会面，比每周的正式家庭治疗更有成效，因为后者更侧重于配偶之间的关系。

本文旨在对实现家庭分化的不同方法提出一个全面的看法。这种方法太新了，我无法在一些领域给出明确的答案或确定的程序。未来我将在取得更多的经验后进行报告。

总结

本文报告了一个值得关注的临床经验，它出现在为精神科住院医生和其他心理健康专业人士举办的特别培训课程中。观察表明，没有参加任何类型心理治疗的学员，在处理与配偶和孩子的情绪问题上取得的进展，与每周和配偶一起参加正式家庭治疗的住院医生一样多。基于这一出乎意料的观察结果，我们开展了后续五年的临床和数据调查，以获得相应的观察数据，来检验这一结果。这些证据支持了最初观察结果的有效性。本文叙述了观察时的条件，总结了在原生家庭中分化自我所涉及的原则，以及目前我对过去五年积累的经验的思考。

致　谢

第 1 章于 1957 年 3 月 8 日，在芝加哥举办的美国行为精神病学协会年会的“最新家庭研究”分会上发表。

第 2 章于 1958 年 5 月，在旧金山举办的美国行为精神病学协会年会上发表。文章首次发表于《美国精神病学杂志》(*American Journal of Psychiatry*)，第 115 卷（1959 年），第 1017-1020 页。经授权转载。

第 3 章原载于 1959 年出版的《精神分裂症 —— 整合治疗方法》(*Schizophrenia—An Integrated Approach*)，第 147-178 页，由阿尔弗雷德·奥尔巴克（Alfred Auerback）编辑，版权归属于罗纳德出版社（Ronald Press）。经约翰·威利父子出版公司（John Wiley & Sons, Inc.）授权转载。

第 4 章《精神分裂症的家庭概念》转载自《精神分裂症的病因学》(*The Etiology of Schizophrenia*)，第 346-370 页，由唐·D. 杰克逊（Don D. Jackson）编辑，版权归属于纽约的基础图书出版社（BasicBooks, Inc., Publishers）。

第 5 章经授权转载自 1961 年 1 月的《美国行为精神病学杂志》(*American Journal of Orthopsychiatry*)，第 31 卷，第 1 期，第 40-60 页，版权归属于美国行为精神病学协会。文章于 1959 年在“以家庭为研究和治疗单位”研讨会上发表，研讨会的主席是医学博士斯蒂芬·弗莱克（Stephen Fleck）。

第 6 章是“校外环境中的团体治疗方法”座谈中使用的稿件，再版于 1961 年的《圣伊丽莎白医院医学会第 24 届年会论文集》(*Proceedings of the 24th Annual Meeting of the Medical Society of Saint Elizabeths Hospital*)，由华盛顿特区的圣伊丽莎白医院（Saint Elizabeths Hospital）出版。

第 7 章原载于 1965 年出版的《家庭、教会与社区》(*Family, Church, and Community*)，第 81-97 页，由 A. 达戈斯蒂诺（A. D'Agostino）编辑，版权归属于纽约的肯尼迪父子公司（P.J. Kennedy and Sons）。经麦克米伦出版公司(Macmillan Publishing Co., Inc.）授权转载。

第 8 章原载于 1965 年出版的《强化疗法》(*Intensive Psychotherapy*)，第 213-243 页，由 I. 博索门尼－纳吉（I. Boszommenyi-Nagy）和 J. 弗拉莫（J. Framo）编辑。经美国马里兰州的哈珀和罗（Harper and Row）出版公司授权转载。

第 9 章最初发表于《综合精神病学》(*Comprehensive Psychiatry*)，第 7 卷，第 5 期，第 345-374 页，经格鲁纳与斯特拉顿公司（Grune & Stratton, Inc.）授权转载。

第 10 章转载自《综合团体治疗》(*Comprehensive Group Psychotherapy*)，第 384-421 页，由 H. 卡普兰（H. Kaplan）和 B. 萨多克（B. Sadock）编辑，于 1971 年由巴尔的摩的威廉姆斯和威尔金斯（Williams and Wilkins）出版社出版。

第 11 章转载自《系统治疗》(*Systems Therapy*)，第 388-404 页，由 J. 布拉特（J. Bradt）和 C. 莫伊尼汉（C. Moynihan）编辑，于 1971 年在华盛顿特区出版。

第 12 章原载于 1974 年的《纽约科学院年鉴》(*Annals of the New York Academy of Sciences*)，第 233 卷，第 115-122 页，标题为《酗酒者》，由 F. 塞克萨斯（F. Seixas）、R. 卡多雷（R. Cadoret）和 S. 埃格尔斯顿（S. Eggleston）编辑。经纽约科学院（New York Academy of Sciences）授权转载。

第 13 章于 1974 年 2 月，在于委内瑞拉举行的内森・W. 阿克曼纪念会议上发表。精简版以同样的标题发表在《能源：今天的选择，明天的机遇》(*Energy: Today's Choices, Tomorrow's Opportunities*）一书中，由 A. 施马尔茨(A. Schmalz）编辑，版权归属于华盛顿特区的世界未来协会（World Future Society）。

第 14 章《20 年后的家庭治疗》转载自 1975 年出版的《美国精神病学

手册》（*American Handbook of Psychiatry*）第二版，由西尔瓦诺·阿里埃蒂（Silvano Arieti）总编，本篇所在的第 5 卷由丹尼尔·X. 弗里曼（Daniel X. Freeman）和贾尔·E. 迪鲁德（Jar1 E. Dyrud）主编，版权归属于纽约的基础图书出版公司。

第 15 章转载自《家庭治疗》（*Family Therapy*），第 335-348 页，由菲利普·盖林（Philip Guerin）编著，于 1976 年由纽约的加德纳出版社（Gardner Press）出版。

第 16 章转载自《家庭治疗》，第 42-90 页，由菲利普·盖林编著，于 1976 年由纽约的加德纳出版社出版。

第 17 章转载自 1976 年的《家庭》（*The Family*），第 3 卷，第 50-62 页。这是医学博士戴维·贝伦森（David Berenson）于 1976 年 1 月 24 日在 CFL 研讨会上进行的一次访谈。

第 18 章是 1973 年于乔治敦家庭研讨会上发表的论文的扩写版，发表于 1973-1974 年的《乔治敦家庭研讨会》（*Georgetown Family Symposia*），第 2 卷，由 F. 安德烈斯（F. Andres）和 J. 洛里奥（J. Lorio）编辑，版权归属于华盛顿特区的乔治敦大学医学中心精神病学系。

第 19 章最初发表于 1959 年的《美国精神病学杂志》，第 116 卷，第 514-517 页，版权归属于美国精神病学协会。经授权转载。

第 20 章转载自 1971-1972 年的《乔治敦家庭研讨会》，第 1 卷，由 F. 安德烈斯和 J·洛里奥编辑，自 1974 年起，版权归属于华盛顿特区的乔治敦大学医学中心精神病学系。

第 21 章于 1972 年匿名发表于《家庭互动》（*Family Interaction*），第 111-173 页，版权归属于纽约的施普林格出版公司（Springer Publishing Company）。经授权转载。本章曾于 1967 年在家庭研究会议上发表。

第 22 章转载自 1971-1972 年的《乔治敦家庭研讨会》，第 1 卷，由 F. 安德烈斯和 J. 洛里奥编辑，自 1974 年起，版权归属于华盛顿特区的乔治敦大学医学中心精神病学系。

参考文献

Ackerman, N.W. (1956). Interlocking pathology in family relationships. In *Changing Concepts of Psychoanalytic Medicine*, ed. S. Rado and G. Daniels, pp. 135–150. New York: Grune and Stratton.

Ackerman, N.W. (1958). *The Psychodynamics of Family Life*. New York: Basic Books.

Ackerman, N.W., and Behrins, M.L. (1956). A study of family diagnosis. *American Journal of Orthopsychiatry* 26:66–78.

Anonymous (1972). Differentiation of self in one's family. In *Family Interaction*, ed. J. Framo, pp. 111–173. New York: Springer. [chapter 21]

Balint, M. (1957). *The Doctor, his Patient and the Illness*. New York: International Universities Press.

Bateson, G., Jackson, D.D., Haley, J., and Weakland, J. (1956). Toward a theory of schizophrenia. *Behavioral Science*, *1:251–164*.

Bayley, N., Bell, R.Q., and Schaefer, E.S. (n.d.). Research study in progress, Child Development Section, National Institute of Mental Health, Bethesda, Md.

Bell, J.E. (1961). *Family Group Therapy*. Public Health Monograph 64. United States Department of Health, Education and Welfare, Washington, D.C.

Benedek, T. (1949). The emotional structure of the family. In *The Family: Its Function and Destiny*, ed. R.N. Anshen, pp. 202–225. New York: Harper.

Benedek, T. (1952). *Studies in Psychosomatic Medicine, Psychosexual Functions in Women*. New York: Ronald.

Birdwhistell, R. (1952). *Introduction to Kinesics*. Louisville: University of Louisville Press.

Birdwhistell, R. (1969). *Kinesics and Context*. Philadelphia: University of Pennsylvania Press.

Boszormenyi-Nagy, I. (1962). The concept of schizophrenia from the perspective of family treatment. *Family Process* 1:103.

Boszormenyi-Nagy, I., and Spark, G. (1973). *Invisible Loyalties*. New York: Harper.

Bowen, M. [with the collaboration of Dysinger, R.H., Brodey, W.M., and Basamania, B.] (1957). Study and treatment of five hospitalized families each with a psychotic member. Paper read at annual meeting of The American Orthopsychiatric Association, Chicago, March. [chapter 1.]

Bowen, M. (1957a). Family participation in schizophrenia. Paper read at annual meeting, American Psychiatric Association, Chicago, May.

Bowen, M., [with the collaboration of Dysinger, R.H., and Basamania, B.] (1959). The role of the father in families with a schizophrenic patient. Paper read at the annual meeting of the American Orthopsychiatric Association, San Francisco, May 1958. In: *American Journal of Psychiatry* 115 (11):1017–1020. [chapter 2]

Bowen, M. (1959a). Family relationships in schizophrenia. In *Schizophrenia—An Integrated Approach*, ed. A. Auerback, pp. 147–178. New York: Ronald. [chapter 3]

Bowen, M. (1960). A family concept of schizophrenia. In *The Etiology of Schizophrenia*, ed. D.D. Jackson, pp.346–372. New York: Basic Books. [chapter 4]

Bowen, M. (1961). Family psychotherapy. *American Journal of Orthopsychiatry* 31:40–60. [chapter 5]

Bowen, M. (1965). Family psychotherapy with schizophrenia in the hospital and in private practice. In *Intensive Family Therapy*, ed. I. Boszormenyi-Nagy and J.L. Framo, pp. 213–243. New York: Harper. [chapter 8]

Bowen, M. (1966). The use of family theory in clinical practice. *Comprehensive Psychiatry* 7:345–374. [chapter 9]

Bowen, M. (1971). Family therapy and family group therapy. In *Comprehensive Group Psychotherapy*, ed. H. Kaplan and B. Sadock, pp. 384–421. Baltimore: Williams and Wilkins. [chapter 10]

Bowen, M. (1974) Alcoholism as viewed through family systems theory and family psychotherapy. *Annals of the New York Academy of Sciences* 233:115–122.

Bowen, M. (1974b). Toward the differentiation of self in one's family of origin. In *Georgetown Family Symposium Papers*, I, ed. F. Andres and J. Lorio. Washington, D.C.: Georgetown University Press. [chapter 21]

Bowen, M. (1974a). Societal regression as viewed through family systems theory. Paper presented at the Nathan W. Ackerman Memorial Conference, Venezuela, February. [chapter 13]

Bowen, M. (1975). Family therapy after twenty years. In *American Handbook of Psychiatry*, vol. 5, ed. J. Dyrud and D. Freedman, pp. 367–392. New York: Basic Books. [chapter 14]

Brodey, W.M., and Hayden, M. (1957). Intrateam reactions: their relation to the conflicts of the family in treatment. *American Journal of Orthopsychiatry* 27:349–355.

Caplan, G. (1960). Emotional implications of pregnancy and its influences on family relationships. In *The Healthy Child: His Physical, Physiological, and Social Development*, ed. H. Stuart and D. Prugh, pp. 72–82. Cambridge: Harvard University Press.

Dysinger, R.H. (1957). The action dialogue in an intense relationship: a study of a schizophrenic girl and her mother. Paper presented at annual meeting, American Psychiatric Association, Chicago, May.

Dysinger, R.H. (1959). A family perspective on individual diagnosis. Paper presented at the American Orthopsychiatric Association Meeting, San Francisco, March.

Dysinger, R.H., and Bowen, M. (1959). Problems for medical practice presented by families with a schizophrenic member. *American Journal of Psychiatry* 116(pt. 1):514–517.

Fleck, S., Cornelison, A.R., Norton, N., and Lidz, T. (1957). Interaction between hospital staff and families. *Psychiatry* 20:343–350.

Flugel, J.C. (1921). *The Psycho-Analytic Study of the Family*. 10th impr. London: Hogarth Press, 1960.

Freud, S. (1909). Analysis of a phobia in a five year old boy. *Standard Edition* 10:3–152.

Freud, S. (1914). On narcissism: an introduction. *Standard Edition* 14:69–102.

Group for the Advancement of Psychiatry. (1970). *The Field of Family Therapy, Report Number 78*. New York: Group for the Advancement of Psychiatry.

Hill, L.B. (1955). *Psychotherapeutic Intervention in Schizophrenia*. Chicago: University of Chicago Press.

Jackson, D. (1958). Family interaction, family homeostasis, and some implications for conjoint family psychotherapy. Paper presented at the Academy of Psychoanalysis, San Francisco, May.

Jackson, D. (1966). The marital quid pro quo. In *Family Therapy for Disturbed Families*, ed. G. Zuk and I. Boszormenyi-Nagy. Palo Alto: Science and Behavior Books.

Jackson, D.D., and Bateson, G. (1956). Toward a theory of schizophrenia. *Behavioral Science* 1:251–254

Jackson, D. (1960). *The Etiology of Schizophrenia*. New York: Basic Books.

Jackson, D., and Lederer, W. (1969). *The Mirages of Marriage*. New York: Norton.

Kelly, V., and Hollister, M. (1971). The application of family principles in a community mental health center. In *Systems Therapy*, ed. J. Bradt and C. Moynihan. Washington, D.C.: Bradt and Moynihan.

Kvarnes, M.J. (1959). The patient is the family. *Nursing Outlook* 7:142–144.

Laqueur, H.P., LaBurt, H.A., and Morong, E. (1964). Multiple family therapy. In *Current Psychiatric Therapies*, vol. 4, ed. J. Masserman, pp. 150–154. New York: Grune and Stratton

Lidz, R., and Lidz, T. (1949). The family environment of schizophrenic patients. *American Journal of Psychiatry* 106:332–345.

Lidz, R., and Lidz, T. (1952). Therapeutic considerations arising from the intense symbiotic needs of schizophrenic patients. In *Psychotherapy with Schizophrenics*, ed. E.B. Brody and F.C. Redlich, pp. 168–178. New York: International Universities Press.

Lidz, T. (1958). Schizophrenia and the family. *Psychiatry* 21:21–27.

Lidz, T. Cornelison, A., Fleck, S., and Terry, D. (1957). The intrafamilial environment of schizophrenic patients; II. marital schism and marital skew. *American Journal of Psychiatry* 114:241–248

Lidz, T., Cornelison, A., Fleck, S., and Terry, D. (1957). The intrafamilial environment of the schizophrenic patient: the father. *Psychiatry* 20:329–342.

Lidz, T., and Fleck, S. (1960). Schizophrenia, human integration and the role of the family. In *The Etiology of Schizophrenia*, ed. D. Jackson, pp. 323–345. New York: Basic Books.

Lidz, T., Fleck, S., and Cornelison, A.R. (1965). *Schizophrenia and the Family*. New York: International Universities Press.

Limentani, D. (1956). Symbiotic identification in schizophrenia. *Psychiatry* 19:231–236.

Macgregor, R., Richie, A., Serrano, A., and Schuster, F. (1964). *Multiple Impact Therapy with Families*. New York: McGraw-Hill.

Mahler, M. (1952). On child psychosis and schizophrenia. In *Psychoanalytic Study of the Child* 7:286–305.

Mendell, D., and Fisher, S. (1958). A multi-generation approach to treatment of psychopathology. *Journal of Nervous and Mental Diseases* 126:523–529.

Minuchin, S. (1974). *Families and Family Therapy*. Cambridge: Harvard University Press.

Middlefort, C.R. (1957). *The Family in Psychotherapy*. New York: McGraw-Hill.

Mittelman, B. (1948). Concurrent analysis of married couples. *Psychoanalytic Quarterly* 17:182–197.

Mittelman, B. (1956). Reciprocal neurotic patterns in family relationships. In *Neurotic Interaction in Marriage*, ed. V.W. Eisenstein, pp. 81–100. New York: Basic Books.

Paul, N., and Paul, B. (1975). *A Marital Puzzle*. New York: Norton.

Regensburg, J. (1954). Application of psychoanalytic concepts to casework treatment of marital problems. *Social Casework* 25:424–432.

Reichard, S., and Tillman, C. (1950). Patterns of parent-child relationships in schizophrenia. *Psychiatry* 13:247–257.

Richardson, H.B. (1948). *Patients Have Families*. New York: Commonwealth Fund.

Satir, V. (1964). *Conjoint Family Therapy*. Palo Alto: Science and Behavior Books.

Saxe, J.G. (1949). The blind men and the elephant. In *Home Book of Verse*, ed. B.E. Stevenson. New York: Holt, Rinehart and Winston.

Scheflen, A (1964). The significance of posture in communication systems. *Psychiatry* 26:316–331.

Scheflen, A. (1968). Human communications: behavioral programs and their integration in interaction. *Behavioral Science* 13:1

Schilder, P. (1938). *Psychotherapy*. New York: Norton.

Searles, H.F. (1956). The effort to drive the other person crazy. Paper presented at Chestnut Lodge Symposium, Rockville, Md., October.

Sonne, J., and Speck, R. (1961). Resistances in family therapy of schizophrenia in the home. Paper presented at conference on Schizophrenia and the Family, Temple University, Philadelphia, March.

Speck, R. (1967). Psychotherapy of the social network of a schizophrenic family. *Family Process* 6:208.

Speck, R., and Attreave, C. (1973). *Family Networks*. New York: Pantheon Books.

Spiegel, J.P. (1957). The resolution of role conflict within he family. *Psychiatry* 20:1–16.

Spiegel, J.P. (1960). Resolution of role conflict within the family. In *The Family*, ed. N.W. Bella nd E.F. Vogel, pp. 361–381. Glencoe: Free Press.

Sterne, Laurence (1762). *The Life and Opinions of Tristram Shandy*. New York: Modern Library.

Toman, W. (1961). *Family Constellation*. New York: Springer Publishing Company.

Whitaker, C.A. (1967). The growing edge in techniques of family therapy. In *Techniques of Family Therapy*, ed. J. Haley and L. Hoffman, pp. 265–260. New York: Basic Books.

Wynne, L., Ryckoff, I., Day, J., and Hirsch, S.H. (1958). Pseudo-mutuality in schizophrenia. *Psychiatry* 21:205–220.

家庭系统治疗经典译丛

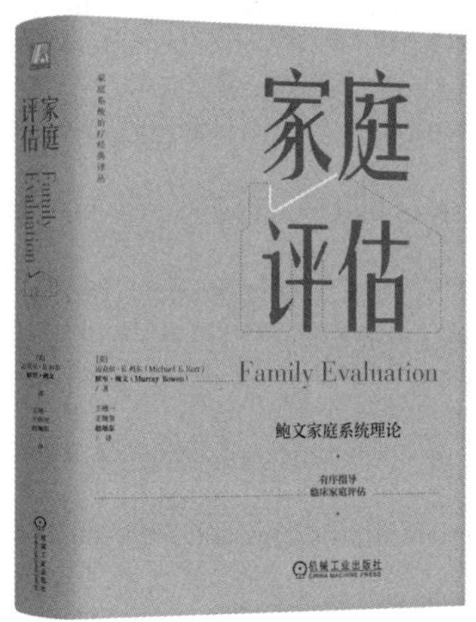

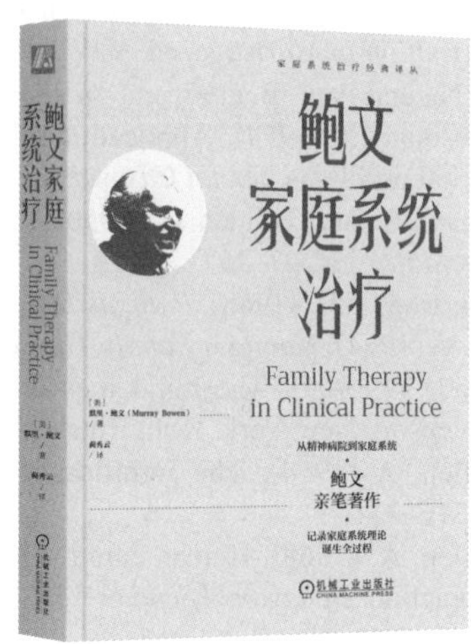

家庭评估

作者：（美）迈克尔·E.科尔（Michael E. Kerr）默里·鲍文（Murray Bowen）

译者：王瑾一 王继堃 赵旭东 ISBN：978-7-111-71597-9

鲍文家庭系统理论

有序指导临床家庭评估

鲍文家庭系统治疗

作者：（美）默里·鲍文（Murray Bowen） 译者：蔺秀云

ISBN：978-7-111-77102-9

从精神病院到家庭系统

鲍文亲笔著作

记录家庭系统理论诞生全过程

原生家庭

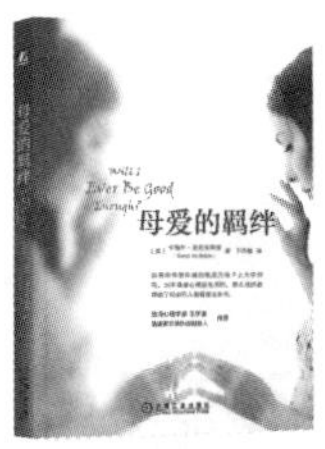

《母爱的羁绊》

作者：[美] 卡瑞尔 · 麦克布莱德 译者：于玲娜

爱来自父母，令人悲哀的是，伤害也往往来自父母，而这爱与伤害，总会被孩子继承下来。
作者找到一个独特的角度来考察母女关系中复杂的心理状态，读来平实、温暖却又发人深省，书中列举了大量女儿们的心声，令人心生同情。在帮助读者重塑健康人生的同时，还会起到激励作用。

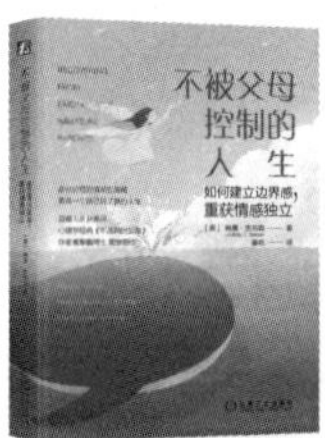

《不被父母控制的人生：如何建立边界感，重获情感独立》

作者：[美] 琳赛 · 吉布森 译者：姜帆

已经成年的你，却有这样“情感不成熟的父母”吗？他们情绪极其不稳定，控制孩子的生活，逃避自己的责任，拒绝和疏远孩子……
本书帮助你突破父母的情感包围圈，建立边界感，重获情感独立。豆瓣8.8分高评经典作品《不成熟的父母》作者琳赛重磅新作。

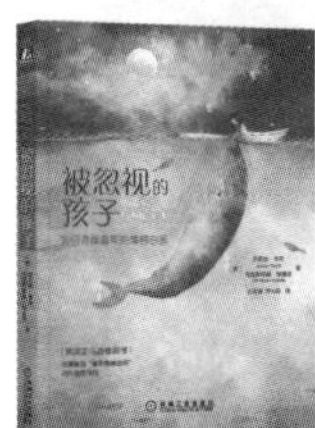

《被忽视的孩子：如何克服童年的情感忽视》

作者：[美] 乔尼丝 · 韦布 克里斯蒂娜 · 穆塞洛 译者：王诗溢 李沁芸

“从小吃穿不愁、衣食无忧，我怎么就被父母给忽视了？”美国亚马逊畅销书，深度解读“童年情感忽视”的开创性作品，陪你走出情感真空，与世界重建联结。
本书运用大量案例、练习和技巧，帮助你在自己的生活中看到童年的缺失和伤痕，了解情绪的价值，陪伴你进行自我重建。

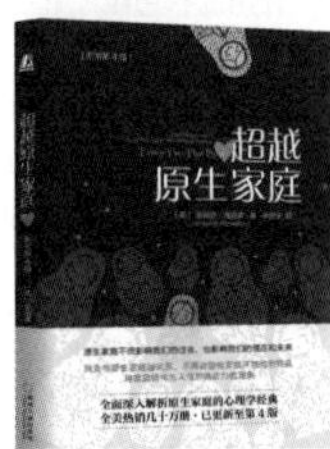

《超越原生家庭（原书第4版）》

作者：[美] 罗纳德 · 理查森 译者：牛振宇

所以，一切都是童年的错吗？全面深入解析原生家庭的心理学经典，全美热销几十万册，已更新至第4版！
本书的目的是揭示原生家庭内部运作机制，帮助你学会应对原生家庭影响的全新方法，摆脱过去原生家庭遗留的问题，从而让你在新家庭中过得更加幸福快乐，让你的下一代更加健康地生活和成长。

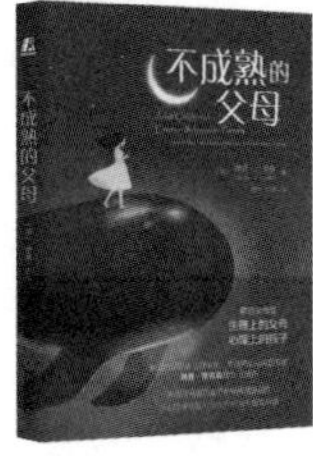

《不成熟的父母》

作者：[美] 琳赛 · 吉布森 译者：魏宁 况辉

有些父母是生理上的父母，心理上的孩子。不成熟父母问题专家琳赛 · 吉布森博士提供了丰富的真实案例和实用方法，帮助童年受伤的成年人认清自己生活痛苦的源头，发现自己真实的想法和感受，重建自己的性格、关系和生活；也帮助为人父母者审视自己的教养方法，学做更加成熟的家长，给孩子健康快乐的成长环境。

更多>>>

《拥抱你的内在小孩（珍藏版）》 作者：[美] 罗西 · 马奇-史密斯
《性格的陷阱：如何修补童年形成的性格缺陷》 作者：[美] 杰弗里 · E. 杨 珍妮特 · S. 克罗斯科
《为什么家庭会生病》 作者：陈发展

静观自我关怀

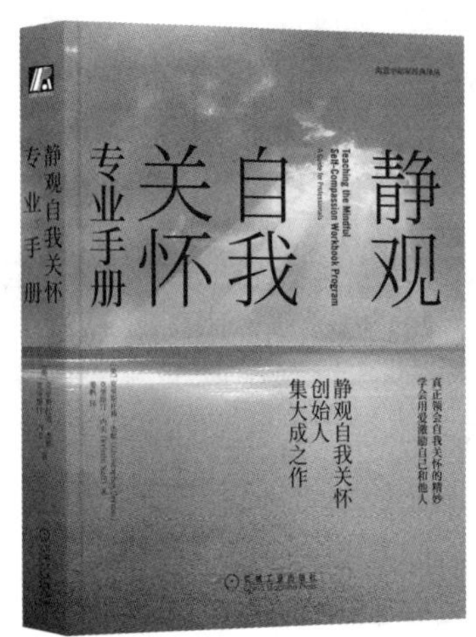

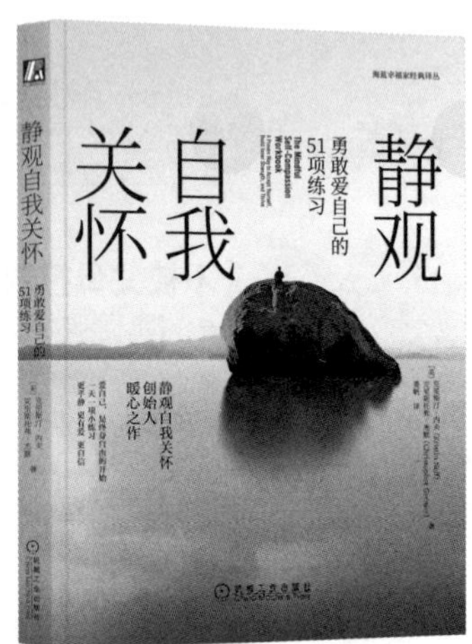

静观自我关怀专业手册

作者：［美］克里斯托弗·杰默（Christopher Germer）克里斯汀·内夫（Kristin Neff）著

ISBN：978-7-111-69771-8

静观自我关怀（八周课）权威著作

静观自我关怀：勇敢爱自己的51项练习

作者：［美］克里斯汀·内夫（Kristin Neff）克里斯托弗·杰默（Christopher Germer）著

ISBN：978-7-111-66104-7

静观自我关怀系统入门练习，循序渐进，从此深深地爱上自己

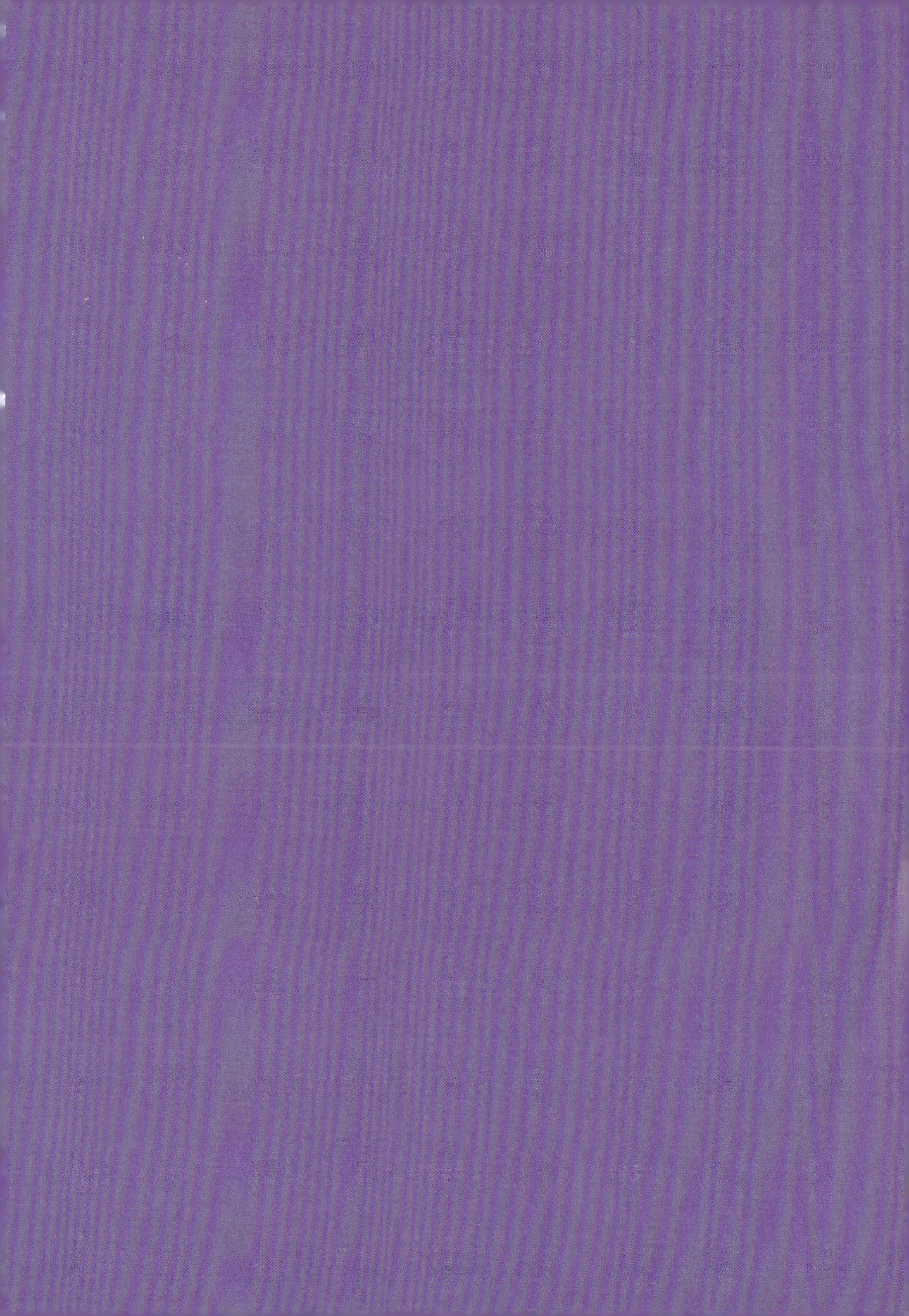